心血管内科学

张晓霞　王　丽　李　晶　主编

中国纺织出版社有限公司

图书在版编目（CIP）数据

心血管内科学／张晓霞，王丽，李晶主编. -- 北京：
中国纺织出版社有限公司，2023.10
ISBN 978-7-5229-0917-2

Ⅰ. ①心⋯　Ⅱ. ①张⋯②王⋯③李⋯　Ⅲ. ①心脏血
管疾病-诊疗-教材　Ⅳ. ①R54

中国国家版本馆CIP数据核字（2023）第163985号

责任编辑：樊雅莉　　责任校对：高　涵　　责任印制：王艳丽

中国纺织出版社有限公司出版发行
地址：北京市朝阳区百子湾东里 A407 号楼　邮政编码：100124
销售电话：010—67004422　传真：010—87155801
http://www.c-textilep.com
中国纺织出版社天猫旗舰店
官方微博 http://weibo.com/2119887771
三河市宏盛印务有限公司印刷　各地新华书店经销
2023年10月第1版第1次印刷
开本：787×1092　1/16　印张：26.75
字数：615千字　定价：138.00元

主编简介

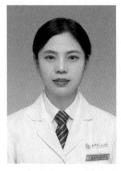

张晓霞，女，1970年出生，毕业于长治医学院临床医学专业，医学学士学位。晋城市人民医院心血管内科主任医师。2012年被聘为山西省医师协会心电图医师分会委员，2022年被聘为郑州大学心电学研究所第三届委员会委员，2023年被聘为山西省基层卫生协会专家委员会委员。从事内科临床医疗工作6年，从事心电诊断专业工作25年。主要从事动态心电图、动态血压、平板运动负荷试验等诊查工作，并负责心血管内科心电诊断学组的专业指导工作。在心电系列检查及诊断方面具有丰富经验，擅长心律失常、心肌缺血和高血压的诊断与评估，对复杂心律失常的分析有着独到见解。发表学术论文7篇。

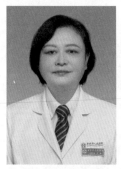

王丽，女，1970年出生，毕业于山西医科大学临床医学专业，医学学士学位。晋城市人民医院特需科副主任、主任医师。入选"山西省百千万卫生人才培养工程骨干精英人才"，获评"晋城市人民医院优秀专家"。

中国心脏联盟心血管疾病预防康复专业委员会委员，山西省心律学委员会委员，山西省继续医学教育协会高血压分会委员，山西省抗癌协会肿瘤心脏病专业委员会委员，山西省女医师协会委员，山西省老年病委员会委员，晋城市心电生理与起搏专业委员会常务委员。从事心血管内科临床诊治工作20余年，在高血压、冠心病、心力衰竭、心律失常、双心医学等方面有深入的研究和丰富的临床实践经验，参与的科研项目获得晋城市科技进步奖一等奖。发表学术论文10余篇，参编著作1部。

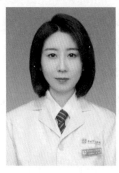

李晶，女，1983年出生，毕业于山西医科大学内科学专业，医学硕士学位。晋城市人民医院心血管内科主治医师。山西省医师协会高血压青年医师专业委员会副主任委员，山西省医师协会高血压专业委员会晋城学组秘书。从事心内科临床工作10余年，对心内科常见病、多发病的诊断与治疗有丰富经验，对高血压、冠心病、心力衰竭等疾病的治疗有着独到见解。近年来，一直致力于"盐敏感性高血压、冠心病"课题的研究。发表学术论文6篇，参编著作1部。

编 委 会

前　　言

随着我国人口老龄化的不断增加和人们生活水平的提高,心血管疾病的患病率已呈现不断上升的趋势,尤其近几年,心血管病的诊疗技术发展迅速,大量的新概念、新认识和许多新的技术方法不断出现,为了提高患者的生存质量、改善预后、消除或缓解症状、降低并发症、提高生存率和加强临床医师对心血管疾病的有效诊治,特组织编写了《心血管内科学》这本教材。

本教材在编写过程中,注重实用性,并力求详尽准确。主要对心血管常见病及多发病的临床表现、诊断、鉴别诊断、治疗等进行了详细的阐述,并根据临床的发展动态相应增加了近年来公认的新理论、新技术等。本教材立足于临床实践,内容全面翔实、重点突出、深入浅出、条理清晰、方便阅读,是一本较为实用的心血管疾病的参考用书,适合心血管内科及相关医务工作者阅读。

本书编写具体分工如下:

主编张晓霞(第9章),共计20万余字;主编王丽(第1章、第2章、第5章、第7章),共计20万余字;主编李晶(第3章、第4章、第6章、第8章),共计20万余字。

本教材在编写过程中,编者们付出了巨大努力。但由于编写经验不足,加之时间仓促,疏漏或不足之处恐在所难免,恳请各位专家、医学界同仁批评、指正,以便今后再版时修正完善。

编　者

2023 年 5 月

目　　录

第一章 心律失常

第一节 窦性心律失常

窦性心律失常是指激动仍然起源于窦房结,但其频率及节律有所变异的一类心律失常。

一、窦性心动过速

(一)定义
心电图符合窦性心律的特征,成人窦性心律的频率超过100次/分,为窦性心动过速。

(二)诊断

1.症状

心悸或出汗、头昏、眼花、乏力或有原发疾病的表现。可诱发其他心律失常或心绞痛。

2.体征

听诊心率为100~150次/分,大多心音有力或有原发性心脏病的体征。

3.心电图特点

①P波为窦性;②P波频率≥100次/分;③PR间期>0.12秒(图1-1)。

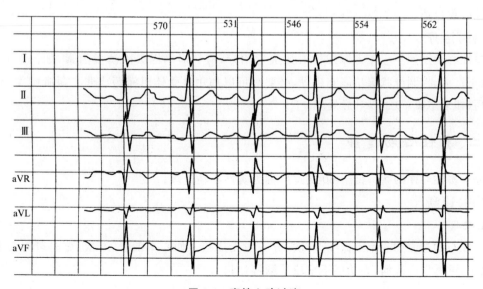

图1-1 窦性心动过速

4.鉴别诊断

阵发性房性心动过速与窦性心动过速在 P 波频率上有重叠现象,故易造成两者鉴别的困难。其鉴别主要靠心电图,下列几点可资鉴别。①阵发性房性心动过速的 P′波与窦性的 P 波不同。②阵发性房性心动过速的 P′波频率为 100～180 次/分,大多在 160 次/分。而窦性心动过速的 P 波频率多在 140 次/分以下,很少超过 150 次/分,并易受运动、站立、进食、情绪激动、卧床、休息、呼吸(深吸气使心率加快、深呼气使心率减慢)等因素的影响,而阵发性房性心动过速则不受上述因素的影响。③阵发性房性心动过速的发作为突然发作、突然终止,终止时有代偿间歇。而窦性心动过速是逐渐发生的,并且逐渐终止,终止时无代偿间歇。④阵发性房性心动过速时的 PP 间期绝对规律,而窦性心动过速时,PP 间期常有轻度不规则。⑤阵发性房性心动过速发作前后常有房性期前收缩出现,而窦性心动过速则无房性期前收缩。⑥用压迫眼球或颈动脉窦等刺激迷走神经的方法,自律性房性心动过速不能被终止但可诱发房室传导阻滞;而房内折返性心动过速则可被终止或诱发房室传导阻滞。窦性心动过速的频率可通过以上方法逐渐减慢,不可能突然被终止;而停止压迫时,又可恢复到原有较快水平。

(三)临床意义

窦性心动过速是人体生理性或病理性应激反应的表现。通常是由于迷走神经张力减弱或交感神经张力增高。

1.生理性原因

情绪激动、体力活动、进食、饮酒和茶或咖啡、沐浴等。

2.病理性原因

心肌病、冠心病、心肌炎,也见于结缔组织病、代谢或浸润性疾患,不少病例病因不明,病因不明者占 37.9%。少数急性发作,见于急性心肌梗死和急性心肌炎。其他疾病如发热、心脏神经官能症、甲状腺功能亢进(甲亢)、贫血、休克及缺氧等;药物如肾上腺素类、阿托品类也能引起窦性心动过速。

(四)治疗

窦性心动过速不应作为原发性心律失常治疗,应针对病因去除诱发因素,如治疗心力衰竭、纠正贫血、控制甲状腺功能亢进等,必要时可以加用 β 受体阻滞药或非二氢吡啶类钙通道阻滞药(如地尔硫䓬)予以对症处理。

二、窦性心动过缓

成人窦性心律的频率低于 60 次/分,称为窦性心动过缓。

(一)诊断

1.症状

窦性心动过缓如心率不低于 50 次/分一般无症状。如心率低于 40 次/分时可有头晕、乏力、黑矇,可诱发心绞痛、心功能不全或晕厥等症状。

2.体征

体检时有心率减慢(<60 次/分),但一般>40 次/分,常伴有窦性心律不齐。若出现缓慢而规则的心率,须与三度房室传导阻滞等鉴别。

3.心电图特点

①P波具有窦性心律的特点;②PR间期>0.12秒;③P波的频率<60次/分;<45次/分为严重的窦性心动过缓;④常伴有窦性心律不齐或出现逸搏、干扰性房室脱节(图1-2)。

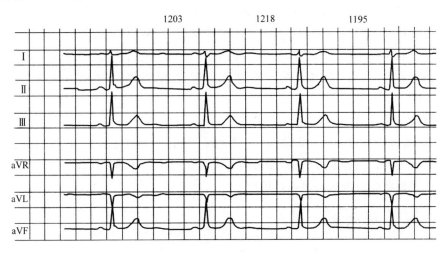

图1-2 窦性心动过缓

4.鉴别诊断

(1)二度窦房传导阻滞:当发生2∶1或3∶1窦房传导阻滞时,心率很慢,类似窦性心动过缓。两者可依据下列方法鉴别,经阿托品注射或体力活动后(可做蹲起运动),窦性心动过缓者的窦性心律可逐渐加快,其增快的心率与原有心率不成倍数关系;而窦房传导阻滞者心率可突然增加一倍或成倍增加,窦房传导阻滞消失。

(2)未下传的房性期前收缩二联律:未下传的房性期前收缩P′波,一般是较易识别的。但当P′波重叠于T波上不易分辨时可被误认为窦性心动过缓。其鉴别点如下。

1)仔细观察可发现TP′混合波与其他T波的形态是不同的。

2)可从T波低平的导联上寻找未下传的P′波。

3)心电图描记时可加大电压(增益),走纸速度增至50~100毫秒,重叠于T波的P′波可显露。

(3)2∶1房室传导阻滞:2∶1房室传导阻滞时,由于未下传的P波可重叠于T波中,T波形态发生增宽、变尖、切迹、倒置、双向等变化或者误认为此P波为u波而误认为窦性心动过缓。其鉴别点如下。

1)仔细观察可发现TP混合波与其他T波的形态是不同的。

2)心电图描记时可加大电压(增益),走纸速度增至50~100毫秒,重叠于T波的P波可显露。

3)注射阿托品或改变心率后,则重叠于T波中的P波可显露,并可与u波相区别。

(4)房性逸搏心律:房性逸搏心律较少见,其P′波形态与窦性心律的P波明显不同,但如果房性逸搏点位置接近窦房结时,则其P′波与窦性P波在形态上不易区别。其鉴别点如下。

1）房性逸搏心律通常持续时间不长，运动或注射阿托品可使窦性心律加快、房性逸搏心律消失。

2）房性逸搏心律规则，而窦性心动过缓常伴有窦性心律不齐。

（二）临床意义

常见于健康成人，尤其是运动员、老年人和睡眠时，其他常见原因有药物影响，如 β 受体阻滞药、钙通道阻滞药（如地尔硫草、维拉帕米）、洋地黄、拟胆碱药、胺碘酮等。其他病理状态如急性心肌梗死（特别是下壁心肌梗死）、病态窦房结综合征、颅内疾患、严重缺氧、低温、甲状腺功能减退、阻塞性黄疸、革兰阴性杆菌败血症、颈部肿瘤、纵隔肿瘤、呕吐反射等也可导致窦性心动过缓。

（三）治疗

无症状的窦性心动过缓通常无须治疗。如因心率过慢，出现心排血量不足症状，可应用阿托品、氨茶碱或异丙肾上腺素等药物，如药物效果差且发生头晕、胸闷、心绞痛、心功能不全、黑矇、晕厥等严重症状时可考虑心脏起搏治疗。

三、窦性心律不齐

凡由窦房结不规则发放冲动而产生节律不匀齐的心律，称为窦性心律不齐。

（一）诊断

心电图特点：在同一导联描记的心电图上，最长的 PP 间期与最短的 PP 间期之差超过 0.12 秒。

（二）临床意义

按其表现形式分为以下四种类型。

1.呼吸性窦性心律不齐

呼吸性窦性心律不齐是窦性心律失常中最常见的一种类型，与呼吸时迷走神经张力变化有关。其心电图特点是 PP 间期相差＞0.12 秒，同一导联 P 波形态一致，但由于呼吸时心脏解剖位置的改变，P 波形态可轻微变化，PR 间期＞0.12 秒。各年龄组均有发生，最多见于儿童及年轻人，也可见于老年人。为一种生理性反应，随年龄增加逐渐变得不明显且屏住呼吸可使心律不齐消失或变得不明显。

2.非呼吸性窦性心律不齐

非呼吸性窦性心律不齐较少见，与呼吸周期无关。可见于老年人，偶见于健康人，常是病理性表现，多见于冠心病、颅内压增高、脑血管意外等。精神因素、药物因素（如应用洋地黄、吗啡、阿托品等）也可引起非呼吸性窦性心律不齐。

3.窦房结内游走节律

激动的发生点在窦房结内移动，因此，心电图上的 P 波形态、大小与方向逐渐发生变化，其心电图特点如下：①P 波是窦性 P 波（Ⅰ、Ⅱ 导联直立，aVR 导联倒置）；②P 波形态、大小变化不一致；③PR 间期发生长短变化，但均超过 0.12 秒；④PP 间期相差也常＞0.12 秒。

4.心房内游走节律

窦性起搏点可从窦房结逐渐移行到心房甚或房室交界处，而后，又逐渐移回窦房结，这便是窦房结至房室交界处的游走节律。此型心律不齐常与呼吸周期引起的迷走神经张力变化有关,常见于健康青少年、运动员及老年患者。

心房内游走节律的心电图表现特征是同一导联至少有 3 种形态的 P 波,往往缺乏主导心律,心脏激动不是窦房结单独控制,偶尔房室交界区起搏点发放冲动传入心室引起心室除极。但 PP 间期相当恒定,P 波形态、大小、方向及 PR 间期随起搏点位置的改变而变化,当起搏点从窦房结向房室交界区游走时,心率逐渐减慢,P 波变小,甚至倒置,PR 间期逐渐缩短,但一般≥0.12 秒。总之,在同一导联,心率、P 波形态及 PR 间期三者间存在着关联的同步变化是该心律失常的基本特征(图 1-3)。

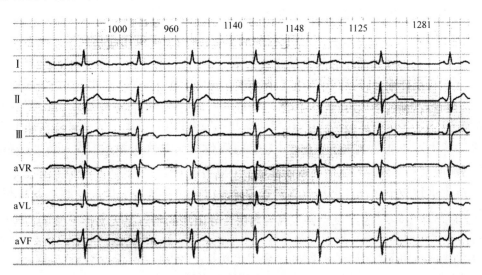

图 1-3　窦性心律不齐

(三)治疗

一般无须特殊处理,针对病因做对症处理。

四、窦性停搏或窦性静止

窦性停搏或窦性静止是指窦房结不能发放冲动导致一段时间内不产生冲动,心房无除极和心室无搏动。

(一)诊断

1.症状

可表现气短、疲劳、头晕、胸闷等症状,严重时可出现晕厥,冠心病患者可出现心绞痛。过长时间的窦性停搏可令患者出现晕眩、黑矇或短暂意识障碍,严重者甚至发生抽搐。

2.心电图特点

(1)在一段较平常 PP 间期显著延长的间期内无 P 波发生或 P 波与 QRS 波群均不出现,长的 PP 间期与基本的窦性 PP 间期无倍数关系。

(2)长时间的窦性停搏后,下位的潜在起搏点,如房室交界处或心室,可发出单个逸搏或逸搏性心律控制心室(图 1-4)。

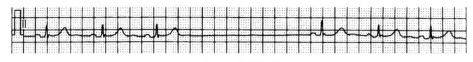

图 1-4　窦性停搏

3.鉴别诊断

(1)短暂性窦性停搏与重度而显著的窦性心律不齐的鉴别:有时两者不易鉴别。重度而显著的窦性心律不齐较少见,其慢相 PP 间期可显著延长,少数情况下,可大于两个短 PP 间期之和,类似窦性停搏。然而窦性心律不齐时 PP 间期的变化是逐渐的。PP 间期呈逐渐缩短又逐渐延长的周期变化,并且慢相的 PP 间期不是快相 PP 间期的整倍数,表现为 PP 间期长短不一。

(2)短暂窦性停搏与未下传的房性期前收缩和未下传的房室交界性期前收缩的鉴别。①未下传的房性期前收缩的特点有:未下传的房性期前收缩的 P′波常重叠在前一心搏的 T 波上,使 T 波形态变化。应仔细找出,这是诊断的关键,可用加大电压或走纸速度增快的方法使 P′波显露;未下传房性期前收缩的代偿间歇是不完全的,一般小于 2 个窦性心律 PP 间期之和;多个未下传房性期前收缩产生的长 PP 间期相等或大致相等。②未下传的房室交界性期前收缩的特点有:逆行 P′波常重叠于前一心搏的 T 波上,可使 T 波形态发生变化,故应仔细查找;未下传房室交界性期前收缩所引起的长 PP 间期在心电图上互相之间应相等或大致相等。

(3)短暂性或较久性窦性停搏与窦房传导阻滞的鉴别:①二度Ⅰ型窦房传导阻滞的特点是在长 PP 间期之后的 PP 间期逐渐缩短,又突然出现长 PP 间期,呈"渐短突长"的特点,上述现象周而复始地出现;②二度Ⅱ型甚至高度窦房传导阻滞的特点是无窦性 P 波的长间期是基本窦性心律 PP 间期的整倍数,易于鉴别,但如合并窦性心律不齐,则诊断有一定困难。

(4)持久性或永久性窦性停搏与三度(完全性)窦房传导阻滞的鉴别。①持久性或永久性窦性停搏很少出现房性逸搏或房性逸搏心律,而三度窦房传导阻滞可伴有房性逸搏或房性逸搏性心律。其原因是抑制窦房结的病理因素也同时抑制心房起搏。②在持久或永久性窦性停搏前连续描记的心电图或 24 小时动态心电图记录的永久性或持久性窦性停搏前,有暂时性窦性停搏的,则持久性或永久性窦性停搏的可能性大;如有二度窦房传导阻滞出现,则三度窦房传导阻滞可能性大。③静脉注射阿托品后,窦房传导功能无改善为窦性停搏;有改善为三度窦房传导阻滞。若两者无法区别时,可诊断为窦性停搏。

(5)持久性或永久性窦性停搏与房室交界性逸搏心律和室性逸搏心律的鉴别:①伴有室房传导的房室交界性逸搏和室性逸搏心律者,实际上并无窦性停搏,而是房室交界区激动的室房传导引起一系列的窦性节律的顺延;②伴有室房逆传阻滞后,仍未见窦性 P 波出现,则很可能是窦性停搏。

(6)持久性或永久性窦性停搏与窦室传导的鉴别:窦室传导即弥散性完全性心房肌阻滞,窦性激动沿房间束下传至房室交界区和心室肌,产生 QRS 波,但不能通过丧失了传导性的心房肌传导,故见不到任何 P 波。有助于这一诊断的要点是:①血钾过高;②有临床上导致血钾过高的病因;③QRS 波宽大畸形;④T 波尖耸如帐篷样。

（7）持久性或永久性窦性停搏与显著的窦性心动过缓的鉴别：明显的窦性心动过缓其频率如低于同例房性逸搏心律或伴有室房传导的房室交界区或室性逸搏心律时，则窦性P波如期出现，与房室交界性逸搏心律形成干扰性房室脱节。如同一次或其他几次心电图上曾见到窦性心动过缓的频率稍超过逸搏心律的频率，而呈现为单纯窦性心动过缓或窦性心动过缓与逸搏心律形成干扰性脱节时，则有助于窦性心动过缓的诊断。然而，由窦性心动过缓转为窦性停搏的可能性也是存在的。

（二）临床意义

迷走神经张力增高或颈动脉窦过敏均可发生窦性停搏。急性下壁心肌梗死、心肌缺血、急性心肌炎、窦房结变性与纤维化、脑血管意外等病变，电解质紊乱如血钾过高、心脏手术损伤窦房结、应用洋地黄类药物、乙酰胆碱等药物也可引起窦性停搏。

（三）治疗

1. 对症治疗

停搏时间较短时可无症状；时间较长时可发生昏厥，应及时抢救。治疗窦性停搏的原发病，同时输注提高心率的药物，对发作昏厥者可安装人工心脏起搏器。

2. 应用异丙肾上腺素

提高窦房结的自律性，对抗高钾血症对窦房结的抑制作用。

五、窦房传导阻滞

窦房传导阻滞（SAB）指窦房结冲动传导至心房时发生延缓或阻滞。

（一）诊断

1. 症状

窦房传导阻滞患者常无症状，也可有轻度心悸、乏力感及"漏跳"，如果反复发作或长时间的阻滞，连续发生心搏漏跳，而且无逸搏出现，则可出现头晕、晕厥、昏迷、阿—斯综合征等。

2. 体征

心脏听诊可发现心律不齐、心动过缓、"漏跳"（长间歇）。

3. 心电图特点

窦房传导阻滞根据心电图特点可分为一度、二度、三度窦房传导阻滞。一度窦房传导阻滞表现为窦房传导时间的延长，在体表心电图上难以诊断；二度窦房传导阻滞根据病史、症状和心电图表现可确诊；三度窦房传导阻滞表现为窦性P波消失，与窦性停搏鉴别困难。

（1）一度窦房传导阻滞与二度窦房传导阻滞同时存在时，在心电图上有时可以做出诊断。其特点是在一组无窦性心律不齐的窦性心律后，出现长间歇。它比一个窦性周期长，而比两个窦性周期短（即长间歇小于正常窦性周期的2倍），以此可推论长间歇前面正常的窦性心律为一度窦房传导阻滞，无窦性P波的长间歇为二度窦房传导阻滞。

（2）当发现在长间歇后有次长间歇存在，而次长间歇加长间歇等于窦性周期的3倍，即可诊断为一度窦房传导阻滞。依据此点可与窦性停搏、窦性心律不齐、未下传房性期前收缩等决然分开，使一度窦房传导阻滞的诊断更为可靠。

(3)二度Ⅰ型窦房传导阻滞:二度Ⅰ型窦房传导阻滞又称文氏二度窦房传导阻滞或窦房间期递增型窦房传导阻滞。窦房间期(SP间期)是指窦房结(S)的激动通过窦房交界区传到周围心房肌(P)的时间,也称窦房传导时间(SP传导时间)。但是窦房交界区的传导,不能像房室传导阻滞有PR间期可供参考,二度Ⅰ型窦房传导阻滞只有依靠PP间期的变化来分析。二度Ⅰ型窦房传导阻滞依据PP间期的变化特点可分为3型,即典型文氏型、变异型文氏型、不典型文氏型。典型文氏型窦房传导阻滞又称Okada Ⅰ型窦房传导阻滞。

1)发生机制:窦房结发出的激动在下传过程中,传导速度呈进行性减慢,直到完全被阻滞不能传入心房,这是一种传导功能逐渐衰减的表现。也可能是窦房交接区的相对不应期及绝对不应期发生病理性延长,尤其是相对不应期发生病理性延长所致。此现象周而复始地出现。

2)心电图特点:必须为窦性心律、窦性P波;有PP间期逐渐缩短而后出现长的PP间期,并且周而复始;长PP间期小于最短PP间期的2倍。

4.鉴别诊断

(1)二度Ⅰ型窦房传导阻滞与窦性心律不齐鉴别:由于变异型文氏型窦房传导阻滞的PP间期长短不一,有时难与窦性心律不齐相鉴别。根据以下几点可做鉴别。

1)必须是用文氏周期所计算出的窦性激动周期:用该周期对心电图各导联出现的类似文氏周期的PP时间所画出的梯形图结果大致符合诊断者,方能诊断此型窦房传导阻滞。

2)文氏周期周而复始。

3)窦性心律不齐时PP间期与呼吸有关,呈逐渐缩短又逐渐延长的特点。而此型传导阻滞PP间期变化是有一定规律的,即逐渐缩短,最后出现一次接近2倍短PP间期的长间期。

(2)二度Ⅱ型窦房传导阻滞与3:2二度Ⅰ型窦房传导阻滞的鉴别:均可呈短的PP间期与长的PP间期交替出现,但二度Ⅰ型3:2窦房传导阻滞的长PP间期小于短的PP间期的2倍;而3:2二度Ⅱ型窦房传导阻滞长的PP间期是短的PP间期整倍数的2倍。

(3)二度Ⅱ型窦房传导阻滞与窦性期前收缩二联律的鉴别:窦性期前收缩二联律长PP间期不是短PP间期的2倍。而3:2窦房传导阻滞二度Ⅱ型长间歇的PP间期恰为窦性PP间期的2倍。

(4)二度Ⅲ型窦房传导阻滞与窦性心律不齐的鉴别:不同点为二度Ⅲ型窦房传导阻滞的PP间期突然缩短、突然延长,与呼吸周期无关。而窦性心律不齐时PP间期为逐渐缩短,逐渐延长,与呼吸周期有关,吸气时短,呼气时长。

(5)高度窦房传导阻滞与窦性停搏鉴别:窦性停搏一般无明显规律,长短PP间期不存在倍数关系,并且在一份心电图中很少见停搏间期相等的窦性停搏。而在高度窦房传导阻滞时,不论阻滞的程度如何,长的PP间期总是短的PP间期的整倍数。并且其长度相等的长PP间期可反复出现。窦性停搏时往往低位节律点也被抑制,一般情况下不易出现逸搏。而在高度窦房传导阻滞时,心脏停搏过久,常易出现房室交界性逸搏及逸搏心律或室性逸搏、室性逸搏心律。

(6)三度窦房传导阻滞与持久的窦性停搏的鉴别:三度窦房传导阻滞有时有房性逸搏性心律或逸搏;窦性停搏多无房性逸搏或逸搏性心律,是抑制窦房结自律性的病理因素,同时抑制了心房异位起搏点。但是有房性逸搏性心律者也不一定就是窦房传导阻滞。窦房传导阻滞者也不一定出现房性逸搏性心律,此时鉴别是很困难的。在动态心电图或心电监护中,如果在长时间不见 P 波之前曾出现过短暂的或较久的窦性停搏,则可诊断为窦性停搏;如曾出现过一度、二度窦房传导阻滞,则可诊断为三度窦房传导阻滞。

(7)三度窦房传导阻滞与窦室传导的鉴别有以下几点:①窦房传导阻滞可有房性逸搏性心律,后者则无;②窦房传导阻滞多以房室交界性心律为基本心律,故 QRS 波多为室上性,而后者多宽大畸形;③后者常伴有高钾血症所致的高尖 T 波,而前者则无;④如有血钾增高或临床上可查知导致高钾血症的疾病存在时,则常形成弥散性完全性房内阻滞引起窦室传导,而对窦房结的影响较少。

(二)临床意义

可能是窦房结产生的冲动过弱或其周围的心房组织应激性过低所致。见于迷走神经张力过高、冠心病、心肌病、心肌炎及其后遗症、急性心肌梗死等疾病。也可见于洋地黄、奎尼丁等药物中毒。少数有家族史。

(1)大多见于器质性心脏病患者,冠心病是最常见的病因,约占 40%,因心肌缺血导致窦房结周围器质性损害。急性下后壁心肌梗死,其窦房传导阻滞发生率为 3.5%,比窦性心动过缓要少得多,其发病原因可以是继发于迷走神经张力增高,另外窦房结缺血或梗死也常见。此外,也见于高血压心脏病、风湿性心脏病、心肌病、先天性心脏病、慢性炎症或缺血所致的窦房结及其周围组织病变等。

(2)高钾血症、高碳酸血症、白喉、流感等。

(3)窦房结周区的退行性硬化、纤维化、脂肪化或淀粉样变。

(4)药物(如洋地黄、奎尼丁、维拉帕米、丙吡胺、胺碘酮、β 受体阻滞药等)中毒及大剂量使用普罗帕酮也可引起,但多为暂时性的。

(5)可见于迷走神经张力增高或颈动脉窦过敏的健康人,可用阿托品试验证实。

(6)少数原因不明,个别可为家族性。

(7)少见于静脉推注硫酸镁(不能排除因注射速度过快所致),低钾血症(<2.6 mmol/L)时也可发生。

(8)少数可同时发生房室传导阻滞,呈进行性加重,称为双结综合征。

(三)治疗

(1)窦房传导阻滞主要是治疗原发病。

(2)对暂时出现又无症状者可进行密切观察无须特殊治疗,患者多可恢复正常。

(3)对频发、反复、持续发作或症状明显者可口服阿托品 0.3~0.6 mg,每日 3 次;或静脉注射、皮下注射阿托品 0.5~1 mg。口服麻黄碱 25 mg,每日 3 次。口服异丙肾上腺素 10 mg,每日 3 次。

(4)严重病例可将异丙肾上腺素 1 mg 加于 5%葡萄糖注射液 200 mL 或 100 mL 中缓慢静脉滴注。

(5)对发生晕厥、阿—斯综合征并且药物治疗无效者应及时安装植入性人工心脏起搏器。

六、病态窦房结综合征

病态窦房结综合征(SSS)又称为窦房结功能不全,是指由窦房结及其周围组织病变导致起搏及冲动传出障碍,从而引起一系列心律失常,并可发生血流动力学障碍和心力衰竭,严重者可发生晕厥和猝死。本病由于其可交替出现心动过缓及快速心律失常,故又称为心动过缓—心动过速综合征,简称慢快综合征。

(一)病因

1.窦房结的器质性损害

(1)累及窦房结本身的病变,如淀粉样变性、感染与炎症、纤维化与脂肪浸润、硬化与退行性病变等。

(2)窦房结周围神经与神经节或心房肌的病变。

(3)窦房结动脉的阻塞,多见于下壁心肌梗死。当器质性损害同时累及窦房结和房室结时,形成双结病变。

2.窦房结的功能性障碍

窦房结的功能性障碍包括迷走神经张力增高,某些抗心律失常药物能导致可逆性窦房结的功能抑制。急性下壁心肌梗死可引起暂时性窦房结功能不全,急性期过后多消失。

(二)分类及发病机制

病态窦房结综合征的发病既有内在因素,也有外在因素,病理生理改变的程度影响病情的严重程度和病程的长短。窦房结退行性纤维化是最常见的内在因素。有相当数量的患者冠心病与病态窦房结综合征同时存在,但冠心病不是病态窦房结综合征的主要原因。急性心肌梗死引起的病态窦房结综合征通常是短暂的。急性心肌梗死后慢性缺血致纤维化而出现的病态窦房结综合征较少见。病态窦房结综合征的发病机制主要为窦房结冲动形成异常和传出障碍及由此而诱发的代偿性房性心律失常,可伴有房室结和希—浦系统功能障碍。其病程与病因能否及时去除与窦房结损伤的程度有关。

1.器质性病态窦房结综合征

(1)器质性急性病态窦房结综合征:①缺血性坏死,如急性心肌梗死、弥散性血管内凝血、血栓性血小板减少性紫癜、先天性高同型半胱氨酸血症、嗜铬细胞瘤等;②暂时性缺血,如冠状动脉痉挛与粥样硬化、窦房结动脉纤维肌性发育不良;③创伤后;④手术后;⑤急性炎症,如伤寒、白喉、神经节炎、胶原性血管病、血管炎、急性风湿性心肌炎;⑥心包炎;⑦各种原因的直接浸润或压迫,如肿瘤、脓肿、出血等。

(2)器质性慢性病态窦房结综合征:①退行性变,如老年退行性纤维化疾病;②先天性疾病,如窦房结发育不全、家族性病态窦房结综合征、左上腔静脉永存、主动脉窦缩窄、二尖瓣钙化、长 QT 间期综合征;③浸润性病变,如淀粉样变、脂肪替代、黏液性水肿、肿瘤浸润;④缺血性疾病;⑤钙化病变;⑥炎症疾病,如细菌性、寄生虫(Chagas 病)、免疫性、风湿性、胶原性血管病、Friedreich 进行性肌营养不良症;⑦内分泌性疾病,如黏液性水肿、嗜铬细胞瘤、甲状腺功能亢进症、体重迅速严重下降;⑧手术损伤,如 ASD、法洛四联症、大血管异位等手术后损伤。

2.功能性病态窦房结综合征

(1)功能性急性病态窦房结综合征：①迷走神经张力过高,包括血管迷走神经性晕厥、颈动脉窦过敏、情境性晕厥、舌咽神经痛、下壁心肌缺血、过度运动等;②睡眠、麻醉和低温;③高钙血症和高钾血症;④各种原因的颅内压明显增高;⑤迷走神经刺激,如颈动脉窦按摩、Valsalva动作;⑥各种心律失常实施电复律或自动复律后;⑦梗阻性黄疸;⑧眼部手术;⑨药物过量,如β受体阻滞药、地尔硫䓬或维拉帕米、洋地黄类及Ⅰ类、Ⅲ类抗心律失常药物等。

(2)功能性慢性病态窦房结综合征：①迷走神经张力过高,如颈动脉窦过敏、运动员训练、颅内压升高;②窦房结兴奋性低下;③滥用尼古丁;④梗阻性黄疸;⑤药物,如抗心律失常药、可乐定、甲基多巴、锂剂等。

(三)临床表现

病态窦房结综合征各年龄段均可发生,但以老年人居多,出现临床症状的平均年龄约为65岁,可能与随着年龄增长窦房结的纤维退行性变增强有关。但是,家族性病态窦房结综合征患者可在婴儿或儿童期发病。病态窦房结综合征病程发展大多缓慢,可持续5~10年或更长。早期起搏细胞与传导阻滞受损较少而且较轻,从无症状到间歇出现症状,临床表现常不典型,早期诊断比较困难。随着病程的进展,窦房结细胞不断减少,纤维组织不断增多,出现严重而持久的窦性心动过缓、窦性停搏、频发的窦房传导阻滞,可伴有重要脏器供血不足的临床表现。

1.中枢神经系统症状

表现为头晕、健忘、反应迟钝、瞬间记忆障碍等,进一步发展可出现黑矇、眩晕、晕厥,甚至阿—斯综合征。常由严重的窦性心动过缓或窦性停搏所致,与快速心律对窦房结的超速抑制有关。

2.心血管系统症状

主要表现为心悸。无论心动过缓、心动过速还是心律失常,均可感到心悸;慢快综合征的快速性心律失常持续时间长者,易致快速心律失常性心肌病,可发生心力衰竭;具有基础冠心病者,可诱发心绞痛;快速性和缓慢性心律失常交替时,常发生明显的临床症状,如心动过速转为心动过缓时,常出现停搏,停搏时间过长,可发生晕厥、阿—斯综合征;心动过缓转为心动过速时,常表现为心悸、心绞痛和心力衰竭加重。

3.消化系统症状

胃肠道供血不足表现为食欲缺乏、恶心、呕吐、腹胀、胃肠道不适等。

4.泌尿系统症状

由于缓慢性或快速性心律失常导致心排血量不足,引起肾血流量下降,可表现为尿量减少、夜尿增多,甚至水钠潴留。

(四)辅助检查

1.心电图检查

(1)常规心电图：①连续而显著的窦性心动过缓(<50次/分);②窦性停搏或窦房传导阻滞;③同时出现窦房传导阻滞和房室传导阻滞;④同时出现上述心动过缓与心动过速,后者常为心房颤动(房颤)、心房扑动(房扑)或房性心动过速(房速);⑤同时出现窦性心动过缓、窦房传导阻滞、房室传导阻滞和室内传导阻滞。

（2）动态心电图：动态心电图比常规心电图能获得更多的窦房结功能信息，提高病态窦房结综合征的检出率。除出现上述心电图异常外，还可出现：①24小时总窦性心律减少；②24小时窦性平均心率减慢60～62次/分；③反复出现＞250毫秒的长间歇等。

2.阿托品试验

（1）基本原理：解除迷走神经对窦房结的影响，评价迷走神经张力对窦房结的影响程度。

（2）禁忌证：前列腺肥大、青光眼患者及处于高温季节。

（3）试验方法：阿托品2 mg，1分钟内静脉注射，观察1分钟、2分钟、3分钟、5分钟、10分钟、15分钟、20分钟、30分钟的心率变化。正常情况下，注射阿托品后2～3分钟时心率最快，心率增加30～40次/分或者比基础心率增加40%～60%，然后逐渐下降，30～60分钟后降至原来的心率水平。

（4）阳性标准：心率＜90次/分；心率增快小于基础心率的20%～50%；出现房室交界区心律，尤其是持续存在者；窦性心律不增快反而减慢，甚至出现窦房传导阻滞、窦性停搏；诱发出房颤可能是病态窦房结综合征的严重表现；心率＞90次/分且发生晕厥，提示迷走神经功能亢进，支持结外病态窦房结综合征的诊断。

（5）临床评估：简单易行，敏感度为89%，特异度为80%，临床价值较大；有诱发室性心动过速、心室颤动、心绞痛的报道，临床上应当严格掌握适应证；阿托品试验阴性，不能完全排除病态窦房结综合征，可有假阴性。而阿托品试验阳性也不完全是病态窦房结综合征，也有假阳性，特别是运动员，但假阴性率明显高于假阳性率。

3.异丙肾上腺素试验

（1）基本原理：刺激β受体，兴奋窦房结，提高窦房结的自律性。

（2）禁忌证：冠心病、甲状腺功能亢进症、高血压、严重室性心律失常者。

（3）试验方法：以13 μg/min的速度静脉滴注30秒，记录1秒、3秒、5秒、10秒、15秒、20秒、30秒的心电图。

（4）阳性标准：心率＜90次/分，心率增加＜25%。

（5）临床评估：病态窦房结综合征者，心率也可＞100次/分，尤其是慢快综合征者。因可诱发心绞痛和异位心律失常，临床上使用有一定限制。

4.窦房结恢复时间的检查

（1）基本功能：①确诊窦房结功能障碍；②结合临床症状，判定病变的严重程度；③对置入永久性起搏器和选择起搏器的类型提供依据；④评估迷走神经张力对窦房结功能的影响。

（2）刺激方法：①经食管和静脉插管到心房，连接刺激仪和心电图仪，以分级递增法发放S_1S_1脉冲；②调搏频率以略高于基础心率10次/分开始，直至文氏点和2:1阻滞点，一般最适宜起搏频率为130～150次/分；③每次刺激时间持续1分钟；④起搏终止后，至少记录10次心搏；⑤有晕厥史、窦房结恢复时间（SNRT）过长时，应当及时起搏。

（3）测量方法：超速起搏终止的最后1个脉冲至窦性P波起点的间期为SNRT。各种刺激频率所得的SNRT不同，应测定$SNRT_{max}$作为评价指标。

（4）阳性标准：①正常值＜1400毫秒，＞2000毫秒具有诊断价值，严重者可达6～9秒；②SNRT＞房室交界区逸搏间期，快速起搏终止后，如为房室交界区逸搏且未逆行激动心房，其后有窦性P波，则可确定为SNRT＞房室交界区逸搏间期；③心房调搏后，第2～5个心动周期中如长间歇＞SNRT，为继发性延长，属于自律性和传导性受损的另一种表现，可能与乙酰胆碱延迟释放有关，明显的继发性延长可发生在SNRT无延长者，可能起因于窦房传导阻滞，约69％的继发性延长有窦房传导阻滞，而90％的窦房传导阻滞有继发性延长，阿托品如能消除继发性延长，支持其起因于窦房传导阻滞；④房室交界区逸搏心律，表现为刺激后窦性心律抑制；⑤总恢复时间正常在5秒内，即停止刺激后4～6个心动周期恢复至刺激前窦性周期长度，窦房传导阻滞者常＞5秒；⑥SNRT的阳性率为35％～93％，假阳性率为30％，假阴性率为5％。

（5）临床评估：①SNRT反映对超速刺激的反应性；②SNRT延长的影响因素，自身心率慢，SNRT延长；起搏频率快，对正常人影响甚微，但对于病态窦房结综合征者，在一定范围内随起搏频率的增加而延长，并随起搏时间的延长而延长；迷走神经张力过高，SNRT延长；③SNRT不延长的情况，起搏频率未足够抑制窦房结的自律性；起搏时间不够；心房—窦房结传入阻滞；最后1个脉冲发生窦性折返；情绪紧张，交感神经活性亢进；窦房结无自律性降低，仅仅是窦房传导阻滞；④SNRT延长可能为器质性病态窦房结综合征，也可能为功能性病态窦房结综合征；⑤注射阿托品后，如SNRT缩短，属于迷走神经张力的影响；如SNRT延长，为心房—窦房结传导改善，传入阻滞消失，窦房结抑制更为明显；⑥对于窦房结进行电生理检查，结合动态心电图分析，对有症状的窦房结功能障碍的检出较任何单一指标更为有用。

（五）诊断及鉴别诊断

1.诊断

病态窦房结综合征的诊断应写明以下情况：①病因诊断，如不能肯定可写"原因不明"；②功能诊断，如阿—斯综合征、急性左心衰竭等；③详细叙述观察到的心律失常，如窦性心动过缓、窦房传导阻滞、交界性逸搏心律、阵发性心房颤动等。

（1）诊断标准：具有下列条件之一，并能排除药物（洋地黄、β受体阻滞药、奎尼丁、利血平、胍乙啶、普尼拉明、维拉帕米、吗啡、锑剂等）引起的自主神经功能紊乱，对迷走神经局部刺激（机械性刺激如颈动脉窦过敏、局部炎症、肿瘤等）或其他原因引起的迷走神经功能亢进、排尿晕厥、中枢神经系统引起颅内压升高、间脑病、黄疸、血钾过高、甲状腺功能低下等因素的影响，可诊断为病态窦房结综合征。

1）窦房传导阻滞。

2）窦性停搏（≥2秒）。

3）长时间明显的窦性心动过缓（≤50次/分），常同时伴上述1～2项。单独窦性心动过缓者须经阿托品试验证实心率不能正常地增快（≤90次/分）且电生理检查显示窦房结功能低下。

4）慢快综合征具有上述1）、3）项基本条件，并伴有阵发性异位心动过速。

5）双结病变具有上述1）～3）项基本条件，同时并发房室交界区起搏功能障碍（交界性逸搏周期≥2秒）和（或）房室传导阻滞。

6）全传导系统障碍，在双结病变的基础上同时并发室内传导阻滞。

（2）可疑病态窦房结综合征。

1）慢性心房颤动，心室率不快（非药物引起），病因不明或电复律时窦房结恢复时间＞2秒且不能维持窦性心律。

2）窦性心动过缓，多数时间心率≤50次/分和（或）窦性停搏时间＜2秒。

3）在运动、高热、剧痛、NYHA心功能Ⅲ级等情况下，心率增快程度明显少于正常人。上述标准不适用于运动员及儿童。病态窦房结综合征一般系指慢性病例（包括心肌梗死后遗症），但发生于急性心肌梗死或急性心肌炎的短暂症状者称为急性病态窦房结综合征。

2.鉴别诊断

（1）病态窦房结综合征与药物、迷走神经张力增高的窦性心动过缓、窦性停搏、窦房传导阻滞等鉴别，后三种异常经停用药物或降低迷走神经张力，窦性心律失常可以很快消失。

（2）病态窦房结综合征中的心动过缓—心动过速综合征，应与变异性快慢综合征相鉴别，Washington首先提出，一种由房性期前收缩未下传导致的心动过缓与短阵心房颤动或心房扑动的组合，在心电图上表现为快慢综合征。

（六）治疗

1.药物治疗

药物治疗缺乏长期疗效，仅作为置入起搏器前的临时替代治疗。

（1）阿托品：抗胆碱能作用，解除迷走神经对窦房结的抑制，提高心率，对窦房结起搏细胞本身的自律性并无作用，提高心率的作用有限。如果增加剂量，不良反应会明显增加。用法为0.5～1.0 mg，静脉注射，必要时可重复，总量＜3 mg。

（2）异丙肾上腺素：非选择性β受体激动药，主要作用于心肌β_1受体，加快心率，但对于某些病态窦房结综合征疗效较差，与病态窦房结综合征病变的严重程度有关。用法为0.5～1 mg溶于250 mL葡萄糖注射液，静脉滴注。

（3）沙丁胺醇：心肌中存在β_1、β_2受体，β_1受体约占3/4，主要是增强心肌收缩力，增快心率。在心力衰竭状态下，β_1受体密度降低，β_2受体密度相对增多，从而发挥重要的代偿作用。沙丁胺醇是β_2受体激动药，对β_2受体的作用是β_1受体的250倍。用法为2.4 mg，每日4次，口服。

（4）氨茶碱：病态窦房结综合征可能与腺苷受体敏感性增高或腺苷分解缓慢有关，尤其是心肌缺血、缺氧时，心肌释放腺苷明显增多，可导致窦性心动过缓、窦房传导阻滞和窦性静止。茶碱是腺苷受体阻滞药，能够增快心率，减轻窦房传导阻滞，并且SNRT缩短，可试用于病态窦房结综合征的治疗。

（5）特殊情况的处理：病态窦房结综合征发作阿—斯综合征时，应用阿托品、异丙肾上腺素常无效，并且异丙肾上腺素有诱发异位快速心律失常的可能。紧急情况下可给予临时起搏治疗。

2.起搏器治疗

（1）基本原则：起搏器是病态窦房结综合征首选的治疗措施。血流动力学不稳定时紧急临时起搏，然后视临床情况置入永久性起搏器。血流动力学稳定的患者可直接选择永久性起搏治疗。无论有无症状，药物治疗病态窦房结综合征疗效差，均应首先考虑置入起搏器治疗。

（2）适应证。

1）持续性心动过缓，心率＜40 次/分伴有症状或心率＜30 次/分不伴有症状。

2）窦性停搏，有症状患者长间歇＞2 秒，无症状患者长间歇＞3 秒。

3）慢快综合征，无论有无症状，均应置入起搏器治疗。起搏治疗的目的不是治疗快速性心律失常本身，而是便于抗心律失常药物的应用。

4）房颤，心室率缓慢伴有症状或心室率＜35 次/分。

5）房颤伴频繁长间歇，长间歇＞2.5 秒伴有症状或长间歇＞3 秒不伴有症状。

6）有晕厥或近乎晕厥者应当置入起搏器，无症状者可密切观察。

（3）起搏类型。

1）双腔起搏（DDD）是理想的选择，既弥补了窦房结功能障碍，又保证了房室顺序传导，不必担心房室传导阻滞（AVB）的产生，但可引起起搏器介导的心动过速，也可引起房颤发生率增加。

2）心房按需起搏（AAI）适用于无持久和频发的房性快速性心律失常、房室传导功能正常的患者，是较为理想的起搏方式。但存在心房电极脱位、感知和起搏故障以及个别发生交叉感知、AAI 起搏器综合征等风险，尤其是病态窦房结综合征并发房颤和 AVB 后失效。

3）心室按需起搏（VVI）方法简便，效果可靠，电极脱位率低。适用于既往有房颤和 AVB 的患者。但 VVI 不能保持房室顺序传导，心排血量降低 20% 左右；同时 VVI 对病态窦房结综合征患者比 AVB 患者更容易发生室房逆传，从而导致起搏器综合征。

3.干细胞移植治疗

干细胞保持未定向分化状态和具有增殖能力，在合适条件或给予合适信号，可以分化为多种功能的细胞或组织器官。根据来源不同分为胚胎干细胞和成体干细胞。干细胞生物起搏就是诱导干细胞使其分化为具有起搏功能和传导功能的细胞，然后移植到心脏内重建心脏的起搏和传导功能。

在实现干细胞移植作为一种新型的生物起搏器应用于临床的过程中尚有很多问题有待解决，主要包括自体干细胞/祖细胞的处理标准化问题；胚胎干细胞移植带来的伦理问题；干细胞移植引起心律失常和致肿瘤等不良反应问题；如何提高干细胞的诱导分化率问题；怎样评价移植细胞的寿命和存活数量问题；移植细胞发挥起搏作用是否具有长期稳定性问题；如何检测和调控移植细胞在宿主心脏中的进一步复制和分化问题；移植后是否发生免疫反应和细胞凋亡问题；是否存在旁分泌效应问题等。

第二节　房性心律失常

一、房性期前收缩

房性期前收缩是指起源于窦房结以外心房的任何部位的心房激动，是临床上常见的心律失常。

（一）临床表现

主要表现为心悸,一些患者有胸闷、乏力症状,自觉有停跳感,有些患者可能无任何症状。多为功能性,正常成人进行 24 小时心电监测,大约 60% 有房性期前收缩发生。在各种器质性心脏病如冠心病、肺心病、心肌病等患者中,房性期前收缩的发生率明显增加,并常可引发其他快速性房性心律失常。

（二）心电图检查

房性期前收缩的 P 波提前发生,与窦性 P 波形态不同。房性期前收缩下传的 QRS 波形态通常正常,较早发生的房性期前收缩有时也可出现宽大畸形的 QRS 波,称为室内差异性传导(图 1-5)。如发生在舒张早期,适逢房室结尚未脱离前次搏动的不应期,可产生传导中断,无 QRS 波发生(被称为阻滞的或未下传的房性期前收缩)或缓慢传导(下传的 PR 间期延长)现象。房性期前收缩常使窦房结提前发生除极,因而包括期前收缩在内前后两个窦性 P 波的间期短于窦性 PP 间期的两倍,称为不完全性代偿间歇。少数房性期前收缩发生较晚或窦房结周围组织的不应期长,窦房结的节律未被扰乱,期前收缩前后 PP 间期恰为窦性者的两倍,称为完全性代偿间歇。

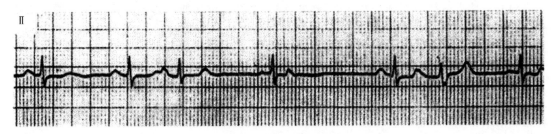

图 1-5 房性期前收缩

注 Ⅱ导联第 3 个 P 波为房性期前收缩,提早出现且形态与窦性 P 波不同,PR 间期正常(0.19 秒),QRS 波群正常,其后有不完全性代偿间歇,第 7 个 P 波显著提前,PR 间期延长(0.28 秒),QRS 波群形态与窦性搏动不同,为房性期前收缩合并室内差异性传导。第 5 个 P 波发生更早,其后无 QRS 综合波,但有不完全性代偿间歇,为未下传之房性期前收缩。第 4、第 8 个 P 波紧随房性期前收缩之后,与其他窦性 P 波形态略有变异(心房差异性传导)。

（三）治疗

房性期前收缩通常无须治疗。当有明显症状或因房性期前收缩触发室上性心动过速时,应给予治疗。吸烟、饮酒与咖啡均可诱发房性期前收缩,应劝导患者戒除或减量。治疗药物包括普罗帕酮、莫雷西嗪或 β 受体阻滞药。

二、房性心动过速

房性心动过速简称房速,指起源于心房且无须房室结参与维持的心动过速。发生机制包括自律性增加、折返与触发活动。

（一）病因

心肌梗死、慢性肺部疾病、洋地黄中毒、大量饮酒及各种代谢障碍均可成为致病原因。心外科手术或射频消融术后所导致的手术瘢痕也可以引起房性心动过速。

（二）临床表现

可表现为心悸、头晕、胸痛、憋气、乏力等症状，有些患者可能无任何症状。合并器质性心脏病的患者甚至可表现为晕厥、心肌缺血或肺水肿等。症状发作可呈短暂、间歇或持续发生。当房室传导比例发生变动时，听诊心律不恒定，第一心音强度变化。颈静脉见到 a 波数目超过听诊心搏次数。

（三）心电图

心电图表现包括：①心房率通常为 150～200 次/分；②P 波形态与窦性者不同；③常出现二度Ⅰ型或Ⅱ型房室传导阻滞，呈现 2∶1 房室传导者也属常见，但心动过速不受影响；④P 波之间的等电线仍存在（与心房扑动时等电线消失不同）；⑤刺激迷走神经不能终止心动过速，仅加重房室传导阻滞；⑥发作开始时心率逐渐加速（图 1-6）。

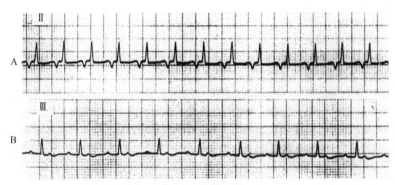

图 1-6　自律性房性心动过速

注　A.Ⅱ导联每个 QRS 波群之前均有倒置的 P 波（位于心房下部），频率 140 次/分，PR 间期 0.12 秒，QRS 波群形态和时限正常。B.另一患者Ⅲ导联 P 波频率为 200 次/分，P 波与 QRS 波群数目之比为 2∶1，为阵发性房性心动过速合并 2∶1 房室传导阻滞。

多源性房性心动过速也称为紊乱性房性心动过速，是严重肺部疾病常见的心律失常。心电图表现为：①通常有 3 种或以上形态各异的 P 波，PR 间期各不相同；②心房率 100～130 次/分；③大多数 P 波能下传心室，但部分 P 波因过早发生而受阻，心室率不规则。本型心律失常最终可能发展为心房颤动（图 1-7）。

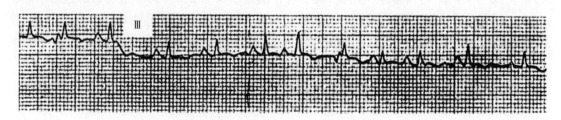

图 1-7　紊乱性房性心动过速

注　图示Ⅲ导联有各种形态各异的 P 波，平均频率 128 次/分，PP 间期、PR 间期和 RR 间期均不一致。

（四）治疗

房性心动过速的处理主要取决于心室率的快慢及患者的血流动力学情况。如心室率不太快且无严重的血流动力学障碍,不必紧急处理。如心室率达 140 次/分以上、由洋地黄中毒所致或临床上有严重充血性心力衰竭或休克征象,应进行紧急治疗。其处理方法如下。

1.积极寻找病因,针对病因治疗

如洋地黄引起者,须立即停用洋地黄,并纠正可能伴随的电解质紊乱,特别要警惕低钾血症。必要时可选用利多卡因、β 受体阻滞药。

2.控制心室率

可选用洋地黄、β 受体阻滞药、非二氢吡啶类钙通道阻滞药以减慢心室率。

3.转复窦性心律

可加用ⅠA、ⅠC 或Ⅲ类抗心律失常药;部分患者药物治疗效果不佳时,也可考虑射频消融治疗。

三、心房扑动

心房扑动简称房扑,是介于房速和心房颤动之间的快速性心律失常。健康者很少见,患者多伴有器质性心脏病。

(一)病因

房扑的病因包括风湿性心脏病、冠心病、高血压心脏病、心肌病等。此外,肺栓塞,慢性充血性心力衰竭,二、三尖瓣狭窄与反流导致心房扩大也可出现房扑。其他病因有甲状腺功能亢进、酒精中毒、心包炎等。部分患者也可无明显病因。

(二)临床表现

患者的症状主要与房扑的心室率相关,心室率不快时,患者可无症状;房扑伴有极快的心室率,可诱发心绞痛与充血性心力衰竭。房扑往往有不稳定的倾向,可恢复窦性心律或进展为心房颤动,但也可持续数月或数年。房扑患者也可产生心房血栓,进而引起体循环栓塞。体格检查可见快速的颈静脉扑动。当房室传导比例发生变动时,第一心音强度也随之变化。有时能听到心房音。

(三)心电图检查

心电图特征为:①心房活动呈现规律的锯齿状扑动波称为 F 波,扑动波之间的等电线消失,在Ⅱ、Ⅲ、aVF 或 V_1 导联最为明显,典型房扑的频率常为 250～300 次/分;②心室率规则或不规则,取决于房室传导比例是否恒定,当心房率为 300 次/分,未经药物治疗时,心室率通常为 150 次/分(2∶1 房室传导);③QRS 波形态正常,当出现室内差异传导、原先有束支传导阻滞或经房室旁路下传时,QRS 波增宽、形态异常。

(四)治疗

1.药物治疗

减慢心室率的药物包括 β 受体阻滞药、钙通道阻滞药(维拉帕米、地尔硫䓬)或洋地黄制剂(地高辛、毛花苷 C)。转复房扑的药物包括ⅠA(如奎尼丁)或ⅠC(如普罗帕酮)类抗心律失常药,如房扑患者合并冠心病、充血性心力衰竭等,应用ⅠA、ⅠC 类药物容易导致严重室性心律失常。此时,应选用胺碘酮。

2.非药物治疗

直流电复律是终止房扑最有效的方法。通常应用很低的电能(低于 50 J),便可迅速将房扑转复为窦性心律。食道调搏也是转复房扑的有效方法。射频消融可根治房扑,因房扑的药物疗效有限,对于症状明显或引起血流动力学不稳定的房扑,应选用射频消融治疗。

3.抗凝治疗

持续性心房扑动的患者发生血栓栓塞的风险明显增高,应给予抗凝治疗。具体抗凝策略同心房颤动。

四、心房颤动

心房颤动(AF)简称房颤,是最常见的心律失常之一,是由心房主导折返环引起许多小折返环导致的房律紊乱。它几乎见于所有的器质性心脏病,在非器质性心脏病也可发生。60 岁以上人群中发生率为 1% 且随年龄而增加。随着人口老龄化及心血管病发病率升高,房颤的流行状况呈增长趋势。

(一)病因

1.房颤的急性病因

房颤可能与某些一过性的因素或急性疾病有关,如饮酒、电击、外科手术、急性心肌梗死、心肌炎、肺栓塞、电解质紊乱等。

2.心脏器质性病变

能够引起房颤的常见心血管疾病包括高血压,特别是伴左心室肥大,冠心病,心脏瓣膜病,心力衰竭,心肌病如肥厚型心肌病、扩张型心肌病、限制型心肌病(心肌淀粉样变、血红蛋白沉着症和心内膜心肌纤维化),心肌肿瘤,缩窄性心包炎,肺心病和右心房特发性扩张,先天性心脏病,其他如无二尖瓣反流的二尖瓣脱垂、二尖瓣或主动脉瓣瓣环钙化等。

3.其他内科情况

(1)呼吸系统疾病:慢性阻塞性肺病、肺动脉高压引起右心室压增高,进而使右心房压增高,可能引起房颤。睡眠呼吸暂停综合征可致患者缺氧及肺血流动力学改变等,也可以引发房颤。

(2)内分泌失调:肥胖是发生房颤的一个重要危险因素。肥胖患者往往伴有左心房增大,当减肥逆转左心房扩大后,房颤的发生风险也随之降低。甲状腺功能亢进症时,由于较多的黏多糖和透明质酸的沉积,淋巴细胞及浆细胞的浸润,导致心肌细胞炎症反应、变性、坏死及纤维化,可能是引起房颤的部分原因。起源于肾上腺髓质、交感神经节、旁交感神经节或其他部位的嗜铬细胞瘤,可阵发或持续地分泌大量去甲肾上腺素、肾上腺素及微量的多巴胺,从而引发心律失常(包括房颤)。

(3)神经系统疾病:神经源性疾病,如蛛网膜下腔出血和较严重的非出血性脑卒中也可引起房颤。其具体机制尚不清楚,可能系通过交感神经或副交感神经的激活影响心房肌所致。

(4)孤立性房颤:有 30%～45% 的阵发性房颤和 20%～25% 的持续性房颤发生在没有明确基础疾病的患者,以年轻人多见。老年人虽然心脏结构与功能尚正常,但老年性心肌纤维化、心肌僵硬度增高,可能与房颤的发生有关。严重的病毒、细菌等感染可造成心房肌细胞组织的炎症反应、坏死及纤维化或许是房颤发生的潜在病理基础。

(5)家族性房颤:家族中发生的孤立性房颤,其实际发生率高于以前认识。房颤父母的后代发生房颤的可能性较大,说明房颤具有家族易感性。染色体上某些特异性位点与某些家族性房颤有一定关系,说明房颤的发生与基因突变有关。

(6)自主神经:根据发生机制的不同将其分为迷走神经介导的房颤,在男性中多见,多发生于夜间或餐后,常无器质性心脏病。交感神经介导的房颤多见于白昼,常由运动、情绪激动和静脉滴注异丙肾上腺素等诱发。

(二)发病机制

1.经典学说

房颤的发生机制目前尚未完全阐明,有众多的假设和学说,较为经典的学说包括多发子波折返学说、自旋波折返学说和局灶激动学说。

(1)多发子波折返学说:该学说认为,房颤时心房内存在多个折返形成的子波,这些子波是不固定的,而且相互间不停地碰撞、消失、融合,新的子波不断形成。维持子波折返需要一定数量的心肌组织,并受到心肌细胞有效不应期和心肌传导速度的影响。

(2)自旋波折返学说:自旋波的产生与波裂现象有关。心脏通常被点兴奋源产生的环形波或线性兴奋源产生的平面波所控制。兴奋波的去极化波阵面之后紧随着复极化带。平面波和环形波的波阵面上所有点向前扩散的速度相对恒定,波阵面不可能与复极化带的波尾相遇。然而,如果心肌兴奋性恢复不一致,波阵面与复极化波尾可能在某一特定点遭遇而发生波裂。波裂形成时,波阵面曲率达到最大程度,以致兴奋波被迫开始围绕某一区域旋转,形成自旋波核心或转子。自旋波折返的显著特点是其核心为未被兴奋的可兴奋心肌。自旋波的主旨是貌似随机无序的电活动,实质上是某一确定机制所决定的有序活动。

(3)局灶激动学说:局灶快速激动的机制可能是自律性增强,也可能是触发活动或折返。激动以驱动灶为中心向四周放射状传导,但周围组织不能产生与驱动灶 1:1 的传导,而是颤动样传导。

2.心房基质与房颤

房颤的发生和维持有两个要素,即具有产生与维持房颤的基质和触发房颤的因素。心房基质在房颤尤其是慢性房颤的维持方面有着重要的作用。房颤基质的形成,除了与原有心房组织病变及结构重构和电重构有关外,也与心房独特的组织结构有关。心房组织的结构性原因(如纤维化)和功能性原因(不应期离散和复极不均一性)导致心房内多条折返径路存在,当心肌病变时,各向异性传导更为突出,易于形成微折返而引起房颤。心房增大、心房纤维化引起的心房肌的非均一性和各向异性增加及心房电重构等因素,造成心房不应期缩短、不应期频率适应性降低、心房兴奋波的波长缩短等,都使房颤发生和持续的可能性增大。

3.入心静脉与房颤

心房及肺静脉内的异位兴奋灶发放的快速冲动可以导致房颤的发生,而消融这些兴奋灶可使房颤得到根治,证实了异位兴奋灶是房颤发生的原因。与房颤有关的入心静脉主要包括肺静脉、上腔静脉、冠状静脉、Marshall 静脉（韧带）等。心肌组织延伸至肺静脉开口内 1～3 cm，在开口部位的厚度为 1.0～1.5 cm，离开口越远，厚度越小。左心房与肺静脉间的电连接是不连续的，存在数量不等的电突破点，可通过局灶触发机制和局灶驱动机制发动和维持房颤，而且房颤本身所引起的肺静脉及心房电重构在房颤的维持中也起着重要作用。

4.自主神经与心房颤动

心房肌的电生理特性不同程度地受自主神经的调节，根据发生机制的不同将其分为迷走神经和交感神经介导的两类房颤。迷走神经介导的房颤与迷走神经张力增高导致激动的传导速度减慢、心房不应期缩短，使兴奋波的波长变短及增大心房不应期的离散度电生理特性的变化有关。交感神经介导的房颤可能是交感神经活性增高，使局部自律性增高和容易产生触发激动，并缩短动作电位时程易在房内形成微折返而引起房颤。在器质性心脏病患者中，心脏生理性的迷走神经优势逐渐丧失，交感神经介导的房颤变得更为常见。

5.体液因子与房颤

房颤的发生和持续与炎症的激活反应相关。炎症标记 C 反应蛋白（CRP）和 IL-6 在房颤中升高，并且与房颤的长期维持、心脏复律的成败及血栓形成有关。CRP 也能特异性地与磷脂酰胆碱相结合，抑制肌浆网 Na^+-Ca^{2+} 交换，影响膜的功能，导致心律失常。房颤患者的肾素—血管紧张素系统（RAS）活性增高，导致心肌间质纤维化、肌原纤维溶解和细胞凋亡等变化，在心房结构重构中也起到了重要作用。血管紧张素Ⅱ（AngⅡ）可促使炎症反应发生，相反，炎症反应也可作为刺激物增加 AngⅡ 的产生。心房脑钠肽（BNP）及热休克蛋白等也与房颤的发生和维持密切相关。

6.遗传机制与房颤

房颤具有遗传学基础。父母若患有房颤会显著增加子代的发病风险，双亲至少 1 人患有房颤时子代房颤发生的危险增加了 85％。

（三）临床表现

1.症状

（1）心悸、胸闷、运动耐量下降是最常见的临床症状。器质性心脏病发生房颤的症状较重，当心室率≥150 次/分时，还可诱发冠心病患者的心绞痛、二尖瓣狭窄患者的急性肺水肿、心功能受损患者的急性心衰。

（2）房颤引起心房功能的丧失，每搏输出量下降≥25％，心脏结构和功能正常者此影响不明显。已有心功能受损，如心室肥厚和扩张、心脏瓣膜病变和陈旧性心肌梗死等患者的影响甚为明显，常常是诱发和加重心力衰竭及导致死亡的主要原因。

（3）房颤引起的心脏停搏可导致脑供血不足而发生黑矇、晕厥。持续性房颤常伴有心室停搏，多在夜间发生，与迷走神经张力改变或使用抑制房室传导的药物有关，如果清醒状态下出现≥3 秒的心室停搏，可能是房室传导阻滞所致，多伴有明显的症状。

（4）房颤并发左心房附壁血栓易引起动脉栓塞，其中脑栓塞最常见，是致残和致死的重要原因。房颤持续＞48 小时即可发生左心房附壁血栓。持续性房颤恢复窦性心律后左心房的功能需＞4 周才能恢复，在此期间仍有形成左心房附壁血栓和引起栓塞的可能。

2.体征

房颤发作时听诊第一心音强度变化不定,心律极不规整,具有一定的特征性,但房颤的听诊特点也可见于频发多源房性期前收缩。当心室率过快时,心室搏动减弱以致未能开启主动脉瓣或因动脉血压波太小,未能传导至外周动脉而表现为脉搏短绌。

使用抗心律失常药物治疗过程中,心室律突然由不规则变为规则应考虑以下临床情况:①恢复窦性心律,尤其是急性房颤患者;②演变为房性心动过速或心房扑动2∶1或4∶1下传;③发生完全性房室传导阻滞(AVB)或非阵发性交界性心动过速。此时如果服用了洋地黄药物,应考虑有洋地黄中毒的可能。

3.并发症

(1)房颤与脑卒中:脑栓塞是房颤引起的主要栓塞事件,同时也是房颤患者致残率最高的并发症。伴随房颤的脑卒中,大多由左心房的血栓脱落引起脑动脉栓塞所致。脑栓塞的危险与基础心脏病的存在与性质有关,风湿性瓣膜病和人工瓣膜置换术后的患者有较高的危险。

(2)房颤与心力衰竭:由于两者有共同的危险因素和复杂的内在关系常同时存在,相互促进,互为因果。房颤发生率与心力衰竭的严重程度成正相关。房颤可引起或加重原有的心衰,反之亦然。心力衰竭患者中房颤发生率升高,并使心功能恶化。

(3)房颤与心肌缺血:房颤可使冠心病患者的缺血加重。

(4)房颤与心肌病:大多发生在心功能障碍和心室率持续性增快的患者。最显著的特点是具有可逆性,即一旦心动过速得以控制,原来扩大的心脏和心功能可部分或完全恢复正常。

(四)辅助检查

1.心电图检查

(1)P波消失,代之以形态、振幅、间距绝对不规则的房颤波(f波),频率为350~600次/分,以V_1导联最为明显。

(2)QRS波群通常形态正常,但振幅并不一致;伴室内差异性传导、束支传导阻滞或预激综合征时,QRS波群增宽、畸形。

(3)心室律绝对不规则。未接受药物治疗、房室传导正常者,心室率通常为100~160次/分。宽QRS波群伴极快速的心室率(>200次/分)提示存在房室旁道。儿茶酚胺类药物、运动、发热、甲亢等均可缩短房室结不应期,使心室率加速;相反,洋地黄延长房室不应期,减慢心室率。

(4)动态心电图有助于发现短阵房颤,常并存室性期前收缩、短阵房性心动过速、阵发性心房扑动。持续性房颤常常白天心室率较快,夜间心室率较慢或有心室停搏,多与迷走神经张力改变或与使用抑制房室传导的药物有关。

2.超声心动图检查

(1)经胸超声心动图检查可发现并存的心脏结构和功能异常,可确定左心房的大小、是否有附壁血栓等,对房颤的远期预后评估、脑卒中的危险度判断、指导复律治疗和疗效评估具有重要价值。

(2)经食管超声心动图检查更准确测定左心房的大小、血流状态,提高左心房内血栓的检出率。

3.运动试验

怀疑心肌缺血的患者,在应用Tc类抗心律失常药物前应接受运动试验检查。运动试验还可评估持续或永久性房颤患者在活动时的心室率控制情况。

4.多排CT心房成像

可进一步明确左心房的大小、容积、与肺静脉的解剖关系及发现左心房血栓等,更好地指导房颤消融治疗。

5.甲状腺功能检查

(1)无器质性心脏病的年轻患者,尤其是房颤、快心室率、药物不易控制者,应疑及甲状腺功能异常。

(2)老年甲状腺功能亢进症的患者,其代谢异常的表现可能不明显,部分患者房颤是重要的临床表现。

(五)诊断及鉴别诊断

1.诊断

根据临床表现、体格检查和心电图检查特点可以明确诊断。部分阵发性房颤,因发作次数少或持续时间短暂,临床难以确诊时,可考虑多次动态心电图检查或使用心电事件记录仪,以获取症状相关的心电变化协助诊断。已确诊的房颤患者,应进一步明确房颤的病因和诱因、房颤的类型、房颤血栓栓塞的风险或高危因素、心功能的状态及并存的器质性心脏病。

在房颤的临床评估中要重视以下事项:①评价房颤的类型和持续时间,更合理地制订治疗策略和治疗方法;②评价房颤脑卒中的高危因素,确定和实施有效的抗栓治疗方法;③评价房颤对生存率的影响,明确恢复窦性心律是最理想的治疗效果。

2.鉴别诊断

(1)阵发性房颤应与其他不规则的心律失常鉴别:如频发期前收缩、室上性心动过速或房扑伴有不规则房室传导阻滞等。心电图检查可以做出诊断。阵发性房颤伴完全性束支传导阻滞或预激综合征时,心电图表现酷似室性心动过速。仔细辨认房颤波以及RR间距的明显不规则性,有利于确诊房颤。

(2)阵发性房颤伴频率依赖性心室内传导改变与室性异位搏动的鉴别:个别QRS波群畸形有时难以做出鉴别。

1)下列各点有利于室性异位搏动的诊断:①畸形的QRS波群与前一次心搏有固定配对间距,其后且有较长间歇;②V_1单相或双相型QRS(非RSR'型)波群,V_5 QS或RS型QRS波群。

2)下列各点有利于频率依赖性心室内传导改变的诊断:①心室率偏快,畸形的QRS波群与前一次心搏无固定间距,大多为一个较长的RR间距后第一个提早的QRS波群,其后无长间歇;②V_1呈RSR'型QRS波群,V_6中有小Q波;③同一导联上可见不同程度的QRS波群增宽。

(六)治疗

1.房颤治疗策略及其选择

(1)节律控制策略:节律控制策略是目前房颤首要的治疗策略。

1)优点:①减轻或消除房颤所致的临床症状;②消除心房和心室不规则舒缩导致的血流动力学变化;③降低栓塞和心力衰竭等主要并发症;④减轻和消除心房重构;⑤不需要长期抗凝和监测。

2)缺点:①需要长期应用抗心律失常药物并需要长期随访;②动态心电图检查仍可检测到阵发性房颤,有一定的复发率。

(2)心室率控制策略:临床研究表明,节律控制与心室率控制在预后方面具有同样的效果。因此,对于复律有禁忌、复律后易复发及药物出现严重不良反应等患者,可采取控制心室率的治疗策略。

1)优点:①安全有效,患者易于接受;②无须使用维持窦性心律的抗心律失常药物,避免了不良反应。

2)缺点:①房颤可能由阵发性、持续性最终变为持久性房颤;②心房重构持续存在并加重;③需要长期抗凝治疗和频繁临床检测;④少数心室率难以控制,即使心率控制后,也会因心律不规则而常出现临床症状。

(3)房颤治疗策略的选择:一系列临床试验的结果显示,节律控制和心室率控制两种治疗策略对房颤患者的病死率和脑卒中的影响并无差别,主要原因可能为抗心律失常药物的不良反应抵消了节律控制中维持窦性心律给患者带来的益处。但对于相对年轻、房颤症状较重而不伴有器质性心脏病的患者,如孤立性房颤患者,节律控制仍是首选的治疗策略。对房颤症状较轻、合并有器质性心脏病的老年患者,心室率控制是一种合理的可供选择的治疗策略。对房颤病史不超过1年的患者,选择节律控制多于心室率控制。与选择心室率控制比较,选择节律控制者年龄较轻,静息时心率较慢,症状明显且频繁发作,大多为近期诊断的房颤或阵发性房颤,而选择心室率控制者多为持续性房颤并伴有心力衰竭或心脏瓣膜病。对房颤持续时间较短,但超过48小时者,经短时间抗凝后可转复心律。对房颤持续时间较长,已超过数周的患者,近期治疗的目的可选择控制心室率+抗凝治疗,待充分抗凝后可转复心律。如果心室率控制不能充分消除症状,转复和维持窦性心律应成为长期治疗的目标。

2.转复房颤为窦性心律

房颤持续时间的长短是能否自行转复窦性心律的最重要因素,持续时间越长,转复的机会越小。药物或电击都可实现心律转复。但伴有潜在病因的患者,如甲状腺功能亢进、感染、电解质紊乱等,在病因未纠正前,一律不予复律。目前治疗多推荐在初发48小时内的房颤应用药物转复,时间更长的则采用电复律。对于房颤伴较快心室率、症状重、血流动力学不稳定的患者,包括伴有经房室旁路前传的房颤患者,则应尽早或紧急电复律。房颤复律期间应进行抗凝治疗。

(1)药物转复房颤:对不需要紧急复律的患者可药物复律,但转复的成功率低于电复律。药物复律和电复律均存在血栓栓塞的危险,目前尚无临床研究对比其安全性。如若复律,均要根据房颤持续时间而采取抗凝治疗,作为复律前的准备,并注意抗心律失常药物对口服抗凝药的影响。

抗心律失常药物偶可导致严重室性心律失常,甚至危及生命,对合并心脏明显扩大、心力衰竭及电解质紊乱的患者应特别警惕。急性期房颤复律的药物主要有氟卡尼、普罗帕酮、胺碘酮、伊布特利与维纳卡兰等。2012年ESC更新房颤治疗指南推荐,对于房颤优选药物复律患者,在无或仅有轻微结构性心脏病的情况下,院外使用随身携带的普罗帕酮、氟卡尼高剂量口服,院内静脉注射氟卡尼、普罗帕酮、伊布特利或维纳卡兰(推荐类型Ⅰ,证据水平A),无效时静脉注射胺碘酮;对于中度器质性心脏病患者,首选伊布利特、维纳卡兰静脉注射,无效时静脉注射胺碘酮;严重器质性心脏病患者静脉注射胺碘酮。

(2)体外直流电复律:对于持续性房颤伴有心肌缺血、症状性低血压、心绞痛或心衰加重患者,常作为一线治疗。房颤伴预激综合征患者心室率过快且血流动力学不稳定时,建议立即进行同步直流电复律。

电复律前要了解窦房结功能状况或房室传导情况,如果疑有房室传导阻滞(AVB)或窦房结功能低下,电复律前应有预防性心室起搏的准备。房颤患者经适当的准备和抗凝治疗,电复律的并发症较少。

对已有左心室功能受损者要格外谨慎,可能诱发肺水肿。对于反复发作的持续性房颤,约25%的患者电复律不能成功或复律成功后窦性心律仅能维持数个心动周期或数分钟后又转为房颤,另有25%的患者电复律成功后2周内复发。若电复律失败,可在应用抗心律失常药物后再次体外电复律,必要时考虑心内电复律。有研究表明,胺碘酮可提高电复律的成功率,电复律后房颤复发的比例也降低。给予地尔硫草、氟卡尼、普鲁卡因胺、普罗帕酮和维拉帕米,对于提高电复律的成功率和电复律成功后预防房颤复发的作用不明确。有研究提示,在电复律前28天给予胺碘酮和索他洛尔,两者对房颤自发复律和电复律的成功率相同。对房颤电复律失败或早期复发的病例,推荐在择期电复律前给予胺碘酮或索他洛尔。对房颤持续时间≥48小时或持续时间不明的患者,在电复律前后均应常规使用华法林抗凝治疗。

(3)心内直流电复律:采用2个大表面积电极导管分别置于右心房(负极)和冠状静脉窦或左肺静脉(正极),采用低能量心内电击复律(<20 J)。心内直流电复律转复房颤的效果明显优于体外直流电复律,同时可用于电生理检查或导管消融过程中的房颤、体外循环心脏手术时的房颤、胸壁阻力大(如肥胖)及合并严重肺部疾病的患者。

(4)置入型心房除颤器:尽管置入型心房除颤器对阵发性房颤、新近发生的房颤或慢性房颤患者都有较好的疗效,能减少房颤负荷和住院次数,但由于该技术为创伤性的治疗方法、费用昂贵且不能预防复发,故不推荐常规使用。目前置入型心房除颤器仅适用于需同时置入心室转复除颤器的患者,如果仅为治疗房颤拟置入心房除颤器的患者应考虑导管消融。

3.节律控制

无论阵发性还是持续性房颤,复律成功后大多数会复发。房颤复发的危险因素包括高龄、心力衰竭、高血压、糖尿病、左心房扩大及左心室功能障碍等。控制并干预危险因素,有助于预防房颤的复发。节律控制的主要目的在于消除房颤的相关症状,对于无明显症状患者通常不需要抗心律失常药物。但是不少患者仍需要长期服用抗心律失常药物以预防房颤复发,因此更应重视长期使用抗心律失常药物的安全性。约80%的房颤患者合并基础心脏疾病,而不少抗心律失常药物可导致心力衰竭恶化或有致心律失常作用,同时长期应用可能发生较多的心脏外不良反应,患者难以耐受。如果抗心律失常药物治疗不能改善症状或引起不良反应,则不宜应用。对于房颤复发的频率降低,每次复发时房颤持续的时间缩短或症状减轻,由不能耐受变为可以耐受,都应视为已基本达到治疗目的。

4.控制房颤心室率

对于房颤急性发作时,最初的治疗目标是保持血流动力学稳定。伴有快心室率的房颤,如无心绞痛、低血压等情况,控制心室率即可。

用于控制房颤心室率的药物包括β受体阻滞药、非二氢吡啶类钙通道阻滞药(维拉帕米和地尔硫䓬)及洋地黄类药物。它们作用于房室结,延长房室结不应期,增加隐匿传导。近年来,趋向于选择β受体阻滞药和钙通道阻滞药作为控制心室率的首选药物。地高辛对运动或应激时的快心室率无效,仅在房颤合并心衰时作为一线治疗,不伴心衰时不宜作为首选药。房颤急性发作时,如无旁道下传,静脉应用β受体阻滞药或钙通道阻滞药可以减慢心室对房颤的反应,但在低血压和心力衰竭时应注意。房颤的心室率控制标准为静息状态时 60～80 次/分,日常中度体力活动时 90～115 次/分,24 小时心电监护平均心率<100 次/分,心率不能高于依据年龄预测的最高值的 110%。多数患者使用一种β受体阻滞药或钙通道阻滞药可奏效,部分患者需联合应用地高辛。对合并预激综合征的房颤患者,上述减慢房室结传导的药物(钙通道阻滞药、洋地黄和β受体阻滞药等)应属禁忌,因为抑制房室结前传会促使房颤冲动经房室旁路前传,从而导致极快的心室率,诱发室速或室颤,甚至猝死。

如果患者抗心律失常药物和负性变时药物不能有效控制房颤的快速心室率,出现快室率相关的症状,那么消融房室结并植入永久性起搏器是改善房颤患者症状非常有效的办法。如果在适当药物治疗下心室率仍过快并产生心动过速介导的心室收缩功能下降,则房室结消融是最有效的办法。

5.房颤的抗栓治疗

无论是阵发性房颤还是慢性房颤患者均需抗栓治疗,除非是孤立性房颤或存在抗栓治疗的禁忌证。

(1)华法林应用指征。

1)脑卒中中等危险因素:年龄≥75 岁,心功能不全和(或)充血性心力衰竭(左心室射血分数≤35%或短轴缩短率<25%)、高血压或糖尿病。

2)脑卒中高危险因素:有脑卒中史、短暂脑缺血发作史、体循环栓塞史、二尖瓣狭窄史和瓣膜术后。

具有卒中高危因素或具有≥2 项中等危险因素的房颤患者推荐华法林治疗。

(2)抗栓的强度:华法林的抗凝强度需维持国际标准化比值(INR)于 2.0～3.0,如果 INR 在 2.0～3.0,仍有血栓栓塞事件发生,则考虑左心耳封堵术。对于年龄≥75 岁或具有其他中危因素的患者,如果考虑出血的风险,INR 维持于1.6～2.5 也可。

(3)房颤复律前后的抗凝治疗。

1)房颤持续时间未知或房颤持续时间≥48 小时,如需要电复律,复律前口服维生素 K 抗凝药(INR 2.0～3.0)至少 3 周,因复律后心房顿抑则至少抗凝 4 周;若复律失败或血栓形成高风险患者,应长期抗凝治疗。

2)明确复律前房颤持续<48 小时,复律前使用普通肝素或低分子肝素。普通肝素的使用方法为 70 U/kg 静脉注射,之后以 15 U/(kg·h)静脉滴注或使用固定剂量 5000 U 静脉注射,继以 1000 U/h 静脉滴注。无血栓形成风险的患者,复律后不需要使用抗凝治疗;血栓风险高的患者,复律后长期使用维生素 K 抗凝药(INR 2.0～3.0)。INR 达标前,普通肝素或低分子肝素与维生素 K 抗凝药应当重叠使用。

3)明确复律前房颤持续时间≥48 小时或持续时间不明的患者,若无急性复律指征,应在抗凝治疗3周后考虑择期复律。也可行食管超声检查,明确无左心房血栓后,在使用肝素或低分子肝素抗凝的前提下提前复律。如果伴有心绞痛、心肌梗死、低血压、心力衰竭恶化、肺水肿与休克等,需要立即电复律。复律前应当使用普通肝素或低分子肝素,复律后普通肝素或低分子肝素与口服维生素K抗凝药重叠使用,直至INR达到2.0后停用肝素类。此后究竟是长期抗凝还是抗凝4周,取决于血栓风险的高低。

4)复律前尤其是房颤持续时间≥48小时时,评价心房内有无血栓形成,可经食管超声心动图检查。对于存在左心房血栓者,应当给予更加有效的抗凝治疗,以预防血栓栓塞事件的发生。

(4)抗凝的特殊情况。

1)伴冠心病的房颤患者进行介入治疗前为减少穿刺出血的风险可停用华法林,并于术后恢复应用,推荐华法林与氯吡格雷合用,在华法林起效前可短期联合应用阿司匹林。9~12个月后若无冠脉事件可单独应用华法林。

2)在有出血风险的手术操作前须停用华法林,停用时间<1周的患者无须应用肝素替代。但是,机械瓣置换术后、血栓栓塞高危或停用华法林>1周的患者须应用普通肝素或低分子肝素替代治疗。

3)急性卒中的房颤患者病死率和病残率均较高。在开始抗凝治疗前应行头颅CT或MRI排除脑出血的可能。如无出血征象,可在3~4周后开始抗血栓治疗。如有出血征象则不予抗凝治疗。如脑梗死面积较大,抗凝治疗开始的时间应进一步延迟。在短暂性脑缺血的患者,头颅CT或MRI排除新发脑梗死和脑出血后,应尽早给予华法林抗凝治疗。

6.房颤导管消融

房颤导管消融治疗的主要临床受益是改善心悸、乏力、心脏指数等与心律失常相关的临床症状,提高患者的生活质量。结合近年来房颤消融治疗的临床试验,国内对导管消融治疗房颤提出以下建议:①对于症状明显的阵发性房颤,导管消融可以作为一线治疗;②对于病史较短、药物治疗无效、无明显器质性心脏病的有症状持续性房颤,导管消融在有选择的患者中可以作为一线治疗;③对于存在心力衰竭和(或)LVEF降低的症状性房颤患者,导管消融在选择性的患者中可以作为一线治疗;④对于病史较长、不伴有明显器质性心脏病的有症状持久性房颤,导管消融可以作为维持窦性心律或预防复发的可选方案。

对于经导管消融房颤,目前主要强调了房颤患者的症状性和有无器质性心脏病,对于无明显症状的房颤患者,尚缺乏相关的临床研究资料。对于个体患者而言,是否行导管消融,还要考虑房颤的类型、左心房的大小、房颤病史、合并心血管病的严重程度、替代治疗(心室率控制)效果及不良反应、导管消融者及所在中心的经验、患者的风险/获益比、房颤成功转复和维持窦性心律的影响因素、患者的意愿等。影响导管消融成功的患者因素有年龄、左心房的大小、房颤的持续时间、二尖瓣反流及程度等。对于有二尖瓣反流和器质性心脏病而未完全纠正者,导管消融治疗后房颤复发率高。对于高龄患者,心肌穿孔和心脏压塞的并发症增多,可致成功率降低。导管消融的禁忌证少,仅左心房和左心耳血栓是绝对禁忌证。

7.房颤的其他治疗方法

(1)房颤的起搏治疗:有房颤病史且因心动过缓须置入起搏器的患者,应选择生理性起搏器(双腔或心房)而非心室单腔起搏器。对于房室传导正常,但需要置入双腔起搏器的患者,应尽量延长房室延迟以减少心室起搏的成分,将起搏器设置为非心房跟踪模式(如 DDIR)或置入有减少心室起搏程序的起搏器。不建议将房颤作为永久性起搏的指征。对无心动过缓、无须置入起搏器的患者不应考虑用起搏的方法预防房颤。

(2)房颤的外科治疗:房颤外科治疗的主要适应证包括行其他心脏手术的症状性房颤,行其他心脏手术时经过选择的消融风险较低的无症状房颤。专门为治疗房颤而进行的外科手术仅限于症状性房颤而患者愿意接受外科手术、导管消融失败或不具有导管消融的指征。

(3)房颤的微创外科治疗:目前,全球范围内报道的微创消融技术包括 Wolf-Maze 消融手术、机器人辅助的冲洗式射频消融手术、微波消融手术、高密度聚焦超声消融手术、激光消融手术等。目前外科微创治疗房颤的适应证:①阵发性和孤立性房颤;②导管消融后房颤复发;③对抗心律失常药物治疗无效或不能耐受药物治疗,愿意接受外科手术治疗者;④存在血栓栓塞;⑤既往有血栓栓塞史,如脑卒中或短暂性脑缺血(TIA)发作;⑥LVEF>30%;⑦存在对华法林、阿司匹林等抗凝、抗血小板药物治疗的禁忌证。

(4)左心耳封堵术和闭合术:对于房颤血栓栓塞高危而长期口服华法林抗凝禁忌的患者,可采用左心耳封堵术预防栓塞的发生。左心耳封堵术后需要终身服用阿司匹林治疗,而阿司匹林增加了出血风险,临床选用时应当权衡利弊。

8.特殊情况下房颤的治疗

(1)急性心肌梗死时房颤的处理:急性心肌梗死时若存在血流动力学障碍、难治性缺血、药物无法控制心室率者采用直流电复律;如果患者无心力衰竭、气管痉挛、房室传导阻滞可应用 β 受体阻滞药或非二氢吡啶类钙通道阻滞药控制心室率,如果合并心力衰竭首选应用胺碘酮控制心室率,必要时可有选择地应用洋地黄控制心室率。禁止应用ⅠC类抗心律失常药物。

(2)肥厚型心肌病合并房颤的处理:肥厚型心肌病合并房颤的抗凝应遵照脑卒中高危患者的标准采用华法林抗凝,将 INR 保持在 2.0~3.0。房颤发作将加重肥厚型心肌病患者的血流动力学异常,因此有必要服用抗心律失常药物预防发作。可选用丙吡胺联合 β 受体阻滞药或非二氢吡啶类钙通道阻滞药,或者选择胺碘酮。

(3)肺病合并房颤的处理:房颤是慢性阻塞性肺病患者经常发生的心律失常,此时应注意纠正低氧、酸中毒、电解质紊乱,可应用非二氢吡啶类钙通道阻滞药控制心室率,如果房颤所致血流动力学不稳定可采用电复律。茶碱和 β 受体激动药是常用的气道解痉药物,但这两种药物可使房颤的心室率难以控制,从治疗房颤的角度不宜应用。而 β 受体阻滞药、索他洛尔、普罗帕酮、腺苷等抗心律失常药物可增加气道阻力,不适合用于合并肺病的房颤患者。

(4)甲亢伴房颤的处理:甲亢若未纠正,采用控制心室率的策略,首选 β 受体阻滞药控制心室率,如果没有 β 受体阻滞药,则选择非二氢吡啶类钙通道阻滞药,甲亢合并房颤应用华法林抗凝(INR 2.0~3.0),甲亢纠正后,根据危险分层应用抗凝药。

(5)妊娠合并房颤的处理:除孤立性房颤以外,妊娠期应全程抗凝;控制心室率可选用 β 受体阻滞药、地高辛、非二氢吡啶类钙通道阻滞药。因房颤所致血流动力学不稳定可采用电复律,血流动力学稳定可应用奎尼丁、普鲁卡因胺转律。妊娠期间应用以上药物均要考虑药物对孕妇和胎儿的影响。

第三节　房室交界性心律失常

一、房室交界性期前收缩

房室交界性期前收缩简称交界性期前收缩,冲动起源于房室交界区,可前向和逆向传导,分别产生提前发生的 QRS 波与逆行 P 波。逆行 P 波可位于 QRS 波之前(PR 间期＜0.12 秒)、之中或之后(RP 间期＜0.20 秒)。QRS 波形态正常,当发生室内差异性传导,QRS 波形态可有变化(图 1-8)。

交界性期前收缩通常无须治疗。

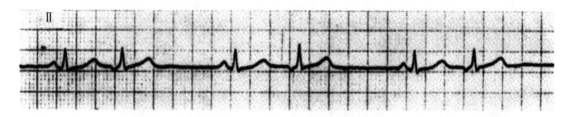

图 1-8　房室交界性期前收缩呈二联律

注　Ⅱ导联第 2、第 4、第 6 个 QRS 波群提前发生,形态正常,其前有逆行 P 波,PR 间期＜0.12 秒。

二、房室交界性逸搏与心律

房室交界区组织在正常情况下不表现出自律性,称为潜在起搏点。下列情况时,潜在起搏点可成为主导起搏点:窦房结发放冲动频率减慢,低于上述潜在起搏点的固有频率;传导障碍,窦房结冲动不能抵达潜在起搏点部位,潜在起搏点除极产生逸搏。房室交界性逸搏的频率通常为 40～60 次/分。心电图表现为在长于正常 PP 间期的间歇后出现一个正常的 QRS 波,P 波缺失或逆行 P 波位于 QRS 波之前或之后,此外,也可见到未下传至心室的窦性 P 波。

房室交界性心律指房室交界性逸搏连续发生形成的节律。心电图显示正常下传的 QRS 波,频率为 40～60 次/分。可有逆行 P 波或存在独立的缓慢的心房活动,从而形成房室分离。此时,心室率超过心房率。房室交界性逸搏或心律的出现,与迷走神经张力增高、显著的窦性心动过缓或房室传导阻滞有关,并作为防止心室停搏的生理保护机制。

查体时颈静脉搏动可出现大的 a 波,第一心音强度变化不定。一般无须治疗。必要时可起搏治疗。

三、非阵发性房室交界性心动过速

非阵发性房室交界性心动过速的发生机制与房室交界区组织自律性增高或触发活动有关。最常见的病因为洋地黄中毒,其他为下壁心肌梗死、心肌炎、急性风湿热或心瓣膜手术后,也偶见于正常人。

心动过速发作起始与终止时心率逐渐变化,有别于阵发性心动过速,故称为"非阵发性"。

心率 70～150 次/分或更快,心律通常规则。QRS 波正常。自主神经系统张力变化可影响心率快慢。如心房活动由窦房结或异位心房起搏点控制,可发生房室分离(图 1-9)。洋地黄过量引起者,经常合并房室交界区文氏型传导阻滞,使心室律变得不规则。

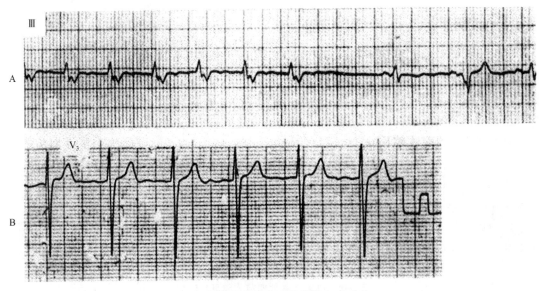

图 1-9　非阵发性房室交界性心动过速

注　A.Ⅲ导联第 1～7 个 QRS 波群形态、时限正常,频率 120 次/分,RR 间期规则,逆行 P 波紧随每个 QRS 波群之后,RP 间期 0.10 秒。心动过速终止后恢复窦性心律。第 9 个宽大畸形的 QRS 波群为舒张晚期室性期前收缩。B.另一患者 V₃ 导联,P 波消失,隐约可见心房颤动的 f 波。QRS 波群形态、时限正常,频率 88 次/分,RR 间期规则,为心房颤动合并非阵发性房室交界性心动过速,此例由洋地黄中毒引起。

治疗主要针对基本病因。本型心律失常通常能自行消失,如患者耐受性良好,仅须密切观察和治疗原发疾病。已用洋地黄者应立即停药,也不应施行电复律。洋地黄中毒引起者,可给予钾盐、利多卡因或 β 受体阻滞药治疗。其他患者可选用ⅠA、ⅠC 与Ⅲ类(胺碘酮)药物。

四、与房室交界区相关的折返性心动过速

阵发性室上性心动过速(PSVT)简称室上速。大多数心电图表现为 QRS 波形态正常、RR 间期规则的快速心律。大部分室上速由折返机制引起,折返可发生在窦房结、房室结与心房,分别称为窦房折返性心动过速、房室结内折返性心动过速与心房折返性心动过速。此外,利用隐匿性房室旁路逆行传导的房室折返性心动过速习惯上也属于室上速的范畴,但折返回路并不局限于房室交界区。在全部室上速病例中,房室结内折返性心动过速与利用隐匿性房室旁路的房室折返性心动过速占 90% 以上。

房室结内折返性心动过速(AVNRT)是最常见的阵发性室上性心动过速类型。

(一)病因
患者通常无器质性心脏病表现,不同性别与年龄均可发生。

(二)临床表现
心动过速发作突然起始与终止,持续时间长短不一。症状包括心悸、胸闷、焦虑不安、头

晕,少见有晕厥、心绞痛、心力衰竭与休克者。症状轻重取决于发作时心室率快速的程度及持续时间,也与原发病的严重程度有关。若发作时心室率过快,使心排血量与脑血流量锐减或心动过速猝然终止,窦房结未能及时恢复自律性导致心搏停顿,均可发生晕厥。体检心尖区第一心音强度恒定,心律绝对规则。

（三）心电图检查

心电图表现为:①心率150～250次/分,节律规则;②QRS波形态与时限均正常,但发生室内差异性传导或原有束支传导阻滞时,QRS波形态异常;③P波为逆行性(Ⅱ、Ⅲ、aVF导联倒置),常埋藏于QRS波内或位于其终末部分,P波与QRS波保持固定关系;④起始突然,通常由一个房性期前收缩触发,其下传的PR间期显著延长,随之引起心动过速发作(图1-10)。

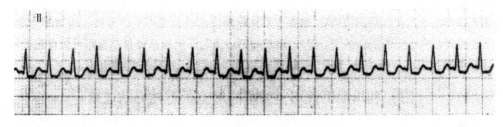

图1-10　阵发性室上性心动过速

注　Ⅱ导联示连续快速、规则的QRS波群,其形态和时限均正常,频率212次/分。未见明确P波,心内电生理检查证实为房室结内折返性心动过速。

（四）心电生理检查

在大多数患者中能证实存在房室结双径路。房室结双径路是指:①β(快)径路传导速度快而不应期长;②α(慢)径路传导速度缓慢而不应期短。正常时窦性冲动沿快径路下传,PR间期正常。最常见的房室结内折返性心动过速类型是通过慢径路下传,快径路逆传。其发生机制如下:当房性期前收缩发生在适当时间,下传时受阻于快径路(因不应期较长),遂经慢径路前向传导至心室,由于传导缓慢,使原先处于不应期的快径路获得足够时间恢复兴奋性,冲动经快径路返回心房,产生单次心房回波,若反复折返,便可形成心动过速。由于整个折返回路局限在房室结内,故称为房室结内折返性心动过速。

其他心电生理特征包括:①心房期前刺激能诱发与终止心动过速;②心动过速开始几乎一定伴随着房室结传导延缓(PR或AH间期延长);③心房与心室不参与形成折返回路;④逆行激动顺序正常,即位于希氏束邻近的电极部位最早记录到经快径路逆传的心房电活动。

（五）治疗

1.急性发作期

应根据患者基础的心脏状况,既往发作的情况以及对心动过速的耐受程度做出适当处理。

如患者心功能与血压正常,可先尝试刺激迷走神经的方法。颈动脉窦按摩(患者取仰卧位,先行右侧,每次5～10秒,切莫双侧同时按摩)、Valsalva动作(深吸气后屏气、再用力做呼气动作)、诱导恶心、将面部浸没于冰水内等方法可使心动过速终止,但停止刺激后,有时又恢复原来心率。初次尝试失败,在应用药物后再次施行仍可望成功。

(1)腺苷与钙通道阻滞药:首选治疗药物为腺苷,起效迅速,不良反应为胸部压迫感、呼吸困难、面部潮红、窦性心动过缓、房室传导阻滞等。由于其半衰期短于6秒,不良反应即使发生也很快消失。如腺苷无效可改静脉注射维拉帕米或地尔硫草。上述药物疗效达90％以上。如患者合并心力衰竭、低血压或为宽QRS波心动过速,尚未明确室上性心动过速的诊断时,不应选用钙通道阻滞药,宜选用腺苷静脉注射。

(2)洋地黄与β受体阻滞药:静脉注射洋地黄可终止发作。目前洋地黄已较少应用,但对伴有心功能不全患者仍作首选。

β受体阻滞药也能有效终止心动过速,但应避免用于失代偿的心力衰竭、支气管哮喘患者,并以选用短效β受体阻滞药如艾司洛尔较为合适。

(3)普罗帕酮:1～2 mg/kg静脉注射。

(4)其他药物:合并低血压者可应用升压药物(如去氧肾上腺素、甲氧明或间羟胺),通过反射性兴奋迷走神经终止心动过速。但老年患者、高血压、急性心肌梗死患者禁忌使用。

(5)食管心房调搏术:常能有效中止发作。

(6)直流电复律:当患者出现严重心绞痛、低血压、充血性心力衰竭表现,应立即电复律。急性发作以上治疗无效也应施行电复律。但应注意,已应用洋地黄者不应接受电复律治疗。

2.预防复发

是否需要给予患者长期药物预防,取决于发作频繁程度以及发作的严重性。药物的选择可依据临床经验或心内电生理试验结果。洋地黄、长效钙通道阻滞药或β受体阻滞药可供首先选用。

导管消融技术已十分成熟,安全、有效且能根治心动过速,应优先考虑应用。

五、预激综合征

预激综合征(WPW)是指心房的冲动使整个心室或心室的某一部分提前激动或心室的冲动使整个心房或心房的某一部分提前激动。预激综合征发病率随年龄增长而逐渐降低,大部分发生在50岁前,儿童更多见和早发。男女发病率之比为(1.5～2.5):1。约65％的青少年和40％的30岁以上患者仅有心电图检查的预激表现而无临床症状,称为无症状性预激综合征。仅少数可发生严重心律失常,甚至猝死,称为症状性预激综合征。最常见的为顺向型房室折返性心动过速,其次为逆向型,少数合并心房颤(扑)动,并且易诱发心室颤动而猝死。

(一)病因及发病机制

预激综合征除了见于无明确病因的患者外,也见于有明确疾病特别是心脏疾病的患者。但预激综合征的真正病因尚未完全明确,多年研究显示预激综合征的发生是多因素共同作用的结果,胚胎性房室连接的残留是基础,可因疾病、代谢、运动等而发生预激综合征。

1.先天性心脏病

先天性心脏病患者预激综合征的发生率显著高于普通人群的平均发生率。预激综合征患儿有32％～46％与先天性心脏病有关,其中最常见的是埃布斯坦畸形。房室环发育缺陷可导致先天性心脏病与预激综合征并存。其他合并预激综合征的先天性心脏疾病有冠状静脉窦瘤、冠状静脉瘤、室间隔缺损、房间隔缺损、法洛四联症、大动脉错位、纠正性房室移位、房室沟(管)缺陷、单心室、三尖瓣闭锁、复杂的主动脉缩窄、镜面右位心、伴有二尖瓣关闭不全、房间隔缺损的马方综合征。

2.获得性心脏疾病

有5%～10%的肥厚型心肌病患者存在预激综合征,局部肥大的心肌扰乱了房室环处正常心肌,电生理的不连续性可能是其基本的发病机制。其他与预激综合征发生有关的获得性心脏疾病有风湿性心脏病(0.76%)、冠心病(0.5%)、高血压心脏病(5.15%)、扩张型心肌病(1.04%)、病态窦房结综合征(0.25%)、甲亢性心脏病等,发生机制可能与心脏负荷、心脏形态、心肌纤维化、自主神经功能失调有关。

3.外科手术

外科手术导致的房室连接是产生预激综合征的形态学基础,如给予术前无预激综合征的三尖瓣闭锁患者行丰唐手术,术后患者出现预激综合征,电生理检查显示房室旁路位于手术后的心房和心室吻合部位,外科手术分离或冷冻消融可消除。心脏同种移植后发生的预激综合征几乎均为供体心脏本身存在引起预激综合征的房室旁路,因其房室旁路多位于左侧且前传不应期较长,因此术前不易发现。

4.肿瘤性疾病

(1)横纹肌瘤最常见的心脏表现是预激综合征,其瘤细胞具有类似于浦肯野细胞的传导能力,通过三尖瓣叶从右心房延伸至右心室,构成了预激综合征发生的细胞学基础。

(2)大嗜酸性细胞瘤实际是多灶性浦肯野细胞肿瘤的变异型,也易伴发预激综合征。

(3)嗜铬细胞瘤因分泌儿茶酚胺影响心肌细胞结构和代谢的完整性,使其心电生理不稳定,引起房室旁路传导加快而引发预激综合征,尤其是存在非对称性心肌肥厚时。

5.妊娠

妊娠作为诱发预激综合征的诱因是肯定的,可能的机制如下。

(1)妊娠时血容量增加,容量负荷过重,心率加快而诱发折返通道上的单向阻滞。

(2)紧张、焦虑、恐惧等通过脑垂体肾上腺轴激活交感神经系统,具有潜在性产生心律失常的效应。

(3)妊娠期内分泌的改变,如雌激素水平增高,可通过增强肾上腺素受体的数目及亲和力,使肾上腺素能神经的敏感性增高,进而改变折返环上的不应期与传导速度而引发预激综合征。

6.遗传病

(1)线粒体病常合并预激综合征,如莱伯遗传性视神经病,尤其是3460线粒体DNA突变者,预激综合征发生率高达11%,线粒体病MELAS综合征患者预激综合征的发生率高达14%。

(2)结节性硬化症是一种常染色体显性遗传病,也可产生预激综合征,但临床上少见。

(3)家族性肥厚型心肌病并存预激综合征常见。

7.代谢因素

代谢障碍是引起预激综合征心动过速的常见原因。有研究发现,心肌代谢中游离脂肪酸与预激综合征的心动过速呈相关性。水电解质、酸碱平衡紊乱也可能是引发预激综合征的因素,可使不完全性或隐匿性预激综合征转化为典型预激综合征,发生机制与心肌电生理特性的变化有关。

8.其他因素

类风湿关节炎引起心脏损害、新生儿心脏发育不完善、运动(运动后预激综合征消失)与身体姿势改变房室结不应期等,都可能是预激综合征的影响因素。

(二)临床表现

预激本身并无症状,但可导致房室折返性心动过速、房扑与房颤等快速性室上性心律失常发作。并发房室折返性心动过速时,可呈发作性心悸。并发房颤与房扑时,若冲动经旁道下传,由于旁道前传不应期短且不似房室结有减慢传导的特性,故可产生极快的心室率,可快达220～360次/分,甚至变为室颤,发生休克、晕厥与猝死。运动、焦虑、酒精等刺激交感神经可能进一步缩短旁道不应期,加快心室率。

(三)心电图表现

1.不同传导旁路的心电图特征

(1)房室旁路(肯特束):经房室环直接连接心房和心室的传导旁路,大多数位于左、右两侧房室沟或间隔旁,引起典型预激综合征的心电图表现。

1)窦性心律时 PR 间期缩短,时限<0.12 秒。

2)QRS 波群增宽,时限≥0.12 秒。

3)QRS 波群起始部分粗钝,为预激波(δ波)。

4)ST-T 波呈继发性改变,与 QRS 波群主波方向相反。

按胸导联 QRS 波群的形态将典型预激综合征分成 A 型、B 型、C 型:①A 型预激表现为所有胸前导联 δ波和 QRS 波群主波均呈正向,提示左心室后壁预激;②B 型预激为右胸导联 δ波和 QRS 波群主波呈负向,左胸导联呈正向,提示右心室后底部预激;③C 型预激的表现与 B 型预激相反,即右胸导联 δ波和 QRS 波群主波呈正向,左胸导联呈负向,提示左心室前侧壁预激。

(2)房结旁道(詹姆斯束):房结旁道(詹姆斯束)为心房与房室结下部或房室束的通道,可能为后结间束部分纤维所形成。这种心电图又称为变异型预激综合征、LGL 综合征或短 PR 间期综合征。临床上少见。心电图特征为:①PR 间期<0.12 秒;②QRS 波群正常,无预激波;③无继发性 ST-T 改变。

(3)结室或束室连接(马海姆纤维):起自房室交界区而终止于心室肌。分为两种类型:起自房室结而终止于心室肌者称为结室纤维型;起自希氏束或其分支终止于心室肌者称为束室纤维型。心电图特征为:①PR 间期正常;②QRS 波群增宽,时限>0.12 秒,有预激波;③伴有 ST-T 波继发性改变。

2.特殊类型的预激综合征

(1)间歇性预激综合征:①心电图上的 δ波时有时无,旁路的一度前向阻滞可造成 δ波变小;二度Ⅰ型前向传导阻滞可造成 δ波周期性从小变大;二度Ⅱ型前向传导阻滞则可见典型的间歇性 δ波(2∶1 或 3∶1);三度前向传导阻滞时 QRS 波完全正常;②少数情况下,在同一导联上出现各种不同宽度的 QRS 波群。

(2)隐匿性预激综合征:是指旁路存在永久性前向传导阻滞,仅能逆向传导,心电图上无 δ波。但在反复发作心动过速或室性期前收缩时出现偏心性激动及延迟的 VA 间期,由此提示旁路的存在。隐匿性旁路逆向传导的有效不应期随心动周期的缩短而缩短,极易逆传出现心动过速,并且不需期前收缩诱发。

(3)潜在性预激综合征:旁路有前传能力,但体表心电图平时无明显 δ波的表现,仅在实施心房程序刺激或应用兴奋迷走神经的方法或非二氢吡啶类钙离子通道阻滞药阻滞正常房室传导时,才能显示明显 δ 波的心电图表现。

(四)危险分层

无症状预激综合征发生心源性猝死的危险很低,而有症状预激综合征发生心源性猝死的危险性显著增高。对未接受导管消融的有症状预激综合征患者随访 5 年发现,严重血流动力学障碍的发生率为 1.1%,均为心房颤动快心室率和心室颤动,表明心源性猝死的风险在有症状预激综合征中也较低,但有着明确的不良预后。因此,对预激综合征患者进行危险分层以识别高危患者十分重要。目前建议:对于预激综合征患者要合理进行心电学检查,结合人口学特征和病史,早期进行危险分层,对预激综合征的高危患者给予有效治疗,以避免心源性猝死的发生;对于高危职业者应该在就业前进行心电学常规检查,儿童在学前进行体表心电图检查,以早期发现预激综合征;对于有明确的心悸症状伴低血压、晕厥的患者,长程动态心电图和置入式动态心电图及电生理检查具有重要价值。

1.高危的人口学特征与病史

儿童和年轻人(年龄＜30 岁)、男性,有心房颤动病史、晕厥史、先天性或其他心脏病病史、家族性预激综合征病史及高危职业者(如运动员、飞行员、潜水员、高空作业者及带电作业者等)。

2.心电图检查

(1)识别单条旁路还是多条旁路,如心电图上表现为不同形态的预激波或出现不能解释的心电图旁路定位,多提示多条旁路,多条旁路是易发心室颤动的危险因素。

(2)检出心房颤动尤其是阵发性心房颤动,对于预激综合征伴发心房颤动的患者容易诱发心室颤动而导致心源性猝死。

(3)发现间歇性预激综合征,提示旁路的传导性较差,属于低危的标志,但如果有症状,也应当考虑电生理检查以进一步评估。

(4)测定心房颤动发作时的最短 RR 间期(SPRRI),SPRRI＜250 毫秒与发生心室颤动高度相关,是心源性猝死的危险因素。长程动态心电图检查和置入式动态心电图仅用于常规检查不能发现的高危患者。

3.运动试验

可兴奋交感神经而增强房室结传导,室上性激动经房室结下传,旁路传导可减弱,甚至消失。仅有运动试验中突然并且完全消失的预激波方可提示旁路有较长的前向有效不应期,预示发生心房颤动时心室率不会过快,心室颤动的危险性较低。

4.药物试验

应用钠通道阻滞药测定旁路的传导性能,如果药物可阻断旁路传导,提示旁路的前向有效不应期较长。因此试验特异性较差,目前已不常规应用。

5.心脏电生理检查

主要用于诱发房室折返性心动过速(AVRT)、心房颤动,测定旁路的数量、有效不应期、SPRRI 和心房起搏下 1:1 的旁路传导频率。适用于无创检查仍不能明确旁路的数量、性能及症状性预激综合征患者。SPRRI 在 220～250 毫秒多见于有心搏骤停的预激综合征患者,SPRRI≤220 毫秒与心室颤动密切相关,检测 SPRRI 有助于识别高危患者。旁路有效不应期的预测价值较 SPRRI 低。

(五)诊断及鉴别诊断

预激综合征诊断根据心电图变化、心脏超声及心脏电生理检查可做出诊断。预激综合征的心电图改变可酷似心室肥大、束支阻滞、心肌缺血和心肌梗死。注意到 PR 间期缩短、预激波(δ 波)的出现和 QRS 波群增宽三联征,不难识别预激综合征的存在。

1.类似心室肥大

预激综合征由于心室除极过程变化,可引起 R 波电压明显增高和继发性 ST-T 改变,可酷似右心室肥大和左心室肥大。

(1)右心室肥大:A 型预激综合征可酷似右心室肥大,但无右心房肥大、电轴右偏等改变。

(2)左心室肥大:B 型预激综合征可酷似左心室肥大,除预激综合征的三联征外,与左心室肥大无明显不同。

2.类似束支传导阻滞

预激综合征可类似左束支传导阻滞或右束支传导阻滞,除预激综合征的三联征外 PJ 间期≤0.26 秒,而束支传导阻滞 PJ 间期＞0.27 秒。此外,右束支传导阻滞在 V$_1$ 导联出现 rSR′三相波,左束支传导阻滞在 V$_5$、V$_6$ 导联 R 波顶端出现切迹,预激综合征除 QRS 波群起始部分出现顿挫外,很少出现三相波,也不在 R 波顶部出现切迹。

3.类似心肌缺血

预激综合征可引起继发性 ST-T 改变,易误诊为心肌缺血,特别在心电监护时,预激综合征间歇出现,酷似一过性心肌缺血。注意到预激综合征三联征的特点,不难进行鉴别。此外,预激综合征引起的 ST-T 改变为继发性,即在 QRS 主波向上的导联出现 ST 段压低和 T 波倒置,而心肌缺血的 ST-T 改变为原发性,与 QRS 主波方向无关。T 波改变的形态对鉴别诊断也很有价值,"冠状 T"只见于心肌缺血,罕见于无并发症的预激综合征。

4.类似心肌梗死或掩盖心肌梗死

由于预激波向量波动于－70°～＋120°,可在许多导联产生负性波折,类似病理性 Q 波,酷似不同部位的心肌梗死。例如,当预激波向量位于－70°时,除极波朝向 Ⅱ、Ⅲ、aVF 导联的负极,故在这些导联产生类似病理性 Q 波的负性波折,酷似下壁心肌梗死;当预激波向量位于＋120°时,可在 Ⅰ、aVL 导联产生负向波折,类似病理性 Q 波,又酷似高侧壁心肌梗死。此外,预激综合征可类似正后壁心肌梗死、前间壁心肌梗死等。以下两点有助于预激综合征与心肌梗死的鉴别:①仔细观察各个导联,预激综合征在某些导联可看到正向预激波;②预激综合征的 ST-T 改变为继发性且不会出现弓背向上 ST 段抬高与"冠状 T"。

当预激波向量与心肌梗死向量方向相反时,可抵消梗死向量,从而掩盖心肌梗死的心电图改变。预激综合征患者疑有心肌梗死时,应采用药物阻断旁路传导,消除预激图形,以求做出明确诊断。

5.Mahaim 型预激综合征类似频率性左束支传导阻滞

Mahaim 型预激综合征的主要心电图表现为频率性左束支传导阻滞,当窦性心律增速时,出现左束支传导阻滞,而窦性心律减慢时,室内传导恢复正常。不同于一般的左束支传导阻滞,患者年龄轻,无器质性心脏病证据。心电图出现左束支传导阻滞时电轴明显左偏,Ⅱ、Ⅲ、aVF 导联呈 QS 型,Ⅰ、aVL 导联呈 R 型,V$_1$ 导联 R 波短小,其后 S 波急速下降。

6.不典型预激综合征被漏诊或误诊

典型的预激综合征由于"三联征"的存在,不难诊断,但有些预激综合征心电图表现不够典型可能被漏诊,也可能被误诊为其他疾病。对 δ 波不明显疑为预激综合征的患者应注意以下几点。

(1)加强旁路前传和增加心室预激成分:采用药物(如腺苷等)兴奋迷走神经抑制房室结传导,可加强旁路前传,使心室预激图形变得明显。

(2)注意一些细微的诊断线索:当 QRS 起始 δ 波不明显时,而 V₆ 导联间隔性 Q 波消失,提示预激征的存在。使用此项诊断标准时应注意两点:① Ⅰ 、aVL、V₆ 导联均无间隔性 Q 波,V₆ 导联记录不到 Q 波,应继续向侧胸部描记,直至腋后线;②左侧旁路有时在 V₆ 导联产生 rSR′ 型,不要将 S 波误认为 Q 波。

(六)治疗

1.预激综合征发作时的处理

预激综合征发作时的药物治疗应根据情况选择延长房室结或旁路传导时间与不应期的药物,打断折返环,从而终止心动过速或减慢房扑、房颤的心室率。

(1)当预激综合征并发顺向型房室折返性心动过速时,其治疗与一般室上性心动过速相同。首先尝试迷走神经刺激,无效时选用维拉帕米、普萘洛尔等。这些药物选择性作用于房室结,延长房室结传导时间或不应期,对旁道传导性无直接影响。腺苷应慎用,因为可能诱发快心室率的房颤。

(2)当预激综合征并发逆向型房室折返性心动过速时,选用 Ⅰ A、Ⅰ C 或 Ⅲ 类药物(如普罗帕酮、索他洛尔、胺碘酮等),这些药物可延长旁道不应期。Ⅰ C 类或 Ⅲ 类药物同时延长房室结不应期,对顺向型和逆向型房室折返性心动过速均有作用。使用阻断房室结的药物可终止发作,但一般不用,因可能在发生心房颤动时导致心室率加快而诱发心室颤动。

(3)预激综合征患者发作经旁道前传的房扑与房颤,可伴极快的心室率而导致严重血流动力学障碍,应立即行电复律。药物宜选择延长旁路不应期的药物,如 Ⅰ A(普鲁卡因胺)、Ⅰ C(普罗帕酮)或 Ⅲ 类(胺碘酮、伊布利特)等。洋地黄、钙通道阻滞药和 β 受体阻滞药等通常用于减慢房室结传导的药物,并不能阻断旁道传导,甚至可加速旁道传导,从而加速预激综合征合并房颤的心室率,甚至诱发室颤,因而不主张应用。

2.预激综合征发作时长期治疗

射频消融术消融房室旁道,打断折返环路,已成为首选的根治方法。所有旁路患者,只要患者同意均可做导管消融治疗。

(1)预激综合征无症状者,可以不行电生理检查或治疗,也可以行导管消融治疗(ⅡA 类适应证,证据水平 B 级)。

(2)预激综合征合并房颤并快速心室率者或发生 AVRT 者,建议行导管消融治疗(Ⅰ 类适应证,证据水平 B 级)。

(3)患者坚决拒绝导管消融且发作频繁,症状重时才考虑长期药物治疗,可选 Ⅰ C 类或 Ⅲ 类抗心律失常药物(ⅡB 类适应证),不宜选 β 受体阻滞药、CCB 和洋地黄(Ⅲ 类适应证)。对于偶发的 AVRT(无显性预激)如不愿意导管消融,可以不长期服药治疗,仅在发作时给予相应处理(Ⅰ 类适应证,证据水平 B 级)。

第四节　室性心律失常

一、室性期前收缩

室性期前收缩是一种最常见的心律失常,是指希氏束分叉以下部位过早发生的,提前使心肌除极的心搏。

(一)病因

正常人与各种心脏病患者均可发生室性期前收缩。正常人发生室性期前收缩的机会随年龄的增长而增加。心肌炎、缺血、缺氧、麻醉和手术均可使心肌受到机械、电、化学性刺激而发生室性期前收缩。洋地黄、奎尼丁、三环类抗抑郁药中毒发生严重心律失常之前常先有室性期前收缩出现。电解质紊乱(低钾血症、低镁血症等)、精神不安、过量烟、酒、咖啡也能诱发室性期前收缩。

室性期前收缩常见于高血压、冠心病、心肌病、风湿性心脏病与二尖瓣脱垂患者。

(二)临床表现

室性期前收缩常无与之直接相关的症状;每一患者是否有症状或症状的轻重程度与期前收缩的频发程度不直接相关。患者可感到心悸,类似电梯快速升降的失重感或代偿间歇后有力的心脏搏动。

听诊时,室性期前收缩后出现较长的停歇,室性期前收缩之第二心音强度减弱,仅能听到第一心音。桡动脉搏动减弱或消失。颈静脉可见正常或巨大的δ波。

(三)心电图检查

心电图的特征如下。

(1)提前发生的 QRS 波,时限通常超过 0.12 秒、宽大畸形,ST 段与 T 波的方向与 QRS 主波方向相反。

(2)室性期前收缩与其前面的窦性搏动之间期(称为配对间期)恒定。

(3)室性期前收缩很少能逆传心房,提前激动窦房结,故窦房结冲动发放节律未受干扰,室性期前收缩后出现完全性代偿间歇,即包含室性期前收缩在内前后两个下传的窦性搏动之间期,等于两个窦性 RR 间期之和。如果室性期前收缩恰巧插入两个窦性搏动之间,不产生室性期前收缩后停顿,称为间位性室性期前收缩。

(4)室性期前收缩的类型:室性期前收缩可孤立或规律出现。二联律是指每个窦性搏动后跟随一个室性期前收缩;三联律是每两个正常搏动后出现一个室性期前收缩;如此类推。连续发生两个室性期前收缩称为成对室性期前收缩。连续三个或以上室性期前收缩称为室性心动过速。同一导联内,室性期前收缩形态相同者,称为单形性室性期前收缩;形态不同者称为多形性或多源性室性期前收缩(图 1-11)。

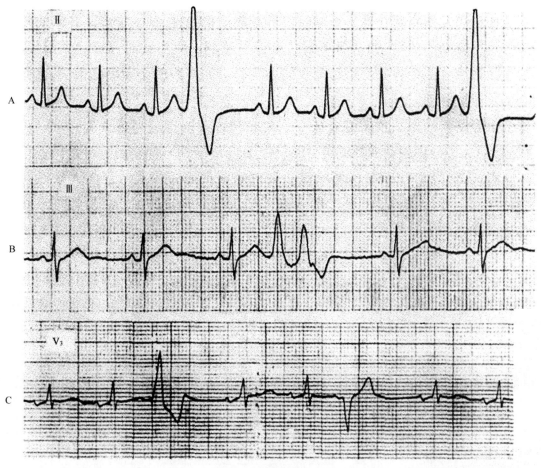

图 1-11 室性期前收缩

注 A.Ⅱ导联第4、第9个QRS波群提前发生,明显增宽畸形,其前无P波,其后有完全性代偿间歇。B.Ⅲ导联第3个窦性搏动后连续提前发生两个宽大畸形的QRS波群,其前无P波,第2个畸形QRS波群的ST段可见窦性P波。C.V₃导联第3、第6个QRS波群提出发生,增宽畸形,形态各异,配对间期不等,为多源性室性期前收缩。

(5)室性并行心律:心室的异位起搏点规律地自行发放冲动,并能防止窦房结冲动入侵。其心电图表现为:①异位室性搏动与窦性搏动的配对间期不恒定;②长的两个异位搏动之间距是最短的两个异位搏动间期的整倍数;③当主导心律(如窦性心律)的冲动下传与心室异位起搏点的冲动几乎同时抵达心室,可产生室性融合波,其形态介于以上两种QRS波形态之间(图1-12)。

(四)治疗

首先应对患者室性期前收缩的类型、症状及其原有心脏病变做全面的了解;然后根据不同的临床状况决定是否给予治疗,采取何种方法治疗及确定治疗的终点。

1.无器质性心脏病

室性期前收缩不会增加此类患者发生心脏性死亡的危险性,如无明显症状,不必使用药物治疗。如患者症状明显,治疗以消除症状为目的。应特别注意对患者做好耐心解释,说明这种情况的良性预后,减轻患者焦虑与不安。避免诱发因素如吸烟、咖啡、应激等。药物宜选用β受体阻滞药、美西律、普罗帕酮、莫雷西嗪等。

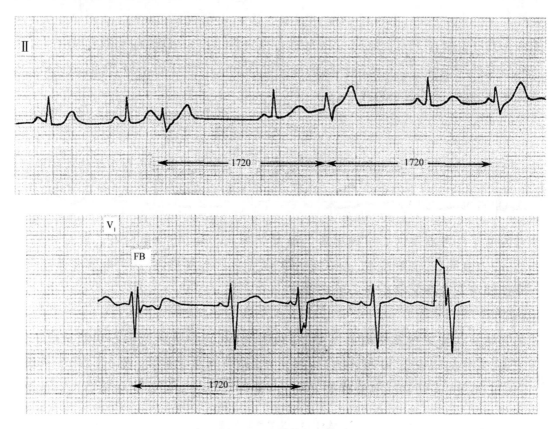

图 1-12 室性并行心律

    注 同一患者心电图,Ⅱ导联第 3、第 5、第 7 个搏动,V$_1$导联第 1、第 3 个搏动为并行心律,频率为 35 次/分。V$_1$导联第 1 个搏动为室性融合波(FB),注意各异位搏动之配对间期明显不恒定,下方测定为异位搏动间期(单位:毫秒)。

    二尖瓣脱垂患者发生室性期前收缩,仍遵循上述原则,可首先给予β受体阻滞药。

    2.急性心肌缺血

    在急性心肌梗死发病开始的 24 小时内,患者有很高的原发性心室颤动发生率。过去认为,急性心肌梗死发生室性期前收缩是出现致命性室性心律失常的先兆,特别是在出现以下情况时:频发性室性期前收缩(>5 次/分);多源(形)性室性期前收缩;成对或连续出现的室性期前收缩;室性期前收缩落在前一个心搏的 T 波上(R-on-T)(图 1-13)。过去曾提出,所有患者均应预防性应用抗心律失常药物,首选药物为静脉注射利多卡因。近年研究发现,原发性心室颤动与室性期前收缩的发生并无必然联系。自从开展冠心病加强监护病房处理急性心肌梗死患者后,尤其近年来成功开展溶栓或直接经皮介入干预,早期开通梗死相关血管的实现,使原发性心室颤动发生率大大下降。目前不主张预防性应用抗心律失常药物。若急性心肌梗死发生窦性心动过速与室性期前收缩,早期应用β受体阻滞药可能减少心室颤动的危险。

急性肺水肿或严重心力衰竭并发室性期前收缩,治疗应针对改善血流动力学障碍,同时注意有无洋地黄中毒或电解质紊乱(低钾血症、低镁血症)。

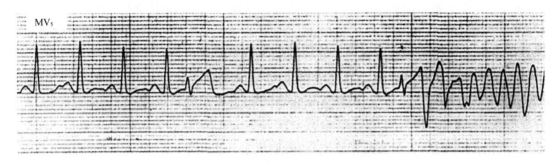

图 1-13　R-on-T 现象及多形性室性心动过速

注　监护导联第 5、第 10 个 QRS 波群为室性期前收缩,配对间期仅 0.24 秒,落在前一窦性搏动的 T 波上(R-on-T 现象)。第 2 个室性期前收缩引发多形性室性心动过速,QRS 波群宽大畸形,形态不一致,频率达 375 次/分。

3.慢性心脏病变

心肌梗死后或心肌病患者常伴有室性期前收缩。研究表明,应用ⅠA 类抗心律失常药物治疗心肌梗死后室性期前收缩,尽管药物能有效减少室性期前收缩,总病死率和猝死的风险反而增加。原因是这些抗心律失常药物本身具有致心律失常作用。因此,应当避免应用Ⅰ类药物治疗心肌梗死后室性期前收缩。β受体阻滞药对室性期前收缩的疗效不显著,但能降低心肌梗死后猝死发生率、再梗死率和总病死率。

二、室性心动过速

室性心动过速简称室速,是指起源于希氏束分叉处以下的 5 个以上宽大畸形 QRS 波群组成的心动过速。发作短暂者血流动力学改变较轻;发作持续 30 秒以上者则可发生显著的血流动力学改变,可发展成心室颤动,致心脏性猝死。同时有心脏病存在者病死率可达 50% 以上,所以必须及时诊断,予以适当处理。

(一)病因

1.器质性心脏病引起的室速

(1)原发性心肌病。

1)扩张型心肌病:室性心动过速的发生率为 12%～18%,其中约半数可因此而发生心脏性猝死。

2)肥厚型心肌病:肥厚型心肌病是容易发生持续性室速和心脏性猝死的器质性心脏病之一,一般认为室速的发生率约为 25%。

3)限制型心肌病:限制型心肌病合并室速十分常见。

4)致心律失常性右室心肌病:致心律失常性右室心肌病的主要表现就是室速,部分有心肌病变而未表现出室速的患者也是室速的潜在高危人群。致心律失常性右室心肌病的患者大约有 2/3 合并严重的室性心律失常,是猝死的高危人群。

(2)冠心病:各种类型的冠心病,如急性心肌梗死、陈旧性心肌梗死、心绞痛或无症状心肌缺血等均可发生室速。急性心肌缺血可造成缺血区心肌激动延迟而诱发折返活动。陈旧性心肌梗死则常为梗死边缘瘢痕区心肌构成的折返。心肌梗死患者发生室速的病理基础主要为显著的室壁运动异常、左心室室壁瘤形成、显著的左心室功能减退。

(3)心肌炎:心肌炎常见的病因为病毒感染,病毒直接侵犯心肌或通过免疫反应而导致心肌细胞水肿、溶解、坏死、间质炎症细胞浸润、心肌扩张及纤维化等,成为室速的病理基础。

(4)二尖瓣脱垂:一些二尖瓣脱垂患者易发生室速,甚至导致心脏性猝死。

(5)高血压心脏病:高血压心脏病发生室性心律失常多为室性期前收缩,室速发生率较低。

(6)心脏瓣膜病:部分患者在发生风湿性心肌炎、心功能不全、电解质紊乱等情况下可发生室速。

(7)先天性心脏病:先天性心脏病患者特别是法洛四联症患者,许多并发室速。有些患者在外科矫正术后仍可发生室速,可能与心室部分切除或手术瘢痕引起传导减慢有关。

(8)其他:各种原因引起的心脏病如心包炎、心脏肿瘤等均可发生室速。

2.无器质性心脏病性室速

(1)电解质紊乱和酸碱平衡失调:低钾血症、高钾血症、低镁血症及酸中毒等常常成为室速的原因,即使在无明显器质性心脏病的患者也常常诱发室速,在有器质性心脏病的患者更易发生室速。

(2)药物和毒物作用:许多室速是由于药物或毒物引起的,如洋地黄类药物,抗心律失常药物尤其是 I 类和 III 类抗心律失常药物(如奎尼丁),拟交感胺药物,罂粟碱,二环类抗抑郁药,锑剂,青霉素过敏等,均可发生室速。

(3)特发性室性心动过速:是指发生在无器质性心脏病患者的室速,在室速的总数中约占10%,以青壮年居多。病因未明。近年来,随着临床研究的深入,一些研究人员发现,许多特发性室速患者的心肌具有不同程度的病变,因此认为其病因可能为亚临床心肌病。

(4)其他:长 QT 间期综合征、Brugada 综合征等,室速是其常见症状,是心脏性猝死的高危人群。

(二)分类

1.根据心电图分类

(1)期前收缩型室性心动过速:室速由一个室性期前收缩激发,室速的第一个 QRS 波与前面的窦性心搏有固定的配对间期。短阵发作的最后一次心室搏动和下次发作的第一个 QRS波之间的间距,不等于室速时 RR 间距的倍数,故与并行性室速不同。

(2)单形室性心动过速:单形室速可以短阵发作(非持续性),也可呈持续性,发作时心电图同一导联上 QRS 波形态只有一种。

(3)双向性室性心动过速:双向性室性心动过速又称为双向性室性心律,是指室速发作时,心电图的同一导联上 QRS 主波方向交替发生正负相反的改变。双向性室速在临床上比较少见，常见于严重的器质性心脏病，如扩张型心肌病、冠心病等或洋地黄中毒患者。患者的基础心律失常为心房颤动。

（4）并行性室性心动过速：并行性室性心动过速是在室性并行心律的基础上形成的，多见于器质性心脏病患者。并行性室速进一步分为两种亚型：①加速的室性自主心律，频率 75～120 次/分，多见于急性心肌梗死；②阵发性并行性室速，频率 140～220 次/分，属于期前收缩性室速。

（5）多形室性心动过速：多形室性心动过速指的是心动过速发作时，在心电图的同一导联上出现 3 种或 3 种以上形态的 QRS 波。根据心动过速发作前基础心律的 QT 间期长短可进一步将多形室速分为两种类型：①尖端扭转性室速，心动过速发作前 QT 间期延长，心动过速发作时 QRS 波沿着一基线上下扭转；②多形室速，心动过速发作前 QT 间期正常。

（6）紊乱型室性心动过速：紊乱型室性心动过速也称为多源性室速，室性紊乱心律，是由于心室内存在着多个异位起搏点且自律性极不稳定而构成的室速。其特征是心电图同一导联上有多种形态的 QRS 波且 PR 间期极不匀齐。紊乱型室速是一种极为严重的室性心律失常，易发生电机械分离或室颤，常见于各种严重的器质性心脏病、洋地黄中毒或其他疾病终末期的患者。

2.根据心动过速的发作时间分类

（1）持续性室性心动过速：室速持续 30 秒以上，多见于器质性心脏病患者。

（2）非持续性室性心动过速：其标准是单源性连续心室异位搏动超过 3 次，频率≥100 次/分，在 30 秒内自行终止。

（3）反复性室性心动过速：常由室性期前收缩激发，是以室性反复搏动开始而形成的连续折返，常呈短阵发作方式，与窦性心律交替出现。

3.根据室性心动过速发作的血流动力学和预后分类

（1）良性室性心动过速：发作时无明显血流动力学障碍，多为特发性或短阵性室速。

（2）潜在恶性室性心动过速：发作时患者有心慌、胸闷等症状，难以终止，有发生心脏性猝死的潜在可能性，常有器质性心脏病基础。

（3）恶性室性心动过速：发作时患者有明显症状，如心慌、胸闷、晕厥等，具有发生心脏性猝死的高度可能性，常有严重的器质性心脏病基础。

4.根据心动过速的起源部位分类

（1）左室心动过速：心动过速多呈右束支阻滞，V_1 导联正相波为主。

（2）右室心动过速：心动过速多呈左束支阻滞，V_1 导联负相波为主。

（3）束支折返性心动过速：既可呈左束支阻滞，也可呈右束支阻滞，心率大多 200 次/分以上，QRS 波增宽，大多在 140 毫秒以上。

（三）临床表现

1.症状

发作时的临床表现并不一致，有的症状不明显，有的可出现心悸、胸闷、胸痛、黑矇、晕厥，也有少数患者可致猝死。

室速发作时的临床症状主要由室速引起的血流动力学改变所致,其变化程度取决于以下几个因素:①心室舒张和收缩时的综合能力;②心房和心室收缩和舒张的协调性和房室瓣关闭的时效性;③心动过速的频率和持续的时间;④室速的病因和原有的心功能状态;⑤心血管神经体液调节功能及其自身对心功能的调节功能;⑥室速的起源部位;⑦室速的类型。

2.体征

室速发作时心率波动在 150～200 次/分,有的较慢,约 70 次/分,少数患者的频率较快,可达 300 次/分。节律多较规则,也有的不绝对规则,第一心音强弱不等,可有奔马律和第一、第二心音分裂,有的甚至只能听到单一的心音,颈静脉有强弱不等的搏动。室速发作时具有的特征性体征是颈静脉搏动出现大炮波。

(四)辅助检查

1.心电图

心电图不仅对室速有定性价值,而且可以根据 QRS 波的形态特征大致判断其起源部位,如 QRS 波呈右束支阻滞者,心动过速起源于左心室;QRS 波呈左束支阻滞者,心动过速起源于右心室;Ⅱ、Ⅲ、aVF 导联以 R′波为主者,心动过速多起源于流出道或基底部;Ⅱ、Ⅲ、aVF 导联以 S 波为主者,心动过速多起源于膈面或心尖部。

2.动态心电图

动态心电图可以记录短阵室速发作,尤其对反复晕厥的患者更有重要意义。

3.电生理检查

室速的电生理检查可以明确诊断,阐述室速的机制,终止心动过速,并可以确定心动过速起源点,指导导管消融治疗。心内电生理检查对判断室速严重程度及预测猝死的危险程度具有重要意义。

(五)诊断及鉴别诊断

1.诊断

典型室速根据发作时的心电图或动态心电图,结合其基础心脏情况,诊断不难确定。诊断标准如下。

(1)心室率常在 150～250 次/分,QRS 波群宽大畸形,时限增宽。

(2)T 波方向与 QRS 波主波相反,P 波与 QRS 波群之间无固定关系。

(3)QT 间期多正常,可伴有 QT 间期延长,多见于多形室速。

(4)心房率较心室率缓慢,有时可见到室性融合波或心室夺获。

2.鉴别诊断

(1)与室上性心动过速(简称室上速)伴 QRS 波群增宽(原来存在的束支传导阻滞)鉴别点如下。①室上速伴左束支或右束支阻滞时,宽大的 QRS 波形应呈现典型的束支阻滞图形。如室上速伴左束阻滞时,电轴应左偏,V_1、V_2 导联为 RS 型,R 波间期应<30 毫秒,V_5、V_6 导联不应出现 Q 波等。以往的心电图或恢复窦性心律的心电图对室上速伴原有束支阻滞的诊断有重要意义。②室上速伴持续差异性传导与室速鉴别较困难,差异性传导的发生可以是室内

束支的功能性改变,也可能为病理性变化。右束支阻滞型以功能性居多,右束支分支阻滞或左束支阻滞型则常见于心脏器质性病变者。出现房室分离、心室夺获或室性融合波可以确定室速的诊断。

(2)与逆向型房室折返性心动过速鉴别:逆向型房室折返性心动过速,即经房室旁路前传的房室折返性心动过速。心房激动经房室旁路下传心室,心室激动再从房室结逆传心房,心室系由旁路下传的激动兴奋,故 QRS 波宽大、畸形。其频率在 220 次/分以上,而室速的频率多在 100～220 次/分,超过 220 次/分者比较少见。

(3)与预激综合征(预激)合并房颤的鉴别:①预激综合征发生房颤时,出现宽大畸形的 QRS 波心动过速,但也有窄 QRS 波群出现或心室融合波,使心电图前、后部 QRS 波形态发生变化;②房颤合并预激综合征时,由于基础心律为房颤 P 波消失,RR 间距绝对不等,恢复窦性心律后,心电图可见预激波;③房颤合并预激综合征,房颤常由室房折返引起,消融旁路治疗后,多数患者不再发生房颤。

(六)治疗

室速大多发生在心脏病患者中,可造成严重后果,增加病死率。需要采取积极治疗措施立即终止室速的发作。

1.治疗原则

(1)室速一旦发生,应立即终止发作。

(2)消除诱因,注意低钾血症、洋地黄类药物的使用。

(3)积极治疗原发病,如纠正心衰、心肌梗死后室壁瘤的治疗等。

(4)预防室速的复发,在室性心动过速终止后,应使用药物或非药物措施预防室速的复发。

(5)防治心脏病猝死。

2.室速的药物治疗

终止持续性室速首选的方法是立即静脉注射抗心律失常药物。

(1)对于单形性室速或 QT 间期正常的多形性室速,一般采用药物治疗(如利多卡因、胺碘酮、普罗帕酮),选用静脉注射途径。

(2)多形性室速的处理方法类似于单形性,但要仔细寻找可能存在可逆性原因,如药物不良反应和电解质紊乱,特别是尖端扭转型室速,多发生在 QT 间期延长时,治疗除针对病因外可采用异丙肾上腺素、阿托品静脉注射、快速人工心脏起搏;忌用Ⅲ类抗心律失常药物,如胺碘酮等。

(3)静脉给予大剂量硫酸镁,对低镁血症及血镁正常的难治性室速和室颤、尖端扭转型室速、洋地黄类药物中毒患者均有效。对没有洋地黄类药物中毒的患者使用镁制剂可能产生低钾血症,所以同时需要补钾。

3.室性心动过速的非药物治疗

(1)直流电复律:室速患者有血流动力学障碍时应立即给予直流电复律。

(2)射频消融术:目前主要用于治疗特发性室速、束支折返性室速等,手术并发症少,并可以根治室速。对于并发心脏结构性病变,如扩张型心肌病,心动过速的起源点常是较弥散性的病变,射频消融比较困难。对于心肌梗死后的室速,射频消融治疗有一定效果。

(3)植入 ICD：能立即有效地终止室速的发作，而且是迄今降低心脏性猝死的最有效手段。

(4)外科手术：对于一些顽固性室速可行外科手术治疗，如室壁瘤切除术，部分切除扩大的左心室等。

第五节　房室传导阻滞

房室传导阻滞(AVB)是指激动从心房传至心室的过程中，任何部位发生传导延迟或阻滞，以致激动部分或完全不能到达心室。主要阻滞部位有希氏束以上的房室结和希氏束；希氏束以下的分支，常为双侧束支或 3 支阻滞的结果。

一、分型

根据阻滞的持续时间分为暂时性房室传导阻滞和永久性房室传导阻滞。

根据阻滞的程度不同分为：一度房室传导阻滞、二度房室传导阻滞、三度房室传导阻滞。

(一)一度房室传导阻滞

一度房室传导阻滞是全部心房激动均能传到心室，但传导时间延迟，阻滞部位多在房室结以上。又分为：①一度Ⅰ型，PR 间期逐渐延长后又逐渐减小，并循环往复；②一度Ⅱ型，为 PR 间期固定不变；③一度Ⅲ型，PR 间期延长无规律性。

(二)二度房室传导阻滞

二度房室传导阻滞是指部分心房激动不能下传。又分为：①二度Ⅰ型(文氏现象，即莫氏Ⅰ型)；②二度Ⅱ型(即莫氏Ⅱ型)。二度Ⅱ型房室传导阻滞中，房室传导比例呈 3∶1 或 3∶1以上比例传导，称为高度房室传导阻滞。若绝大多数 P 波后无 QRS 波，心室基本由房室交界区或心室自主节律控制，称为近乎完全性房室传导阻滞。

(三)三度房室传导阻滞

三度房室传导阻滞是指心房激动均不能下传到心室，为完全性房室传导阻滞。

二、病因

(一)病理性原因

房室传导阻滞大多数见于病理情况，常见原因有冠心病、心肌炎、心肌病、急性风湿热、药物中毒、手术损伤、电解质紊乱、结缔组织病和原发性传导束退行性变等。

(二)生理性原因

偶尔一度和二度Ⅰ型房室传导阻滞可见于健康人，与迷走神经张力增高有关。

三、发病机制

(一)一度房室传导阻滞

一度房室传导阻滞可发生于心房内、房室结、房室束、束支及末梢纤维中。主要是房室传导系统相对不应期病理性延长及房室交界区动作电位 3 相复极不全、房室结双径路、房室结 4 相阻滞、双束支同步传导延缓等。病理改变多不明显，为暂时性缺血、缺氧、水肿、炎症、电解质紊乱及使用药物等；也见于部分正常健康人，如运动员。

（二）二度房室传导阻滞

1.二度Ⅰ型房室传导阻滞

阻滞发生于房室结、希氏束、束支及浦肯野纤维，分别为 82％、9％和 9％。多见于迷走神经功能亢进、风湿性心肌炎、高血压、洋地黄中毒及急性心肌梗死，病理改变相对较轻，常为可逆性因素引起。

2.二度Ⅱ型房室传导阻滞

房室传导呈比例中断，房室结及其以下传导阻滞分别为 38％和 62％，可与二度Ⅰ型房室传导阻滞交替出现。病理改变比较严重，多为不可逆性。常见于严重的器质性心脏病、高钾血症等。

（三）三度房室传导阻滞

病理组织改变常广泛而严重，多为不可逆性。易发于传导系统的炎症、纤维变性和广泛的前壁心肌梗死导致希氏束损伤或引起左右束支分叉处或双束支坏死等。

四、临床表现

（一）一度房室传导阻滞

一度房室传导阻滞临床上常无自觉症状，听诊时 S_1 略减弱。如果 PR 间期明显延长，可有乏力、头晕、胸闷和活动后气急等表现。多数预后良好，少数发展为三度房室传导阻滞。突发的一度房室传导阻滞常提示房室结双径路传导，可诱发结内折返、房颤或心房扑动。

（二）二度房室传导阻滞

1.二度Ⅰ型房室传导阻滞

患者的自觉症状与心室率的快慢有关，阻滞程度不同而症状也明显不同。当阻滞所致心室漏搏仅偶尔出现时，可无自觉症状或仅感心悸；如心室漏搏频繁而致心室率较慢时，则可出现乏力、头晕，但很少发生晕厥。体检可发现心音和脉搏脱漏。

2.二度Ⅱ型房室传导阻滞

二度Ⅱ型房室传导阻滞与心率快慢和 QRS 波脱漏比例有关，常有心悸症状，严重者乏力、头晕，甚至晕厥。体检可发现心音和脉搏脱漏。

（三）三度房室传导阻滞

在三度房室传导阻滞中，先天性房室传导阻滞心室率较快，休息时可无症状，仅在活动时感到心悸、气促；而由其他原因引起者心室率较慢，患者自觉心率缓慢、心搏强而有力；心室率过慢时常有心悸、气喘、胸闷、头晕等，严重者可有晕厥或心力衰竭；心率缓慢而规则，多在 30～50 次/分，运动后并不相应增快，心尖 S_1 强弱不等，房室同时收缩时闻及响亮清晰的大炮音，颈静脉搏动强弱不等；脉压大，血压波动性大。

五、辅助检查

心电图检查可确定诊断,并可区分不完全性(一度和二度)或完全性(三度)房室传导阻滞。必要时,有条件者也可行希氏束电图检查。

(一)一度房室传导阻滞

1.心电图特征

(1)PR 间期延长,成年人>0.20 秒,为 0.21~0.40 秒,儿童>0.16~0.18 秒。

(2)PR 间期明显延长时,P 波常隐伏在前 1 个心搏的 T 波内,导致 T 波增高、切迹或畸形。

(3)有时 PR 间期延长超过 PP 间距,形成 1 个 P 波越过另 1 个 P 波传导,多见于快速性房性异位心律。

(4)显著窦性心律不齐伴一度 AVB 时,PR 间期可随其前的 RP 间期的长或短相应缩短和延长。

(5)PR 间期延长如伴有 P 波增宽或切迹,常提示存在房内传导阻滞,而严重房内传导阻滞所致 PR 间期明显延长的患者,P 波振幅明显降低,甚至不能识别。

(6)QRS 波宽窄并不能提示传导延迟部位,因房内或房室结内传导延迟 30%~40%可伴有宽大的 QRS 波,但如宽大 QRS 波呈左束支传导阻滞(LBBB)形态,则高度提示希氏束及束支的传导延迟(75%~90%)。

2.希氏束电图特征

心房内传导阻滞,PA 间期>60 毫秒,而 AH、HH 和 HV 间期均正常。房室结内阻滞,AH 间期延长>140 毫秒,PA 和 HV 间期均正常。希氏束内阻滞,HH' 间期延长>20 毫秒。束支传导阻滞,HV 间期延长>60 毫秒。

(二)二度Ⅰ型房室传导阻滞

1.典型的文氏现象

(1)PR 间期周期性逐渐延长,PR 间期增量逐次减小,直至 P 波受阻与 QRS 波脱漏;漏搏前的 PR 间期最长,漏搏后的 PR 间期最短。

(2)RR 间期周期性逐渐缩短,直至出现长间歇(QRS 波脱漏)。

(3)心室脱漏造成的间歇为文氏现象中最长的 RR 间期,但其小于最短 RR 间期的 2 倍,未下传的心房激动最后 1 个 RR 间期是所有短 RR 间期中最短者。

(4)文氏周期的房室传导比例可为(3:2)~(9:8),一般<5:4,偶尔为 2:1。具有典型文氏现象的二度Ⅰ型 AVB 约为 50%。

2.非典型的文氏现象

(1)PR 间期的增量逐次增大,直至 QRS 波脱漏。

(2)RR 间期逐次延长,文氏周期中第 1 个 RR 间期小于最后 1 个 RR 间期。

(3)PP 间期最短时,PR 间期增量最大。

3.变异型文氏现象

(1)PR 间期增量不一,有≥2 个相等的 PR 间期和 RR 间期。

（2）每次文氏周期的最后 1 个 RR 间期不是最短者。

（3）QRS 波脱漏引起的长 RR 间期＞2 个短 RR 间期之和。

4.希氏束电图特征

约 80％阻滞部位在希氏束近端，AH 间期逐渐延长，直至完全阻滞，HV 间期正常。若希氏束本身或远端阻滞，则 HH′间期或 HV 间期逐渐延长而至完全阻滞。

（三）二度Ⅱ型房室传导阻滞

1.心电图特征

（1）PR 间期正常或延长，但固定不变。

（2）QRS 波呈周期性脱漏，房室传导比例常呈 2∶1、3∶1、3∶2、4∶3、5∶4 等。

（3）下传 QRS 波多呈束支传导阻滞型。

2.希氏束电图特征

希氏束电图特征取决于希氏束的阻滞部位，多为希氏束远端阻滞，AH 间期正常，下传的 HV 间期延长，未下传心搏的 H 波后无 V 波。少数希氏束近端阻滞，AH 间期延长，下传的 HV 间期延长，未下传心搏的 A 波后无 H 波和 V 波。

（四）三度房室传导阻滞

1.心电图特征

（1）P 波不能下传，P 波与 QRS 波无固定关系，形成房室脱节。

（2）心房率大于心室率，心室率在 30～50 次/分。

（3）根据 QRS 波形态能判定异位起搏点的位置，如心室起搏点发生在房室束分叉以下，为心室自主节律，QRS 波宽大畸形，心室率在 20～40 次/分；心室起搏点发生在房室束分叉以上，心室率在 40～60 次/分。

（4）双侧束支或三束支传导阻滞引起三度房室传导阻滞，QRS 波时而呈右束支传导阻滞（RBBB），又时而呈左束支传导阻滞（LBBB）；有时出现心室停顿或一系列 P 波后无 QRS 波；可发生心室颤动。

2.希氏束电图特征

（1）希氏束近端完全阻滞：A 波后无 H 波，V 波前有 H 波，HV 间期固定，A 波与 V 波无固定关系，即 AH 阻滞。

（2）希氏束内阻滞：A 波后有 H 波，AH 间期固定且正常，A 波与 V 波无关，HH′冲断，V 波前均有 H′波，V 波正常。

（3）希氏束远端阻滞：A 波后有 H 波，AH 间期固定，但 H 波不能下传，其后无 V 波，即 HV 阻滞。

六、诊断及鉴别诊断

（一）诊断

根据症状、体征及心电图特点可明确房室传导阻滞诊断。

（二）鉴别诊断

1.一度房室传导阻滞的鉴别诊断

（1）隐匿性交界性期前收缩致假性一度房室传导阻滞，其 PR 间期延长仅见于个别心搏，可见交界性期前收缩。

（2）插入性交界性或室性期前收缩伴室房隐匿性传导，可致干扰性 PR 间期延长，常发生于期前收缩后的第一个窦性心律，而心房率较快时也见于期前收缩后的数个心搏中。

（3）干扰性一度房室传导阻滞，心房率＞180 次/分，心房周期明显短于房室结的生理性不应期或者 QT 间期正常时，T 波降支的 P′波下传时间延长，均为生理性干扰现象。心房率＜180 次/分时，PR 间期延长及 T 波或 U 波后的房性期前收缩、窦室夺获伴 PR 间期延长，均表明房室结相对不应期病理性延长，应视为一度房室传导阻滞。

2.二度Ⅰ型房室传导阻滞的鉴别诊断

（1）隐匿性交界性期前收缩致假性二度Ⅰ型房室传导阻滞，连续插入性隐匿性交界性期前收缩可导致干扰性 PR 间期延长，并可引起 QRS 脱漏。但可根据显性交界性期前收缩推测隐匿的可能性。

（2）干扰性文氏现象，心房率＞200 次/分的室上性心动过速，房室结的有效不应期明显高于心房周期，QRS 波脱漏前的 PR 间期逐渐延长，形成生理性房室传导的文氏现象。

3.二度Ⅱ型房室传导阻滞的鉴别诊断

未下传的房性期前收缩二联律须与二度Ⅱ型房室传导阻滞鉴别，未下传的房性期前收缩其 P′波提前出现，形态与窦性 P 波明显不同。窦性心动过缓常伴显著的节律不齐，有时与二度Ⅱ型房室传导阻滞心电图类似，采用阿托品试验、食管导联心电图、希氏束电图有助于鉴别。

4.二度Ⅰ型房室传导阻滞和二度Ⅱ型房室传导阻滞的鉴别诊断

（1）病因：二度Ⅰ型房室传导阻滞常见于急性心肌炎、洋地黄中毒、急性下壁心肌梗死、迷走神经功能亢进等；二度Ⅱ型房室传导阻滞常见于急性前壁心肌梗死、列夫病及勒内格尔病、心肌病等。

（2）电生理机制：二度Ⅰ型房室传导阻滞主要为相对不应期延长；二度Ⅱ型房室传导阻滞主要是绝对不应期延长，无或很少有相对不应期改变。

（3）阻滞部位：二度Ⅰ型房室传导阻滞多位于房室结；二度Ⅱ型房室传导阻滞多位于希氏束及其以下。

（4）病变特点：二度Ⅰ型房室传导阻滞多为功能性，部分为组织水肿或炎症，多可恢复；二度Ⅱ型房室传导阻滞多为广泛不可逆病变，常见不明原因的纤维变性，常为双束支解剖上的传导阻滞。

（5）病程：二度Ⅰ型房室传导阻滞常为急性病程；二度Ⅱ型房室传导阻滞多为慢性病程。

（6）症状：二度Ⅰ型房室传导阻滞常无明显的脑缺血和外周缺血症状，很少发生晕厥；二度Ⅱ型房室传导阻滞心悸更为明显，脑缺血和外周缺血症状多见，晕厥相对较多。

（7）房室传导：二度Ⅰ型房室传导阻滞常为文氏现象，PR/RP 呈反比，少见 2∶1 或 3∶1 的传导；二度Ⅱ型房室传导阻滞无文氏现象，PR 间期固定不变，常表现为严重传导阻滞。

（8）QRS 波：二度Ⅰ型房室传导阻滞多正常；二度Ⅱ型房室传导阻滞的 QRS 波可增宽，≥0.12秒。

（9）阿托品试验：二度Ⅰ型房室传导阻滞部位减轻或转为正常；二度Ⅱ型房室传导阻滞无变化或加重。

（10）刺激迷走神经：二度Ⅰ型房室传导阻滞程度加重；二度Ⅱ型房室传导阻滞程度减轻或

不变。

(11)病情转归:二度Ⅰ型房室传导阻滞很少或暂时转化为高度或完全性房室传导阻滞,神经系统症状少见,一般无须永久性起搏;二度Ⅱ型房室传导阻滞常发展为持续性高度或完全性房室传导阻滞,神经系统症状多见,常须置入永久性起搏器。

5.三度房室传导阻滞的鉴别诊断

干扰性完全房室脱节的特点为室上性心动过速(包括心房颤动或心房扑动)与阵发性交界性心动过速、室性心动过速并存或窦性心律与加速的交界性逸搏心律并存,均可形成干扰性房室脱节。干扰与阻滞并存时,发生于舒张中期的 P 波不能夺获心室,心室率60~100 次/分,可为干扰与阻滞并存引起的完全性房室脱节。

七、治疗

AVB 尤其是二度 AVB 以上者的治疗原则是治疗原发病,提高心室率,起搏器治疗。

(一)病因治疗

应针对不同的病因进行治疗。如用抗生素治疗急性感染,阿托品解除迷走神经张力增高,停用导致 AVB 的药物,纠正电解质紊乱等。各种急性心肌炎、心脏直视手术损伤或急性下壁心肌梗死等引起的 AVB,可用氢化可的松 200~300 mg 或地塞米松 10~20 mg,加入 5%葡萄糖注射液 500 mL 中静脉滴注,取得疗效后改用泼尼松(强的松)10~20 mg 口服,每日 3 次;待传导阻滞程度减轻或消失后,逐渐减量,最后停药。

(二)提高心室率

一度与二度Ⅰ型 AVB,心室率＞50 次/分,无明显症状者,一般无须特殊处理。二度Ⅱ型和三度 AVB 从未发生过阿—斯综合征者,可酌情选用下列药物或措施提高心室率,促进传导,以防阿—斯综合征发作,尤其是心室率＜50 次/分,有明显症状者。

1.阿托品

可解除迷走神经对心脏的抑制作用,使心率加快,一般情况下不增加心肌的耗氧量。适用于希氏束分支以上的阻滞。可用阿托品 0.3~0.6 mg 口服或 0.5~1.0 mg 静脉或肌内注射,4~6小时 1 次。但应注意,阿托品虽能加速房室传导纠正文氏现象,但它加快心房率,可使二度Ⅱ型 AVB 加重,尤其 QRS 波宽大畸形者不宜应用。也可选用山莨菪碱等药物。

2.麻黄碱

对 α 及 β 受体均有兴奋作用,升压作用弱而持久,并有加快心率作用。适用于二度或三度 AVB 症状较轻患者。可用麻黄碱 25 mg,每 6~8 小时口服 1 次。也可用沙丁胺醇2.4~4.8 mg口服,每日 3 次。

3.异丙肾上腺素

可用 10 mg 舌下含服,每 4~6 小时 1 次,必要时须用 0.5~1.0 mg 加入 5%葡萄糖注射液500 mL 中持续静脉滴注,控制滴速使心室率维持在 60~70 次/分;过量不仅可明显增快心房率而使房室阻滞加重,而且还能导致严重室性异位心律。

4.碱性药物(5%碳酸氢钠或克分子乳酸钠)

有改善心肌细胞应激性,促进传导系统心肌细胞对拟交感神经药物反应的作用,尤适用于高钾血症或伴酸中毒时。

（三）起搏器治疗

二度Ⅱ型 AVB 有明显缺血症状或经上述药物治疗病情不好转者或三度 AVB 有晕厥及阿—斯综合征发作者应植入起搏器。若估计为暂时性严重 AVB,可先植入临时起搏器,积极治疗原发病,观察变化。若由慢性双侧束支或三束支阻滞引起三度 AVB,心室率为 25～40次/分,QRS 波宽大畸形,节律点不稳定,应考虑植入永久性起搏器治疗。

（王　丽）

第二章　心力衰竭

第一节　急性心力衰竭

心力衰竭(简称心衰)也称为心功能不全,是由于初始的心肌损害和应力作用,包括收缩期或舒张期心室负荷过重和(或)心肌细胞数量和质量的变化(节段性如心肌梗死,弥散性如心肌炎),引起心室和(或)心房肥大和扩大,继而心室舒缩功能低下,逐渐发展成心衰,常是各种心脏病的严重阶段和最终结局。由于心脏泵血功能减退,其排出的血量不足以维持机体组织代谢的需要而产生一系列临床症状。

急性心力衰竭(AHF)又称为急性心衰综合征,是指心力衰竭的症状和(或)体征的急剧发作或在平时症状、体征基础上急剧恶化,常危及生命、需要立即予以评估和治疗,甚至急诊入院。AHF既可以急性起病(先前不知有心功能不全的病史),也可以表现为慢性心力衰竭急性失代偿(ADHF),后者更为多见,约占80％。临床上最为常见的AHF是急性左心衰,急性右心衰较少见。

急性左心衰是指急性发作或加重的左心功能异常所致的心肌收缩力明显降低、心脏负荷加重,造成急性心排血量骤降、肺循环压力突然升高、周围循环阻力增加,从而引起肺循环充血而出现急性肺淤血、肺水肿,以及伴组织器官灌注不足的心源性休克的一种临床综合征。急性右心衰是指某些原因使右心室心肌收缩力急剧下降或右心室的前后负荷突然加重,从而引起右心排血量急剧减低的临床综合征。

AHF已成为年龄＞65岁患者住院的主要原因,严重威胁生命,须紧急医疗干预;AHF预后很差,住院病死率为3％,6个月的再住院率约为50％。

一、病因和诱因

AHF一般为原处于代偿阶段的心脏由某种或某些诱因引起突然恶化或原有不同程度心功能不全者病情突然加重,但原来心功能正常者也可以突然发生(如首次发生大面积急性心肌梗死、急性重症心肌炎、外科手术后等)。急性右心衰的常见病因为急性右心室梗死或急性肺栓塞。急性左心衰的常见病因如下。

(一)急性左心室后负荷过重

高血压危象、严重主动脉瓣狭窄、原发性梗阻性心肌病、嗜铬细胞瘤、过量应用血管收缩剂等。

(二)急性左心室前负荷过重

二尖瓣关闭不全、主动脉瓣关闭不全、急性心肌梗死并发症(室间隔穿孔、乳头肌或腱索断裂等）、感染性心内膜炎致瓣膜穿孔、主动脉窦瘤破入心腔等。

（三）心室肌弥散性病变

广泛性心肌梗死、严重的风湿性心肌炎或暴发性病毒性心肌炎、原发性扩张性心肌病等。

（四）左心房衰竭

严重二尖瓣狭窄、左房黏液瘤或血栓、二尖瓣口急性嵌顿等。

（五）先天性心脏畸形

心房或心室间隔缺损、主动脉缩窄、动脉导管未闭等。

（六）严重心律失常

严重的快速性心律失常（如房颤、室上速和恶性室性心律失常）或显著的心动过缓等。

（七）心脏外科手术后的低心排量状态等

AHF 的常见诱发因素（表 2-1）包括感染、心律失常、输液过多或过快、过度体力活动、情绪激动、治疗不当或依从性不好、贫血、妊娠与分娩等。

表 2-1　急性心力衰竭的诱发因素

急性冠脉综合征
严重心律失常（心动过速，如房颤、室速，心动过缓）
感染（如肺炎、感染性心内膜炎、脓毒血症）
慢性阻塞性肺疾病急性加重
高血压急症
药物（如非甾体抗炎药、糖皮质激素、负性肌力药物、具有心脏毒性的化疗药物）
肺栓塞
手术及围术期并发症
交感神经张力升高、应激性心肌病
代谢及内分泌紊乱（如甲状腺功能异常、糖尿病、肾功能不全、妊娠及围术期相关疾病）
脑血管意外
急性机械性因素：ACS 继发心脏破裂（游离壁破裂、室间隔穿孔、急性二尖瓣关闭不全），胸部创伤或心脏介入治疗后，继发于心内膜炎的瓣膜或人工瓣膜关闭不全，主动脉夹层或血栓形成
依从性差（未严格限制水/钠摄入或未规律服用药物）
吸烟、酗酒

1.感染

感染是最常见的诱发因素，其中以肺部感染尤为多见，这不仅由于呼吸道感染是多发病，更由于多数充血性心力衰竭患者有程度不同的肺淤血，易发生肺部感染。

2.心律失常

房颤是慢性心脏瓣膜病、冠心病等器质性心脏病最常见的并发症之一，而快速房颤同时也是诱发心衰或使充血性心衰急性加重的重要因素，这不仅因为心室率增快，心室充盈不足，也由于心房失去规律性收缩，从而失去对心脏排血量贡献的 20%～30% 血量。其他快速性心律失常是由于心率突然加快,心脏的负荷、心肌的耗氧量急剧增加,心排血量减少。严重的缓慢心律失常如二度或三度房室传导阻滞,心排血量也有明显的下降,均可诱发或加重心衰。

3.血容量增加

由于对患者潜在的心脏病或其边缘心功能状态认识不足,在治疗其他疾病时,静脉输入液体过多、过快,使心脏在短时间内接受高容量负荷的冲击,易诱发或加重心力衰竭甚至出现急性肺水肿。饮食中盐量不适当的增加,摄入钠盐过多,也是增加血容量的原因。

4.过度体力活动或情绪激动

过度体力活动是常见的突然发生心力衰竭的诱因,这种情况多发生在原来不知道自己有心脏病或者虽然知道有心脏病但平时症状不多的患者。情绪激动致交感神经兴奋性增高,心率增快,心肌耗氧增加,也是并不少见的诱因。

5.治疗不当或依从性不好

停用洋地黄是充血性心衰反复或加重的常见原因之一,这种情况多见于出现洋地黄毒性反应,停服后未能及时恢复应用。停用抗高血压药更是高血压治疗中存在的常见且重要的问题,在高血压心脏病或伴有心衰者,不恰当停用治疗药物可使血压重新升高,心脏负担加重。

6.其他因素

心脏病变加重如慢性风湿性心脏瓣膜病出现风湿活动或并发其他疾病如甲状腺功能亢进、贫血等。妊娠与分娩也是重要的诱发因素。

二、分类

既往根据临床表现将 AHF 分成六类,见表 2-2。此外,有研究者根据靶器官的病理生理改变和 AHF 的初始临床表现,分为血管性和心脏性 AHF,见表 2-3。

表 2-2　AHF 根据临床表现的分类

高血压急性心力衰竭	有心力衰竭的症状和体征伴有血压升高,左室功能相对保存/正常,X 线胸片(CXR)常伴有急性肺水肿
急性肺水肿	CXR 证实急性肺水肿伴严重呼吸窘迫,满肺湿啰音和端坐呼吸,未治疗时吸入室内空气氧饱和度低于 90%
急性失代偿性心力衰竭	急性心力衰竭的症状和体征很轻,不能满足心源性休克、肺水肿和高血压危象的标准
心源性休克	在前负荷正常的情况下由心力衰竭引起的组织低灌流。还没有明确的血流动力学参数来定义心源性休克,但心源性休克的特征是血压降低(收缩压<90 mmHg 或动脉压平均降低 30 mmHg)和(或)尿量减少(每小时尿量<0.5 mL/kg),脉搏>60 次/分伴或不伴器官淤血的证据。从心排血量减低综合征到心源性休克是一个连续的过程
高排出量心力衰竭	其特征是心排血量增加伴心率增快(常由心律失常、甲亢、贫血、佩吉特病、医源性或其他原因所致),伴有肢暖、肺淤血,有时也会低血压,如脓毒症休克
右心衰	其特征是心排血量减低综合征伴颈静脉压升高、肝脏肿大和低血压

表 2-3　血管性和心脏性 AHF 分类

血管性急性心力衰竭	心脏性急性心力衰竭
血压升高	血压正常
病情进展迅速	病情逐渐进展(数天)
肺淤血	以体循环淤血为主
PCWP 急性升高	PCWP 慢性升高
肺部啰音	可能没有肺部啰音
CXR 淤血征象严重	可能无 CXR 淤血征象
体重增加很少	体重增加(水肿)
LVEF 相对保存/正常	LVEF 通常很低
对治疗的反应:相对较快	对治疗的反应:尽管初始治疗症状改善,但体循环淤血持续存在

2016 欧洲心脏病学会(ESC)《急、慢性心力衰竭诊断和治疗指南》(简称 2016ESC 指南)给出 AHF 的分类方法主要有:①根据血压水平分类,大多数 AHF 患者表现为收缩压正常(90～140 mmHg)或升高(>140 mmHg,高血压性 AHF),仅有 5%～8% 的患者表现为低收缩压(<90 mmHg,低血压性 AHF),该类患者预后不良,特别是同时伴有组织低灌注者;②根据需要紧急干预的病因分类,如急性冠脉综合征、高血压急症、心律失常、急性机械性因素及急性肺栓塞;③AHF 的临床分级,主要基于床旁对于充血(即"干"或"湿")和(或)外周组织低灌注(即"暖"或"冷")相关症状和体征的综合评估,共分四组,暖/湿(最常见)、冷/湿、暖/干、冷/干,该分类有助于指导 AHF 的早期治疗及预后评估;④急性心肌梗死合并心力衰竭可采用 Killip 分级方法。

2016ESC 指南重新强调以 AHF 的症状和体征等临床资料来定义和分类,未重申"伴血浆脑钠肽(BNP)水平的升高",这提示在 AHF 的诊断中要重视患者的临床症状和体征,迅速给予初步诊断和分类,以指导早期治疗及预后评估。

三、病理生理

正常心脏有丰富的储备力,使之能充分适应机体代谢状态的各种需要。当心肌收缩力减低和(或)负荷过重、心肌顺应性降低时,心脏储备力明显下降,此时机体首先通过代偿机制,包括 Frank-Starling 机制(增加心脏前负荷,回心血量增多,心室舒张末容积增加,从而增加心排血量及提高心脏做功量)、心肌肥厚、神经体液系统的代偿(包括交感—肾上腺素能神经兴奋性增强和肾素—血管紧张素—醛固酮系统激活)等,从而增加心肌收缩力和心率来维持心排血量。此外心钠肽(ANP)和脑钠肽(BNP)、精氨酸升压素和内皮素等细胞因子也参与了心力衰竭的发生与发展。

虽然在心衰发生时心脏有上述代偿机制,但是这些代偿机制所产生的血流动力学效应是很有限的,甚至在一定程度上可能会有害,当心脏出现失代偿状态时即发生心力衰竭。正常人肺毛细血管静水压一般不超过 12 mmHg,血浆胶体渗透压为 25～30 mmHg,由于二者压差的存在,有利于肺毛细血管对水分的重吸收,肺毛细血管的水分不能进入肺泡和肺间质。当急性左心衰发生时,左室舒张末压(LVEDP)和左房平均压升高,当肺静脉压大于 18 mmHg 时,产生肺淤血;当肺毛细血管压超过血浆胶体渗透压时,血液中的水分即可从肺毛细血管渗透到肺间质。开始时通过淋巴流的增加引流肺间质内的液体,但是随着肺毛细血管压的继续升高,肺间质的淋巴循环不能引流过多的液体,此时的液体积聚于肺间质,在终末支气管和肺毛细血管周围形成间质性肺水肿;当间质内液体继续聚集,肺毛细血管压继续增加大于 25 mmHg 以上时,肺泡壁基底膜和毛细血管内皮间的连接被破坏,血浆和血液中的有形成分进入肺泡,继而发生肺水肿。原有慢性心功能不全的患者如二尖瓣狭窄,其肺毛细血管壁和肺泡基底膜增厚,肺毛细血管静水压须大于 40 mmHg 才发生肺水肿,此类患者肺毛细血管静水压突然升高可因一时性体力劳动、情绪激动或异位性心动过速(如房颤)引起肺循环血流量突然增多。在肺泡内液体与气体形成泡沫后,表面张力增大,妨碍通气和肺毛细血管从肺泡内摄取氧,可引起缺氧;同时肺水肿可减低肺的顺应性,引起换气不足和肺内动静脉分流,导致动脉血氧饱和度减低,组织乳酸产生过多而发生代谢性酸中毒,使心力衰竭进一步恶化,甚至引起休克、严重心律失常而致死。

急性左心衰时,心血管系统的血流动力学改变包括:①左室顺应性降低、dp/dt 降低,LVEDP 升高(单纯二尖瓣狭窄例外);②左房压(LAP)和容量增加;③肺毛细血管压或肺静脉压增高;④肺淤血,严重时急性肺水肿;⑤外周血管阻力(SVR)增加;⑥肺血管阻力(PVR)增加;⑦心率加速;⑧心脏每搏输出量(SV)、心排血量(CO)、心脏指数(CI)降低;⑨动脉压先升高后下降;⑩心肌耗氧量增加。

四、诊断

(一)病史

病史可提供与急性左心衰病因或诱因有关的信息。患者先前有较轻的充血性心力衰竭的症状如易疲劳、劳力性呼吸困难或阵发性夜间呼吸困难或体循环淤血及双下肢水肿的征象,遇有感染、慢性阻塞性肺疾病(COPD)急性加重、心律失常、输液过多或过快等因素,致使心衰症征短时间内恶化或加重,即慢性心衰急性失代偿;原无症状者突然发生 AHF 常提示冠心病急性心肌梗死或其机械并发症如腱索断裂、急性重症心肌炎、快速心律失常等。

(二)临床表现特点

AHF 发作迅速,可以在几分钟到几小时(如 AMI 引起的急性心衰)或数天至数周内恶化。患者的症状也可有所不同,从呼吸困难、外周水肿加重到威胁生命的肺水肿或心源性休克,均可出现。急性心衰症状也可因不同病因和伴随临床情况而不同。

1.基础心血管疾病的病史和表现

大多数患者有各种心脏疾病史,存在引起急性心衰的各种病因。老年人中主要病因为冠心病、高血压和老年性退行性心瓣膜病,年轻人中多由风湿性心瓣膜病、扩张型心肌病、急性重症心肌炎等所致。

2.早期表现

原来心功能正常的患者出现原因不明的疲乏或运动耐力明显减低及心率增加 15～20 次/

分,可能是左心功能降低的最早期征兆。继续发展可出现劳力性呼吸困难、夜间阵发性呼吸困难、不能平卧等;检查可发现左心室增大、舒张早期或中期奔马律、P₂亢进、两肺尤其肺底部有湿性啰音,还可有干啰音和哮鸣音,提示已有左心功能障碍。

3.急性肺水肿

起病急骤,病情可迅速发展至危重状态。突发呼吸困难、呼吸浅快、频率达30～40次/分或以上,端坐呼吸,咳嗽,咳大量白色或粉红色泡沫样痰,甚至可从口腔或鼻腔中涌出,烦躁不安或有恐惧感,口唇发绀,皮肤湿冷,大汗淋漓,湿啰音始于肺底部,迅速布满全肺,具有突然发生、广泛分布、大中小湿啰音与哮鸣音并存、变化快的特点。心音快而弱,心尖部闻及第三或(和)第四心音奔马律。

4.心源性休克

主要表现为:①持续性低血压,收缩压降至90 mmHg以下且持续30分钟以上,需要循环支持;②血流动力学障碍:肺毛细血管楔压(PCWP)≥18 mmHg,心脏指数≤2.2 L/(min·m²)(有循环支持时)或1.8 L/(min·m²)(无循环支持时);③组织低灌注状态,可有皮肤湿冷、苍白和发绀,尿量显著减少(<30 mL/h)甚至无尿,意识障碍,代谢性酸中毒。

(三)辅助检查

1.生物学标志物

(1)血浆脑钠肽(BNP)或N-末端脑钠肽前体(NT-proBNP):血浆 BNP/NT-proBNP 水平能够很敏感地反映血流动力学变化,并且能在急诊室或床旁快速检测,操作便捷,BNP/NT-proBNP 水平升高在急性心源性(心力衰竭)与非心源性呼吸困难的诊断与鉴别诊断中作用日益突出,具有卓越的应用价值。需要强调的是,年龄、体重指数、肾功能、严重脓毒症和肺血栓栓塞性疾病等都是影响 BNP 或 NT-proBNP 水平的重要因素,诊断 AHF 时,NT-proBNP 水平应根据年龄和肾功能不全分层:50 岁以下的成人血浆 NT-proBNP 浓度>450 ng/L,50 岁以上血浆浓度>900 ng/L,75 岁以上应>1800 ng/L,肾功能不全(肾小球滤过率<60 mL/min)时应>1200 ng/L。相对于 BNP/NT-proBNP 水平升高有助于诊断心力衰竭,BNP/NT-proBNP 水平不高特别有助于排除心力衰竭,BNP<100 ng/L、NT-proBNP<300 ng/L 为排除 AHF 的切点。

BNP 或 NT-proBNP 还有助于心力衰竭严重程度和预后的评估,心力衰竭的程度越重,BNP 或 NT-proBNP 水平越高,NT-proBNP>5000 ng/L 提示心衰患者短期死亡风险较高,>1000 ng/L 提示长期死亡风险较高。尽管不同心功能分级病例的 BNP 或 NT-proBNP 升高幅度有较大范围的交叉或重叠,难以单次的 BNP 或 NT-proBNP 的升高水平来对个体心力衰竭的程度做出量化判断,但连续动态的观察对于个体的病情与走势的判断是有很大帮助的,甚至于有指导临床治疗的作用。当然,BNP 或 NT-proBNP 也不能判断心力衰竭的类型属收缩性(EF 降低)或舒张性(EF 保留)心力衰竭。

(2)心肌肌钙蛋白 I/T(cTnI/T):一种心脏疾病状态时常会有多种病理与病理生理变化。充血性心力衰竭时,长期慢性的心肌缺血缺氧必然导致心肌损伤,这种损伤会在诸多应激状态下急性加重,因此 AHF 患者 cTnI/T 多有增高;重要的是,心肌细胞损伤与心功能恶化或加重往往互为因果。研究认为,cTnI/T 也是心力衰竭独立预后因素,与低的 cTnI 患者相比,增高的 cTnI 患者的病死率和再住院率明显增高,治疗期间 cTnI 水平增加的患者与 cTnI 水平稳定或降低的患者相比有更高的病死率。若是联合检测 cTnI 和 BNP 则更有助于充分地评估心力衰竭患者的危险。

(3)可溶性 ST2(sST2):ST2 属于 IL-1 受体家族的新成员,作为 IL-33 的诱骗受体,可以与 IL-33 结合,从而阻断 IL-33 与 ST2L 结合,继而削弱 IL-33/ST2L 信号通路的心血管保护作用。在心肌受到过度牵拉造成损伤的过程中,大量可溶性 ST2 生成使心肌缺乏足够的 IL-33 的保护,从而加速心肌重构和心室功能障碍,导致死亡风险增高。

一项研究对 600 例因呼吸困难急诊入院患者进行了血清 sST2 分析,结果显示 sST2 浓度在因急性收缩性心力衰竭引起的呼吸困难患者中明显升高,sST2 水平对于鉴别急性呼吸困难是否为心源性病因具有相当高的敏感度。新近的一项研究报道了因胸痛而急诊的 995 例患者,评价 sST2 对于心力衰竭诊断的效能和对 18 个月预后(死亡和心力衰竭)的效能。结果显示,sST2 增高对于 AHF 诊断的敏感度为 73.5%、特异度为 79.6%;增高的 sST2 预测 18 个月的死亡风险经调整后的危险比为 1.9。

(4)其他生物学标志物:有研究证实,中段心钠肽前体(MR-proANP,分界值为 120 pmol/L)用于诊断 AHF,其效能不差于 BNP 或 NT-proBNP,也是一个较好的生物学标志物。

伴有肾功能不全的 AHF 或是 AHF 治疗中出现急性肾损伤是预后不良的危险因素。与血肌酐(Scr)相比,半胱氨酸蛋白酶抑制剂 C(CystatinC,简称胱抑素 C)不受年龄、性别、肌肉含量等因素的影响,能更好地反映肾小球滤过率以及敏感地反映早期肾损害,是评价急、慢性肾损伤的理想生物学标志物之一。近期的研究还证明,中性粒细胞明胶酶相关脂质运载蛋白(NGAL)也是急性肾损伤的早期标志物,对急性肾损伤的早期有良好价值。

疑似急性肺血栓栓塞须检测 D-二聚体。

2.胸部 X 线检查

胸部 X 线检查对急性左心衰的诊断颇有价值。X 线胸片显示肺淤血(肺上野血管纹理增多、粗乱,肺门角平直)、间质性肺水肿(Kerley B 线)、肺泡性肺水肿(两肺门见大片云雾状蝶翼形阴影),心影增大;可以伴有少量胸腔积液。

3.心电图检查

心电图检查特别有助于了解有无心律失常、急性心肌缺血或梗死等表现,也可提示原有基础心脏病情况及严重电解质紊乱如低钾血症或高钾血症等。

4.超声心动图

超声心动图可准确评价心脏结构与功能变化,如心室壁变薄或增厚、左心室舒张末径增大或容量增加、心室壁运动幅度减弱或不协调、左心室射血分数减低或保留及基础心脏病表现等。

5.胸部与腹部超声

床旁胸部超声可发现肺间质水肿的征象(Kerley B 线);腹部超声可检查下腔静脉直径和腹水。

6.血气分析

急性左心衰时,PaO_2 常不同程度降低,并且由于组织缺氧产生无氧代谢,致代谢性酸中毒;$PaCO_2$在病情早期多因过度换气而降低,但在病情晚期$PaCO_2$升高可出现混合性酸中毒。血气分析对于 AHF 的诊断价值不如其评价病情严重程度的意义大。

2016 ESC 指南:动脉血气分析不需要常规检测,除非SpO_2异常;静脉血气分析也可接受(pH 和 PCO_2)。

7.血流动力学监测

适用于血流动力学状态不稳定、病情严重且治疗效果不理想者,尤其是伴肺水肿或心源性休克的患者。主要方法有右心导管、连续脉搏波心排量测定(PiCCO)等。不推荐常规有创血流动力学监测。

8.其他检查

①降钙素原:用于 AHF 与肺部感染的鉴别和指导抗生素的应用。②肝脏功能:AHF 患者因血流动力学异常(心排血量降低、静脉回流受阻)导致肝功能异常,预后不良。③甲状腺功能:甲状腺功能异常可导致 AHF,新发 AHF 应注意检查。④其他生化指标:如血常规、肾功能、电解质、血糖等,必要时复查。

(四)病情评估与严重程度分级

根据上述临床表现与检查,对患者病情的严重程度进行评估,评估时应尽快明确:①容量状态;②循环灌注是否不足;③是否存在急性心衰的诱因和(或)并发症。强调动态观察、动态评估。

急性左心衰严重程度分级主要有临床程度床边分级(表 2-4)、Killip 法(表 2-5)和Forrester 法(表 2-6)3 种。Killip 法主要用于 AMI 患者,根据临床和血流动力学状态分级。Forrester 法适用于监护病房及有血流动力学监测条件的病房、手术室。临床程度床边分级根据 Forrester 法修改而来,主要根据末梢循环的观察和肺部听诊,无须特殊的监测条件,适用于一般的门诊和住院患者。以 Forrester 法和临床程度床边分级为例,自Ⅰ级至Ⅳ级的急性期病死率分别为 2.2%、10.1%、22.4%和 55.5%。

表 2-4 AHF 的临床心功能分级

分级	皮肤	肺部啰音
Ⅰ级	温暖	无
Ⅱ级	温暖	有
Ⅲ级	寒冷	无/有
Ⅳ级	寒冷	有

表 2-5 AMI 的 Killip 分级

分级	表现	近期病死率
Ⅰ级	无明显心功能损害,肺部无啰音	6%
Ⅱ级	轻度、中度心衰,肺部啰音和S_3奔马律,以及 X 线肺淤血	17%
Ⅲ级	重度心衰,肺啰音大于两肺野的 50%,X 线肺水肿	38%
Ⅳ级	心源性休克,伴或不伴肺水肿	81%

表 2-6 AHF 的 Forrester 分级

类型	心脏指数(CI)[L/(min/m²)]	肺毛细血管楔嵌压(PCWP)(kPa)	临床表现
Ⅰ型	≥2.2	≤2.4(18 mmHg)	无周围灌注不足及肺淤血
Ⅱ型	≥2.2	>2.4(18 mmHg)	无周围灌注不足出现肺淤血
Ⅲ型	<2.2	≤2.4(18 mmHg)	有周围灌注不足及肺淤血
Ⅳ型	<2.2	>2.4(18 mmHg)	有周围灌注不足出现肺淤血

五、治疗

急性左心衰的抢救治疗目标是迅速改善氧合(纠正缺氧),改善症状,稳定血流动力学状态,维护重要脏器功能,同时纠正诱因和治疗病因,避免 AHF 复发,改善远期预后。

应当明确"及时治疗"的理念对 AHF 极其重要。一些诊断和治疗的方法可以应用于院前阶段(救护车上),包括 BNP 的快速检测、无创通气(可降低气管插管的风险,并改善急性心源性肺水肿的近期预后)、静脉应用呋塞米及硝酸酯类药物。

2016 ESC 指南将 AHF 治疗分为三个阶段,各有不同的治疗目标(表 2-7)。①立即目标(急诊室、CCU 或 ICU):改善血流动力学和器官灌注,恢复氧合,缓解症状,减少心肾损伤,预防血栓栓塞,缩短 ICU 停留时间。②中间目标(住院期间):针对病因及相关并发症给予优化规范的药物治疗,对适宜辅助装置治疗的患者应考虑机械装置治疗并进行评估。③出院前和长期管理目标:制订优化药物治疗的时间表,对适宜辅助装置治疗者的实施进行再评估;制订长期随访管理计划。纳入疾病管理方案,进行患者教育并启动和调整适宜的生活方式,防止早期再住院,改善症状、生活质量和生存率。

表 2-7 急性心力衰竭的治疗目标

AHF 的治疗目标

早期(急诊科/EICU/CCU)

    改善血流动力学和组织灌注

    改善氧合

    缓解症状

    尽量减轻心脏和肾脏损害

    预防血栓栓塞

    减少 EICU/CCU 治疗天数

中期(住院期间)

    明确病因及相关的合并疾病

    逐渐增加药物剂量以控制症状及充血,改善血压

    逐渐增加用以缓解病情的药物剂量

    适合的患者可考虑应用辅助治疗设备

出院前及长期管理

制订以下方面的治疗计划：

定期复查,逐渐增加药物剂量

定期评估并检查辅助治疗设备

安排随访人员,确定随访时间

纳入疾病管理计划,疾病教育,合理调整生活方式

预防早期复发

改善症状,提高生活治疗及生存率

2016 ESC 指南强调:在首次就医紧急阶段,对疑诊为急性心衰患者的管理应尽可能缩短所有诊断和治疗决策的时间;在起病初始阶段,如果患者存在心源性休克和(或)通气障碍,须尽早提供循环支持和(或)通气支持;在起病 60～120 分钟内的立即处理阶段,应迅速识别合并的威胁生命的五个临床情况和(或)急性病因(CHAMP),并给予指南推荐的相应特异性治疗,具体如下。①急性冠脉综合征:推荐根据 STEMI 和 NSTE-ACS 指南进行处理。②高血压急症:推荐采用静脉血管扩张剂和袢利尿剂。③心律失常:快速性心律失常或严重的缓慢性心律失常,立即应用药物、电转复或起搏器。电转复推荐用于血流动力学不稳定、需要转复以改善临床症状的患者。持续性室性心律失常与血流动力学不稳定形成恶性循环时,可以考虑冠脉造影和电生理检查。④急性机械并发症:包括急性心肌梗死并发症(游离壁破裂、室间隔穿孔、急性二尖瓣关闭不全),胸部外伤或心脏介入治疗后,继发于心内膜炎的急性瓣膜关闭不全,主动脉夹层或血栓形成以及少见的梗阻性因素(如心脏肿瘤)。心脏超声可用于诊断,外科手术或 PCI 术常需循环支持设备。⑤急性肺栓塞:明确急性肺栓塞是休克、低血压的原因后,立即根据指南推荐予以干预,包括溶栓、介入治疗及取栓。

(一)一般处理

1.体位

允许患者采取最舒适的体位。静息时明显呼吸困难者应半卧位或端坐位,双腿下垂以减少回心血量,降低心脏前负荷。端坐位时,两腿下垂,保持此种体位 10～20 分钟后,可使肺血容量降低约 25%(单纯坐位而下肢不下垂收益不大)。

2.吸氧(氧疗)

适用于低氧血症和呼吸困难明显,尤其指端血氧饱和度<90%的患者。无低氧血症的患者不应常规应用,这可能导致血管收缩和心排血量下降。如需吸氧,应尽早采用,使患者 $SaO_2 \geq 95\%$(伴 COPD 者 $SaO_2 \geq 90\%$),可采用不同方式。①鼻导管吸氧:是常用的给氧方法,适用于轻中度缺氧者,氧流量从 1～2 L/min 起始,根据动脉血气结果可增加到 4～6 L/min。②面罩吸氧:适用于伴呼吸性碱中毒的患者。③消除泡沫:严重肺水肿患者的肺泡、支气管内含有大量液体,当液体表面张力达到一定程度时,受气流冲击可形成大量泡沫,泡沫妨碍通气和气体交换,加重缺氧。因此,可于吸氧的湿化器内加入 50%的乙醇以降低泡沫张力,使之破裂变为液体而易咳出,减轻呼吸道阻力。经上述方法给氧后 PaO_2 仍<60 mmHg

时,应考虑使用机械通气治疗。

3.出入量管理

肺淤血、体循环淤血及水肿明显者应严格限制饮水量和静脉输液速度。无明显低血容量因素(大出血、严重脱水、大汗淋漓等)者,每日摄入液体量一般宜在 1500 mL 以内,不要超过 2000 mL。保持每日出入量负平衡约 500 mL,严重肺水肿者水负平衡为 1000～2000 mL/d,甚至可达 3000～5000 mL/d,以减少水钠潴留,缓解症状。3～5 天后,如肺淤血、水肿明显消退,应减少水负平衡量,逐渐过渡到出入量大体平衡。在负平衡下应注意防止发生低血容量、低钾血症和低钠血症等。同时限制钠摄入＜2 g/d。

(二)药物治疗

1.吗啡

吗啡是治疗急性左心衰肺水肿的有效药物,其主要作用是抑制中枢交感神经,反射性地降低周围血管阻力,扩张静脉而减少回心血量,起"静脉内放血"的效果;其他作用有减轻焦虑、烦躁,抑制呼吸中枢兴奋、避免呼吸过频,直接松弛支气管平滑肌,改善通气。急性左心衰患者往往存在外周血管收缩情况,吗啡从皮下或肌内注射后,吸收情况无法预测,宜每次 3～5 mg 缓慢静脉注射,必要时每 15 分钟重复 1 次,共 2～3 次。同时也要注意,勿皮下或肌内注射后,短期内又静脉给药,以免静脉注射后可能与延迟吸收的第一剂药同时发挥作用而致严重不良反应。吗啡的主要不良反应是低血压与呼吸抑制。神志不清、伴有慢性阻塞性肺病或 CO_2 潴留的呼吸衰竭、肝功能衰竭、颅内出血、低血压或休克者禁用,年老体弱者慎用。

急性失代偿心衰国家注册研究(ADHERE)中,147 362 例 AHF 患者应用吗啡者(14.1%)机械通气比例增多、在 ICU 时间和住院时间延长、病死率更高,加之目前没有证据表明吗啡能改善预后,因而不推荐常规使用,使用时应注重个体化。

2016 ESC 指南:AHF 不推荐常规应用阿片类药物,但出现严重呼吸困难伴肺水肿时可考虑应用,其是否潜在增加死亡风险仍存争议。

抗焦虑和镇静药物:用于伴有焦虑和谵妄的 AHF 患者,可考虑使用小剂量苯二氮䓬类(地西泮或劳拉西泮)。

2.快速利尿

选用高效利尿剂(袢利尿剂)。呋塞米在发挥利尿作用之前即可通过扩张周围静脉增加静脉床容量,迅速降低肺毛细血管压和左室充盈压并改善症状。静脉注射后 5 分钟出现利尿效果,30～60 分钟达到高峰,作用持续约 2 小时。一般首剂量为 20～40 mg 静脉注射,继以静脉滴注 5～40 mg/h,其总剂量在起初 6 小时不超过 80 mg,起初 24 小时不超过 160 mg;对正在使用呋塞米或有大量水钠潴留或高血压或肾功能不全的患者,首剂量可加倍。应注意由于过度利尿可能发生的低血容量、休克与电解质紊乱如低钾血症等。也可以用布美他尼 1～2 mg 或依他尼酸 25～100 mg 静脉注射。伴有低血容量或低血压休克者禁用。

新型利尿剂托伐普坦是血管升压素受体阻滞药,选择性阻断肾小管上的精氨酸血管升压素受体,具有排水不排钠的特点,能减轻容量负荷加重的患者呼吸困难和水肿,并使低钠血症患者的血钠正常化,特别适用于心力衰竭合并低钠血症的患者。推荐用于充血性心衰、常规利尿剂治疗效果不佳、有低钠血症或有肾功能损害倾向患者,对心衰伴低钠血症的患者能降低心血管病所致的病死率。建议剂量为 7.5～15.0 mg/d 开始，疗效欠佳者逐渐加量至 30 mg/d。其不良反应主要是血钠增高。

3.氨茶碱

本品具有：①扩张支气管改善通气，特别适用于伴有支气管痉挛的患者；②轻度扩张静脉，降低心脏前负荷，增强心肌收缩力；③增加肾血流与利尿作用。成人一般首剂量 0.125～0.25 g 加入 25％葡萄糖注射液 40 mL 内，10～20 分钟内缓慢静脉注射；必要时 4～6 小时可以重复 1 次，但每日总量不宜超过 1～1.5 g。因其会增加心肌耗氧量，急性心肌梗死和心肌缺血者不宜使用。老年人与肝肾功能不全者用量酌减。常见不良反应有头痛、面部潮红、心悸，严重者可因血管扩张致低血压与休克，甚至室性心律失常而猝死。目前临床已相对少用。

4.血管扩张剂

①主要作用机制：可降低左、右心室充盈压和全身血管阻力，也降低收缩压，从而减轻心脏负荷，但没有证据表明血管扩张剂可改善预后。②应用指征：此类药可用于急性心衰早期阶段。收缩压水平是评估此类药是否适宜的重要指标。收缩压＞90 mmHg 即可在严密监护下使用；收缩压＞110 mmHg 的患者通常可安全使用；收缩压＜90 mmHg，禁忌使用，因可能增加急性心衰患者的病死率。此外，HF-PEF 患者因对容量更加敏感，使用血管扩张剂应小心。③下列情况下禁用血管扩张药物：收缩压＜90 mmHg 或持续低血压伴症状，尤其是肾功能不全的患者，以避免重要脏器灌注减少；严重阻塞性心瓣膜疾病，如主动脉瓣狭窄或肥厚型梗阻性心肌病，有可能出现显著低血压；二尖瓣狭窄患者也不宜应用，有可能造成心排血量明显降低。

常用的血管扩张药物如下。

(1)硝酸酯类：其作用主要是扩张静脉容量血管、降低心脏前负荷，较大剂量时可同时降低心脏后负荷，在不减少每搏输出量和不增加心肌耗氧的情况下减轻肺淤血，特别适用于急性冠脉综合征伴心衰的患者。硝酸甘油用法：①舌下含化，首次用 0.3 mg 舌下含化，5 分钟后测量血压 1 次，再给 0.3～0.6 mg，5 分钟后再测血压，以后每 10 分钟给 0.3～0.6 mg，直到症状改善或收缩压降至 90～100 mmHg；②静脉给药，一般采用微量泵输注，从 10 μg/min 开始以后每 5 分钟递增 5～10 μg/min，直至心力衰竭的症状缓解或收缩压降至 90～100 mmHg 或达到最大剂量 100 μg/min 为止。硝酸异山梨醇静脉滴注剂量 5～10 mg/h。病情稳定后逐步减量至停用，突然终止用药可能会出现反跳现象。硝酸酯类药物长期应用均可能产生耐药。

(2)硝普钠：能均衡的扩张动脉和静脉，同时降低心脏前、后负荷，适用于严重心衰、有高血压以及伴肺淤血或肺水肿患者。宜从小剂量 10 μg/min 开始静脉滴注，以后酌情每 5 分钟递增 5～10 pg/min，直至症状缓解、血压由原水平下降 30 mmHg 或血压降至 100 mmHg 左右为止。由于具有强的降压效应，用药过程中要密切监测血压，调整剂量；停药应逐渐减量，以免反跳。通常疗程不超过 72 小时。长期用药可引起氰化物和硫氰酸盐中毒。

(3)乌拉地尔：主要阻断突触后 α_1 受体，使外周阻力降低，同时激活中枢 5-羟色胺 1A 受体，降低延髓心血管中枢的交感反馈调节，外周交感张力下降。可降低心脏前、后负荷和平均肺动脉压，改善心功能，对心率无明显影响。通常静脉注射 25 mg，如血压无明显降低可重复注射,然后 50～100 mg 于 100 mL 液体中静脉滴注维持,速度为 0.4～2 mg/min,根据血压调整速度。

(4)奈西立肽:是一重组人 BNP,具有扩张静脉、动脉和冠脉,降低前、后负荷,增加心排血量,增加钠盐排泄,抑制肾素—血管紧张素系统和交感神经系统的作用,无直接正性肌力作用。多项随机、安慰剂对照的临床研究显示,AHF 患者静脉输注奈西立肽可获有益的临床与血流动力学效果:左室充盈压或 PCWP 降低、心排血量增加,呼吸困难和疲劳症状改善,安全性良好,但对预后可能无改善。该药可作为血管扩张剂单独使用,也可与其他血管扩张剂(如硝酸酯类)合用,还可与正性肌力药物(如多巴胺、多巴酚丁胺或米力农等)合用。给药方法:1.5～2 μg/kg 负荷剂量缓慢静脉注射,继以 0.01 μg/(kg·min)持续静脉滴注,也可不用负荷剂量而直接静脉滴注,给药时间在 3 天以内。收缩压<90 mmHg 或持续低血压并伴肾功能不全的患者禁用。

(5)重组人松弛素-2:是一种血管活性肽激素,具有多种生物学和血流动力学效应。RELAX-AHF 研究表明,该药治疗 AHF 可缓解患者呼吸困难,降低心衰恶化病死率,耐受性和安全性良好,但对心衰再住院率无影响。

5.正性肌力药物

①应用指征和作用机制:适用于低心排血量综合征,如伴症状性低血压(≤85 mmHg)或 CO 降低伴循环淤血患者,可缓解组织低灌注所致的症状,保证重要脏器血液供应。②注意事项:a.是否用药不能仅依赖一两次血压测量值,必须综合评价临床状况,如是否伴组织低灌注的表现;b.血压降低伴低心排血量或低灌注时应尽早使用,而当器官灌注恢复和(或)循环淤血减轻时则应尽快停用;c.药物的剂量和静脉滴注速度应根据患者的临床反应做调整,强调个体化治疗;d.此类药可即刻改善急性心衰患者的血流动力学和临床状态,但也可能促进和诱发一些不良的病理生理反应,甚至导致心肌损伤和靶器官损害,必须警惕;e.用药期间应持续心电、血压监测,因正性肌力药物可能导致心律失常、心肌缺血等情况;f.血压正常又无器官和组织灌注不足的急性心衰患者不宜使用。

常用的正性肌力药物如下。

(1)洋地黄类制剂:主要适应证是有快速室上性心律失常并已知有心室扩大伴左心室收缩功能不全的患者。近两周内未用过洋地黄的患者,可选用毛花苷丙(西地兰)0.4～0.6 mg 加入 25%～50%葡萄糖注射液20～40 mL 中缓慢静脉注射;必要时 2～4 小时后再给 0.2～0.4 mg,直至心室率控制在 80 次/分左右或 24 小时总量达到 1.2～1.6 mg。也可静脉缓注地高辛,首剂量0.5 mg,2 小时后酌情 0.25 mg。若近期用过洋地黄,但并非洋地黄中毒所致心力衰竭,仍可应用洋地黄,但应酌情减量。此外,使用洋地黄之前,应描记心电图确定心律,了解是否有急性心肌梗死、心肌炎或低钾血症等;床旁 X 线胸片了解心影大小。单纯性二尖瓣狭窄合并急性肺水肿时,如为窦性心律不宜使用洋地黄制剂,因洋地黄能增加心肌收缩力,使右室排血量增加,加重肺水肿;但若二尖瓣狭窄合并二尖瓣关闭不全的肺水肿患者,可用洋地黄制剂。对急性心肌梗死早期出现的心力衰竭,由于发生基础为坏死心肌间质充血、水肿致顺应性降低,而左心室舒张末期容量尚未增加,故梗死后 24 小时内宜尽量避免用洋地黄药物,此时宜选用多巴酚丁胺[5～10 μg/(min·kg)]静脉滴注。

(2)儿茶酚胺类:常用者为多巴胺和多巴酚丁胺。

多巴胺小剂量应用[<3 μg/(kg·min)]有选择性扩张肾动脉、促进利尿的作用;大剂量应用[>5 μg/(kg·min)]有正性肌力作用和血管收缩作用。个体差异较大,一般从小剂量起始,逐渐增加剂量,短期静脉内应用。可引起低氧血症,应监测 SaO_2,必要时给氧。

多巴酚丁胺主要通过激动 β_1 受体发挥作用,具有很强的正性肌力效应,在增加心排血量的同时伴有左室充盈压的下降且具有剂量依赖性,常用于严重收缩性心力衰竭的治疗。短期应用可增加心排血量,改善外周灌注,缓解症状。对于重症心衰患者,连续静脉应用会增加死亡风险。用法:2~20 μg/(kg·min)静脉滴注。使用时监测血压,常见不良反应有心律失常、心动过速,偶尔可因加重心肌缺血而出现胸痛。但对急重症患者来讲,药物反应的个体差异较大,老年患者对多巴酚丁胺的反应显著下降。用药 72 小时后可出现耐受。正在应用 β 受体阻滞药的患者不推荐应用多巴酚丁胺和多巴胺。

(3)磷酸二酯酶抑制剂:选择性抑制心肌和平滑肌的磷酸二酯酶同工酶 Ⅲ,减少 cAMP 的降解而提高细胞内 cAMP 的含量,发挥强心与直接扩血管作用。常用药物有米力农、依诺昔酮等,米力农首剂 25~75 μg/kg 静脉注射(>10 分钟),继以 0.375~0.75 μg/(kg·min)静脉滴注。常见不良反应有低血压和心律失常,有研究表明米力农可能增加不良事件和病死率。

(4)左西孟旦:属新型钙增敏剂,通过与心肌细胞上的 TnC 结合,增加 TnC 与 Ca^{2+} 复合物的构象稳定性而不增加细胞内 Ca^{2+} 浓度,促进横桥与细肌丝的结合,增强心肌收缩力而不增加心肌耗氧量,并能改善心脏舒张功能;同时激活血管平滑肌的 K^+ 通道,扩张组织血管。其正性肌力作用独立于 β 肾上腺素能刺激,可用于正接受 β 受体阻滞药治疗的患者。多项随机、双盲、平行对照研究结果提示,该药在缓解临床症状、改善预后等方面不劣于多巴酚丁胺,患者近期血流动力学有所改善,并且不增加交感活性。左西孟旦宜在血压降低伴低心排血量或低灌注时尽早使用,负荷量 12 μg/kg 静脉注射(>10 分钟),继以 0.1~0.2 μg/(kg·min)静脉滴注,维持用药 24 小时。左西孟旦半衰期长达 80 小时,单次 6~24 小时的静脉注射,血流动力学改善的效益可持续 7~10 天(主要是活性代谢产物延长其效)。对于收缩压<100 mmHg 的患者,无须负荷剂量,可直接用维持剂量,防止发生低血压。应用时须监测血压和心电图,避免血压过低和心律失常的发生。

6.β 受体阻滞药

有关 β 受体阻滞药治疗 LVEF 正常的心力衰竭的研究资料缺乏,其应用是经验性的,主要基于减慢心率和改善心肌缺血的可能益处。

尚无随机临床试验使用 β 受体阻滞药治疗 AHF 以改善急性期病情。若 AHF 患者发生持续的心肌缺血或心动过速,可考虑谨慎地静脉使用美托洛尔或艾司洛尔。

7.血管收缩药物

对外周动脉有显著缩血管作用的药物,如去甲肾上腺素、肾上腺素等,多用于尽管应用了正性肌力药物仍出现心源性休克或合并显著低血压状态时。这些药物可以使血液重新分配至重要脏器,收缩外周血管并提高血压,但以增加左心室后负荷为代价。这些药物具有正性肌力活性,也有类似于正性肌力药的不良反应。

8.预防血栓药物

2016 ESC 指南指出除非有禁忌证或不必要(如正在口服抗凝药物),推荐使用肝素或其他抗凝药物预防血栓形成。

9.口服药物的管理

AHF 患者除合并血流动力学不稳定、高钾血症、严重肾功能不全以外,口服药物应继续服用。2016ESC 指南指出,服用 β 受体阻滞药在 AHF 发病期间(除心源性休克)仍然是安全的,停用 β 受体阻滞药可能增加近期和远期的病死率。

(三)非药物治疗

1.机械通气治疗

可改善氧合和呼吸困难,缓解呼吸肌疲劳、降低呼吸功耗,增加心排血量,是目前纠正 AHF 低氧血症、改善心脏功能的有效方法。

(1)无创正压通气(NPPV):当患者出现较为严重的呼吸困难、辅助呼吸肌的动用,而常规氧疗方法(鼻导管和面罩)不能维持满意氧合或氧合障碍有恶化趋势时,应及早使用 NPPV。临床主要应用于意识状态较好、有自主呼吸能力的患者,同时,患者具有咳痰能力、血流动力学状况相对稳定及能与 NPPV 良好配合。不建议用于收缩压<85 mmHg 的患者。

采用鼻罩或面罩实施 5~10 mmHg 的 CPAP 治疗,可以改善心率、呼吸频率、血压及减少气管插管的需要,并可能减少住院病死率;也可以考虑采用 BiPAP 作为 CPAP 的替代治疗,不过有关 BiPAP 使用和心肌梗死间的关系怎样尚不清楚。

(2)有创机械通气:①经积极治疗后病情仍继续恶化;②意识障碍;③呼吸严重异常,如呼吸频率>40 次/分或<6 次/分或呼吸节律异常或自主呼吸微弱或消失;④血气分析提示严重通气和(或)氧合障碍,尤其是充分氧疗后仍<50 mmHg;$PaCO_2$ 进行性升高,pH 动态下降。

初始宜用间歇正压通气给氧,它能使更多的肺泡开放,加大肺泡平均容量,以利于气体交换,一般将吸气相正压控制在 30 cmH_2O 以下。若仍无效,可改用呼气末正压通气(PEEP)给氧,PEEP 改善换气功能的作用和左心功能的作用随其大小的增加而增强。适当增加的 PEEP 可减少回心血量,减轻心脏前负荷,可增加心排血量。

2.血液净化治疗

(1)适应证:出现下列情况之一时可采用超滤治疗:高容量负荷如肺水肿或严重的外周组织水肿且对利尿剂抵抗;低钠血症(血钠<110 mmol/L)且有相应的临床症状如神志障碍、肌张力减退、腱反射减弱或消失、呕吐以及肺水肿等。超滤对 AHF 有益,但并非常规手段。UNLOAD 研究证实,对于心衰患者,超滤治疗和静脉连续应用利尿剂相比,排水量无明显差异,但超滤治疗能更有效地移除体内过剩的钠,并可降低因心衰再住院率;但 CARRESS-HF 研究表明在急性失代偿性心衰合并持续淤血和肾功能恶化的患者中,在保护 96 小时肾功能方面,阶梯式药物治疗方案优于超滤治疗,2 种治疗体重减轻类似,超滤治疗不良反应较高。

2016 ESC 指南指出:尚无证据表明超滤优于利尿剂成为 AHF 的一线治疗。不推荐常规应用超滤,可用于对利尿剂无反应的患者。

(2)肾功能进行性减退,血肌酐>500 $\mu mol/L$ 或符合急性血液透析指征的其他情况可行血液透析治疗。

3.主动脉内球囊反搏(IABP)

可有效改善心肌灌注,降低心肌耗氧量和增加心排血量。适应证:①AMI或严重心肌缺血并发心源性休克且不能由药物纠正;②伴血流动力学障碍的严重冠心病(如 AMI 伴机械并发症);③心肌缺血或急性重症心肌炎伴顽固性肺水肿;④作为左心室辅助装置(LVAD)或心脏移植前的过渡治疗。对其他原因的心源性休克是否有益尚无证据。

2016ESC 指南指出:心源性休克患者在多巴胺和去甲肾上腺素联合基础上加用左西孟旦可改善血流动力学且不增加低血压风险,但对 IABP 不推荐常规使用。

4.心室机械辅助装置

AHF 经常规药物治疗无明显改善时,有条件的可应用该技术。此类装置有体外模式人工肺氧合器(ECMO)、心室辅助泵(如可置入式电动左心辅助泵、全人工心脏)。根据 AHF 的不同类型,可选择应用心室辅助装置,在积极纠治基础心脏疾病的前提下,短期辅助心脏功能,也可作为心脏移植或心肺移植的过渡。ECMO 可以部分或全部代替心肺功能。临床研究表明,短期循环呼吸支持(如应用 ECMO)可明显改善预后。

(四)病因和诱因治疗

诱因治疗包括控制感染、纠正贫血与心律失常等,病因治疗如 AMI 行急诊 PCI 等。

(五)急性心衰稳定后的后续处理

1.病情稳定后监测

入院后至少第 1 个 24 小时要连续监测心率、心律、血压和 SaO_2,之后也要经常监测。至少每日评估心衰相关症状(如呼吸困难),治疗的不良反应及评估容量超负荷相关症状。

2.病情稳定后治疗

①无基础疾病的急性心衰:在消除诱因后,并不需要继续心衰的相关治疗,应避免诱发急性心衰,如出现各种诱因要及早、积极控制。②伴基础疾病的急性心衰:应针对原发疾病进行积极有效的治疗、康复和预防。③原有慢性心衰类型:处理方案与慢性心衰相同。

第二节　慢性心力衰竭

慢性心力衰竭(CHF)又称为慢性心功能不全,简称慢性心衰,是指心脏由于收缩和舒张功能严重低下或负荷过重,使泵血明显减少,不能满足全身代谢需要而产生的临床综合征。包括动脉供血不足和静脉系统淤血甚至水肿,伴有神经内分泌系统激活的表现。慢性心力衰竭是各种病因所致心脏疾病的终末阶段,也是最主要的死亡原因。

一、病因

(一)慢性左心衰

(1)先天性或获得性心肌、心脏瓣膜、心包或大血管、冠状动脉结构异常导致的血流动力学异常是慢性心力衰竭的基础病因。

（2）冠心病、高血压、心脏瓣膜病和扩张型心肌病是成人慢性心衰的常见病因。较为常见的病因有心肌炎、肾炎、先天性心脏病。较少见和易被忽视的病因有心包疾病、甲状腺功能亢进症与减退、贫血、脚气病、动静脉瘘、心房黏液瘤、其他心脏肿瘤、结缔组织疾病、高原病、少见的内分泌病。

（二）慢性右心衰

任何导致慢性心血管结构和（或）功能异常，损害右心室射血功能和（或）充盈能力的因素都可引起慢性右心衰。右心室容量或压力负荷过重及右心室心肌的严重病变是其主要原因。

1.右心室超负荷

①压力超负荷：肺动脉高压是引起右心室压力超负荷的常见原因，右心室流出道梗阻（如双腔右室、漏斗部肥厚、肺动脉瓣狭窄），肺动脉狭窄，体循环化右心室等比较少见。②容量超负荷：三尖瓣关闭不全、肺动脉瓣关闭不全等右心瓣膜病。房间隔缺损、肺静脉异位引流、主动脉窦瘤破入右心房、冠状动脉—右心室或右心房瘘等先天性心脏病。其他疾病如类癌晚期，尤其是合并肝转移时，类癌细胞分泌并释放生物活性物质累及心脏时常引起右侧心脏瓣膜和心内膜病变，导致右心室容量超负荷和右心衰。③先天性心脏病：三尖瓣下移畸形、法洛四联症、右心室双出口合并二尖瓣闭锁、大动脉转位等。

2.右心室心肌自身病变

①右心室心肌梗死：右室心肌梗死很少单独出现，常合并左心室下壁梗死，患病率为20%～50%，其中约10%的患者可出现明显的低血压。右心室心肌缺血、损伤、坏死均可引起右心室功能降低，导致右心衰。②右心室心肌疾病：限制型心肌病累及右心室时也可使右心室舒张功能下降，导致右心衰。心肌炎累及右心室时也可以引起右心衰。③严重感染：可引起心肌损伤，约50%的严重败血症和脓毒性休克患者同时伴随左心室收缩功能低下，部分患者出现右心室功能障碍。

二、发病机制

（一）原发性心肌收缩力受损

心肌梗死、炎症、变性、坏死、心肌病等。

（二）心室的后负荷（压力负荷）过重

肺或体循环高压、左或右心室流出道狭窄、主动脉瓣或肺动脉瓣狭窄等，使心肌收缩时阻力升高，后负荷过重，引起继发性心肌舒缩功能障碍而出现心衰。

（三）心室的前负荷（容量负荷）过重

瓣膜关闭不全、心内或大血管之间左向右分流等，使心室舒张期容量增加，前负荷加重，也可引起心衰。

（四）高动力性循环状态

主要发生于贫血、体循环动静脉瘘、甲状腺功能亢进症、脚气病性心脏病等。由于周围血管阻力降低，心排血量增多及心室容量负荷加重而发生心衰。

（五）心室前负荷不足

二尖瓣狭窄、缩窄性心包炎、心脏压塞和限制型心肌病等引起心室充盈受限，导致体、肺循环淤血,由此发生心衰。

三、临床表现

(一)症状

1.呼吸困难

左心衰的主要表现之一,随着心衰程度的加重,依次表现为劳力性呼吸困难、端坐呼吸、夜间阵发性呼吸困难、静息呼吸困难和急性肺水肿。

2.运动耐量降低

运动耐量降低表现为劳力或日常活动时气促、乏力、活动受限。疲乏或无力的患者常常伴有肢体的沉重感。采集病史时应记录运动受限的程度,如爬楼梯、走平路、日常家务活动或生活自理的能力等。

3.体循环淤血

右心衰相关的症状,淤血性肝肿大伴随的不适,如腹胀、腹部钝痛、右上腹沉重感等,以及胃肠道淤血的症状,如食欲下降、恶心、胃部气胀感、餐后不适及便秘等。

4.其他

低心排血量相关的症状,如神志模糊、虚弱、肢体冰冷。心衰早期可以出现夜尿增多。少尿则是心衰加重的一种征兆,它与心排血量严重降低导致尿液生成受到抑制相关。长期慢性的肾血流减少可出现肾功能不全的表现,即心肾综合征。心衰的患者可有贫血的症状,除了与慢性肾功能不全(导致促红细胞生成素生成减少、促红细胞生成素抵抗、尿毒症性肠炎及出血,离子吸收减少)有关外,有些药物如阿司匹林可引起的胃肠道出血。重度心衰的老年患者,可出现反应迟钝、记忆力减退、焦虑、头痛、失眠、噩梦等精神症状。

(二)体征

心衰患者的体征主要包括三个方面:容量负荷的状况,心脏和血管的体征,病因、诱因及并发症的体征。

1.容量负荷的状况

(1)体循环静脉高压:颈静脉充盈反映右心房压力增高。三尖瓣反流时,颈静脉搏动明显。正常吸气时,颈静脉压下降,但是心衰的患者是升高的,类似于缩窄性心包炎,称为库斯莫尔征。轻度的右心衰患者,静息时颈静脉压力可以正常,但是肝颈静脉反流征阳性,提示腹部充血和右心无法接受和射出增多的血容量。

(2)肺部啰音:肺底满布湿啰音是左心衰至少中度的特征性体征,通常出现在双侧肺底,如果单侧出现,则以右侧常见,可能与一侧的胸膜渗出有关。急性肺水肿时,双肺满布粗糙的水泡音和哮鸣音,可伴有粉红色泡沫痰。未闻及啰音并不能排除肺静脉压的显著升高。支气管黏膜充血,过多的支气管分泌物或支气管痉挛可引起干啰音和喘鸣。

(3)肝肿大:常常出现在水肿之前。如果近期内肝脏迅速肿大,由于包膜被牵拉可出现触痛,长期心衰的患者触痛可消失。严重的慢性心衰患者或三尖瓣疾病及缩窄性心包炎引起严重淤血性肝肿大的心衰患者,也可以出现脾肿大。

（4）水肿：心衰患者水肿的特征为首先出现于身体低垂的部位，常为对称性和可压陷性。可走动的患者首先表现为下午踝部水肿，经过夜间休息，清晨水肿消失；长期卧床的患者表现为骶尾部的水肿。终末期心衰的患者，水肿严重且呈全身性，伴有体重增加，此时查心电图可见 QRS 波群振幅的降低。长期的水肿可以导致下肢皮肤色素沉着、红化和硬结等。合并营养不良或肝功能损害，低蛋白血症时，也可出现全身水肿。

（5）胸腔积液：胸腔积液的出现表明体静脉或肺静脉压力增高，以双侧多见，如为单侧则以右侧更多见。一旦出现胸腔积液，呼吸困难会进一步加重，这是因为肺活量进一步降低，同时激活了受体。随着心衰的改善，胸腔积液可以逐步吸收，偶尔叶间包裹性渗出液可持续存在，需要胸腔穿刺治疗。

2.心脏和血管的体征

（1）心脏扩大：心脏扩大见于大多数慢性收缩性心衰的患者，但此体征无特异性，部分患者没有此体征，如单纯舒张期心衰、慢性缩窄性心包炎或限制型心肌病、急性心衰的患者等。

（2）奔马律：儿童或年轻患者可以听到生理性第三心音，40 岁以上的患者极少听到这种心音。一旦出现通常是病理性的，称为舒张早期奔马律或第三心音奔马律，多数来自左心室，可见于任何年龄的心衰患者。第三心音奔马律是预测死亡或住院的独立危险因素。

（3）肺动脉瓣区第二心音亢进和收缩期杂音：随着心衰的发展，肺动脉压力增高，肺动脉瓣区第二心音逐渐增强（$P_2 > A_2$）并且广泛传导。收缩期杂音在心衰患者中很常见，多继发于心室或瓣环的扩张所引起的功能性二尖瓣或三尖瓣反流，治疗后杂音可以减轻。

3.病因、诱因及并发症的体征

器质性心脏病病因的体征，如风湿性瓣膜性心脏病的心脏杂音等；心衰诱因和并发症相关的体征，如肺部感染、甲状腺肿大、血管杂音、皮疹、黄疸和栓塞征象等。

四、辅助检查

（一）实验室检查

1.利钠肽

利钠肽是心衰诊断、患者管理、临床事件风险评估中的重要指标，临床上常用 BNP 及 NT-proBNP。未经治疗者若利钠肽水平正常可基本排除心衰诊断，已接受治疗者利钠肽水平高则提示预后差，但左心室肥厚、心动过速、心肌缺血、肺动脉栓塞、慢性阻塞性肺疾病（COPD）等缺氧状态、肾功能不全、肝硬化、感染、败血症、高龄等均可引起利钠肽升高，因此其特异性不高。

2.肌钙蛋白

严重心衰或心衰失代偿期、败血症患者的肌钙蛋白可有轻微升高，但心衰患者检测肌钙蛋白更重要的目的是明确是否存在急性冠状动脉综合征。肌钙蛋白升高，特别是同时伴有利钠肽升高，也是心衰预后的强预测因子。

3.常规检查

常规检查包括血常规、尿常规、肝肾功能、血糖、血脂、电解质等，对于老年及长期服用利尿剂、RASS抑制剂类药物的患者尤为重要,在接受药物治疗的心衰患者的随访中也需要适当监测。甲状腺功能检测不容忽视,因为无论甲状腺功能亢进或减退均可导致心力衰竭。

(二)心电图

心力衰竭并无特异性心电图表现,但能帮助判断心肌缺血、既往心肌梗死、传导阻滞及心律失常等。

(三)影像学检查

1.X线检查

X线检查是确诊左心衰肺水肿的主要依据,并有助于心衰与肺部疾病的鉴别。心影大小及形态为心脏病的病因诊断提供了重要的参考资料,心脏扩大的程度和动态改变也间接反映了心脏的功能状态,但并非所有心衰患者均存在心影增大。

X线胸片可反映肺淤血。早期肺静脉压增高时,主要表现为肺门血管影增强,上肺血管影增多与下肺纹理密度相仿甚至多于下肺。肺动脉压力增高可见右下肺动脉增宽,进一步出现间质性肺水肿可使肺野模糊,Kerley B线是在肺野外侧清晰可见的水平线状影,是肺小叶间隔内积液的表现,是慢性肺淤血的特征性表现。急性肺泡性肺水肿时肺门呈蝴蝶状,肺野可见大片融合的阴影。左心衰还可见胸腔积液和叶间胸膜增厚。

2.超声心动图

超声心动图可以更准确地评价各心腔大小变化及心瓣膜结构和功能,方便快捷地评估心功能和判断病因,是诊断心力衰竭最主要的仪器检查。

(1)收缩功能:以收缩末及舒张末的容量差计算LVEF作为收缩性心力衰竭的诊断指标,虽不够精确,但方便实用。正常LVEF>50%。

(2)舒张功能:超声多普勒是临床上最实用的判断舒张功能的方法。可有导致舒张期功能不全的结构基础,如左心房肥大、左心室壁增厚等。心动周期中舒张早期心室充盈速度最大值为E峰,舒张晚期(心房收缩)心室充盈最大值为A峰,E/A比值正常人不应小于1.2,中青年更大。舒张功能不全时,E峰下降,A峰增高,E/A比值降低。对于难以准确评价A峰的心房颤动患者,可利用组织多普勒评估二尖瓣环测得E/E′比值,若>15,则提示存在舒张功能不全。

3.放射性核素检查

放射性核素检查能相对准确地评价心脏大小和LVEF,还可通过记录放射活性—时间曲线计算左心室最大充盈速率以反映心脏舒张功能。常同时行心肌灌注显像评价存活/缺血心肌,但在测量心室容积或更精细的心功能指标方面价值有限。

4.心脏磁共振(CMR)

CMR能评价左右心室容积、心功能、节段性室壁运动、心肌厚度、心脏肿瘤、瓣膜、先天性畸形及心包疾病等。因其精确度及可重复性成为评价心室容积、肿瘤、室壁运动的金标准。增强磁共振能为心肌梗死、心肌炎、心包炎、心肌病、浸润性疾病提供诊断依据,但费用昂贵,部分心律失常或起搏器植入的患者等不能接受CMR,故具有一定的局限性。

5.冠状动脉造影

对于拟诊冠心病或有心肌缺血症状、心电图或负荷试验有心肌缺血表现者,可行冠状动脉造影明确病因诊断。

（四）有创性血流动力学检查

右心漂浮导管（Swan-Ganz 导管）和脉搏指示剂连续心排血量监测（PiCCO）。

急性重症心衰患者必要时采用床边 Swan-Ganz 导管检查，经静脉将漂浮导管插入至肺小动脉，测定各部位的压力及血液含氧量，计算心脏指数（CI）及肺小动脉楔压（PCWP），直接反映左心功能，正常时 $CI > 2.5$ L/(min·m²)，$PCWP < 12$ mmHg。

危重患者也可采用 PiCCO 动态监测，经外周动、静脉置管，应用指示剂热稀释法估测血容量、外周血管阻力、全心排血量等指标，更好地指导容量管理，通常仅适用于具备条件的 CCU、ICU 等病房。

（五）心—肺运动试验

仅适用于慢性稳定性心衰患者，在评估心功能并判断心脏移植的可行性方面切实有效。运动时肌肉需氧量增高，心排血量相应增加。正常人每增加 100 mL/(min·m²)的耗氧量，心排血量需增加 600 mL/(min·m²)。当患者的心排血量不能满足运动需求时，肌肉组织就从流经它的单位容积血中提取更多的氧，致动、静脉血氧差值增大。在氧供应绝对不足时，即出现无氧代谢，乳酸增加，呼气中 CO_2 含量增加。

1. 最大耗氧量[$VO_2 max$, mL/(min·kg)]

最大耗氧量即运动量虽继续增加，耗氧量不再增加时的峰值，表明心排血量已不能按需要继续增加。心功能正常时，此值应 > 20，轻至中度心功能受损时为 16～20，中至重度受损时为 10～15，极重度受损时 < 10。

2. 无氧阈值

无氧阈值即呼气中 CO_2 的增长超过了氧耗量的增长，标志着无氧代谢的出现，以开始出现两者增加不成比例时的氧耗量作为代表值，此值越低说明心功能越差。

五、诊断和鉴别诊断

心力衰竭完整的诊断包括病因学诊断、心功能评价及预后评估。

（一）诊断

心力衰竭须综合病史、症状、体征及辅助检查做出诊断。主要诊断依据为原有基础心脏病的证据及循环淤血的表现。症状、体征是早期发现心衰的关键，完整的病史采集及详尽的体格检查非常重要。左心衰的不同程度呼吸困难、肺部啰音，右心衰的颈静脉征、肝肿大、水肿以及心衰的心脏奔马律、瓣膜区杂音等是诊断心衰的重要依据。但症状的严重程度与心功能不全程度无明确相关性，须行客观检查并评价心功能。BNP 测定也可作为诊断依据，并能帮助鉴别呼吸困难的病因。

判断原发病非常重要，因为某些引起左心室功能不全的情况如瓣膜病能够治疗或逆转。同时也应明确是否存在可导致症状发生或加重的并发症。

预后评价：生存率是针对人群的描述，对患者而言，个体的预后更值得关注。准确的预后评估可为患者及其家属对未来生活的规划提供必要的信息，也能判断心脏移植及其机械辅助治疗的可行性。LVEF 降低、NYHA 分级恶化、VO_2max 降低、血细胞比容下降、QRS 波增宽、持续性低血压、心动过速、肾功能不全、传统治疗不能耐受、顽固性高容量负荷、BNP 明显升高等均为心衰高风险及再入院率、病死率的预测因子。

(二)鉴别诊断

心力衰竭主要应与以下疾病相鉴别。

1.支气管哮喘

左心衰患者夜间阵发性呼吸困难,常称为心源性哮喘,应与支气管哮喘相鉴别。前者多见于器质性心脏病患者,发作时必须坐起,重症者肺部有干、湿性啰音,甚至咳粉红色泡沫痰;后者多见于青少年,有过敏史,发作时双肺可闻及典型哮鸣音,咳出白色黏痰后呼吸困难常缓解。测定血浆 BNP 水平对鉴别心源性和支气管性哮喘有较大的参考价值。

2.心包积液、缩窄性心包炎

由于腔静脉回流受阻同样可以引起颈静脉怒张、肝肿大、下肢水肿等表现,应根据病史、心脏及周围血管体征进行鉴别,超声心动图、CMR 可确诊。

3.肝硬化腹水伴下肢水肿

应与慢性右心衰鉴别,除基础心脏病体征有助于鉴别外,非心源性肝硬化不会出现颈静脉怒张等上腔静脉回流受阻的体征。

六、治疗

心衰的治疗目标为防止和延缓心力衰竭的发生发展;缓解临床症状,提高生活质量;改善长期预后,降低病死率与住院率。治疗原则:采取综合治疗措施,包括对各种可致心功能受损的疾病如冠心病、高血压、糖尿病的早期管理,调节心力衰竭的代偿机制,减少其负面效应,如拮抗神经体液因子的过度激活,阻止或延缓心室重塑的进展。

(一)一般治疗

1.生活方式管理

(1)患者教育:心衰患者及其家属应得到准确的有关疾病知识和管理的指导,内容包括健康的生活方式、平稳的情绪、适当的诱因规避、规范的药物服用、合理的随访计划等。

(2)体重管理:日常体重监测能简便直观地反映患者体液潴留情况及利尿剂疗效,帮助指导调整治疗方案。体重改变往往出现在临床体液潴留症状和体征之前。部分严重慢性心力衰竭患者存在临床或亚临床营养不良,若患者出现大量体脂丢失或去脂体重减轻称为心源性恶病质,往往预示预后不良。

(3)饮食管理:心衰患者血容量增加,体内水钠潴留,减少钠盐摄入有利于减轻上述情况,但在应用强效排钠利尿剂时过分严格限盐可导致低钠血症。

2.休息与活动

急性期或病情不稳定者应限制体力活动,卧床休息,以降低心脏负荷,有利于心功能的恢复。但长期卧床易发生深静脉血栓形成甚至肺栓塞,同时也可能出现消化功能减低、肌肉萎缩、坠积性肺炎、压疮等,适宜的活动能提高骨骼肌功能,改善活动耐量。因此,应鼓励病情稳定的心衰患者主动运动,根据病情轻重不同,在不诱发症状的前提下从床边小坐开始逐步增加有氧运动。

3.病因治疗

(1)病因治疗:对所有可能导致心脏功能受损的常见疾病如高血压病、冠心病、糖尿病、代谢综合征等,在尚未造成心脏器质性改变前即应早期进行有效治疗。对于少数病因未明的疾病如原发性扩张型心肌病等也应早期积极干预,延缓疾病进展。

(2)消除诱因:常见的诱因为感染,特别是呼吸道感染,应积极选用适当的抗感染治疗。对于发热持续1周以上者应警惕感染性心内膜炎的可能。心律失常特别是心房颤动也是诱发心力衰竭的常见原因,快心室率心房颤动应尽快控制心室率,如有可能应及时复律。潜在的甲状腺功能亢进、贫血等也可能是心力衰竭加重的原因,应注意排查并予以纠正。

(二)药物治疗

1.利尿剂

利尿剂是心力衰竭治疗中改善症状的基石,是心衰治疗中唯一能够控制体液潴留的药物,但不能作为单一治疗。原则上在慢性心衰急性发作和明显体液潴留时应用。利尿剂的适量应用至关重要,剂量不足则体液潴留,将减低RASS抑制剂的疗效并增加β受体阻滞药的负性肌力作用;剂量过大则容量不足,将增加RASS抑制剂及血管扩张剂的低血压及肾功能不全风险。

(1)袢利尿剂:以呋塞米为代表,作用于髓袢升支粗段,排钠排钾,为强效利尿剂。对轻度心衰患者一般小剂量(20 mg 口服)起始,逐渐加量,一般控制体重下降 0.5～1.0 kg/d;重度慢性心力衰竭者可增至100 mg每日2次,静脉注射效果优于口服。但须注意低钾血症的不良反应,应监测血钾。

(2)噻嗪类利尿剂:以氢氯噻嗪为代表,作用于肾远曲小管近端和髓袢升支远端,抑制钠的重吸收,并因 Na^+-K^+ 交换同时降低钾的重吸收。GFR<30 mL/min 时作用明显受限。轻度心力衰竭可首选此药,12.5～25 mg 每日1次起始,逐渐加量,可增至每日75～100 mg,分2～3次服用,同时注意电解质平衡,常与保钾利尿剂合用。因可抑制尿酸排泄引起高尿酸血症,长期大剂量应用可影响糖、脂代谢。

(3)保钾利尿剂:作用于肾远曲小管远端,通过拮抗醛固酮或直接抑制 Na^+-K^+ 交换而具有保钾作用,利尿作用弱,多与上述两类利尿剂联用以加强利尿效果并预防低钾血症。常用的有螺内酯、氨苯蝶啶、阿米洛利。

电解质紊乱是利尿剂长期使用最常见的不良反应,特别是低钾血症或高钾血症均可导致严重后果,应注意监测。对于低钠血症应谨慎区分缺钠性(容量减少性)与稀释性(难治性水肿)。前者尿少而比重高,应给予高渗盐水补充钠盐;后者见于心力衰竭进行性恶化患者,尿少而比重低,应严格限制水的摄入,并按利尿剂抵抗处理。

2.RAAS 抑制剂

(1)血管紧张素转换酶抑制剂(ACEI):通过抑制 ACE 减少血管紧张素 Ⅱ(AT Ⅱ)生成而抑制 RAAS;并通过抑制缓激肽降解而增强缓激肽活性及缓激肽介导的前列腺素生成,发挥扩血管作用,改善血流动力学;通过降低心衰患者神经—体液代偿机制的不利影响,改善心室重塑。临床研究证实 ACEI 早期足量应用除可缓解症状,还能延缓心衰进展,降低不同病因、不同程度心力衰竭患者及伴或不伴冠心病患者的病死率。

ACEI 有卡托普利、贝那普利、培哚普利、雷米普利、咪达普利、赖诺普利等,各种 ACEI 对心衰患者的症状、病死率或疾病进展的作用无明显差异。以小剂量起始,如能耐受则逐渐加量,开始用药后 1~2 周内监测肾功能与血钾,后定期复查,长期维持终身用药。

ACEI 的不良反应主要包括低血压、肾功能一过性恶化、高钾血症、干咳和血管性水肿等。有威胁生命的不良反应(血管性水肿和无尿性肾衰竭)、妊娠期妇女及 ACEI 过敏者应禁用;低血压、双侧肾动脉狭窄、血肌酐明显升高($>265\ \mu mol/L$)、高钾血症($>5.5\ mmol/L$)者慎用。非甾体抗炎药(NSAID)会阻断 ACEI 的疗效并加重其不良反应,应避免使用。

(2)血管紧张素受体阻滞药(ARB):ARB 可阻断经 ACE 和非 ACE 途径产生的 AT II 与 AT_1 受体结合,阻断 RAS 的效应,但无抑制缓激肽降解作用,因此干咳和血管性水肿的不良反应较少见。心衰患者治疗首选 ACEI,当 ACEI 引起干咳、血管性水肿时,不能耐受者可改用 ARB,但已使用 ARB 且症状控制良好者无须换为 ACEI。研究证实 ACEI 与 ARB 联用并不能使心衰患者获益更多,反而增加不良反应,特别是低血压和肾功能损害的发生,因此目前不主张心衰患者 ACEI 与 ARB 联合应用。

(3)醛固酮受体阻滞药:螺内酯等抗醛固酮制剂作为保钾利尿剂,能阻断醛固酮效应,抑制心血管重塑,改善心衰的远期预后。但必须注意血钾的监测,近期有肾功能不全、血肌酐升高或高钾血症者不宜使用。依普利酮是一种新型选择性醛固酮受体阻滞药,可显著降低轻度心衰患者心血管事件的发生风险、减少住院率、降低心血管病病死率,尤适用于老龄、糖尿病和肾功能不全患者。

(4)肾素抑制剂:血浆肾素活性是动脉粥样硬化、糖尿病和心力衰竭等患者发生心血管事件和预测病死率的独立危险因素。雷米吉仑、依那吉仑等特异性肾素抗体以及肽类肾素抑制剂,因其口服制剂的生物利用度较低、作用维持时间短、合成费用高等缺点,最终未能成功应用于临床。阿利吉仑是新一代口服非肽类肾素抑制剂,能通过直接抑制肾素降低血浆肾素活性,并阻断噻嗪类利尿剂、ACEI/ARB 应用所致的肾素堆积,有效降压且对心率无明显影响。但有待进一步研究以获得更广泛的循证依据,目前不推荐用于 ACEI/ARB 的替代治疗。

3.β 受体阻滞药

β 受体阻滞药可抑制交感神经激活对心力衰竭代偿的不利作用。心力衰竭患者长期应用 β 受体阻滞药能减轻症状、改善预后、降低病死率和住院率,且在已接受 ACEI 治疗的患者中仍能观察到 β 受体阻滞药的上述益处,说明这两种神经内分泌系统阻滞药的联合应用具有叠加效应。

目前已经临床验证的 β 受体阻滞药包括选择性 β_1 受体阻滞药美托洛尔、比索洛尔与非选择性肾上腺素能 α_1、β_1 和 β_2 受体阻滞药卡维地洛。β 受体阻滞药的禁忌证为支气管痉挛性疾病、严重心动过缓、二度及二度以上房室传导阻滞、严重周围血管疾病(如雷诺病)和重度急性心衰。所有病情稳定并无禁忌证的心功能不全患者一经诊断均应立即以小剂量起始应用 β 受体阻滞药,逐渐增加达最大耐受剂量并长期维持。其主要目的在于延缓疾病进展,减少猝死。对于存在体液潴留的患者应与利尿剂同时使用。

突然停用β受体阻滞药可致临床症状恶化,应予避免。多项临床试验表明,在慢性心力衰竭急性失代偿期或急性心力衰竭时,持续服用原剂量β受体阻滞药不仅不增加风险,且较减量或中断治疗者临床转归更好。因此,对于慢性心衰急性失代偿的患者,应根据患者的实际临床情况在血压允许的范围内尽可能地继续β受体阻滞药治疗,以获得更佳的治疗效果。

4.正性肌力药

(1)洋地黄类药物:洋地黄类药物作为正性肌力药物的代表用于治疗心衰已有两百余年的历史,尽管如此,研究证实地高辛可显著减轻轻中度心衰患者的临床症状,改善生活质量,提高运动耐量,减少住院率,但对生存率无明显改变。

洋地黄类药物通过抑制 Na^+-K^+-ATP 酶发挥药理作用。①正性肌力作用:促进心肌细胞 $Ca^{2+}-Na^+$ 交换,升高细胞内 Ca^{2+} 浓度而增强心肌收缩力。而细胞内 K^+ 浓度降低,成为洋地黄中毒的重要原因。②电生理作用:一般治疗剂量下,洋地黄可抑制心脏传导系统,对房室交界区的抑制最为明显。当血钾过低时,更易发生各种快速性心律失常。③迷走神经兴奋作用:作用于迷走神经传入纤维增加心脏压力感受器的敏感性,反馈抑制中枢神经系统的兴奋冲动,可对抗心衰时交感神经兴奋的不利影响,但尚不足以取代β受体阻滞药的作用。④作用于肾小管细胞减少钠的重吸收并抑制肾素分泌。

洋地黄制剂:地高辛是最常用且唯一经过安慰剂对照研究进行疗效评价的洋地黄制剂,常以每日 $0.125\sim0.25$ mg起始并维持,70岁以上、肾功能损害或干重低的患者应予更小剂量(每日或隔日 0.125 mg)起始。毛花苷 C(西地兰)、毒毛花苷 K 均为快速起效的静脉注射制剂,适用于急性心力衰竭或慢性心衰加重时。

洋地黄的临床应用:伴有快速心房颤动/心房扑动的收缩性心力衰竭是应用洋地黄的最佳指征,包括扩张型心肌病、二尖瓣或主动脉瓣病变、陈旧性心肌梗死及高血压心脏病所致的慢性心力衰竭。在利尿剂、ACEI/ARB 和β受体阻滞药治疗过程中仍持续有心衰症状的患者可考虑加用地高辛。但对代谢异常引起的高排血量心衰如贫血性心脏病、甲状腺功能亢进以及心肌炎、心肌病等病因所致的心衰,洋地黄治疗效果欠佳。肺源性心脏病常伴低氧血症,与心肌梗死、缺血性心肌病均易发生洋地黄中毒,应慎用;应用其他可能抑制窦房结或房室结功能或可能影响地高辛血药浓度的药物(如胺碘酮或β受体阻滞药)时须慎用或减量;肥厚型心肌病患者增加心肌收缩性可能使原有的血流动力学障碍更为加重,禁用洋地黄;风湿性心脏病单纯二尖瓣狭窄伴窦性心律的肺水肿患者因增加右心室收缩功能可能加重肺水肿程度而禁用;严重窦性心动过缓或房室传导阻滞患者在未植入起搏器前禁用。对于液体潴留或低血压等心衰症状急性加重的患者,应首选静脉制剂,待病情稳定后再应用地高辛作为长期治疗策略之一。

洋地黄中毒及其处理如下。①洋地黄中毒表现:洋地黄中毒最重要的表现为各类心律失常,常见为室性期前收缩,多表现为二联律,非阵发性交界区心动过速,房性期前收缩,心房颤动及房室传导阻滞等。快速房性心律失常伴传导阻滞是洋地黄中毒的特征性表现。洋地黄可引起心电图 ST-T 改变,称为"鱼钩"样改变,但不能据此诊断洋地黄中毒。洋地黄类药物中毒的胃肠道表现如恶心、呕吐以及神经系统症状如视物模糊、黄视、绿视、定向力障碍、意识障碍等则较少见。②影响洋地黄中毒的因素:洋地黄中毒与地高辛血药浓度高于 2.0 ng/mL 相关,但在心肌缺血、缺氧及低钾血症、低镁血症、甲状腺功能减退的情况下则中毒剂量更小。肾功能不全、低体重以及与其他药物的相互作用也是引起中毒的因素,心血管病常用药物如胺碘酮、维拉帕米及奎尼丁等均可降低地高辛的经肾排泄率而增加中毒的可能性。③洋地黄中毒的处理:发生洋地黄中毒后应立即停药。单发性室性期前收缩、一度房室传导阻滞等停药后常自行消失;对快速性心律失常者,如血钾浓度低则可用静脉补钾,如血钾不低可用利多卡因或苯妥英钠。电复律一般禁用,因易致心室颤动。有传导阻滞及缓慢性心律失常者可予阿托品静脉注射,此时异丙肾上腺素易诱发室性心律失常,不宜应用。

(2)非洋地黄类正性肌力药。

1)β受体激动药:多巴胺与多巴酚丁胺是常用的静脉制剂,多巴胺是去甲肾上腺素前体,较小剂量[<2 $\mu g/(kg \cdot min)$]激动多巴胺受体,可降低外周阻力,扩张肾血管、冠脉和脑血管;中等剂量[2~5 $\mu g/(kg \cdot min)$]激动 β_1 和 β_2 受体,表现为心肌收缩力增强,血管扩张,特别是肾小动脉扩张,心率加快不明显,能显著改善心力衰竭的血流动力学异常;大剂量[5~10 $\mu g/(kg \cdot min)$]则可兴奋 α 受体,出现缩血管作用,增加左心室后负荷。多巴酚丁胺是多巴胺的衍生物,扩血管作用不如多巴胺明显,加快心率的效应也比多巴胺小。两者均只能短期静脉应用,在慢性心衰加重时起到帮助患者渡过难关的作用,连续用药超过 72 小时可能出现耐药,长期使用将增加病死率。

2)磷酸二酯酶抑制剂:包括米力农、氨力农等,通过抑制磷酸二酯酶活性促进 Ca^{2+} 通道膜蛋白磷酸化,Ca^{2+} 内流增加,从而增强心肌收缩力。磷酸二酯酶抑制剂短期应用可改善心衰症状,但已有大规模前瞻性研究证明,长期应用米力农治疗重症慢性心力衰竭,患者的病死率增加,其他的相关研究也得出同样的结论。因此,仅对心脏术后急性收缩性心力衰竭、难治性心力衰竭及心脏移植前的终末期心力衰竭的患者短期应用。

心衰患者的心肌处于血液或能量供应不足的状态,过度或长期应用正性肌力药物将扩大能量的供需矛盾,加重心肌损害,增加病死率。为此,在心衰治疗中不应以正性肌力药取代其他治疗用药。

5.扩血管药物

慢性心力衰竭的治疗并不推荐血管扩张药物的应用,仅在伴有心绞痛或高血压的患者可考虑联合治疗,对存在心脏流出道或瓣膜狭窄的患者应禁用。

6.抗心力衰竭药物治疗进展

(1)人重组脑钠肽:如奈西立肽,具有排钠利尿、抑制交感神经系统、扩张血管等作用,适用于急性失代偿性心衰。

(2)左西孟旦:通过与心肌细胞上的肌钙蛋白 C 结合,增加肌丝对钙的敏感性从而增强心肌收缩,并通过介导三磷酸腺苷(ATP)敏感的钾通道,扩张冠状动脉和外周血管,改善顿抑心肌的功能,减轻缺血并纠正血流动力学紊乱,适用于无显著低血压或低血压倾向的急性左心衰患者。

(3)伊伐布雷定:首个选择性特异性窦房结 I_f 电流抑制剂,对心脏内传导、心肌收缩或心室复极化无影响且无 β 受体阻滞药的不良反应或反跳现象。

(4)AVP 受体阻滞药(托伐普坦):通过结合 V_2 受体减少水的重吸收,因不增加排钠而优于利尿剂,因此可用于治疗伴有低钠血症的心力衰竭。

(三)非药物治疗

1.心脏再同步化治疗(CRT)

部分心力衰竭患者存在房室、室间和(或)室内收缩不同步,进一步导致心肌收缩力降低。CRT 通过改善房室、室间和(或)室内收缩同步性增加心排血量,可改善心衰症状、运动耐量,提高生活质量,减少住院率并明显降低病死率。慢性心力衰竭患者的 CRT 的Ⅰ类适应证包括:已接受最佳药物治疗仍持续存在心力衰竭症状、LVEF≤35%、心功能 NYHA 分级Ⅲ～Ⅳ级、窦性节律时心脏不同步(QRS 间期>120 毫秒)。但部分患者对 CRT 治疗反应不佳,完全性左束支传导阻滞是 CRT 有反应的最重要指标。

2.左室辅助装置(LVAD)

适用于严重心脏事件后或准备行心脏移植术患者的短期过渡治疗和急性心衰的辅助性治疗。LVAD 的小型化、精密化、便携化已可实现,有望用于药物疗效不佳的心衰患者,成为心衰器械治疗的新手段。

3.心脏移植

心脏移植是治疗顽固性心力衰竭的最终治疗方法。但因其供体来源及排异反应而难以广泛开展。

4.细胞替代治疗

目前仍处于临床试验阶段,干细胞移植在修复受损心肌、改善心功能方面表现出有益的趋势,但仍存在移植细胞来源、致心律失常、疗效不稳定等诸多问题,尚需进一步解决。

(四)舒张性心力衰竭的治疗

舒张性心力衰竭常同时存在收缩功能不全,若客观检查(超声心动图)左心室舒张末压(LV-EDP)增高,而左心室不大,LVEF 正常则表明以舒张功能不全为主。最常见于肥厚型心肌病。治疗的原则与收缩功能不全有所差别,主要措施如下。

(1)积极寻找并治疗基础病因:如治疗冠心病或主动脉瓣狭窄、有效控制血压等。

(2)降低肺静脉压:限制钠盐摄入,应用利尿剂;若肺淤血症状明显,可小剂量应用静脉扩张剂(硝酸盐制剂)减少静脉回流,但应避免过量致左心室充盈量和心排血量明显下降。

(3)β受体阻滞药:主要通过减慢心率使舒张期相对延长而改善舒张功能,同时降低高血压,减轻心肌肥厚,改善心肌顺应性。因此其应用不同于收缩性心力衰竭,一般治疗目标为维持基础心率 50～60 次/分。

(4)钙通道阻滞药:降低心肌细胞内钙浓度,改善心肌主动舒张功能;降低血压,改善左心室早期充盈,减轻心肌肥厚,主要用于肥厚型心肌病。维拉帕米和地尔硫䓬尽管有一定的负性肌力作用,但能通过减慢心率而改善舒张功能。

(5)ACEI/ARB:有效控制高血压,从长远来看改善心肌及小血管重构,有利于改善舒张功能,最适用于高血压心脏病及冠心病。

(6)尽量维持窦性心律,保持房室顺序传导,保证心室舒张期充分的容量。

(7)在无收缩功能障碍的情况下,禁用正性肌力药物。

(王　丽)

第三章　高血压

第一节　原发性高血压

原发性高血压是以血压升高为主要临床表现但原因不明的综合征,一般简称为高血压。高血压是导致充血性心力衰竭、卒中、冠心病、肾衰竭、夹层动脉瘤的发病率和病死率升高的主要危险性因素之一,严重影响人们的健康和生活质量,至今仍是心血管疾病死亡的主要原因之一。

一、血压分类和定义

目前,我国采用国际上统一的血压分类和标准,将 18 岁以上成人的血压按不同水平分类(表 3-1),高血压定义为收缩压≥140 mmHg 和(或)舒张压≥90 mmHg,根据血压升高水平,又进一步将高血压分为 1、2、3 级。

表 3-1　血压的定义和分类

类别	收缩压(mmHg)		舒张压(mmHg)
理想血压	<120	和	<80
正常血压	<130	和	<85
正常高值	130～139	或	85～89
高血压			
1 级(轻度)	140～159	或	90～99
亚组:临界高血压	140～149	或	90～94
2 级(中度)	160～179	或	100～109
3 级(重度)	≥180	或	≥110
单纯收缩期高血压	≥140	和	<90
亚组:临界收缩期高血压	140～149	和	<90

注　当患者的收缩压和舒张压分属不同分类时,应当用较高的分类。

二、病因与发病机制

原发性高血压病因尚未阐明,目前认为是在一定的遗传背景下由多种后天环境因素作用,使正常血压调节机制失代偿所致。

(一)遗传学说

原发性高血压有群集于某些家族的倾向,提示有遗传学基础或伴有遗传生化异常。双亲均有高血压的子女,以后发生高血压的比例增高。

(二)神经精神学说(交感神经系统活性亢进)

长期精神紧张、压力、焦虑或长期环境噪声、视觉刺激可引起高血压,可能与大脑皮质的兴奋、抑制平衡失调,导致交感神经活动增强,儿茶酚胺类介质的释放使小动脉收缩并继发引起血管平滑肌增殖肥大有关。而交感神经的兴奋还可使肾素释放增多,这些均促使高血压的形成。

(三)肾素—血管紧张素系统(RAAS)

肾小球入球小动脉的球旁细胞分泌的肾素,激活肝脏产生的血管紧张素原(AGT)生成血管紧张素Ⅰ(ATⅠ),再经肺循环的血管紧张素转化酶(ACE)的作用转变为血管紧张素Ⅱ(ATⅡ)。ATⅡ作用于ATⅡ受体,使小动脉平滑肌收缩,外周血管阻力增加;并可刺激肾上腺皮质球状带分泌醛固酮,使水钠潴留,血容量增加。以上机制均可使血压升高。

(四)钠与高血压

流行病学和临床观察均显示食盐摄入量与高血压的发生密切相关。某些影响钠排出的因子,如心钠素等也可能参与高血压的形成。细胞内钠、钙离子浓度升高,膜电位降低,激活平滑肌细胞兴奋—收缩偶联,使血管收缩反应性增强,平滑肌细胞增生肥大,血管阻力增高。

(五)血管内皮功能异常

血管内皮通过代谢、生成、激活和释放各种血管活性物质而在血液循环、心血管功能的调节中起着极为重要的作用。内皮细胞可生成血管舒张物质,如前列环素(PGI_2)、一氧化氮(NO)等及血管收缩物质如内皮素(ET-1)、ATⅡ等。高血压时NO生成减少,而ET-1生成增加且血管平滑肌细胞对舒张因子的反应减弱而对收缩因子的反应增强。

(六)胰岛素抵抗

胰岛素抵抗(IR)是指必须以高于正常的血胰岛素释放水平来维持正常的糖耐量,表示机体组织对胰岛素处理葡萄糖的能力减退。约50%的原发性高血压患者存在不同程度的IR。近年来认为IR是2型糖尿病和高血压的共同病理生理基础。多数认为IR造成继发性高胰岛素血症,而胰岛素的以下作用可能与血压升高有关:①使肾小管对钠的重吸收增加;②增强交感神经活动;③使细胞内钠、钙浓度增加;④刺激血管壁增生肥厚。

(七)其他

流行病学提示,肥胖、吸烟、过量饮酒等也可能与高血压发生有关。

三、临床表现

(一)症状

大多数患者早期症状不明显,常见症状有头痛、头晕、耳鸣、眼花、乏力、心悸,还有的表现为失眠、健忘、注意力不集中、情绪易波动或发怒等。经常在体检或其他疾病就医检查时发现血压升高。血压升高常与情绪激动、精神紧张、体力活动有关,休息或去除诱因血压可下降。

(二)体征

血压受昼夜、气候、情绪、环境等因素影响波动较大。一般清晨起床活动后血压迅速升高,夜间血压较低;冬季血压较高,夏季血压较低;情绪不稳定时血压高;在医院或诊所血压明显增高,在家或医院外的环境中血压低。体检时可听到主动脉瓣区第二心音亢进、收缩期杂音,长期高血压时有心尖搏动明显增强,搏动范围扩大以及心尖搏动左移体征,提示左心室增大。

(三)恶性或急进性高血压

表现为患者发病急骤,舒张压多持续在 130～140 mmHg 或更高。常有头痛、视物模糊或失明,视网膜可发生出血、渗出及视神经盘水肿,肾脏损害突出,持续蛋白尿、血尿及管型尿,病情进展迅速,如不及时治疗,易出现严重的脑、心、肾损害,发生脑血管意外、心力衰竭和尿毒症,最后多因尿毒症而死亡,但也可死于脑血管意外或心力衰竭。

四、实验室检查

(一)基本项目

血液生化(钾、空腹血糖、总胆固醇、三酰甘油、高密度脂蛋白胆固醇、低密度脂蛋白胆固醇和尿酸、肌酐);全血细胞计数、血红蛋白和血细胞比容;尿液分析(蛋白、糖和尿沉渣镜检);心电图。

(二)推荐项目

24 小时动态血压监测、超声心动图、颈动脉超声、餐后 2 小时血糖、血同型半胱氨酸、尿白蛋白定量、尿蛋白定量、眼底、胸部 X 线检查、脉搏波传导速度以及踝臂血压指数等。

动态血压监测(ABPM)是由仪器自动定时测量血压,每隔 15～30 分钟自动测压,连续 24 小时或更长时间。正常人血压呈明显的昼夜节律,表现为双峰一谷,在上午 6～10 时及下午 4～8 时各有一高峰,而夜间血压明显降低。目前认为动态血压的正常参考范围为:24 小时平均血压<130/80 mmHg,白天血压均值<135/85 mmHg,夜间血压均值<120/70 mmHg。动态血压监测可诊断白大衣高血压,发现隐蔽性高血压,检查顽固难治性高血压的原因,评估血压升高程度、短时变异和昼夜节律以及治疗效果等。

(三)选择项目

对怀疑为继发性高血压患者,根据需要可以分别选择以下检查项目:血浆肾素活性、血和尿醛固酮、血和尿皮质醇、血游离甲氧基肾上腺素及甲氧基去甲肾上腺素、血和尿儿茶酚胺、动脉造影、肾和肾上腺超声、CT 或 MRI、睡眠呼吸监测等。对有并发症的高血压患者,进行相应的脑功能、心功能和肾功能检查。

五、诊断和鉴别诊断

高血压诊断主要根据诊室测量的血压值,采用经核准的水银柱或电子血压计,测量安静休息坐位时上臂肱动脉部位血压,一般须非同日测量三次血压值收缩压均≥140 mmHg 和(或)舒张压均≥90 mmHg 可诊断高血压。患者既往有高血压史,正在使用降压药物,血压虽然正常,也诊断为高血压。也可参考家庭自测血压收缩压≥135 mmHg 和(或)舒张压≥85 mmHg 和 24 小时动态血压收缩压平均值≥130 mmHg 和(或)舒张压≥80 mmHg,白天收缩压平均值≥135 mmHg 和(或)舒张压平均值≥85 mmHg,夜间收缩压平均值≥120 mmHg 和(或)舒张压平均值≥70 mmHg 进一步评估血压状态。一般左、右上臂的血压相差<10 mmHg)。如果左、右上臂血压相差较大,要考虑一侧锁骨下动脉及远端有阻塞性病变。如疑似直立性低血压的患者还应测量平卧位和站立位血压。是否血压升高,不能仅凭 1 次或 2 次诊室血压测量值,需要经过一段时间的随访,进一步观察血压变化和总体水平。

一旦诊断高血压,必须鉴别是原发性还是继发性。

六、预后

高血压患者的预后不仅与血压水平有关,而且与是否合并其他心血管危险因素以及靶器官损害程度有关。因此从指导治疗和判断预后的角度,应对高血压患者进行心血管危险分层,将高血压患者分为低危、中危、高危和很高危。具体危险分层标准根据血压升高水平(1、2、3级)、其他心血管危险因素、糖尿病、靶器官损害以及并发症情况,见表 3-2。

表 3-2　高血压患者心血管危险分层标准

其他危险因素和病史	高血压		
	1 级	2 级	3 级
无	低危	中危	高危
1~2 个其他危险因素	中危	中危	很高危
≥3 个其他危险因素或靶器官损害	高危	高危	很高危
临床并发症或合并糖尿病	很高危	很高危	很高危

七、治疗

(一)目的与原则

原发性高血压目前尚无根治方法。临床证据表明收缩压下降 10~20 mmHg 或舒张压下降 5~6 mmHg,3~5 年内脑卒中、冠心病与心脑血管病病死率事件分别减少 38%、16% 与 20%,心力衰竭减少 50% 以上,高危患者获益更为明显。降压治疗的最终目的是减少高血压患者心、脑血管病的发生率和病死率。

高血压治疗原则如下。

1.治疗性生活方式干预

适用于所有高血压患者。①减轻体重:将 BMI 尽可能控制在<24 kg/m²;体重降低对改善胰岛素抵抗、糖尿病、血脂异常和左心室肥厚均有益。②减少钠盐摄入:膳食中约 80% 的钠盐来自烹调用盐和各种腌制品,所以应减少烹调用盐,每人每日食盐量以不超过 6 g 为宜。③补充钾盐:每日吃新鲜蔬菜和水果。④减少脂肪摄入:减少食用油摄入,少吃或不吃肥肉和动物内脏。⑤戒烟限酒。⑥增加运动:运动有利于减轻体重和改善胰岛素抵抗,提

高心血管调节适应能力,稳定血压水平。⑦减轻精神压力,保持心态平衡。⑧必要时补充叶酸制剂。

2.降压药物治疗对象

①高血压2级或以上患者;②高血压合并糖尿病或者已经有心、脑、肾靶器官损害或并发症患者;③凡血压持续升高,改善生活方式后血压仍未获得有效控制者。从心血管危险分层的角度,高危和很高危患者必须使用降压药物强化治疗。

3.血压控制目标值

目前一般主张血压控制目标值应<140/90 mmHg。糖尿病、慢性肾脏病、心力衰竭或病情稳定的冠心病合并高血压患者,血压控制目标值<130/80 mmHg。对于老年收缩期高血压患者,收缩压控制于150 mmHg以下,如果能够耐受可降至140 mmHg以下。应尽早将血压降低到上述目标血压水平,但并非越快越好。大多数高血压患者,应根据病情在数周至数月内将血压逐渐降至目标水平。年轻、病程较短的高血压患者,可较快达标。但老年人、病程较长或已有靶器官损害或并发症的患者,降压速度宜适度缓慢。

4.多重心血管危险因素协同控制

各种心血管危险因素之间存在关联,大部分高血压患者合并其他心血管危险因素。降压治疗后尽管血压控制在正常范围,其他危险因素依然对预后产生重要影响,因此降压治疗时应同时兼顾其他心血管危险因素控制。降压治疗方案除了必须有效控制血压,还应兼顾对糖代谢、脂代谢、尿酸代谢等多重危险因素的控制。

(二)降压药物治疗

1.降压药物应用基本原则

使用降压药物应遵循以下4项原则,即小剂量开始,优先选择长效制剂,联合用药及个体化。

(1)小剂量:初始治疗时通常应采用较小的有效治疗剂量,根据需要逐步增加剂量。

(2)优先选择长效制剂:尽可能使用每日给药1次而有持续24小时降压作用的长效药物,从而有效控制夜间血压与晨峰血压,更有效预防心脑血管并发症。如使用中、短效制剂,则须给药每日2～3次,以达到平稳控制血压的目的。

(3)联合用药:可增加降压效果又不增加不良反应,在低剂量单药治疗效果不满意时,可以采用两种或两种以上降压药物联合治疗。事实上,2级以上高血压为达到目标血压常需联合治疗。对血压≥160/100 mmHg或高于目标血压20/10 mmHg或高危及以上患者,起始即可采用小剂量两种药物联合治疗或用固定复方制剂。

(4)个体化:根据患者具体情况、药物有效性和耐受性,兼顾患者经济条件及个人意愿,选择适合患者的降压药物。

2.降压药物种类

目前,常用降压药物可归纳为五大类,即利尿剂、β受体阻滞药、钙通道阻滞药(CCB)、血管紧张素转换酶抑制剂(ACEI)和血管紧张素Ⅱ受体阻滞药(ARB),详见表3-3。

表 3-3 常用降压药物名称、剂量及用法

药物分类	药物名称	单次剂量	用法(每日)
利尿药	氢氯噻嗪	12.5 mg	1~2 次
	氨苯蝶啶	50 mg	1~2 次
	阿米洛利	5~10 mg	1 次
	呋塞米	20~40 mg	1~2 次
	吲达帕胺	1.25~2.5 mg	1 次
β受体阻滞药	普萘洛尔	10~20 mg	2~3 次
	美托洛尔	25~50 mg	2 次
	阿替洛尔	50~100 mg	1 次
	倍他洛尔	10~20 mg	1 次
	比索洛尔	5~10 mg	1 次
	卡维地洛	12.5~25 mg	1~2 次
	拉贝洛尔	100 mg	2~3 次
钙通道阻滞药	硝苯地平	5~10 mg	3 次
	硝苯地平控释剂	30~60 mg	1 次
	尼卡地平	40 mg	2 次
	尼群地平	10 mg	2 次
	非洛地平缓释剂	5~10 mg	1 次
	氨氯地平	5~10 mg	1 次
	左旋氨氯地平	1.25~5 mg	1 次
	拉西地平	4~6 mg	1 次
	乐卡地平	10~20 mg	1 次
	维拉帕米缓释剂	240 mg	1 次
	地尔硫䓬缓释剂	90~180 mg	1 次
血管紧张素转换酶抑制剂	卡托普利	12.5~50 mg	2~3 次
	依那普利	10~20 mg	2 次
	贝那普利	10~20 mg	1 次
	赖诺普利	10~20 mg	1 次
	雷米普利	2.5~10 mg	1 次
	福辛普利	10~20 mg	1 次
	西拉普利	2.5~5 mg	1 次
	培哚普利	4~8 mg	1 次

续表

药物分类	药物名称	单次剂量	用法（每日）
血管紧张素 II 受体阻滞药	氯沙坦	50～100 mg	1 次
	缬沙坦	80～160 mg	1 次
	厄贝沙坦	150～300 mg	1 次
	替米沙坦	40～80 mg	1 次
	奥美沙坦	20～40 mg	1 次
	坎地沙坦	8～16 mg	1 次

注 具体使用剂量及注意事项请参照药物使用说明书。

3.各类降压药物作用特点

（1）利尿剂：有噻嗪类、袢利尿剂和保钾利尿剂三类。噻嗪类使用最多，常用的有氢氯噻嗪。降压作用主要通过排钠，减少细胞外容量，降低外周血管阻力。降压起效较平稳、缓慢，持续时间相对较长，作用持久。适用于轻度、中度高血压，对单纯收缩期高血压、盐敏感性高血压、合并肥胖或糖尿病、更年期女性、合并心力衰竭和老年人高血压有较强的降压效应。利尿剂可增强其他降压药的疗效。主要不良反应是低钾血症和影响血脂、血糖、血尿酸代谢，往往发生在大剂量时，因此推荐使用小剂量。其他还包括乏力、尿量增多等，痛风患者禁用。保钾利尿剂可引起高钾血症，不宜与 ACEI、ARB 合用，肾功能不全者慎用。袢利尿剂主要用于合并肾功能不全的高血压患者。

（2）β 受体阻滞药：有选择性（β_1）、非选择性（β_1 与 β_2）和兼有 α 受体阻滞药三类。该类药物可通过抑制中枢和周围 RAAS，抑制心肌收缩力和减慢心率发挥降压作用。降压起效较强而且迅速，不同 β 受体阻滞药降压作用持续时间不同。适用于不同程度的高血压患者，尤其是心率较快的中、青年患者或合并心绞痛和慢性心力衰竭者，对老年高血压疗效相对较差。各种 β 受体阻滞药的药理学和药代动力学情况相差较大，临床上治疗高血压宜使用选择性 β_1 受体阻滞药或者兼有 α 受体拮抗作用的 β 受体阻滞药，达到能有效减慢心率的较高剂量。β 受体阻滞药不仅能降低静息血压，而且能抑制体力应激和运动状态下的血压急剧升高。使用的主要障碍是心动过缓和一些影响生活质量的不良反应，较高剂量治疗时突然停药可导致撤药综合征。虽然糖尿病不是使用 β 受体阻滞药的禁忌证，但它增加胰岛素抵抗，还可能掩盖和延长低血糖反应，使用时应加以注意。不良反应主要有心动过缓、乏力、四肢发冷。β 受体阻滞药对心肌收缩力、窦房结及房室结功能均有抑制作用，并可增加气道阻力。急性心力衰竭、病态窦房结综合征、房室传导阻滞患者禁用。

（3）钙通道阻滞药：根据药物核心分子结构和作用于 L 型钙通道不同的亚单位，钙通道阻滞药分为二氢吡啶类和非二氢吡啶类，前者以硝苯地平为代表，后者有维拉帕米和地尔硫䓬。根据药物作用持续时间，钙通道阻滞药又可分为短效和长效。长效包括长半衰期药物，例如氨氯地平、左旋氨氯地平；脂溶性膜控型药物，例如拉西地平和乐卡地平；缓释或控释制剂，例如非洛地平缓释片、硝苯地平控释片。降压作用主要通过阻滞电压依赖 L 型钙通道减少细胞外钙离子进入血管平滑肌细胞内，减弱兴奋—收缩偶联，降低阻力血管的收缩反应。钙通道阻滞药还能减轻 ATⅡ和 α_1 肾上腺素能受体的缩血管效应,减少肾小管钠重吸收。钙通道阻滞药降压起效迅速,降压疗效和幅度相对较强,疗效的个体差异性较小,与其他类型降压药物联合治疗能明显增强降压作用。钙通道阻滞药对血脂、血糖等无明显影响,服药依从性较好。相对于其他降压药物,钙通道阻滞药还具有以下优势:对老年患者有较好的降压疗效;高钠摄入和非甾体抗炎药物不影响降压疗效;对嗜酒患者也有显著降压作用;可用于合并糖尿病、冠心病或外周血管病患者;长期治疗还具有抗动脉粥样硬化作用。主要缺点是开始治疗时有反射性交感活性增强,引起心率增快、面部潮红、头痛、下肢水肿等,尤其是使用短效制剂时。非二氢吡啶类抑制心肌收缩和传导功能,不宜在心力衰竭、窦房结功能低下或心脏传导阻滞患者中应用。

(4)血管紧张素转换酶抑制剂:降压作用主要通过抑制循环和组织 ACE,使 ATⅡ生成减少,同时抑制激肽酶使缓激肽降解减少。降压起效缓慢,3~4 周时达最大作用,限制钠盐摄入或联合使用利尿剂可使起效迅速和作用增强。ACEI 具有改善胰岛素抵抗和减少尿蛋白作用,对肥胖、糖尿病和心脏、肾脏靶器官受损的高血压患者具有相对较好的疗效,特别适用于伴有心力衰竭、心肌梗死、房颤、蛋白尿、糖耐量减退或糖尿病肾病的高血压患者。不良反应主要是刺激性干咳和血管性水肿。干咳发生率为 $10\%\sim20\%$,可能与体内缓激肽增多有关,停用后可消失。高钾血症、妊娠妇女和双侧肾动脉狭窄患者禁用。血肌酐超过 3 mg/dL 的患者使用时须谨慎,应定期监测血肌酐及血钾水平。

(5)血管紧张素Ⅱ受体阻滞药:降压作用主要通过阻滞组织 ATⅡ受体亚型 AT_1,更充分有效地阻断 ATⅡ的血管收缩、水钠潴留与重构作用。近年来的研究表明,阻滞 AT_1 负反馈引起 ATⅡ增加,可激活另一受体亚型 AT_2,能进一步拮抗 AT_1 的生物学效应。降压作用起效缓慢,但持久而平稳。低盐饮食或与利尿剂联合使用能明显增强疗效。多数 ARB 随剂量增大,降压作用增强,治疗剂量窗较宽。最大的特点是直接与药物有关的不良反应较少,一般不引起刺激性干咳,持续治疗依从性高。治疗对象和禁忌证与 ACEI 相同。

除上述五大类主要的降压药物外,在降压药发展历史中还有一些药物,包括交感神经抑制剂,例如利血平、可乐定;直接血管扩张剂,例如肼屈嗪;α_1 受体阻滞药,例如哌唑嗪、特拉唑嗪、多沙唑嗪,曾多年用于临床并有一定的降压疗效,但因不良反应较多,目前不主张单独使用,但可用于复方制剂或联合治疗。

4.降压治疗方案

大多数无并发症的患者可单独或联合使用噻嗪类利尿剂、β受体阻滞药、CCB、ACEI 和 ARB,治疗应从小剂量开始。临床实际使用时,患者心血管危险因素状况、靶器官损害、并发症、降压疗效、不良反应以及药物费用等,都可能影响降压药的具体选择。目前认为,2 级高血压患者在开始时就可以采用两种降压药物联合治疗,联合治疗有利于血压较快达到目标值,也利于减少不良反应。

联合治疗应采用不同降压机制的药物,我国临床主要推荐应用优化联合治疗方案是:ACEI/ARB＋二氢吡啶类 CCB;ARB/ACEI＋噻嗪类利尿剂;二氢吡啶类 CCB＋噻嗪类利尿剂;二氢吡啶类 CCB＋β受体阻滞药。次要推荐使用的联合治疗方案是:利尿剂＋β受体阻滞药,α受体阻滞药＋β受体阻滞药;二氢吡啶类 CCB＋保钾利尿剂;噻嗪类利尿剂＋保钾利尿剂。三种降压药联合治疗一般必须包含利尿剂。采用合理的治疗方案和良好的治疗依从性，一般可使患者在治疗 3～6 个月内达到血压控制目标值。对于有并发症的患者，降压药和治疗方案选择应该个体化。

降压治疗的益处主要是通过长期控制血压达到的，所以高血压患者需要长期降压治疗，尤其是高危和很高危患者。在每个患者确立有效治疗方案及血压控制后，仍应继续治疗，不应随意停止治疗或频繁改变治疗方案，停降压药后多数患者在半年内又回复到原来的血压水平。由于降压治疗的长期性，因此患者的治疗依从性十分重要。采取以下措施可以提高患者治疗依从性：医师与患者之间保持经常性的良好沟通；让患者及其家属参与制订治疗计划；鼓励患者家中自测血压。

第二节　继发性高血压

继发性高血压是指继发于其他疾病或原因的高血压，只占人群高血压的 5％～10％。血压升高仅是这些疾病的一个临床表现。继发性高血压的临床表现、并发症和后果与原发性高血压相似。继发性高血压的原发病可以治愈，而原发病治愈之后高血压症状也随之消失，而延误诊治又可产生各种严重并发症，故需要及时早期诊断，早期治疗继发性高血压是非常重要的。

一、病因与发病机制

（一）肾性

1.肾实质性

急、慢性肾炎，肾盂肾炎，系统性红斑狼疮及其他风湿性疾病肾损害，放射性肾病，多囊肾，肾结核，肾素瘤，糖尿病性肾病，肾结石，肾盂积水，肾肿瘤等。

2.肾血管性

肾动脉畸形，肾动脉粥样硬化，肾动脉肌纤维瘤，肾梗死，多动脉炎，肾动脉血栓形成。

3.外伤

肾周血肿，肾动脉夹层血肿，肾挫伤等。

（二）内分泌性

1.甲状腺疾病

甲状腺功能亢进或甲状腺功能减退。

2.肾上腺疾病

嗜铬细胞瘤、原发性醛固酮增多症、库欣综合征或肾上腺皮质功能异常。

3.垂体疾病

肢端肥大症，垂体升压素分泌过多。

4.甲状旁腺疾病

甲状旁腺功能亢进。

5.性腺及其他

多囊卵巢,妊娠中毒症,更年期综合征。

(三)代谢性

糖尿病、高胰岛素血症及高钙血症。

(四)大血管疾病

主动脉缩窄、动静脉瘘、多发性大动脉炎等。

(五)神经源性

脑肿瘤、高颅压、间脑刺激、脑干损伤、脑炎,肾上腺外嗜铬组织增生或肿瘤,焦虑状态。

(六)毒物中毒或药物

如铝、铊中毒或口服避孕药、升压药物等。

(七)其他

如睡眠呼吸暂停综合征、红细胞增多症等。

二、临床表现

继发性高血压患者的临床表现主要是有关的原发系统性疾病的症状和体征,高血压仅是其中的一个症状。但有时也可由于其他症状和体征不甚显著而使高血压成为主要的临床表现。继发性高血压本身的症状、体征和临床过程与高血压病类似。但在不同病因的高血压中,可各有自身的特点。

三、辅助检查

(一)实验室检查

1.血常规

红细胞和血红蛋白一般无异常,急进型高血压时可有库姆斯试验阴性的微血管病性溶血性贫血,伴畸形红细胞、血液黏度增加。

2.尿常规

早期患者尿常规正常,肾浓缩功能受损时尿比重逐渐下降,可有少量蛋白、红细胞,偶见管型。随肾脏病变进展,尿蛋白量增多。良性肾硬化者如 24 小时尿蛋白在 1 g 以上时,提示预后差,红细胞和管型也可增多,管型主要为透明和颗粒管型。

3.肾功能

早期患者检查并无异常,肾实质受损到一定程度时,血尿素氮、血肌酐开始升高;成人肌酐 $>$ 114.3 $\mu mol/L$,老年人和妊娠者 $>$ 91.5 $\mu mol/L$ 时提示有肾损害,酚红排泄试验、内生肌酐清除率等可低于正常。

4.其他检查

可见有血清总胆固醇、三酰甘油、低密度脂蛋白胆固醇增高和高密度脂蛋白胆固醇、载脂蛋白 A_1 降低;部分患者血糖升高和高尿酸血症;部分患者血浆肾素活性、血管紧张素 II 的水平升高。

(二)特殊检查

X线胸部检查:可见主动脉升部、弓部迂曲延长,其升部、弓部或降部可扩张;高血压心脏病时有左心室增大。

四、观察要点

(一)剧烈头痛

出现剧烈头痛伴恶心、呕吐,常为血压突然升高引起的高血压脑病所致,应立即让患者卧床休息,并测量血压及脉搏、心率、心律,积极协助医师采取降压措施。

(二)呼吸困难、发绀

为高血压引起的左心衰竭所致,应立即给予舒适的半卧位,及时给予氧气吸入。按医嘱应用洋地黄治疗。

(三)心悸

严密观察脉搏、心率、心律变化并做记录。安静休息,严禁下床,并安慰患者消除紧张情绪。

(四)水肿

晚期高血压伴心肾衰竭时可出现水肿。护理中注意严格记录出入量,限制钠盐和水分摄入。严格卧床休息,注意皮肤护理,严防压疮发生。

(五)昏迷、瘫痪

昏迷、瘫痪是由晚期高血压引发脑血管意外所引起。应注意安全护理,防止患者坠床、窒息、肢体烫伤等。

(六)其他情况

对血压持续增高的患者,应每日测量血压2～3次,并做好记录,必要时测立位、坐位、卧位血压,掌握血压变化规律。如血压波动过大,要警惕脑出血的发生。如在血压急剧增高的同时,出现头痛、视物模糊、恶心、呕吐、抽搐等症状,应考虑高血压脑病的发生。如出现端坐呼吸、喘憋、发绀、咳粉红色泡沫痰等,应考虑急性左心衰的发生。出现上述各种表现时均应立即送医院进行紧急救治。另外,在变换体位时也应动作缓慢,以免发生意外。有些抗高血压药可引起水钠潴留,因此,须每日测体重,准确记录出入量,观察水肿情况,注意保持出入量的平衡。

第三节　高血压危象

高血压危象(HC)为临床急症,是指原发性或继发性高血压患者在某些诱因作用下,血压突然或显著升高,出现心、脑、肾的急性损害危急症候,其病情凶险,如抢救措施不及时,常会导致死亡。现国际上通常将高血压的急危重症统称为高血压危象,需要指出的是,高血压危象的概念构成中除血压增高的绝对水平和速度外,靶器官损害的情况极为重要,在一些情况下,如并发急性肺水肿、主动脉夹层、心肌梗死、脑卒中,即使血压中度升高,也应视为高血压危象处理;若同时舒张压(DBP)高于 150 mmHg 和(或)收缩压(SBP)高于 220 mmHg,无论有无症状和靶器官损害,都应视为高血压危象。

一、病因

①可发生于缓进型或急进型高血压,各种肾性高血压、嗜铬细胞瘤、妊娠高血压综合征、卟啉病(血紫质症);②急性主动脉夹层;③精神创伤、情绪激动、过度疲劳、寒冷刺激、气候变化或内分泌失调等诱因的作用下,原有高血压的患者周围小动脉突然发生强烈痉挛,使周围阻力骤然增加,血压急剧升高;④高血压患者在用单胺氧化酶抑制剂治疗中,如进食富含酪胺的食物(如干酪、扁豆、腌鱼、红葡萄酒、啤酒等)或应用拟交感神经药物以及避孕药物,可促使集聚于节后交感神经末梢的儿茶酚胺释放,导致全身小动脉痉挛而发生高血压危象;⑤突然停止服用降压药,尤其是服用可乐定两个月以上者,突然停药,可致血压突然升高。

二、发病机制

高血压危象的发生显然与血管的肌内膜增生有关。血压明显升高时,血管反应性增强,血循环中血管收缩活性物质如肾素、血管紧张素Ⅱ、去甲肾上腺素与血管升压素等增多,导致肾出球小动脉收缩,而肾入球小动脉则相对扩张。两种不同的作用使肾小球毛细血管压力升高,产生压力—钠—利尿作用,血管内血容量降低,形成低容量血症。容量不足的负反馈作用使血管紧张素Ⅱ与其他血管收缩活性物质浓度升高,成为恶性循环。起初时,肾小动脉中出球小动脉收缩与入球小动脉扩张交替成香肠串状,引起血内皮损伤与血小板聚集,释放血小板因子与血栓素等血管毒性物质,因此发生微血管病性溶血及血管内凝血。它又使血小板与纤维蛋白沉着,促使血管肌内膜细胞增生向管腔转移,使血管腔狭窄,以致血管紧张素Ⅱ、去甲肾上腺素与血管升压素更易增多,血压乃急剧升高。在发生微血管病性溶血与血管内凝血同时,可有小动脉发炎、坏死、纤维蛋白沉着,以致引起心、脑、肾等靶器官严重受损。

三、诊断要点

(一)一般症状

起病急骤,患者表现有剧烈头痛、耳鸣、眩晕、视物模糊、心悸气促、面色苍白、多汗、恶心、呕吐、腹痛、尿频等。

(二)血压

血压明显升高,多在 200/120 mmHg 以上,尤其以收缩压升高显著,舒张压也可升高到140 mmHg 以上。

(三)重症患者

①高血压脑病:出现抽搐、意识模糊、昏迷等症状,并有暂时性眼球震颤、巴宾斯基征阳性、局部性肢体无力或癫痫样抽搐等。②心绞痛和急性左心衰竭:有呼吸困难、端坐呼吸、咳嗽、咳白色或粉红色泡沫样痰等;以及肺部啰音、心脏奔马律等体征。如发生右心衰竭,可有颈静脉怒张、肝脏肿大、周围水肿等。③急性肾衰竭:有少尿或无尿,代谢紊乱和尿毒症等表现。

四、病情判断

(一)高血压危象的分类

高血压危象的诊断不是以血压高低为主,关键因素是靶器官损害。目前国际上根据有无急性心、脑、肾和视网膜等靶器官的急性损害,可将高血压危象分为两类:高血压急症和高血压亚急症。

1.高血压急症

高血压急症指原发性或继发性高血压患者,在某些诱因作用下,血压突然显著升高(一般超过 180/120 mmHg),同时伴有进行性心、脑、肾等重要靶器官功能不全的表现,须立即治疗以阻止靶器官进一步损害。高血压急症包括高血压脑病、颅内出血(脑出血和蛛网膜下腔出血)、脑梗死、急性心力衰竭、肺水肿、急性冠状动脉综合征(不稳定型心绞痛、急性非 ST 段抬高和 ST 段抬高心肌梗死)、主动脉夹层动脉瘤、子痫等。应注意血压水平的高低与急性靶器官损害的程度并非成正比。一部分高血压急症并不伴有特别高的血压值,如并发于妊娠期或某些急性肾小球肾炎的患者,但如血压不及时控制在合理范围内会对脏器功能产生严重影响,甚至危及生命,处理过程中需要高度重视。并发急性肺水肿、主动脉夹层动脉瘤、心肌梗死者,即使血压仅为中度升高,也应视为高血压急症。高血压急症患者发生急性靶器官相关疾病的,需要立即降低血压到安全水平,以预防和减少靶器官的损害,多采用静脉途径给药、快速降压。

2.高血压亚急症

血压显著升高但不伴急性靶器官的损害,通常无须住院,但应立即联合使用口服降压药治疗。一般要求在 24 小时内将血压降低到安全水平。高血压亚急症包括急进型或恶性高血压患者以及严重的围术期高血压。高血压亚急症患者可以有血压明显升高造成的症状,如头痛、胸闷、鼻出血和烦躁不安等,一般仅有轻度或无靶器官损害,但如未及时处理,可出现靶器官的进行性损害。若舒张压高于 140~150 mmHg 和(或)收缩压高于 220 mmHg,而无症状的高血压,也应归为此类。

临床上,上述的分类并非绝对。若病情不重,也可视为紧急高血压,这包括某些急进恶化性高血压、围术期或反弹性高血压、非严重性烧伤患者、与儿茶酚胺分泌过多有关的高血压(嗜铬细胞瘤、可乐定停药综合征)等。有资料报道,高血压危象占急诊室患者的1/4,而急症与亚急症的比例约为1∶30。高血压急症与亚急症的治疗措施不同,当鉴别存有争议时,最佳的鉴别方法是将所有需即刻降压治疗的患者均视为急症高血压,而后依据临床判断和现场条件再确定治疗的类型和途径。

(二)高血压危象的病情评估

1.明确患者体征

高血压危象病情多变,累及的脏器较多,在治疗前应明确患者的基本情况。询问病史需要了解患者高血压药物的治疗情况,平时血压控制的情况以及是否存在心脑血管疾病的危险因素,用来评估有无潜在的大器官损害。应确认以前是否发生过类似高血压危象的情况,使用的药物和停药情况及血压控制程度。还应询问是否应用了单胺氧化酶抑制剂,是否吸毒或者使用违禁药物。通过了解病史,以明确此次发病血压升高的原因以进行指导治疗。

2.靶器官检查

应测量四肢血压,肥胖患者换用适当的袖带。应常规检查眼底,主要看是否存在视神经盘水肿。关键在于了解靶器官损害的程度,同时评估有无继发性高血压及其他情况。

3.其他检查

除详细询问病史及体格检查外,还应立即做实验室及器械检查以评价患者的病情,然后根据详细的临床资料做出诊断和评价,制订相应的治疗方案。所有高血压危象患者都要进行外周血细胞计数、电解质及肾脏功能和尿液分析。胸部 X 线检查、心电图和头颅 CT 有利于初步确认心脏功能、心肌缺血和脑损害情况,必要时行超声心动图检查,进一步了解心脏的结构和功能。部分为继发性高血压危象患者时,需要进行病因学检查,在保证及时给药前提下,对于那些从未用过利尿剂、β受体阻滞药、ACEI、α受体阻滞药和血管紧张素Ⅱ受体阻滞药等药物治疗的患者,在给这些药物之前,最好立即取血标本送检,进行有关内分泌实验检查。检查和评估不得延误抢救和治疗,系统检查有时只能在高血压危象转危为安后进行。

五、治疗

(一)高血压危象的治疗原则

1.高血压急症

当怀疑高血压急症时,应进行详尽的病史收集、体检和实验室检查,评价靶器官功能受累情况,以尽快明确是否为高血压急症。高血压急症的患者应进入急诊抢救室或加强监护室,持续监测血压;尽快应用适合的降压药;酌情使用有效的镇静药以消除患者恐惧心理;并针对不同的靶器官损害给予相应的处理。

(1)及时降低血压:需要住院和静脉降压药物治疗,同时监测血压。如情况允许,及早开始口服降压药治疗。

(2)控制性降压:高血压急症时短时间内血压急剧下降,有可能使重要器官的血流灌注明显减少,应采取逐步控制性降压。一般情况下,初始阶段(数分钟到 1 小时内)血压控制的目标为平均动脉压的降低幅度不超过治疗前水平的 25%;在随后的 2~6 小时内将血压降至较安全水平,一般为 160/100 mmHg 左右;如果可耐受,临床情况稳定,在随后 24~48 小时逐步降低血压达到正常水平。如果降压后发现有重要器官缺血表现,血压降低幅度应更小。在随后的 1~2 周内,再将血压逐步降至正常水平。

(3)合理选择降压药:处理高血压急症的药物,要求起效迅速,短时间内达到最佳作用;作用持续时间短,停药后作用消失较快;不良反应较小。另外,最好在降压过程中不明显影响心率、心排血量和脑血流量。

2.高血压亚急症

(1)可不住院。

(2)在 24~48 小时内降低血压,可以使用快速起效的口服降压药物。

（二）各种疾病的高血压危象的治疗

1.高血压脑病

（1）治疗原则。

1）快速平稳降压，把血压降至安全水平（160/100 mmHg）或平均动脉压（1/3 收缩压＋2/3 舒张压）下降不超过 30％。

2）脱水降颅内压。

3）解痉止抽搐。

4）防治心、脑、肾等并发症。

（2）治疗措施。

1）降压治疗。①硝普钠。a.作用机制：与半胱氨酸结合生成亚硝基半胱氨酸，后者激活鸟苷酸环化酶，使 cGMP 生成增加，从而扩张动静脉，致使血压下降，回心血量减少，心脏前、后负荷同时均匀降低，心肌耗氧量减少，同时扩张冠状动脉。本药静脉滴注起效快，消除也快，其半衰期为 3～4 分钟，持续时间为 1～2 分钟，在肝脏代谢为硫氰酸盐，通过肾脏排泄，氰化物中毒较少见。b.临床应用：除子痫外（能通过胎盘），适应所有高血压危象的急症。c.用法及用量：10～15 μg/min 开始静脉滴注，常用量 20～100 μg/min，最大量可达 200 μg/min，静脉滴注管及药物须避光，药物应新配。用药期间，必须严密监测血压，一般可 3～5 天连续静脉滴注给药，也有报道，可达 2～9 周，有肝肾功能严重损害者，用药剂量过大或时间过长者，须做血液氰化物监测，注意硫氰酸盐中毒。d.不良反应：血管扩张或低血压表现；肝肾功能不全，易出现硫氰酸盐蓄积中毒症状。②乌拉地尔。a.作用机制：α_1 受体阻滞药，轻度阻滞 β_1 受体和突触前膜 α_2 受体，同时兼有中枢神经性降压和降低外周血管阻力，增加心排血量，肾脏血流量，而不引起反射性心动过速。b.用法与用量：10～50 mg，15 分钟静脉推注完毕，血压未降或降得不满意，5～10 分钟后可重复，血压已下降，可用 50～100 mg＋5％葡萄糖注射液或 0.9％氯化钠 250 mL 静脉滴注，维持 1～2 天。c.不良反应：较少，但有个体差异。剂量过大可导致低血压或虚脱、直立性低血压、胃肠道反应或皮疹等。③硝酸甘油。a.作用机制：小剂量扩张静脉，大剂量可扩张动脉（包括冠状动脉）。b.适应证：心绞痛合并高血压，较少用于降压。c.用法及用量：一般开始用 5 μg/min，静脉滴注，每隔 3～5 分钟增加 5 μg/min，直至满意疗效。最大剂量 200～400 μg/min，可连续用 24～48 小时，病情需要者，可用 1～2 mg＋5％葡萄糖注射液10～20 mL，直接静脉注射或冠状动脉（CA）内注射，2～5 分钟注射完毕。④尼卡地平。a.作用机制：本药为选择性钙通道阻滞药，抑制冠状动脉和脑的磷酸二酯酶，增高细胞内 CAMP，扩张冠状动脉和脑血管，增加心肌血流灌注，减少心肌耗氧，降低心脏后负荷，改善心功能；同时降低脑血管阻力，增加血流量，保护脑细胞功能。b.用法与用量：25～50 mg＋5％葡萄糖注射液或 0.9％氯化钠 250 mL 静脉滴注，开始用 10～30 μg/(kg·min)，血压下降后可用 0.5～0.6 μg/(kg·min)，持续 24～48 小时。⑤酚妥拉明。非选择性 α_1 受体阻滞药，易产生反射性心动过速和心排血量增多，常用于嗜铬细胞瘤高血压并脑病。用法及用量：5～10 mg＋5％葡萄糖注射液 20 mL，静脉注射 1～3 分钟，后改为 50～150 mg＋5％葡萄糖注射液 500 mL，

1～3mg/min 静脉滴注,持续1～2 天。⑥其他。a.拉贝洛尔(柳氨苄心定):阻滞 β_1、β_2、α_1 受体作用,降压,减慢心率,降低外周血管阻力,增加冠状动脉血流量。b.用法及用量:50 mg＋5％葡萄糖注射液 10 mL 静脉注射,2 分钟,效果不佳 5 分钟后重复,血压下降者再用 100 mg＋5％葡萄糖注射液 200 mL 静脉滴注,2 mL/min,疗效满意可改口服。c.地尔硫草:非二氢吡啶类钙通道阻滞药,降压而不反射性引起心动过速。10～50 mg＋葡萄糖注射液或生理盐水溶解,按 5～15 μg/(kg·min),静脉滴注,维持24～48 小时。二氮嗪、硫酸镁、利血压、肼屈嗪等可静脉滴注或静脉推注,但国内现已少用。

2)制止抽搐:可选用地西泮 10～20 mg 静脉推注或肌内注射。苯巴比妥钠 0.1～0.2 g 肌内注射。

3)降低颅内压,改善脑水肿:可选用呋塞米 20～40 mg 静脉推注。20％甘露醇或 25％山梨醇 250 mL 快速静脉滴注,必要时 4～6 小时后重复或用 50％葡萄糖注射液、白蛋白、血浆等静脉推注。

4)对症、支持治疗:卧病休息,吸氧,镇静,解除焦虑,通便,加强护理等。

2.高血压合并急性左心衰

(1)治疗原则。

1)降低血压、降低左心室前后负荷为主。有学者建议血压降至小于 140/90 mmHg。

2)强心、利尿、吸氧、镇静为辅。

(2)治疗措施。

1)迅速降压:尽快降低血压,降低前后负荷。首先用硝普钠,袢利尿剂,如呋塞米20～40 mg＋5％葡萄糖注射液 20 mL 缓慢静脉推注;也可选硝酸甘油或硝酸甘油加酚妥拉明;或乌拉地尔、尼卡地平等。也可选用口服 ACEI、ARB 或口服利尿剂。

降压中需注意:①注意严密监测血压,以防血压过低或过度波动;②注意及时纠正水、电解质紊乱;③老年人血压不宜降得过快或过低;④静脉用药,心功能改善后要改为口服制剂;⑤合理联合应用降压药物,既降压,又降低前后负荷。

2)镇静:吗啡 5～10 mg＋5％葡萄糖注射液 10 mL 静脉推注或 5～10 mg 皮下注射,老年人,呼吸功能衰竭,休克,神志不清须慎用或禁用。

3)吸氧:加压高流量给氧 6～8 L/min 或经 25％～35％乙醇后吸氧;或用有机硅消泡剂吸氧。

4)半坐卧位,两腿下垂,减少静脉回流等。

5)强心药物:血压下降后,心衰仍不改善者,可用毛花苷丙 0.2～0.4 mg＋5％葡萄糖注射液 20 mL 缓慢静脉推注,必要时 4～6 小时后可重复静脉推注 0.2 mg,总量 0.6 mg/d。

6)原有疾病或诱发因素治疗,如肺部感染、心律失常等,应快速处理/控制。

3.高血压合并急性冠状动脉综合征(ACS)

急性冠状动脉综合征包括不稳定型心绞痛,非 ST 段抬高急性心肌梗死(无 Q 波性急性心肌梗死),ST 段抬高急性心肌梗死(有 Q 波性急性心肌梗死)。

(1)治疗原则。

1)急性冠状动脉综合征多有合并糖尿病或糖尿病肾病/大量白蛋白尿等,其达标血压可能＜130/80 mmHg,患者容允可以再低一些。

2)按无 ST 段抬高或有 ST 段抬高急性冠状动脉综合征处理。

(2)治疗措施。

1)抗凝:抗血小板聚集治疗,建议在血压控制的基础上使用。①普通肝素:产生抗栓作用快,但个体差异大,多用 APTT(延长至 60～90 秒为治疗窗口)监测。②低分子肝素:疗效较易控制,无须监测 APTT,皮下给药,用药方便且有高比例抗 Ⅹa 和 Ⅱa 活性。生物利用度高,半衰期长,在急性冠状动脉综合征治疗中有重要地位。达肝素钠 5000 U,那屈肝素 0.4 mL,依诺肝素 40 mg 均腹壁皮下 1 次/12 小时,治疗期可为 5～7 天,可加抗血小板聚集药物。③抗血小板聚集治疗:阿司匹林,0.15～0.3 g,每日 1 次,3～5 天,后为 0.1 g,每日 1 次,口服。氯吡格雷,75～150 mg,每日 1 次,3～5 天,后为 75 mg,每日 1 次,口服。血小板糖蛋白Ⅱb/Ⅲa 受体阻滞药:阿昔单抗或阿加曲班。直接凝血酶抑制剂:比伐卢定、水蛭素等。

2)抗/调脂治疗:主要是他汀类药物。

3)抗缺血治疗:可选用硝酸酯类、β 受体阻滞药或 CCB 类药物。

4)改善预后:选用 ACEI/ARB。

5)降压治疗:多选硝酸酯、硝普钠、压宁定、β 受体阻滞药、ACEI、ARB 或 CCB 类。

4.高血压合并脑卒中

脑卒中包括出血性、缺血性脑卒中,还有短暂性脑缺血综合征(TIA)。

(1)治疗原则。

1)血压处理。①缺血性脑卒中:血压＞220/120 mmHg 或＜220/120 mmHg,合并急性肺水肿、急性心肌梗死、主动脉夹层、急性肾损伤、妊娠高血压综合征等才考虑降压,使血压保持在安全水平[(160～180)/(100～110) mmHg]。否则,在急性期 5～7 天内不必积极降压。②出血性脑卒中:与高血压脑病相似,可能要把血压尽早降至安全水平。

2)抗血小板及抗栓治疗:缺血性脑卒中需进行治疗,使血压下降至 160/100 mmHg,出血概率可能会减少。

3)自由基清除剂及神经细胞保护剂应用,如尼莫地平等。

(2)治疗措施。

1)降压治疗:静脉滴注给药,按高血压脑病方案。

2)脱水:呋塞米,20％甘露醇,高渗葡萄糖,每 8～12 小时 1 次。

3)抗凝/溶栓:缺血性脑卒中,同急性心肌梗死处理。

4)颈动脉(IMT)内膜剥离术或支架植入术。

5.主动脉夹层分离

(1)治疗原则。

1)迅速降压,尽量用静脉滴注降压药把血压降至安全或适宜水平,有学者主张将收缩压降

至 $100 \sim 120$ mmHg。

2)减低心肌收缩力,减慢左心室收缩速度(dp/dt),避免夹层分离的扩展或再破裂。

(2)治疗措施。

1)早期紧急处理:①收入重症监护室(ICU),严密监测血压、心率、心律、意识、出入水量等;②严格卧床休息;③积极镇静、止痛,选用吗啡 $5 \sim 10$ mg 皮下或静脉注射,地西泮或苯巴比妥;④有休克者,可用多巴胺、多巴酚丁胺、间羟胺等,必要时可输血或血代用品;⑤呼吸困难者,可吸氧等;⑥禁用溶栓或抗凝治疗。

2)血压高者,要迅速有效降压,多选用硝普钠加 β 受体阻滞药,美托洛尔:5 mg 静脉注射后用 $10 \sim 20$ mg $+ 5\%$ 葡萄糖注射液 250 mL 静脉滴注,维持 $48 \sim 72$ 小时,稳定后可改口服美托洛尔 $25 \sim 50$ mg,每日 2 次。

降压不满意或不耐受,可选用乌拉地尔、柳胺苄心定、地尔硫䓬等。

3)介入性血管治疗:用带膜支架封闭治疗 B 型主动脉夹层分离。

4)外科手术治疗。

6.嗜铬细胞瘤

嗜铬细胞瘤仅占高血压的 $0.05\% \sim 0.1\%$,但近年病例报道逐渐增多,且有 $13\% \sim 16\%$ 的嗜铬细胞瘤可致高血压危象。

(1)治疗原则。

1)快速降压,使血压迅速恢复至安全水平。

2)降压药物,宜先静脉给予,后改口服。

(2)治疗措施。

1)迅速降压:乌拉地尔:$10 \sim 15$ mg 首次静脉推注,然后 $100 \sim 400$ $\mu g/min$ 静脉滴注。根据血压调整滴速,维持 $24 \sim 48$ 小时,后改口服。酚妥拉明:$5 \sim 10$ mg 首次静脉推注,后 $0.3 \sim 0.5$ mg/min 静脉滴注,使血压降到安全水平 $160/100$ mmHg 为宜。妥拉唑啉:$10 \sim 50$ mg 静脉推注,每日 $1 \sim 3$ 次。

2)血压恢复至安全水平后,可用酚苄明,每次 $10 \sim 20$ mg,每日 2 次,也可用盐酸特拉唑嗪、多沙唑嗪、柳胺苄心定加倍他洛尔等口服。

3)镇静及对症处理:吸氧,卧床休息,避免刺激和压迫腹部,必要时选用地西泮、苯巴比妥等。

4)病情稳定后,有手术指征者应进行手术治疗。

7.妊娠先兆子痫或子痫

妊娠先兆子痫或子痫,危及母子生命,则应视为高血压危象中的急症,应迅速处理。

(1)治疗原则。

1)迅速降压,选用不影响胎儿降压药,给药方式以静脉注射为宜,血压降至安全范围 $[(150 \sim 160)/(95 \sim 100)$ mmHg$]$ 方过渡到口服降压药维持。

2)尽快终止妊娠。

(2)治疗措施。

1)降压治疗:可选用硝普钠,多数学者认为此药较少影响子宫收缩,但也可通过胎盘,而影响胎儿,所以应避免长期使用,以免胎儿氰化物中毒。也可以选用硝酸甘油,静脉应用CCB、β受体阻滞药,临床上有用10%硫酸镁10 mL+5%葡萄糖注射液250 mL静脉推注(缓慢)。

2007 ESH/ESC高血压指南指出,病情紧急时:①可选用静脉推注拉贝洛尔,口服甲基多巴及硝苯地平;②高血压危象时,可静脉滴注硝普钠,但应避免长期使用,以免胎儿氰化物中毒;③伴发肺水肿的子痫前期可选用硝酸甘油;④惊厥时硫酸镁有效;⑤血压控制可选择口服甲基多巴、拉贝洛尔、CCB和β受体阻滞药进行治疗。

2007 ESH/ESC高血压指南建议:①由于静脉注射肼屈嗪,围生期不良反应过大,不再选用;②鉴于子痫前期血浆容量减少,因此这类患者不宜进行利尿剂治疗。

2)对症治疗:镇静,卧床休息,不限水钠摄入,但有抽搐者考虑有颅内压增高,则可用20%甘露醇250 mL静脉滴注或用地西泮10 mg静脉推注。

3)有适应证及手术条件者,尽快终止妊娠。

8.高血压合并急性肾功能不全

(1)治疗原则。

1)迅速控制血压:使血压控制在130/80 mmHg以下,如若蛋白尿>1 g/d,血压应控制在125/75 mmHg以下。

2)防止或控制肾脏病变持续进展和心血管并发症的发生。

(2)治疗措施。

1)降压治疗:血压过高,可静脉滴注降压药物如硝普钠或硝酸甘油、CCB(尼卡地平、地尔硫草)、乌拉地尔、艾司洛尔等。血压稳定后,联合用药ACEI/ARB与CCB,小剂量利尿剂,β受体阻滞药合用。当血肌酐>2 mg/dL时,用袢利尿剂。

2)高血压伴严重肾功能不全者须采用透析疗法。

3)为减少或消除微量蛋白尿或大量白蛋白尿者,ACEI或ARB须每日增加剂量治疗。

9.围术期高血压

随着高血压发病率增高,围术期高血压相当常见。增加了麻醉及手术的风险,也增加了围术期心脑血管意外及并发症发生,所以重视围术期高血压处理是确保手术安全的主要措施。

(1)治疗原则。

1)控制平稳血压,维持足够冠状动脉灌注压。

2)保证足够通气和氧化。

3)适当应用麻醉药物,减少镇静药物应用。

4)积极控制寒战。

(2)治疗措施。

1)术前治疗。①术前严重高血压(≥180/110 mmHg)者,择期手术应延迟进行,然后进行降压治疗,除高血压危象中的急症,一般不主张静脉应用降压药物,而采取口服降压药物直至手术日晨,以防止术中血压剧烈波动。②为使高血压患者麻醉安全,术前抗高血压药物治疗应使血压得以控制,并持续到麻醉诱导前。③利尿剂可能会导致低钾血症和低血容量,术前须监测和纠正。ACEI 可引起麻醉诱导后低血压,β受体阻滞药可出现术中心动过缓及支气管痉挛,须依不同患者加以注意。

2)术中监护和防治。①术中监护:高血压患者围术期血压波动大,因此,术中必须监测血压、心率及心律(心电图)、氧饱和度或尿量等。然后根据患者出现情况(如高血压危象、脑卒中、心肌缺血等)加以处理。②术中降压处理:如术中出现难以控制的高血压,应考虑去除诱因,如镇痛不足、膀胱过胀、睡眠窒息等。调整麻醉深浅程度,解除气道梗阻,改善通气。③合理使用降压药物:术中以静脉降压药物为主,选用硝普钠、硝酸甘油、尼卡地平2.5 mg,5 分钟静脉注射,可重复应用2～4 次,间隔10 分钟以上,以后2～4 mg/h;地尔硫草0.25 mg/kg,2 分钟静脉注射,再给 0.35 mg/kg,2 分钟静脉注射,后 5～15 mg/h,静脉滴注维持;艾司洛尔0.25～0.5 mg/kg,1 分钟静脉注射,后 50～200 μg/(kg·min),静脉滴注维持;拉贝洛尔 0.25 mg/kg,2 分钟静脉注射,以后每 15 分钟0.5 mg/kg 静脉注射或1～4 mg/min,静脉滴注维持。

3)术后处理。①随着麻醉的终止,患者在逐渐恢复意识的过程中,由于手术后疼痛、吸痰、拔管、反应性恶心、呕吐或膀胱胀尿等,均可引起血管反应强烈,血压升高更明显,须认真积极处理。②苏醒期激动所致的高血压,应给镇痛或镇静药。③如若有反跳性高血压,可再给静脉降压药。④老年、体弱、心功能不全者可静脉滴注硝酸甘油。

10.难治性高血压

难治性高血压指在应用治疗性改善生活方式(如戒烟、减体重/维持体重、限酒、限制盐摄入、增加蔬果摄入、运动)和至少用 3 种降压药物治疗 3 个月以上,仍不能把收缩压和舒张压控制在目标水平时,称为难治性/顽固性高血压。

(1)原因。

1)难治性高血压确诊前,须注意有无假性难治性高血压,包括:①单纯诊室(白大衣)血压;②使用测量血压袖带不恰当;③假性高血压。

2)降压治疗依从性差(包括患者和医师)。

3)改变生活方式失败,如体重增加,大量乙醇摄入。

4)继续服用升压药物(如甘草片、可卡因、糖皮质激素、避孕药、非甾体抗炎药物等)。

5)夜间阻塞性睡眠呼吸暂停。

6)未觉察的继发原因(如老年肾动脉狭窄、甲状腺功能亢进/减退等)。

7)容量负荷过量(如利尿剂治疗不充分、进展性肾功能不全、过量盐摄入、醛固酮增多症)。

8)降压药物联合不当。

(2)处理原则。

1)找出原因及诱因,并加以纠正。

2)提高治疗依从性。

3)转高血压专科诊治。

4)调整治疗方案及重新应用联合药物。

(3)处理措施。

1)寻找病因及诱因,加以治疗性生活方式干预。

2)提高治疗的依从性:①告知患者关于高血压不进行治疗的风险/危害和有效治疗(联合、

长期或终身治疗)的益处;②指导患者生活方式干预和方法,制订新的降压治疗方案,并使患者及其家人了解治疗方案;③指导患者及其家人采用家庭自测血压方法及行为提醒方法,必要时进行动态血压测定;④关注药物不良反应(即使很轻微),必要时要及时更换药物剂量和种类;⑤指导患者或家人定期到医院就诊或参加健康保健教育,以便了解病情,了解用药方法,了解合理价格,了解自救方法等。

3)药物应用:①强调个体化,联合应用药物,选择最佳联合用药,尽快达标,即强化、优化、简化、个体化降压达标,提高降压质量;②经过有效药物口服治疗仍未能达标,须入院诊治或选用静脉给予降压药物,待病情稳定,改为口服降压药物;③注意相关危险因素治疗(如降脂、抗血小板治疗、血糖控制达标治疗等)。

(李　晶)

第四章 动脉粥样硬化和冠状动脉粥样硬化性心脏病

第一节 动脉粥样硬化

动脉粥样硬化是一组称为动脉硬化的血管病中最常见、最重要的一种。各种动脉硬化的共同特点是动脉管壁增厚变硬、失去弹性和管腔缩小。动脉粥样硬化的特点是受累动脉的病变从内膜开始,先后有多种病变合并存在,包括局部有脂质和复合糖类积聚、纤维组织增生和钙质沉着形成斑块,并有动脉中层的逐渐退变,继发性病变尚有斑块内出血、斑块破裂及局部血栓形成(称为粥样硬化血栓形成)。现代细胞和分子生物学技术显示动脉粥样硬化病变具有巨噬细胞游移、平滑肌细胞增生;大量胶原纤维、弹力纤维和蛋白多糖等结缔组织基质形成;以及细胞内、外脂质积聚的特点。由于在动脉内膜积聚的脂质外观呈黄色粥样,因此称为动脉粥样硬化。

其他常见的动脉硬化类型还有小动脉硬化和动脉中层硬化。前者是小型动脉弥散性增生性病变,主要发生在高血压患者。后者多累及中型动脉,常见于四肢动脉,尤其是下肢动脉,在管壁中层有广泛钙沉积,除非合并粥样硬化,多不产生明显症状,其临床意义不大。

动脉粥样硬化虽仅是动脉硬化的一种类型,但因临床上多见且意义重大,因此习惯上简称的动脉硬化多指动脉粥样硬化。

一、病因和发病情况

本病病因尚未完全确定,研究表明,本病是多病因的疾病,即多种因素作用于不同环节所致,这些因素称为危险因素。主要的危险因素如下。

(一)年龄、性别

本病临床上多见于 40 岁以上的中、老年人,49 岁以后进展较快,但在一些青壮年人甚至儿童的尸检中,也曾发现有早期的粥样硬化病变。近年来,临床发病年龄有年轻化趋势。与男性相比,女性发病率较低,因为雌激素有抗动脉粥样硬化作用,故女性在绝经期后发病率迅速增加。年龄和性别属于不可改变的危险因素。

(二)血脂异常

脂质代谢异常是动脉粥样硬化最重要的危险因素。临床资料表明,动脉粥样硬化常见于高胆固醇血症。实验动物给予高胆固醇饲料可以引起动脉粥样硬化。近年的研究发现,总胆固醇(TC)、三酰甘油(TG)、低密度脂蛋白胆固醇(LDL-C,即 β 脂蛋白)或极低密度脂蛋白胆固醇(VLDL-C,即前β脂蛋白)增高,相应的载脂蛋白B(apoB)增高;高密度脂蛋白胆固醇(HDL-C,即α脂蛋白)降低、载脂蛋白A(apoA)降低都被认为是危险因素。此外,脂蛋白(a)[Lp(a)]增高也可能是独立的危险因素。在临床实践中,以TC及LDL-C增高最受关注。

(三)高血压

临床及尸检资料均表明,高血压患者动脉粥样硬化发病率明显增高。60%～70%的冠状动脉粥样硬化患者有高血压,高血压患者患本病较血压正常者高3～4倍。收缩压和舒张压增高都与本病密切相关。可能由于高血压时,动脉壁承受较高的压力,内皮细胞损伤,LDL-C易于进入动脉壁,并刺激平滑肌细胞增生,引发动脉粥样硬化。

(四)吸烟

吸烟与不吸烟者比较,吸烟者本病的发病率和病死率增高2～6倍且与每日吸烟的支数成正比。被动吸烟也是危险因素。吸烟者血中碳氧血红蛋白浓度可达10%～20%,动脉壁内氧合不足,内膜下层脂肪酸合成增多,前列环素释放减少,血小板易在动脉壁黏附聚集。此外,吸烟还可使血中HDL-C的原蛋白量降低,血清胆固醇含量增高,以致易患动脉粥样硬化。另外,烟草所含尼古丁可直接作用于冠状动脉和心肌,引起动脉痉挛和心肌受损。

(五)糖尿病和糖耐量异常

糖尿病患者中不仅本病发病率较非糖尿病者高出数倍且病变进展迅速。本病患者糖耐量降低者也十分常见。糖尿病者多伴有高三酰甘油血症或高胆固醇血症,如再伴有高血压,则动脉粥样硬化的发病率明显增高。糖尿病患者还常有凝血第Ⅷ因子增高及血小板功能增强,加速动脉粥样硬化血栓形成和引起动脉管腔的闭塞。近年来的研究认为,胰岛素抵抗与动脉粥样硬化的发生有密切关系,2型糖尿病患者常有胰岛素抵抗及高胰岛素血症伴发冠心病。

(六)肥胖

标准体重(kg)=身高(cm)-105(或110);体重指数(BMI)=体重(kg)/身高(m)^2。超过标准体重20%或BMI>24者称为肥胖症。肥胖也是动脉粥样硬化的危险因素。肥胖可导致血浆三酰甘油及胆固醇水平的增高,并常伴发高血压或糖尿病,近年研究认为肥胖者常有胰岛素抵抗,导致动脉粥样硬化的发病率明显增高。

(七)家族史

有冠心病、糖尿病、高血压、血脂异常家族史者,冠心病的发病率增加。家族中有在年龄<50岁时患本病者,其近亲得病的机会可5倍于无这种情况的家族。常染色体显性遗传所致的家族性血脂异常是这些家族成员易患本病的因素。此外,近年已克隆出与人类动脉粥样硬化危险因素相关的易感或突变基因200种以上。

其他的危险因素如下。①A型性格者:有较高的冠心病患病率,精神过度紧张者也易患病,可能与体内儿茶酚胺类物质浓度长期过高有关。②口服避孕药:长期口服避孕药可使血压升高、血脂异常、糖耐量异常,同时改变凝血机制,增加血栓形成机会。③饮食习惯:进食高热量、高动物脂肪、高胆固醇、高糖饮食易患冠心病。其他还有微量元素摄入量的改变等。

二、发病机制

对本病发病机制,曾有多种学说从不同角度来阐述。包括脂质浸润学说、血栓形成学说、平滑肌细胞克隆学说等。近年多数学者支持内皮损伤反应学说,认为本病各种主要危险因素最终都损伤动脉内膜,而粥样硬化病变的形成是动脉对内皮、内膜损伤做出的炎症纤维增生性反应的结果。

动脉内膜受损可为功能紊乱或解剖损伤。在长期血脂异常等危险因素作用下,LDL-C 通过受损的内皮进入管壁内膜,并氧化修饰成低密度脂蛋白胆固醇(ox LDL-C),对动脉内膜造成进一步损伤;单核细胞和淋巴细胞表面特性发生变化,黏附因子表达增加,黏附在内皮细胞上的数量增多,并从内皮细胞之间移入内膜下成为巨噬细胞,通过清道夫受体吞噬 ox LDL-C,转变为泡沫细胞形成最早的粥样硬化病变脂质条纹。巨噬细胞能氧化 LDL-C,形成过氧化物和超氧化离子,充满氧化修饰脂蛋白的巨噬细胞合成分泌很多生长因子和促炎介质,包括血小板源生长因子(PDGF)、成纤维细胞生长因子(FGF)、肿瘤坏死因子(TNF)-α 和白介素(IL)-1,促进斑块的生长和炎症反应。进入内膜的 T 细胞识别巨噬细胞和树突状细胞提呈的抗原(如修饰的脂蛋白和病原体)同时被激活,产生具有强烈致动脉粥样硬化的细胞因子,如干扰素-γ、TNF 和淋巴毒素等。在 PDGF 和 FGF 的作用下,平滑肌细胞(SMC)从中膜迁移至内膜并增殖,亦可吞噬脂质成为泡沫细胞的另一重要来源。在某些情况下,SMC 在凝血酶等强力作用下发生显著增殖,并合成和分泌胶原、蛋白多糖和弹性蛋白等,构成斑块基质。在上述生长因子和炎症介质作用下,脂质条纹演变为纤维脂肪病变及纤维斑块。而 LDL-C 抗体和调节性 T 细胞分泌的 IL-1 和转化生长因子(TGF)-β 具有抗动脉粥样硬化的作用。

在血流动力学发生变化的情况下,如血压增高、血管局部狭窄所产生的湍流和切应力变化等,促使动脉内膜内皮细胞回缩、连续性中断,暴露内皮下组织,激活血液中的血小板,在内膜发生黏附、聚集,形成附壁血栓。活化的血小板进一步释放许多细胞因子,促进粥样硬化病变中 SMC 的增殖。

三、病理解剖和病理生理

动脉粥样硬化的病理变化主要累及体循环系统的大型肌弹力型动脉(如主动脉)和中型肌弹力型动脉(以冠状动脉和脑动脉罹患最多,肢体各动脉、肾动脉和肠系膜动脉次之,下肢多于上肢),而肺循环动脉极少受累。病变分布多为数个组织器官的动脉同时受累。最早出现病变的部位多在主动脉后壁及肋间动脉开口等血管分支处。

正常动脉壁由内膜、中膜和外膜三层构成,如图 4-1 所示。动脉粥样硬化时,相继出现脂质点和条纹、粥样和纤维粥样斑块、复合病变 3 类变化。美国心脏病学学会根据其病变发展过程将其细分为 6 型。

Ⅰ型:脂质点。动脉内膜出现小黄点,为小范围的巨噬细胞含脂滴形成泡沫细胞积聚。

Ⅱ型:脂质条纹。动脉内膜见黄色条纹,为巨噬细胞成层并含脂滴,内膜有平滑肌细胞也含脂滴,有 T 淋巴细胞浸润。

Ⅲ型:斑块前期。细胞外出现较多脂滴,在内膜和中膜平滑肌层之间形成脂核,但尚未形成脂质池。

Ⅳ型:粥样斑块。脂质积聚多,形成脂质池,内膜结构破坏,动脉壁变形。

Ⅴ型:纤维粥样斑块。为动脉粥样硬化最具特征性的病变,呈白色斑块突入动脉腔内引起管腔狭窄。斑块表面内膜被破坏而由增生的纤维膜(纤维帽)覆盖于脂质池之上。病变可向中膜扩展,破坏管壁,并可同时有纤维结缔组织增生、变性坏死等继发病变。

Ⅵ型:复合病变。为严重病变。由纤维斑块发生出血、坏死、溃疡、钙化和附壁血栓所形成。粥样斑块可因内膜表面破溃而形成所谓粥样溃疡,破溃后粥样物质进入血流成为栓子。

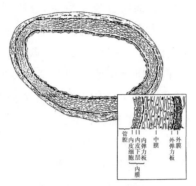

图 4-1 动脉壁结构示意

注 显示动脉壁内膜、中膜和外膜三层结构,右下角是局部再放大示意。

近年来由于冠状动脉造影的普及和冠状动脉内超声成像技术的进展,对不同的冠心病患者的斑块性状有了更直接和更清晰的认识。从临床的角度来看,动脉粥样硬化的斑块基本上可分为两类:一类是稳定型即纤维帽较厚而脂质池较小的斑块;而另一类是不稳定型(又称为易损型)斑块,其纤维帽较薄,脂质池较大易于破裂。正是不稳定斑块的破裂导致了急性心血管事件的发生。其他导致斑块不稳定的因素包括血流动力学变化、应激、炎症反应等,其中炎症反应在斑块不稳定和斑块破裂中起着重要作用。动脉粥样硬化斑块不稳定反映其纤维帽的机械强度和损伤强度的失平衡。斑块破裂释放组织因子和血小板活化因子,使血小板迅速黏附聚集形成白色血栓;同时,斑块破裂导致大量的炎症因子释放,上调促凝物质的表达,并促进纤溶酶原激活剂抑制物-1(PAI-1)的合成,从而加重血栓形成,并演变为红色血栓(图 4-2、图 4-3),血栓形成使血管急性闭塞而导致严重持续性心肌缺血。

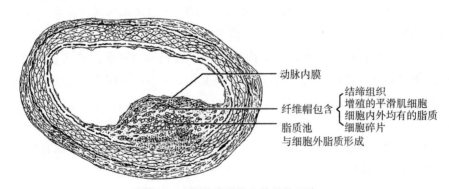

图 4-2 动脉粥样硬化斑块结构示意

注 显示粥样斑块的纤维帽和它所覆盖的脂质池示意。

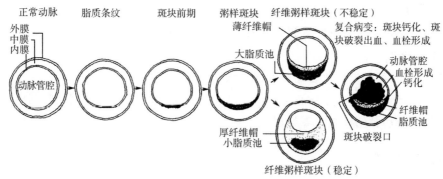

图 4-3 动脉粥样硬化进展过程血管横切面结构示意图

注 图中深黑色代表血栓、钙化,淡黑色代表脂质条纹、脂质核和脂质池,细黑点代表纤维帽。

从动脉粥样硬化的长期影响来看,受累动脉弹性减弱,脆性增加,其管腔逐渐变窄甚至完全闭塞,也可扩张而形成动脉瘤。视受累的动脉和侧支循环建立情况的不同,可引起整个循环系统或个别器官的功能紊乱。

(一)主动脉因粥样硬化而致管壁弹性降低

当心脏收缩时,它暂时膨胀而保留部分心脏排出血液的作用即减弱,使收缩压升高而舒张压降低,脉压增宽。主动脉形成动脉瘤时,管壁为纤维组织所取代,不但失去紧张性而且向外膨隆。这些都足以影响全身血流的调节,加重心脏的负担。

(二)内脏或四肢动脉管腔狭窄或闭塞

在侧支循环不能代偿的情况下器官和组织的血液供应发生障碍,产生缺血、纤维化或坏死。如冠状动脉粥样硬化可引起心绞痛、心肌梗死或心肌纤维化;脑动脉粥样硬化引起脑梗死或脑萎缩;肾动脉粥样硬化引起高血压或肾脏萎缩;下肢动脉粥样硬化引起间歇性跛行或下肢坏疽等。

本病病理变化进展缓慢,除非有不稳定斑块破裂造成意外,明显的病变多见于壮年以后。

现已有不少资料证明,动脉粥样硬化病变的进展并非不可逆。例如实验动物的动脉粥样硬化病变,在用药物治疗和停止致动脉粥样硬化饲料一段时间后,病变甚至可完全消退。在人体经血管造影或腔内超声检查证实,控制和治疗各危险因素一段时间后,较早期的动脉粥样硬化病变可部分消退。

四、分期和分类

本病发展过程可分为 4 期,但临床上各期并非严格按序出现,各期还可交替或同时出现。

(一)无症状期或称亚临床期

其过程长短不一,包括从较早的病理变化开始,直到动脉粥样硬化已经形成,但尚无器官或组织受累的临床表现。

(二)缺血期

由于血管狭窄而产生器官缺血的症状。

（三）坏死期

由于血管内急性血栓形成使管腔闭塞而产生器官组织坏死的表现。

（四）纤维化期

长期缺血，器官组织纤维化萎缩而引起症状。

按受累动脉部位的不同，本病有主动脉及其主要分支、冠状动脉、颈动脉、脑动脉、肾动脉、肠系膜动脉和四肢动脉粥样硬化等类别。

五、临床表现

主要是有关器官受累后出现的症状。

（一）一般表现

可能出现脑力与体力衰退。

（二）主动脉粥样硬化

大多数无特异性症状。主动脉广泛粥样硬化病变，可出现主动脉弹性降低的相关表现，如收缩期血压升高、脉压增宽、桡动脉触诊可类似促脉等。X线检查可见主动脉结向左上方凸出，有时可见片状或弧状钙质沉着阴影。

主动脉粥样硬化最主要的后果是形成主动脉瘤，以发生在肾动脉开口以下的腹主动脉处为最多见，其次在主动脉弓和降主动脉。腹主动脉瘤多在体检时查见腹部有搏动性肿块而发现，腹壁上相应部位可听到杂音，股动脉搏动可减弱。胸主动脉瘤可引起胸痛、气急、吞咽困难、咯血、声带因喉返神经受压而麻痹引起声音嘶哑、气管移位或阻塞、上腔静脉或肺动脉受压等表现。X线检查可见主动脉的相应部位增大；主动脉造影可显示梭形或囊样的动脉瘤；二维超声、X线或磁共振显像可显示瘤样主动脉扩张。主动脉瘤一旦破裂，可迅速致命。在动脉粥样硬化的基础上也可发生动脉夹层分离。

（三）颅脑动脉粥样硬化

颅脑动脉粥样硬化最常侵犯颈内动脉、基底动脉和椎动脉，颈内动脉入脑处为好发区，病变多集中在血管分叉处。粥样斑块造成血管狭窄、脑供血不足或局部血栓形成或斑块破裂，碎片脱落造成脑栓塞等脑血管意外；长期慢性脑缺血造成脑萎缩时，可发展为血管性痴呆。

（四）肾动脉粥样硬化

肾动脉粥样硬化可引起顽固性高血压，年龄在55岁以上而突然发生高血压者，应考虑本病的可能。如发生肾动脉血栓形成，可引起肾区疼痛、尿闭和发热等。长期肾脏缺血可致肾萎缩并发展为肾衰竭。

（五）肠系膜动脉粥样硬化

肠系膜动脉粥样硬化可能引起消化不良、肠道张力减低、便秘和腹痛等症状。血栓形成时，有剧烈腹痛、腹胀和发热。肠壁坏死时，可引起便血、麻痹性肠梗阻和休克等症状。

（六）四肢动脉粥样硬化

四肢动脉粥样硬化以下肢动脉较多见，由于血供障碍而引起下肢发凉、麻木和典型的间歇性跛行，即行走时发生腓肠肌麻木、疼痛以至痉挛，休息后消失，再走时又出现；严重者可持续性疼痛，下肢动脉尤其是足背动脉搏动减弱或消失。如动脉完全闭塞时可产生坏疽。

六、实验室检查

本病尚缺乏敏感而有特异性的早期实验室诊断方法。部分患者有脂质代谢异常,主要表现为血 TC 增高、LDL-C 增高、HDL-C 降低、TG 增高,apoA 降低,apoB 和 Lp(a)增高。X 线检查除前述主动脉粥样硬化的表现外,选择性动脉造影可显示管腔狭窄或动脉瘤样病变以及病变的所在部位、范围和程度,有助于确定介入或外科治疗的适应证和选择手术方式。多普勒超声检查有助于判断动脉的血流情况和血管病变。脑电阻抗图、脑电图、电子计算机断层显像(CT)或磁共振显像有助于判断脑动脉的功能情况以及脑组织的病变情况。放射性核素心脏检查、超声心动图检查、心电图检查和它们的负荷试验所示的特征性变化有助于诊断冠状动脉粥样硬化性心脏病,冠状动脉造影是诊断冠状动脉粥样硬化最直接的方法。血管内超声显像和血管镜检查是辅助血管内介入治疗的新检查方法。CT 血管造影(CTA)和磁共振显像血管造影(MRA)可无创显像动脉粥样硬化病变。

七、诊断和鉴别诊断

本病发展到相当程度,尤其是有器官明显病变时,诊断并不困难,但早期诊断很不容易。年长患者如检查发现血脂异常,X 线、超声及动脉造影发现血管狭窄性或扩张性病变,应首先考虑诊断本病。

主动脉粥样硬化引起的主动脉变化和主动脉瘤,须与梅毒性主动脉炎和主动脉瘤以及纵隔肿瘤相鉴别;冠状动脉粥样硬化引起的心绞痛和心肌梗死,须与冠状动脉其他病变所引起者相鉴别;心肌纤维化须与其他心脏病特别是原发性扩张型心肌病相鉴别;脑动脉粥样硬化所引起的脑血管意外,须与其他原因引起的脑血管意外相鉴别;肾动脉粥样硬化所引起的高血压,须与其他原因的高血压相鉴别;肾动脉血栓形成须与肾结石相鉴别;四肢动脉粥样硬化所产生的症状须与其他病因的动脉病变所引起者鉴别。

八、预后

本病预后随病变部位、程度、血管狭窄发展速度、受累器官受损情况和有无并发症而不同。病变涉及心、脑、肾等重要脏器动脉预后不良。

九、防治

首先应积极预防动脉粥样硬化的发生。如已发生,应积极治疗,防止病变发展并争取逆转。已发生并发症者,及时治疗,防止其恶化,延长患者寿命。

(一)一般防治措施

1.发挥患者的主观能动性配合治疗

已有客观根据证明,经过合理防治可以延缓和阻止病变进展,甚至可使之逆转消退,患者可维持一定的生活和工作能力。此外,缓慢进展的病变本身又可以促使动脉侧支循环的形成,使病情得到改善。因此说服患者耐心接受长期的防治措施至关重要。

2.合理的膳食

控制膳食总热量,以维持正常体重为度,40 岁以上者尤应预防发胖。一般以 BMI 20～24 kg/m^2 为正常体重。或以腰围为标准,一般以女性≥80 cm,男性≥85 cm 为超标。超重或肥胖者应减少每日进食的总热量,食用低脂(脂肪摄入量不超过总热量的 30%,其中动物性脂肪不超过 10%)、低胆固醇(每日不超过 200 mg)膳食,并限制酒及含糖食物的摄入。提倡饮食清淡,多食富含维生素 C(如新鲜蔬菜、瓜果)和植物蛋白(如豆类及其制品)的食物。尽量以花生油、豆油、菜籽油等植物油为食用油。40 岁以上者即使血脂无异常,也应避免食用过多的动物性脂肪和含胆固醇较高的食物,如动物内脏、猪油、蛋黄、蟹黄、鱼子、奶油及其制品、椰子油、可可油等,以食用低胆固醇、低动物性脂肪食物为宜,如鱼、禽肉、各种瘦肉、蛋白、豆制品等。已确诊有冠状动脉粥样硬化者,严禁暴饮暴食,以免诱发心绞痛或心肌梗死。合并有高血压或心力衰竭者,应同时限制食盐摄入。

3.适当的体力劳动和体育活动

参加一定的体力劳动和体育活动,对预防肥胖,锻炼循环系统的功能和调整血脂代谢均有裨益,是预防本病的一项积极措施。体力活动量应根据身体情况、体力活动习惯和心脏功能状态而定,以不过多增加心脏负担和不引起不适感觉为原则。体育活动要循序渐进,不宜勉强做剧烈活动,对老年人提倡散步(每日 1 小时,可分次进行)、做保健体操、打太极拳等。

4.合理安排工作和生活

生活要有规律,保持乐观、愉快的情绪,避免过度劳累和情绪激动,注意劳逸结合,保证充分睡眠。

5.提倡戒烟限酒

长期饮酒会引起其他问题,因此不宜提倡。

6.积极控制与本病有关的一些危险因素

包括高血压、糖尿病、血脂异常、肥胖症等。

不少学者认为,本病的预防措施应从儿童期开始,即儿童也不宜进食高胆固醇、高动物性脂肪的饮食,也宜避免摄食过量,防止发胖。

(二)药物治疗

1.调整血脂药物

血脂异常的患者,经上述饮食调节和体力活动 3 个月后,未达到目标水平者,应选用降低 TC 和 LDL-C 为主的他汀类调脂药,其他调脂药物包括贝特类、烟酸类等。

2.抗血小板药物

抗血小板黏附和聚集的药物,可防止血栓形成,可能有助于防止血管阻塞性病变病情发展,用于预防冠状动脉和脑动脉血栓栓塞。最常用的口服药为阿司匹林,其他尚有氯吡格雷、西洛他唑、普拉格雷、替格瑞洛,静脉应用药物包括阿昔单抗、替罗非班、埃替非巴肽等。

3.溶血栓和抗凝药物

对动脉内形成血栓导致管腔狭窄或阻塞者,可用溶解血栓制剂,继而用抗凝药。

4.针对缺血症状的相应治疗

如心绞痛时应用血管扩张剂及β受体阻滞药等。

(三)介入和外科手术治疗

包括对狭窄或闭塞的血管,特别是冠状动脉、肾动脉和四肢动脉施行再通或重建或旁路移植等外科手术,以恢复动脉的供血。用带球囊的导管进行经皮腔内血管成形术,将突入动脉管腔的粥样物质压向动脉壁而使血管畅通;在此基础上发展了经皮腔内旋切术、旋磨术和支架植入等多种介入治疗,将粥样物质切下、磨碎、气化吸出而使血管再通,对新鲜的血栓可采用导管进行抽吸。目前应用最多的是经皮腔内球囊扩张术和支架植入术。

第二节 稳定型心绞痛

稳定型心绞痛(SAP)又称为稳定性劳力型心绞痛,是由于劳力引起心肌耗氧量增加,而病变的冠状动脉不能及时调整和增加血流量,从而引起可逆性心肌缺血,但不引起心肌坏死。这是由于心肌供氧与耗氧之间暂时失去平衡而发生心肌缺血,是在一定条件下冠状动脉所供应的血液和氧不能满足心肌需要的结果。

一、病因

本病多见于男性,多数患者年龄在 40 岁以上,常合并高血压、吸烟、糖尿病、脂质代谢异常等心血管疾病危险因子。大多数为冠状动脉粥样硬化导致血管狭窄引起,还可由主动脉瓣病变、梅毒性主动脉炎、肥厚型心肌病、先天性冠状动脉畸形、风湿性冠状动脉炎等引起。

二、发病机制

在正常情况下,冠状循环有强大的储备力量。在剧烈运动时,其血流量可增加到静息时的6～7 倍,在缺氧状况下,正常的冠状动脉可以扩张,也能使血流量增加 4～5 倍。动脉粥样硬化而致冠状动脉狭窄或部分分支闭塞时,冠状动脉对应激状态下血流的调节能力明显减弱。对于稳定型心绞痛患者,虽然冠状动脉狭窄,心肌的血液供应减少,但在静息状态下,仍然可以满足心脏的需要,故安静时患者无症状;当心脏负荷突然增加,如劳力、激动、寒冷刺激、饱食等,心肌张力增加,心肌收缩力增加或心率增快,均可引起心肌耗氧量增加,引起心绞痛的发作。

在其他情况下,如严重贫血、肥厚型心肌病、主动脉瓣狭窄/关闭不全等,由于血液携带氧的能力下降或心肌肥厚致心肌氧耗增加或心排血量过少/舒张压过低,均可以造成心肌氧供和氧耗之间的失平衡,心肌血液供给不足,遂引起心绞痛发作。

三、临床表现

稳定型心绞痛的发作具有较为特征性的临床表现,对临床的冠心病诊断具有重要价值,可以通过仔细的病史询问获得这些有价值的信息。

（一）症状

1.诱因

劳力最为常见，如走路快、上楼、爬坡和顶风骑车等。也可为情绪激动或精神打击所诱发。

2.性质

心绞痛发作时，患者常无明显的疼痛，而表现为压迫、发闷或紧缩感，也可有烧灼感，但不尖锐，非针刺样或刀割样痛，偶伴濒死、恐惧感。发作时，患者往往不自觉地停止活动，至症状缓解。

3.部位

主要位于心前区、胸骨体上段或胸骨，界线不清楚，约有手掌大小。常放射至左肩、左上肢内侧，达环指和小指、颈、咽或下颌部，也可以放射至上腹部，甚至下腹部。

4.持续时间

多为 3～5 分钟，短者也可为 30 秒，长者可达 20 分钟。心绞痛的症状是逐渐加重的，需数分钟达高峰。心绞痛很少在数秒内程度达高峰。

5.发作频率

稳定型心绞痛可数日或数星期发作 1 次，也可 1 天内发作多次。一般来说，发作频率固定，如短时间内发作频率较以前明显增加，应该考虑不稳定型心绞痛（恶化劳力型）。

6.缓解方式

休息（静止）或含化硝酸甘油。后者常为有用的诊断工具，尽管食管疾病或其他引起胸痛的病症有时也可通过含化硝酸甘油而缓解。硝酸甘油对劳力型或自发型心绞痛均有良好的疗效。

（二）体征

稳定型心绞痛患者在心绞痛发作时常见心率增快、血压升高。通常无其他特殊发现，但仔细的体格检查可以明确患者存在的心血管病危险因素。体格检查对鉴别诊断有很大的意义，如在胸骨左缘闻及粗糙的收缩期杂音应考虑主动脉瓣狭窄或肥厚梗阻型心肌病的可能。在胸痛发作期间，体格检查可能发现乳头肌缺血和功能失调引起的二尖瓣关闭不全的收缩期杂音；心肌缺血发作时可能出现左心室功能障碍，听诊时有时可闻及第四或第三心音奔马律、第二心音逆分裂或出现交替脉。

四、辅助检查

（一）心电图检查

心电图是发现心肌缺血、诊断心绞痛最常用、最便宜的检查方法。

1.静息心电图检查

静息心电图正常不能排除心绞痛，但如果有 ST-T 段改变符合心肌缺血，特别是疼痛发作时检查，则支持心绞痛的诊断。心电图检查显示陈旧性心肌梗死时，则心绞痛的可能性增大。静息心电图检查以 R 波为主的导联出现 ST 段压低或 T 波倒置，对诊断有较大价值，但必须排除其他疾病引起的 ST-T 段改变。

2.心电图负荷试验

心电图负荷试验是对疑有冠心病的患者,通过给心脏增加负荷(运动或药物)而激发心肌缺血来诊断冠心病。最常用的是运动负荷试验,即次极量心电图活动平板(或踏车)试验。但必须在配备严密的监测、抢救设备以及抢救药品的情况下实施,以防试验中的不测事件发生。

(1)适应证:①临床上怀疑冠心病,为进一步明确诊断;②对稳定型心绞痛患者进行危险分层;③冠状动脉搭桥及心脏介入治疗前后的评价;④陈旧性心肌梗死患者对非梗死部位心肌缺血的监测。

(2)禁忌证:①急性心肌梗死;②高危的不稳定型心绞痛;③急性心肌、心包炎;④严重高血压[收缩压≥200 mmHg 和(或)舒张压≥110 mmHg],心功能不全;⑤严重主动脉瓣狭窄;⑥肥厚型梗阻性心肌病;⑦静息状态下严重心律失常;⑧主动脉夹层。

(3)阳性标准:运动试验的阳性标准为运动中出现典型心绞痛,运动中或运动后出现 ST 段水平或下斜型下降≥1 mm(J 点后 60～80 毫秒)或运动中出现血压下降者(≥1.33 kPa,即 10 mmHg)。

(4)负荷试验终止的指标:①出现明显症状,并伴有意义的 ST 段变化;②ST 段明显压低(压低>2 mm 为终止运动相对指征,≥4 mm 为终止运动绝对指征);③ST 段抬高≥1 mm;④出现有意义的心律失常;收缩压持续降低>10 mmHg 或血压明显升高(收缩压>250 mmHg或舒张压>115 mmHg);⑤已达目标心率者。

(5)Duke 活动平板评分:Duke 活动平板评分是可以用来进行危险分层的指标。

Duke 评分＝运动时间(min)－5×ST 段下降(mm)－(4×心绞痛指数)

心绞痛指数:0:运动中无心绞痛;1:运动中有心绞痛;2:因心绞痛须终止运动试验。

Duke 评分:≥5 分低危,1 年病死率 0.25%;－10～＋4 分中危,1 年病死率 1.25%;≤－11 分高危,1 年病死率 5.25%。Duke 评分系统适用于 75 岁以下的冠心病患者。

3.心电图连续监测(动态心电图)

连续记录 24 小时的心电图,可从中发现心电图 ST-T 段改变和各种心律失常,通过将 ST-T 段改变出现的时间与患者症状的对照分析,从而确定患者症状与心电图改变的意义。心电图中显示缺血性 ST-T 段改变而当时并无心绞痛发作者称为无痛性心肌缺血。诊断无痛性心肌缺血时,ST 段呈水平或下斜型压低≥0.1 mV,并持续 1 分钟以上。进行 12 导联的动态心电图监测对心肌缺血的诊断价值较大。

(二)实验室检查

遇到稳定型心绞痛,应检查以下项目:①冠心病的危险因素,如空腹血糖、血脂,包括 TC、HDL-C、LDL-C 及 TG,必要时检查 OGTT 试验;②检查血红蛋白,了解有无贫血,因贫血可诱发心绞痛;③检查甲状腺功能;④检查尿常规、肝肾功能、血电解质、肝炎相关抗原、人类免疫缺陷病毒(HIV)及梅毒血浆试验,须在冠状动脉造影前进行;⑤胸痛明显者,须查血肌钙蛋白 T 或 I(cTnT或 cTnI)、肌酸激酶(CK)及其同工酶(CK-MB),与急性冠状动脉综合征相鉴别。

(三)超声心动图检查

稳定型心绞痛患者在心绞痛发作时,进行超声心动图检查可以发现节段性室壁运动异常,并可以出现一过性心室收缩与舒张功能障碍的表现。超声心动图负荷试验是诊断冠心病的手段之一,可以帮助识别心肌缺血的范围和程度,敏感性和特异性均高于心电图负荷试验。超声心动图负荷试验按负荷的性质可分为药物负荷试验(常用多巴酚丁胺)、运动负荷试验、心房调搏负荷试验及冷加压负荷试验。根据负荷后室壁的运动情况,可将室壁运动异常分为运动减弱、运动消失、矛盾运动及室壁瘤。

(四)负荷影像学检查

包括负荷超声和核素心肌灌溉显像,主要用于缺血心肌范围的判定,区别坏死心肌,对于诊断、危险性判定及血供重建治疗的决策,有重要的临床价值。主要用于:①原有心电图检查异常影响心肌缺血诊断的冠心病患者;②心电图检查包括 24 小时心电图正常且运动平板试验受限而高度怀疑冠心病的患者;③冠心病患者危险性的评估;④鉴别缺血心肌和坏死心肌,以帮助决定治疗策略。

(五)多层螺旋 CT 冠状动脉成像(CTA)

CTA 为显示冠状动脉病变及形态的无创检查方法,具有较高的阴性预测价值,若 CTA 未见狭窄病变,一般无须进行有创检查。但 CTA 对狭窄部位病变程度的判断仍有一定局限性,特别是存在明显的钙化病变时,会显著影响狭窄程度的判断,而冠状动脉钙化在冠心病患者中相当普遍,因此 CTA 对冠状动脉狭窄程度的显示仅作为参考。

(六)有创检查

(1)冠脉造影(CAG)为有创检查手段,目前仍是诊断冠心病的金标准。选择性冠脉造影术是用特殊形式的心导管经股动脉(Judkins 技术)、肱动脉(Sones 技术)或桡动脉送到主动脉根部,选择性冠状动脉造影将导管插入左、右冠状动脉口,注射造影剂使冠状动脉主支及其分支显影,可以较准确地反映冠状动脉狭窄的程度和部位,一般认为管腔狭窄 70%～75% 或 75% 以上会严重影响血供。

(2)冠脉内超声显像(IVUS)、冠脉内光学相干断层显像(OCT)、冠脉血流储备分数测定(FFR)以及最新的冠脉血流分数(QFR)等也可以用于冠心病的诊断并有助于指导介入治疗。

(七)其他检查

胸部 X 射线检查对稳定型心绞痛并无特异的诊断意义。一般情况下都是正常的,但有助于了解其他心胸疾病的情况,如有无心脏增大、充血性心力衰竭等。

五、危险分层

根据临床评估、对负荷试验的反应、左心室收缩功能状态及冠状动脉造影显示的病变情况综合判断,定义出发生冠心病事件的高危患者,对采取个体化治疗、改善长期预后具有重要意义。

(一)临床评估

患者病史、症状、体格检查、心电图检查及实验室检查可为预后提供重要信息。冠状动脉病变严重、有外周血管疾病和心力衰竭者预后不良。心电图显示陈旧性心肌梗死、完全性左束支传导阻滞、左心室肥厚、二度至三度房室传导阻滞、心房颤动和分支阻滞者,发生心血管事件的危险性也增高。

（二）负荷试验

Duke 活动平板评分可以用来进行危险分层。此外，运动早期出现阳性（ST 段压低＞1 mm）、试验过程中 ST 段压低＞2 mm、出现严重室律失常时，预示患者高危。超声心动图负荷试验有很好的阴性预测价值，年死亡或心肌梗死发生率在 0.5％以上。而静息时室壁运动异常、运动引发更严重的室壁运动异常者高危。

核素检查显示运动时心肌灌注正常则预后良好；运动灌注明显异常提示有严重的冠状动脉病变，预示患者高危，应动员患者行冠状动脉造影及血供重建治疗。

（三）左心室收缩功能

左心室收缩功能是稳定型心绞痛患者危险分层的重要评价指标，也是患者长期预后的预测因子。左心室射血分数（LVEF）≤35％的患者，每年病死率＞3％。男性稳定型心绞痛伴心功能不全者 5 年存活率仅 58％。

（四）冠状动脉造影

冠状动脉造影显示的病变部位和范围决定患者预后。

六、诊断及鉴别诊断

（一）诊断

(1)根据典型的发作特点，结合年龄和存在的其他冠心病危险因素，排除其他疾病所致的胸痛，即可诊断。

(2)发作时典型的心电图改变为以 R 波为主的导联中 ST 段压低，T 波平坦或倒置，发作过后数分钟内逐渐恢复。

(3)心电图无改变的患者可考虑做心电图负荷试验。

(4)发作不典型者，要依靠观察硝酸甘油的疗效和发作时心电图的变化诊断，如仍不能确诊，可考虑做心电图负荷试验或 24 小时的动态心电图连续监测。

(5)诊断困难者可考虑行超声心动图负荷试验、放射性核素检查和 CTA。考虑介入治疗或外科手术者必须行选择性冠状动脉造影。

(6)在有 CTA 设备的医院，单纯进行冠心病的诊断已经很少使用选择性冠状动脉造影检查。

（二）鉴别诊断

根据稳定型心绞痛的临床症状，临床上应与以下疾病相鉴别，见表 4-1。

表 4-1　稳定型心绞痛的鉴别诊断

需鉴别的疾病	鉴别要点
心脏神经症	患者胸痛常为几秒的刺痛或持续几小时的隐痛，胸痛部位多在左胸乳房下心尖部附近，部位常不固定。症状多在劳力之后出现，而不在劳力的当时发生。患者症状多在安静时出现，体力活动或注意力转移后症状反而缓解，常可以耐受较重的体力活动而不出现症状。含服硝酸甘油无效或在十多分钟后才见效，常伴有心悸、疲乏及其他神经衰弱的症状，常喜欢叹息性呼吸

需鉴别的疾病	鉴别要点
肋间神经痛	疼痛常累及 1~2 个肋间,沿肋间神经走向,疼痛性质为刺痛或灼痛,持续性而非发作性,咳嗽、用力呼吸和身体转动可使疼痛加剧,局部有压痛
不稳定型心绞痛	稳定型心绞痛转化为不稳定型心绞痛,由于其危险程度、治疗策略及近期预后的不同,需要临床认真判定。心绞痛的性质、程度、时间对鉴别诊断尤为重要
急性心肌梗死	疼痛比较显著,持续时间长,含化硝酸甘油无缓解,有特征性心电图和心肌损伤标志物异常,可合并心律失常、心力衰竭、低血压、肺水肿、休克,甚至猝死
特纳综合征	以反复发作的劳力性心绞痛为主要表现,疼痛也可在休息时发生。多见于绝经前女性,常无冠心病的危险因素,疼痛症状不甚典型。冠状动脉造影未发现有临床意义的狭窄,但常见血流缓慢和冠状动脉血流储备降低,12 导联心电图(发作时)或负荷心电图检查有心肌缺血表现,部分患者超声心动检查显示室壁节段运动异常,核素心肌灌注显像发现节段心肌灌注减低和再分布征象
冠状动脉肌桥	心绞痛发作特点类似于劳力性心绞痛,心电图检查具有心肌缺血表现。但发病年龄较轻,常无冠心病的危险因素,超声心动图检查一般无节段性室壁运动异常,冠状动脉造影时显示收缩期冠状动脉节段受压表现

七、治疗

(一)一般治疗

(1)向患者解释病情,解除其思想负担,使患者配合治疗。

(2)控制冠心病的危险因素如高血压、血脂异常、糖尿病、痛风、肥胖;吸烟者应力劝戒烟,并避免被动吸烟,建议采用 5A 法帮助戒烟(询问、劝告、评估、帮助及安排);限制患者饮酒,饮酒量应在中等量以下。

(3)避免过度劳累及精神紧张,培养健康的生活方式,养成良好的饮食习惯,保持生活规律,保证充分休息,根据病情安排适当的体力活动及工作。

(4)治疗可诱发心绞痛或并存的其他系统疾病,如胆囊疾病、消化性溃疡、颈椎病、食管炎、甲亢等。

(二)药物治疗

药物治疗目标:①预防心肌梗死和死亡,改善预后;②减少心肌缺血发作、缓解症状和改善生活质量。改善预后药物包括抗血小板药物、调脂治疗、血管紧张素转换酶抑制剂或受体阻滞药。抗缺血药物包括硝酸酯类药物、β 受体阻滞药、钙通道阻滞药等。

1.抗血小板药物

(1)阿司匹林:通过抑制花生四烯酸、减少血栓素 A_2 的合成,发挥其抗血小板活化和聚集的作用,还可降低 CRP 水平并改善内皮功能,通过抗炎作用减少心血管事件的发生。超过 14 万人的多中心、300 多个研究的 meta 分析表明对既往有心肌梗死、卒中的心绞痛或搭桥术后患者,预防性使用阿司匹林使男性、女性患者均可获益。如无禁忌证,无论有无症状,急性或慢性心肌缺血的患者均应常规服用阿司匹林。长期使用的推荐剂量为 $75\sim100$ mg/d。

（2）氯吡格雷：血小板上 P_2Y_{12} ADP 受体阻滞药，抑制 ADP 介导的血小板激活和血小板聚集，防止血小板血栓形成。研究表明，对有心肌梗死、卒中或外周血管病的稳定型心绞痛患者，单用氯吡格雷预防心血管事件稍优于单用阿司匹林。常用剂量口服 75 mg/d。

（3）替格瑞洛：新型 P_2Y_{12} 受体阻滞药。维持剂量 90 毫克/次或 60 毫克/次，每日 2 次口服。

稳定型心绞痛患者行 PCI 术后联用阿司匹林和 P_2Y_{12} 受体阻滞药，双联抗血小板治疗疗程取决于患者血栓风险、出血风险和植入支架种类。植入裸金属支架后双联抗血小板治疗至少 1 个月，植入药物洗脱支架后双联抗血小板治疗至少 6 个月；若能耐受双联抗血小板治疗、出血风险低的患者可延长双联抗血小板治疗的疗程。

2.调脂治疗

他汀类药物在冠心病治疗中起重要作用，能够降低冠心病病死率和心血管事件发生率，可以改善内皮细胞功能，抑制炎症、稳定斑块，延缓动脉粥样硬化病变的进展。所有冠心病患者均应使用他汀类药物，建议高强度他汀治疗（使 LDL-C 平均降低≥50%），若年龄≥75 岁或不耐受可接受中等强度他汀治疗（使 LDL-C 平均降低 30%～50%）。若以 LDL-C 值为目标，建议将 LDL-C 降至 100 mg/dL（2.6 mmol/L）以内，对于极高危患者应将 LDL-C 降至 80 mg/dL（2.07 mmol/L）以内。若治疗后 LDL-C 仍≥2.6 mmol/L，应调整他汀类药物种类或增加剂量进一步降低 LDL-C。他汀类药物，如瑞舒伐他汀（10～40 mg/d）、阿托伐他汀（10～80 mg/d）、辛伐他汀（10～40 mg/d）、普伐他汀（5～20 mg/d）、氟伐他汀（20 mg/d）、洛伐他汀、匹伐他汀等。对高三酰甘油血症、低 HDL-C 患者可给予烟酸/衍生物、贝特类或鱼油制剂。

3.血管紧张素转换酶抑制剂（ACEI）及受体阻滞药（ARB）

目前 ACEI 是欧美指南推荐的治疗冠状动脉疾患、心绞痛的基本药物，特别是伴高血压、糖尿病、LVEF≤40%或慢性肾病的患者。多个大规模临床试验的结果已证实 ACEI 有效降低冠状动脉疾患合并/不合并心衰、有/无心肌梗死史患者的病死率及心脏事件，改善高/中危患者的预后。ACEI 改善内皮功能、增加冠脉血流，改善心肌氧供需平衡并抑制交感神经活性，减少心室肥厚、血管增厚，抑制动脉粥样硬化斑块进展，防止斑块破裂及血栓形成，减少心肌梗死发生及心绞痛发作。

常用的 ACEI 类药物包括培哚普利 4～8 mg，每日 1 次；雷米普利 2.5～10 mg，每日 1 次；贝那普利 2.5～20 mg，每日 2 次；福辛普利 10～40 mg，每日 1 次；卡托普利 25～100 mg，每日 3 次等。对 ACEI 药物的选择应考虑其半衰期、代谢特点以及排泄途径，达到有效治疗剂量。

对不能耐受 ACEI 的患者可考虑换用 ARB，如缬沙坦、氯沙坦、坎地沙坦等。

4.β受体阻滞药

通过减慢心率和房室传导、降低血压、减弱心肌收缩力、降低室壁张力减少心肌耗氧量，减少运动时心率×血压（HR×BP）二者乘积、增加舒张期灌注时间，从而使心绞痛发作次数减少、硝酸甘油用量减少、活动耐力增加。对运动诱发的心绞痛、改善运动耐量、减少有症状和无症状的心肌缺血发作均有明显疗效。大量证据表明 β受体阻滞药减少心肌梗死患者的病死率和再发的心肌梗死，预防高血压患者的卒中和心衰。此外，可减少心律失常的发生。在一定范围内，β受体阻滞药的疗效呈剂量依赖性，对每一患者的剂量必须个体化，宜从小剂量开始、逐渐增量至靶剂量,使心率保持在55～60次/分,重症心绞痛有时须将心率控制在50次/分左右才能缓解症状。老年人用药剂量较中年人小,心脏明显扩大、心功能差者对药物耐受性差。有心肌梗死病史的慢性心绞痛患者如无禁忌证均应长期服用β受体阻滞药预防心肌梗死、改善预后。对没有心肌梗死的慢性稳定型心绞痛或心肌缺血的高血压患者,β受体阻滞药应作为首选用药。禁忌证包括:严重的心动过缓、高度房室传导阻滞、病态窦房结综合征、严重不稳定的心衰、哮喘。

(1)美托洛尔:为心脏选择性的脂溶性 β_1 受体阻滞药,对劳力性心绞痛的疗效明确,为临床常用治疗劳力心绞痛的药物。半衰期3～7小时,肝内代谢、肾脏排泄,约5%以原形经肾脏排泄。常用剂量50～200 mg/d,分两次服用。美托洛尔缓释片,半衰期可达20小时,每日1次,50～200 mg/d。

(2)比索洛尔:为高度 β_1 选择性、长作用的β受体阻滞药,半衰期7～15小时,口服吸收好,生物利用度达80%,50%由肝脏排泄,其他以原形肾脏排泄。剂量:2.5～20 mg/d,一般5 mg/d,每日1次口服。

(3)卡维地洛:具有β及α受体阻滞作用,脂溶性,肝内代谢,半衰期6～10小时,剂量范围3.125～50 mg,每日2次。

(4)阿替洛尔:为心脏选择性的水溶性 β_1 受体阻滞药。半衰期6～9小时,主要从肾脏排泄,个体剂量差别较小。可用于治疗劳力性心绞痛,疗效肯定。常用剂量25～100 mg/d,每日口服1次或2次。

(5)普萘洛尔:为最早应用于临床的脂溶性β受体阻滞药,常用剂量40～240 mg/d,分3～4次服用。因其对β受体选择性差,禁用于支气管哮喘、慢性阻塞性肺疾病、外周血管病及周围动脉闭塞性疾病患者。糖尿病患者慎用。目前已很少使用。

β受体阻滞药常和二硝酸异山梨醇酯、硝酸甘油联合应用,既可增强疗效又可减轻各自的不良反应。不宜用于支气管哮喘、病态窦房结综合征、房室传导阻滞、低血压和急性心衰患者。

5.硝酸酯类药物

通过扩张静脉、减少回心血量而降低心脏的前负荷,大剂量时通过扩张动脉降低周围血管阻力而降低后负荷;直接扩张冠状动脉、增加侧支循环而增加心肌灌注,可有效地减轻或缓解心绞痛症状,改善生活质量,但缺乏长期服用降低病死率、改善预后的循证医学证据。

(1)舌下含服硝酸甘油起效迅速(30秒～5分钟),常在心绞痛发作时用。一般可含服0.5～1.0 mg。严重发作有时须含服1.5 mg以上。硝酸甘油也可预防性应用,在可引起心绞痛而不能避免的活动前如骑车、上楼、排便等,可事先含服硝酸甘油,预防心绞痛发作。

(2)二硝酸异山梨醇酯舌下含服1～3分钟起效,口服15～20分钟起效,1小时达高峰,作用时间可达4～6小时,较硝酸甘油长,重度发作患者可每4～6小时服用1次,每次10～40 mg,剂量应个体化。对一般患者,为避免硝酸酯耐药性,可白天应用,晚上不用或发作频繁的时间段使用。

(3)单硝酸异山梨醇酯无首过效应,生物利用度高,作用时间长达8小时,可减少服药次数。40～120 mg/d,8～12小时1次。控释剂型如依姆多、长效异乐定,作用可维持12小时以上并较少发生耐药,可每日1次口服。

（4）硝酸甘油膜贴在皮肤上，每剂含硝酸甘油 25～50 mg，通过其释放膜缓慢释放硝酸甘油，经皮肤吸收，无肝脏首过效应，作用可持续 24 小时。近年因硝酸甘油耐药率高已较少使用。

长时间大剂量使用硝酸酯类药物可导致耐药，不同硝酸酯类有交叉耐药现象，应尽量使用小剂量、间断使用或夜间停止用药，以避免耐药性发生。

6.钙通道阻滞药

通过抑制钙离子进入心肌及平滑肌细胞抑制钙依赖性电机械偶联过程，对心脏有直接负性肌力作用，并可松弛血管平滑肌，通过抑制心肌收缩、扩张冠状动脉及外周动脉缓解冠脉痉挛、降低动脉压、减轻心脏负荷，使心肌耗氧量降低、氧供增加。可使患者心绞痛发作次数减少、运动耐力增加、硝酸酯类用量减少。钙通道阻滞药分为二氢吡啶类，如硝苯地平、氨氯地平、非洛地平和非二氢吡啶类，如地尔硫䓬、维拉帕米。

（1）地尔硫䓬：扩血管作用比硝苯地平弱，心脏抑制作用比维拉帕米弱，可有效扩张冠脉及外周动脉，改善侧支循环，具有轻度负性肌力、负性频率作用，可有效降低心肌耗氧量，控制劳力及自发心绞痛。剂量范围：90～360 mg/d，每日 3～4 次。缓释制剂可每日 1 次。

（2）维拉帕米：可扩张全身及冠状动脉，具有负性肌力、负性频率、负性传导作用，降低心肌耗氧量的同时可能诱发心力衰竭。禁用于房室传导阻滞、病态窦房结综合征、心衰患者。剂量范围：40～80 mg，每日 3～4 次。缓释制剂可每日 1～2 次。

（3）硝苯地平：临床病例对照研究显示短效硝苯地平治疗高血压及冠心病患者增加病死率。硝苯地平具有强大的扩张周围血管作用，可反射性引起交感神经兴奋，使心率加快，心肌耗氧增加，应避免用于治疗劳力性心绞痛。

近年的几个大规模临床试验证明长效二氢吡啶类钙通道阻滞药如氨氯地平、非洛地平、硝苯地平控释片降低高血压患者的病死率及心脏事件，并可使冠心病患者心绞痛症状减少、冠脉造影及搭桥病例减少。氨氯地平，半衰期长达 30～50 小时，无短效硝苯地平的不良作用，宜用于治疗合并高血压的劳力心绞痛，5～10 mg 口服，每日 1 次。对于变异心绞痛、合并哮喘、COPD、外周血管疾病的患者，钙通道阻滞药有其独特优势。氨氯地平、非洛地平、缓释硝苯地平可用于房室传导阻滞、病态窦房结综合征患者。

7.代谢类药物

通过抑制脂肪酸氧化、增加葡萄糖代谢而增加高能磷酸键的合成，曲美他嗪 60 mg/d，每日 3 次口服。

8.窦房结抑制剂

通过阻断窦房结 I_f 通道、减慢心率而抗心绞痛，依伐布雷定 2.5～7.5 mg，每日 2 次口服。

9.尼可地尔

兼有 ATP 依赖的钾通道开放作用及硝酸酯样作用，扩张冠状动脉，解除冠脉痉挛，增加冠脉血流量，不影响血压。用于对硝酸酯类不能耐受的 NSTE-ACS 患者，用法 5～10 mg，每日 3 次口服。

（三）经皮冠状动脉介入治疗（PCI）

经皮冠状动脉介入治疗包括经皮冠状动脉球囊成形术（PT-CA）、冠状动脉支架植入术和粥样斑块销蚀技术。与单纯理想的药物治疗相比,PCI＋理想药物治疗能减少血供重建的次数,提高患者的生活质量(活动耐量增加),但是心肌梗死的发生和病死率与单纯药物治疗无显著差异。随着新技术的出现,尤其是药物洗脱支架(DES)及新型抗血小板药物的应用,远期疗效明显提高。冠状动脉介入治疗不仅可以改善生活质量,而且可明显降低高危患者的心肌梗死发生率和病死率。

(四)冠状动脉旁路手术(CABG)

冠状动脉旁路手术是使用患者自身的大隐静脉、内乳动脉或桡动脉作为旁路移植材料,一端吻合在主动脉,另一端吻合在有病变的冠状动脉段的远端,通过引流主动脉血流以改善病变冠状动脉所供血心肌区域的血流供应。CABG 术前进行选择性冠状动脉造影,了解冠状动脉病变的程度和范围,以供制订手术计划(包括决定移植血管的根数)的参考。

CABG 的适应证主要包括:①冠状动脉多支血管病变,尤其是合并糖尿病的患者;②冠状动脉左主干病变;③不适合于行介入治疗的严重血管病变患者;④心肌梗死后合并室壁瘤,需要进行室壁瘤切除的患者;⑤闭塞段的远段管腔通畅,血管供应区有存活心肌。

(五)稳定型心绞痛危险因素的处理

稳定型心绞痛危险因素的处理见表 4-2。

表 4-2 稳定型心绞痛危险因素的处理

项目	内容
健康教育	有效的健康教育可以减轻患者对病情的担心与忧虑,协调患者理解稳定型心绞痛的治疗方案,提高治疗的依从性,从而积极改善生活方式和有效提高生活质量,降低病死率,双心治疗
戒烟	吸烟显著增加心血管事件的风险,戒烟后心血管事件的风险显著降低。医务工作者应向患者讲明其危害,动员患者戒烟并避免被动吸烟。同时积极采用行为及药物干预措施
运动	运动锻炼能减轻患者症状,改善运动耐量,减轻缺血程度及心电图检查 ST 段压低,稳定型心绞痛患者每日运动 30 分钟,每周运动不少于 5 天。最好有心肺运动试验,提供运动处方
血压	一般患者血压<140/90 mmHg,合并糖尿病及慢性肾病患者血压<130/80 mmHg。优先选用 β 受体阻滞药和 ACEI 或 ARB,可联用钙通道阻滞药及小剂量利尿剂
血糖	对糖调节障碍和糖尿病患者应立即开始生活方式治疗或使用降糖药物,使 HbAlc≤6.5%,同时对并存的危险因素如肥胖、高血压、血脂异常等实施强化干预
肥胖与超重	肥胖或超重易伴发冠心病的危险因素。减轻体重如控制饮食、活动和锻炼、减少饮酒等,有利于控制肥胖或超重下游的多种危险因素

第三节 急性冠状动脉综合征

一、急性 ST 段抬高型心肌梗死

目前心肌梗死(MI)可分为 ST 段抬高型(STEMI)和非 ST 段抬高型心肌梗死(NSTEMI)两类,在病理及治疗上均有所不同。心肌梗死的原因常是在冠状动脉粥样硬化病变的基础上继发血栓形成所致,其他非动脉粥样硬化的原因如冠状动脉栓塞、主动脉夹层累及冠状动脉开口、冠状动脉炎、冠状动脉先天性畸形等所导致的心肌梗死在此不做介绍。

(一)病因与发病机制

STEMI 的病理生理学基础即在冠状动脉粥样硬化的基础上,粥样斑块松动、裂纹或破裂,使斑块内高度致血栓形成的物质暴露于血流中,引起血小板在受损处黏附、活化、聚集,形成血栓,导致病变血管完全性闭塞,血供完全停止,引起所供区域心室壁心肌透壁性坏死,临床上表现为典型的 STEMI。

病理学上,MI 可分为透壁性和非透壁性(或心内膜下)。前者坏死累及心室壁全层,多由冠脉持续闭塞所致;后者坏死仅累及心内膜下或心室壁内,未达心外膜,多是冠脉短暂闭塞而持续开通的结果。不规则片状非透壁 MI 多见于 STEMI 在未形成透壁 MI 前早期再灌注(溶栓或 PCI 治疗)成功的患者。

STEMI 发生后数小时所作的冠状动脉造影显示,90%以上的 MI 相关动脉发生完全闭塞。少数急性心肌梗死(AMI)患者冠状动脉正常,可能为血管腔内血栓的自溶、血小板一过性聚集造成闭塞或严重的持续性冠状动脉痉挛的发作使冠状动脉血流减少所致。左冠状动脉前降支闭塞最多见,可引起左心室前壁、心尖部、下侧壁、前间隔和前内乳头肌梗死;左冠状动脉回旋支闭塞可引起左心室高侧壁、膈面及左心房梗死,并可累及房室结;右冠状动脉闭塞可引起左心室膈面(下壁)、后间隔及右心室梗死,并可累及窦房结和房室结。右心室及左、右心房梗死较少见。左冠状动脉主干闭塞则引起左心室广泛梗死。

MI 时冠脉内血栓既有白血栓(富含血小板),又有红血栓(富含纤维蛋白和红细胞)。STEMI 的闭塞性血栓是白、红血栓的混合物,从堵塞处向近端延伸部分为红血栓。

MI 发生后,左室腔大小、形态和厚度发生变化,总称为心室重构。重构过程反过来影响左室功能和患者的预后。重构是左室扩张和非梗死心肌肥厚等因素的综合结果,使心室变形(球形变)。除了梗死范围以外,另两个影响左室扩张的重要因素是左室负荷状态和梗死相关动脉的通畅程度。左室压力升高有导致室壁张力增加和梗死扩张的危险,而通畅的梗死区相关动脉可加快瘢痕形成,增加梗死区组织的修复,减少梗死的扩展和心室扩张的危险。

(二)诊断

1.临床表现特点

按临床过程和心电图的表现,本病可分为急性期、演变期和慢性期三期,但临床症状主要出现在急性期,部分患者还有一些先兆表现。

(1)诱发因素:本病在春、冬季发病较多,与气候寒冷、气温变化大有关,常在安静或睡眠时发病,以清晨 6 时至午间 12 时发病最多。剧烈运动、过重的体力劳动、创伤、情绪激动、精神紧张或饱餐、急性失血、休克、发热、心动过速等引起的心肌耗氧增加、血供减少都可能是 MI 的诱因。在变异型心绞痛患者中,反复发作的冠状动脉痉挛也可发展为 MI。

(2)先兆:半数以上患者在发病前数日有乏力、胸部不适,活动时心悸、气急、烦躁、心绞痛等前驱症状,其中以新发生心绞痛或原有心绞痛加重为最突出。同时心电图示 ST 段一过性明显抬高(变异型心绞痛)或压低,T 波倒置或增高("假性正常化"),应警惕近期内发生 MI 的可能。发现先兆,及时积极治疗,有可能使部分患者避免发生 MI。

（3）症状:随梗死的大小、部位、发展速度和原来心脏的功能情况等而轻重不同。

1)疼痛:是最先出现的症状,疼痛部位和性质与心绞痛相同,但常发生于安静或睡眠时,疼痛程度较重,范围较广,持续时间可长达数小时或数天,休息或含用硝酸甘油片多不能缓解,患者常烦躁不安、出汗、恐惧,有濒死之感。部分患者疼痛的性质及部位不典型,如位于上腹部,常被误认为胃溃疡穿孔或急性胰腺炎等急腹症;位于下颌或颈部,常被误认为牙病或骨关节病。部分患者无疼痛,多为糖尿病患者或老年人,一开始即表现为休克或急性心力衰竭;少数患者在整个病程中都无疼痛或其他症状,而事后才发现患过 MI。

2)全身症状:主要是发热,伴有心动过速、白细胞增高和红细胞沉降率增快等,由坏死物质吸收所引起。一般在疼痛发生后 24~48 小时出现,程度与梗死范围常成正相关,体温一般在 38℃上下,很少超过 39℃,持续 1 周左右。

3)胃肠道症状:约 1/3 有疼痛的患者,在发病早期伴有恶心、呕吐和上腹胀痛,与迷走神经受坏死心肌刺激和心排血量降低组织灌注不足等有关;肠胀气也不少见;重症者可发生呃逆(以下壁心肌梗死多见)。

4)心律失常:见于 75%~95% 的患者,多发生于起病后 1~2 周内,尤以 24 小时内最多见。急性期心律失常通常为基础病变严重的表现,如持续心肌缺血、泵衰竭或电解质紊乱、自主神经功能紊乱、低氧血症或酸碱平衡失调。各种心律失常中以室性心律失常为最多,危及生命的室速和室颤发生率高达 20%。冠状动脉再灌注后可能出现加速性室性自主心律和室性心动过速,多数历时短暂,自行消失。室上性心律失常则较少,阵发性心房颤动比心房扑动和室上性心动过速更多见,多发生在心力衰竭患者中。窦性心动过速的发生率约为 30%~40%,发病初期出现的窦性心动过速多为暂时性,持续性窦性心动过速是梗死面积大、心排血量降低或左心功能不全的反映。各种程度的房室传导阻滞和束支传导阻滞也较多,严重者发生完全性房室传导阻滞。发生完全性左束支传导阻滞(CLBBB)时 MI 的心电图表现可被掩盖。前壁 MI 易发生室性心律失常。下壁 MI 易发生房室传导阻滞,其阻滞部位多在房室束以上处,预后较好。前壁 MI 而发生房室传导阻滞时,通常与广泛心肌坏死有关,其阻滞部位在房室束以下处且常伴有休克或心力衰竭,预后较差。

5)低血压和休克:疼痛期血压下降常见,可持续数周后再上升,但未必是休克。如疼痛缓解而收缩压低于 80 mmHg,患者烦躁不安、面色苍白、皮肤湿冷、脉细而快、大汗淋漓、尿量减少(<20 mL/h)、神志迟钝、甚至昏厥者,则为休克的表现。休克多在起病后数天到 1 周内发生,见于 20% 的患者,主要是心源性,为心肌广泛(40% 以上)坏死、心排血量急剧下降所致,神经反射引起的周围血管扩张为次要的因素,但须注意排除其他原因导致的低血压,如低血容量、药物导致的低血压、心律失常、心脏压塞、机械并发症或右心室梗死。

6)心力衰竭:主要是急性左心衰,可在起病最初数日内发生或在疼痛、休克好转阶段出现,为梗死后心脏舒缩力显著减弱或不协调所致,发生率约为 20%~48%。患者出现呼吸困难、咳嗽、发绀、烦躁等,严重者可发生肺水肿或进而发生右心衰的表现,出现颈静脉怒张、肝肿痛和水肿等。右心室心肌梗死者,一开始即可出现右心衰的表现。

发生于 AMI 时的心力衰竭称为泵衰竭,根据临床上有无心力衰竭及其程度,常按 Killip 分级法分级,第Ⅰ级为左心衰代偿阶段,无心力衰竭征象,肺部无啰音,但肺楔嵌压可升高;第

Ⅱ级为轻度至中度左心衰,肺啰音的范围小于肺野的50%,可出现第三心音奔马律、持续性窦性心动过速、有肺淤血的X线表现;第Ⅲ级为重度心力衰竭,急性肺水肿,肺啰音的范围大于两肺野的50%。第Ⅳ级为心源性休克,血压<90 mmHg、少尿、皮肤湿冷、发绀、呼吸加速、脉搏快。

AMI时,重度左心室衰竭或肺水肿与心源性休克同样是左心室排血功能障碍所引起。在血流动力学上,肺水肿是以左心室舒张末期压及左房压与肺楔嵌压的增高为主,而休克时心排血量和动脉压的降低更为突出,心排血指数比左心室衰竭时更低。因此,心源性休克较左心室衰竭更严重。此两者可以不同程度合并存在,是泵衰竭的最严重阶段。

(4)体征:AMI时心脏体征可在正常范围内,体征异常者大多数无特征性,心脏可有轻度至中度增大;心率增快或减慢;心尖区第一心音减弱,可出现第三或第四心音奔马律。10%~20%患者在发病后2~3天出现心包摩擦音,多在1~2天内消失,少数持续1周以上。发生二尖瓣乳头肌功能失调者,心尖区可出现粗糙的收缩期杂音;发生心室间隔穿孔者,胸骨左下缘出现响亮的收缩期杂音,常伴震颤。右室梗死较重者可出现颈静脉怒张,深吸气时更为明显。除发病极早期可出现一过性血压增高外,之后部分患者因伴有右室梗死、容量不足和心源性休克而出现一过性或持续低血压。

(5)血流动力学分型:AMI时心脏的泵血功能并不能通过一般的心电图、胸片等检查而完全反映出来,及时进行血流动力学监测,能为早期诊断和及时治疗提供很重要依据。有学者根据血流动力学指标肺楔嵌压(PCWP)和心脏指数(CI)评估有无肺淤血和周围灌注不足的表现,从而将AMI分为4个血流动力学亚型。

Ⅰ型:既无肺淤血又无周围组织灌注不足,心功能处于代偿状态。CI>2.2 L/(min·m²),PCWP≤18 mmHg(2.4 kPa),病死率约为3%。

Ⅱ型:有肺淤血,无周围组织灌注不足,为常见临床类型。CI>2.2 L/(min·m²),PCWP>18 mmHg(2.4 kPa),病死率约为9%。

Ⅲ型:有周围组织灌注不足,无肺淤血,多见于右心室梗死或血容量不足者。CI≤2.2 L/(min·m²),PCWP≤18 mmHg(2.4 kPa),病死率约为23%。

Ⅳ型:兼有周围组织灌注不足与肺淤血,为最严重类型。CI≤2.2 L/(min·m²),PCWP>18 mmHg(2.4 kPa),病死率约为51%。

由于AMI时影响心脏泵血功能的因素较多,因此Forrester分型基本反映了血流动力学变化的状况,不能包括所有泵功能改变的特点。

AMI血流动力学紊乱的临床表现主要包括低血压状态、肺淤血、急性左心衰、心源性休克等状况。

(6)并发症:MI的并发症可分为机械性、缺血性、栓塞性和炎症性。

1)机械性并发症。①心室游离壁破裂:3%的心肌梗死患者可发生心室游离壁破裂,是心脏破裂最常见的一种,占心肌梗死患者死亡的10%。心室游离壁破裂常在发病1周内出现。心脏破裂多发生在第一次MI、前壁梗死、老年和女性患者中。其他危险因素包括MI急性期的高血压、既往无心绞痛和心肌梗死、缺乏侧支循环、心电图上有Q波、应用糖皮质激素或非甾体抗炎药、MI症状出现后14小时以后的溶栓治疗。心室游离壁破裂的典型表现包括持续性心前区疼痛、心电图 ST-T 段改变,迅速进展的血流动力学衰竭、急性心脏压塞和电机械分离。心室游离壁破裂也可为亚急性,即心肌梗死区不完全或逐渐破裂,形成包裹性心包积液或假性室壁瘤,患者能存活数月。②室间隔穿孔:比心室游离壁破裂少见,约有 0.5%～2% 的 MI 患者会发生室间隔穿孔,常发生于 AMI 后 3～7 天。AMI 后,胸骨左缘突然出现粗糙的全收缩期杂音或可触及收缩期震颤或伴有心源性休克和心力衰竭,应高度怀疑室间隔穿孔,此时超声心动图检查可定位室间隔穿孔和评估左向右分流的严重程度。③乳头肌功能不全或断裂:乳头肌功能不全总发生率可高达 50%,二尖瓣乳头肌因缺血、坏死等使收缩功能发生障碍,造成不同程度的二尖瓣脱垂或关闭不全,心尖区出现收缩中晚期喀喇音和吹风样收缩期杂音,第一心音可不减弱,可引起心力衰竭。轻症者可以恢复,其杂音可以消失。乳头肌断裂极少见,多发生在二尖瓣后内乳头肌,故在下壁 MI 中较为常见。少数完全断裂者则发生急性二尖瓣大量反流,造成严重的急性肺水肿,约 1/3 的患者迅速死亡。④室壁膨胀瘤:或称室壁瘤。多累及左心室心尖部,发生率为 5%～20%。见于 MI 范围较大的患者,常于起病数周后才被发现。发生较小室壁瘤的患者可无症状与体征,但发生较大室壁瘤患者,可出现顽固性充血性心力衰竭以及复发性、难治的致命性心律失常。体检可发现心浊音界扩大,心脏搏动范围较广泛或心尖抬举样搏动,可有收缩期杂音。心电图上除了有 MI 的异常 Q 波外,约 2/3 的患者同时伴有持续性 ST 段弓背向上抬高。X 线透视和摄片、超声心动图、放射性核素心脏血池显像、磁共振成像以及左心室选择性造影可见局部心缘突出,搏动减弱或有反常搏动。室壁瘤按病程可分为急性和慢性室壁瘤。急性室壁瘤在 MI 后数日内形成,易发生心脏破裂和形成血栓。慢性室壁瘤多见于 MI 愈合期,由于其瘤壁为致密的纤维瘢痕所替代,所以一般不会引起破裂。

2)缺血性并发症。①梗死延展:指同一梗死相关冠状动脉供血部位的 MI 范围的扩大,可表现为心内膜下 MI 转变为透壁性 MI 或 MI 范围扩大到邻近心肌,多有梗死后心绞痛和缺血范围的扩大。梗死延展多发生在 AMI 后的 2～3 周内,多数原梗死区相应导联的心电图有新的梗死性改变且 CK 或肌钙蛋白升高时间延长。②再梗死:指 AMI 4 周后再次发生的 MI,既可发生在原来梗死的部位,也可发生在任何其他心肌部位。如果再梗死发生在 AMI 后 4 周内,则其心肌坏死区一定受另一支有病变的冠状动脉所支配。通常再梗死发生在与原梗死区不同的部位,诊断多无困难;若再梗死发生在与原梗死区相同的部位,常无明显的或特征性的心电图改变,可使诊断发生困难,此时迅速上升且又迅速下降的酶学指标如 CK-MB 比肌钙蛋白更有价值。CK-MB 恢复正常后又升高或超过原先水平的 50% 对再梗死具有重要的诊断价值。

3)栓塞性并发症:MI 并发血栓栓塞主要是指心室附壁血栓或下肢静脉血栓破碎脱落所致的体循环栓塞或肺动脉栓塞。左心室附壁血栓形成在 AMI 患者中较多见,尤其在急性大面积前壁 MI 累及心尖部时,其发生率可高达 60% 左右,而体循环栓塞并不常见,国外一般发生率在 10% 左右,我国一般在 2% 以下。

4)炎症性并发症。①早期心包炎:发生于心肌梗死后 1～4 天内,发生率约为 10%。早期心包炎的发生系梗死区域心肌表面心包并发纤维素性炎症所致。临床上可出现一过性的心包摩擦音,伴有进行性加重胸痛,疼痛随体位而改变。②后期心包炎(心肌梗死后综合征或

Dressler 综合征）：发病率为 1%～3%，于 MI 后数周至数月内出现，并可反复发生。其发病机制迄今尚不明确，推测为自身免疫反应所致；而 Dressler 认为它是一种过敏反应，是机体对心肌坏死物质所形成的自身抗原的过敏反应。临床上可表现为突然起病、发热、胸膜性胸痛、白细胞计数升高和红细胞沉降率增快，心包或胸膜摩擦音可持续 2 周以上，超声心动图常可发现心包积液，少数患者可伴有少量胸腔积液或肺部浸润。

2.辅助检查

（1）心电图检查：对疑似 STEMI 的胸痛患者，应在首次医疗接触（FMC）后 10 分钟内记录 12 导联心电图[下壁和（或）正后壁心肌梗死时须加做 V_{3R}～V_{5R} 和 V_7～V_9 导联]。首次心电图不能明确诊断时，须在 10～30 分钟后复查。与既往心电图进行比较有助于诊断。建议尽早开始心电监测，以发现恶性心律失常。

1）特征性改变：在面向透壁心肌坏死区的导联上出现以下特征性改变：①宽而深的 Q 波（病理性 Q 波）；②ST 段抬高呈弓背向上型；③T 波倒置，往往宽而深，两支对称。在背向梗死区的导联上则出现相反的改变，即 R 波增高，ST 段压低，和 T 波直立并增高。

2）动态性改变：①起病数小时内，可尚无异常或出现异常高大，两肢不对称的 T 波；②数小时后，ST 段明显抬高，弓背向上，与直立的 T 波连接，形成单向曲线。数小时到 2 天内出现病理性 Q 波（又称为 Q 波型 MI），同时 R 波减低，为急性期改变。Q 波在 3～4 天内稳定不变，以后 70%～80% 永久存在；③如不进行治疗干预，ST 段抬高持续数日至 2 周左右，逐渐回到基线水平，T 波则变为平坦或倒置，为亚急性期改变；④数周至数月以后，T 波呈 V 形倒置，两肢对称，波谷尖锐，为慢性期改变，T 波倒置可永久存在，也可在数月到数年内逐渐恢复。合并束支阻滞尤其是左束支阻滞时、在原来部位再次发生 AMI 时，心电图表现多不典型，不一定能反映 AMI 表现。

3）定位和定范围：STEMI 的定位和定范围可根据出现特征性改变的导联数来判断（表 4-3）。

表 4-3　心肌梗死的定位诊断

导联部位	I	II	III	aVR	aVL	aVF	V_1	V_2	V_3	V_4	V_5	V_6	V_7	V_8	V_9	V_{3R}	V_{4R}	V_{5R}
前间隔							+	+	+									
局限前壁		−	−			−			+	+	+							
广泛前壁							+	+	+	+	+	+						
前侧壁		−	−			−					+	+	+					
高侧壁	+		−		+													
正后壁							−	−					+	+	+			
下壁	−	+	+	−	−	+												
右室																+	+	+

注　"＋"为梗死部位正面改变，"－"为梗死部位反面改变。

4）若干不常见或易漏诊部位的心电图表现。①正后壁梗死：冠脉解剖上正后壁血供来源与下壁相同，均来自右冠状动脉或后降支动脉，因此，正后壁梗死与下壁梗死常并存。若出现 V_1、V_2 导联 R 波时限和电压的变化，如时限达 0.04 秒，R 波增高，R/S＞1，均有助于正后壁梗死的诊断,应加做 $V_7 \sim V_9$ 导联,动态观察其 Q 波及 ST-T 波的演变。②右室梗死:由于右室受左右两侧冠状动脉灌注,右室做功较少,心肌内压力较低,侧支循环发育较好,因此右室梗死的发生率较低。心电图上 V_{3R}、V_{4R}、V_{5R} 除了有 Q 波外,可见 ST 段抬高,继后出现 ST-T 段呈 AMI 演变。③下壁梗死合并左前分支阻滞(LAH):以下表现均提示下壁梗死合并 LAH:Ⅱ、Ⅲ、aVF 呈 rS 型,起始 r 波细小,小于 0.1 mV 且Ⅲr>aVFr>Ⅱr 或Ⅱ导联呈 QS 型;Ⅱ、Ⅲ、aVF 呈 rS 型,r 波有切迹、粗钝,呈 qrs、rsr′s 型(尤其Ⅱ导联);aVR 有终末正向波。④下壁梗死合并左后分支阻滞(LPH):LPH 时,起始向量向左向上,在Ⅱ、Ⅲ、aVF 形成宽的 Q 波,终末向量向下,形成迟晚的 R 波。⑤乳头肌梗死:心电图特征常被左室透壁性梗死所掩盖。单纯乳头肌梗死或其他部位梗死轻微时,其特征性改变为 J 点显著下移伴内膜下梗死的 ST-T 段改变。⑥心肌梗死伴预激综合征:预激综合征可产生酷似心肌梗死的图形,并常掩盖心肌梗死波形,使诊断困难,出现下列情况心肌梗死合并预激综合征的诊断应予考虑:以 R 波为主的导联出现 ST 段抬高;以 S 波为主的导联出现深尖的 T 波;深吸气、立位或使用阿托品、奎尼丁等药物以消除预激的波形,从而可显示心肌梗死的波形。⑦心房梗死:大多合并左心室梗死,单独累及者极少,并以右心房梗死居多。下列心电图表现提示有心房梗死:具有典型临床及心电图的心肌梗死表现;P 波有明显的动态变化和(或)P-R 段呈有意义的变化;部分患者有房性或其他心律失常。⑧STEMI 合并右束支传导阻滞(RBBB):RBBB 时,主要影响 QRS 波终末向量,初始向量不变,故合并心肌梗死时,除后壁心肌梗死外,通常诊断并不困难。RBBB 一般不影响梗死 Q 波的形成,相反,室间隔心肌梗死可使 RBBB 在 V_1 的 r 波消失而呈 qR 型。⑨STEMI 合并左束支传导阻滞(LBBB):LBBB 时,心室激动主要由三个向量构成,依次为右室间隔、左室间隔和游离左室壁向量。该三向量均由右向左,使 V_5、V_6、Ⅰ、aVL 导联 Q 波消失,并呈 R 波钝挫。同时伴有继发性 ST-T 段变化,从而使心肌梗死的图形改变不典型,使诊断困难。在心肌梗死急性期,系列心电图的动态演变有助于提高诊断的正确率。

(2)心脏标志物测定。

1)心肌损伤标志物测定:心肌坏死时,心肌内含有的一些蛋白质类物质会从心肌组织内释放出来,并出现在外周循环血液中,因此可作为心肌损伤的判定指标。这些物质主要包括肌钙蛋白和肌红蛋白。

肌钙蛋白(Tn)是肌肉组织收缩的调节蛋白,心肌肌钙蛋白(cTn)与骨骼肌中的 Tn 在分子结构和免疫学上是不同的,因此它是心肌所独有,是诊断心肌坏死最特异和敏感的首选标志物。cTn 共有 cTnT、cTnI、cTnC 三个亚单位。

cTnT 在健康人血清中的浓度一般小于 0.03 ng/mL,通常 AMI 后 3~4 小时开始升高,2~5 天达到峰值,持续 10~14 天;肌钙蛋白超过正常上限结合心肌缺血证据即可诊断 AMI。因此,cTnT 对早期和晚期 AMI 以及 UA 患者的灶性心肌坏死均具有很高的诊断价值。

cTnI 也是一种对心肌损伤和坏死具高度特异性的血清学指标,在 AMI 后 4~6 小时或更早即可升高,24 小时后达到峰值,约 1 周后降至正常。

肌红蛋白在 AMI 发病后 2~3 小时内即已升高,12 小时内多达峰值,24~48 小时内恢复正常,由于其出现时间均较 cTn 和肌酸激酶同工酶(CK-MB)早,故有助于早期诊断,但特异性较差,如慢性肾功能不全、骨骼肌损伤时,肌红蛋白水平均会增高,此时应予以仔细鉴别。

2)血清酶学检查:CK-MB判断心肌坏死的临床特异性和敏感性较高,在起病后4小时内增高,16～24小时达高峰,3～4日恢复正常。AMI时其测值超过正常上限并有动态变化。由于首次STEMI后肌钙蛋白将持续升高一段时间(7～14天),CK-MB适于诊断再发心肌梗死。连续测定CK-MB还可判定溶栓治疗后梗死相关动脉开通,此时CK-MB峰值前移(14小时以内)。由于磷酸肌酸激酶(CK)广泛分布于骨骼肌,缺乏特异性,因此不再推荐用于诊断AMI。天冬氨酸转氨酶、乳酸脱氢酶和乳酸脱氢酶同工酶对诊断AMI特异性差,也不再推荐用于诊断AMI。

3)其他检查:组织坏死和炎症反应的非特异性指标:AMI发病1周内白细胞可增至(10～20)×10^9/L,中性粒细胞比例多在75%～90%,嗜酸性粒细胞减少或消失。红细胞沉降率增快,可持续1～3周,能较准确地反映坏死组织被吸收的过程。血清游离脂肪酸、C反应蛋白在AMI后均增高。血清游离脂肪酸显著增高者易发生严重室性心律失常。此外,AMI时,由于应激反应,血糖可升高,糖耐量可暂降低,约2～3周后恢复正常。STEMI患者在发病24～48小时内血胆固醇保持或接近基线水平,但以后会急剧下降。因此所有STEMI患者应在发病24～48小时内测定血脂谱,超过48小时者,要在AMI发病8周后才能获得更准确的血脂结果。AMI早期测定脑钠肽(BNP)对评价左心室重构、心功能状态和预后具有一定临床价值。

(3)超声心动图:超声心动图检查有助于对急性胸痛患者的鉴别诊断和危险分层。在评价有胸痛而无特征性心电图变化时,超声心动图有助于排除主动脉夹层。对MI患者,床旁超声心动图对发现机械性并发症很有价值,如评估心脏整体和局部功能、乳头肌功能不全、室壁瘤和室间隔穿孔等。多巴酚丁胺负荷超声心动图检查还可用于评价心肌存活性。

(4)选择性冠状动脉造影:施行各种介入性治疗时,可先行选择性冠状动脉造影,明确病变情况,制订治疗方案。

3.诊断注意事项

依据典型的临床表现、特征性的ECG改变、血清心肌坏死标志物水平动态改变,STEMI的确诊一般并不困难。无症状的患者,诊断较困难。凡年老患者突然发生休克、严重心律失常、心力衰竭、上腹胀痛或呕吐等表现而原因未明者或原有高血压而血压突然降低且无原因可寻者,都应想到AMI的可能。此外,有较重而持续较久的胸闷或胸痛者,即使ECG无特征性改变,也应考虑本病的可能,都宜先按AMI处理,并在短期内反复进行ECG观察和cTn或CK-MB等测定,以确定诊断。当存在左束支传导阻滞图形时,MI的ECG诊断较困难,此时,与QRS波同向的ST段抬高和至少2个胸导联ST段抬高>5 mm,强烈提示MI。一般来说,有疑似症状并新出现的左束支传导阻滞应按STEMI来治疗,此时cTn和CK-MB测定的诊断价值更大。

近年来国内外指南均推荐使用第3版"心肌梗死全球定义"。该定义维持了AMI的病理学定义,即由持续较长时间的心肌缺血导致的心肌细胞死亡。AMI的诊断标准为:检测到cTn水平升高超过99%正常值上限且符合下列条件中的至少1项:①心肌缺血的症状;②ECG提示新发缺血性改变(新发ST-T段改变或新发左束支传导阻滞);③ECG出现病理性Q波;④影像学证据提示新发局部室壁运动异常或存活心肌丢失;⑤冠脉造影或尸检发现冠脉内存在的新鲜血栓。AMI可分为5种临床类型(表4-4)。

表 4-4　第 3 版"心肌梗死全球定义"中心肌梗死的临床分型

分型	定义
1 型：自发性 MI	由于动脉粥样斑块破裂、溃疡、裂纹、糜烂或夹层，引起一支或多支冠状动脉血栓形成，导致心肌血流减少或远端血小板栓塞伴心肌坏死；患者大多有严重的冠状动脉病变
2 型：继发于心肌氧供需失衡的 MI	除冠状动脉病变外的其他情形引起心肌需氧与供氧失平衡，导致心肌损伤和坏死，如冠状动脉内皮功能异常、冠状动脉痉挛或栓塞、心动过速/过缓性心律失常、贫血、呼吸衰竭、低血压、高血压伴或不伴左心室肥厚
3 型：心脏性猝死	心脏性死亡伴心肌缺血症状和新的缺血性 ECG 改变或左束支阻滞，但无心肌损伤标志物检测结果
4a 型：PCI 相关 MI	基线 cTn 正常的患者，PCI 术后 cTn 升高超过正常上限 5 倍；或基线 cTn 增高的患者，PCI 术后 cTn 升高≥20%，然后稳定下降。同时发生：①心肌缺血症状；②ECG 缺血性改变或新发左束支阻滞；③造影示冠状动脉主支或分支阻塞或持续性慢血流或无复流或栓塞；④新的存活心肌丧失或节段性室壁运动异常的影像学表现
4b 型：支架血栓形成引起的 MI	冠状动脉造影或尸检发现支架植入处血栓性阻塞，患者有心肌缺血症状和（或）至少 1 次心肌损伤标志物高于正常上限
5 型：CABG 相关 MI	基线 cTn 正常患者，CABG 后 cTn 升高超过正常上限 10 倍，同时发生：①新的病理性 Q 波或左束支阻滞；②血管造影提示新的桥血管或自身冠状动脉阻塞；③新的存活心肌丧失或节段性室壁运动异常的影像学证据

在新版中还增加了以下定义：与手术操作相关的 MI，如 TAVI（经皮穿刺瓣膜成形术）手术所致的 MI、二尖瓣抓捕术所致的 MI、心律失常射频治疗所致的 MI；非心脏手术所致的 MI；ICU 内发生的 MI；心衰相关的心肌缺血或 MI。

STEMI 的患者具有以下任何一项者可被确定为高危患者：①年龄＞70 岁；②前壁 MI；③多部位 MI（指两个部位以上）；④伴有血流动力学不稳定如低血压、窦性心动过速、严重室性心律失常、快速心房颤动、肺水肿或心源性休克等；⑤左、右束支传导阻滞源于 AMI；⑥既往有 MI 病史；⑦合并糖尿病和未控制的高血压。

鉴别诊断要考虑下列疾病。

（1）急性心包炎：尤其是急性非特异性心包炎，可有较剧烈而持久的心前区疼痛，心电图有 ST 段和 T 波变化。但心包炎患者在疼痛的同时或以前已有发热和血白细胞计数增高，疼痛常于深呼吸和咳嗽时加重，坐位前倾时减轻。体检可发现心包摩擦音，心电图除 aVR 外，各导联均有 ST 段弓背向下的抬高，无异常 Q 波出现。

（2）急性肺动脉栓塞：肺动脉大块栓塞常可引起胸痛、咯血、气急和休克，但有右心负荷急剧增加的表现，如发绀、肺动脉瓣区第二心音亢进、三尖瓣区出现收缩期杂音、颈静脉充盈、肝肿大、下肢水肿等。发热和白细胞增多出现也较早，多在 24 小时内。心电图示电轴右偏，I 导联出现 S 波或原有的 S 波加深，Ⅲ导联出现 Q 波和 T 波倒置，aVR 导联出现高 R 波，胸导联过渡区向左移，右胸导联 T 波倒置等。血心肌坏死标志物常不增高或轻度增高，D -二聚体可升高，其敏感性高但特异性差。肺动脉 CT 造影、放射性核素肺通气—灌注扫描等有助于诊断。

(3)急腹症:急性胰腺炎、消化性溃疡穿孔、急性胆囊炎、胆石症等,患者可有上腹部疼痛及休克,可能与 ACS 患者疼痛波及上腹部者混淆。但仔细询问病史和体格检查,不难做出鉴别,心电图检查和血清肌钙蛋白、心肌酶等测定有助于明确诊断。

(4)主动脉夹层:以剧烈胸痛起病,颇似 ACS。但疼痛一开始即达高峰,常放射到背、肋、腹、腰和下肢,两上肢血压及脉搏可有明显差别,少数有主动脉瓣关闭不全,可有下肢暂时性瘫痪或偏瘫。X 线胸片示主动脉增宽,主动脉 CT 造影或磁共振主动脉断层显像以及超声心动图探测到主动脉壁夹层内的液体,可确立诊断。

(5)其他疾病:急性胸膜炎、自发性气胸、带状疱疹等心脏以外疾病引起的胸痛,依据特异性体征、X 线胸片和心电图特征不难鉴别。

此外,AMI 还须与冠状动脉痉挛(CAS)性心绞痛(变异型心绞痛)相鉴别。后者为一过性的心电图上 ST 段抬高,不伴有心肌坏死标志物的升高。

(三)治疗

1.STEMI 的急救流程

早期、快速和完全地开通梗死相关动脉是改善 STEMI 患者预后的关键。

(1)缩短自发病至 FMC 的时间:应通过健康教育和媒体宣传,使公众了解急性心肌梗死的早期症状。教育患者在发生疑似心肌梗死症状(胸痛)后尽早呼叫"120"急救中心、及时就医,避免因自行用药或长时间多次评估症状而延误治疗。缩短发病至 FMC 的时间、在医疗保护下到达医院可明显改善 STEMI 的预后。

(2)缩短自 FMC 至开通梗死相关动脉的时间:建立区域协同救治网络和规范化胸痛中心是缩短 FMC 至开通梗死相关动脉时间的有效手段。有条件时应尽可能在 FMC 后 10 分钟内完成首份心电图记录,并提前电话通知或经远程无线系统将心电图传输到相关医院。确诊后迅速分诊,优先将发病 12 小时内的 STEMI 患者送至可行直接 PCI 的医院(特别是 FMC 后 90 分钟内能实施直接 PCI 者),并尽可能绕过急诊室和冠心病监护病房或普通心脏病房,直接将患者送入心导管室行直接 PCI。对已经到达无直接 PCI 条件医院的患者,若能在 FMC 后 120 分钟内完成转运 PCI,则应将患者转运至可行 PCI 的医院实施直接 PCI。也可请有资质的医生到有 PCI 设备但不能独立进行 PCI 的医院进行直接 PCI。应在公众中普及心肌再灌注治疗知识,以减少签署手术知情同意书时的犹豫和延误。

2.入院后一般处理

所有 STEMI 患者应立即给予吸氧和心电、血压和血氧饱和度监测,及时发现和处理心律失常、血流动力学异常和低氧血症。合并左心衰(肺水肿)和(或)机械并发症的患者常伴严重低氧血症,须面罩加压给氧或气管插管并机械通气。STEMI 伴剧烈胸痛患者应迅速给予有效镇痛剂,如静脉注射吗啡 3 mg,必要时间隔 5 分钟重复 1 次,总量不宜超过 15 mg。但吗啡可引起低血压和呼吸抑制,并降低 P_2Y_{12} 受体阻滞药的抗血小板作用。注意保持患者大便通畅,必要时使用缓泻剂,避免用力排便导致心脏破裂、心律失常或心力衰竭。

3.再灌注治疗

(1)溶栓治疗。

1)总体考虑:溶栓治疗快速、简便,在不具备 PCI 条件的医院或因各种原因使 FMC 至 PCI 时间明显延迟时,对有适应证的 STEMI 患者,静脉内溶栓仍是较好的选择。院前溶栓效果优于入院后溶栓。对发病3小时内的患者,溶栓治疗的即刻疗效与直接PCI基本相似;有条件时可在救护车上开始溶栓治疗。

但目前我国大部分地区溶栓治疗多在医院内进行。决定是否溶栓治疗时,应综合分析预期风险/效益比、发病至就诊时间、就诊时临床及血流动力学特征、并发症、出血风险、禁忌证和预期PCI延误时间。左束支传导阻滞、大面积梗死(前壁心肌梗死、下壁心肌梗死合并右心室梗死)患者溶栓获益较大。

2)适应证:①发病12小时以内,预期FMC至PCI时间延迟大于120分钟,无溶栓禁忌证;②发病12~24小时仍有进行性缺血性胸痛和至少2个胸前导联或肢体导联ST段抬高>0.1 mV,或血流动力学不稳定的患者,若无直接PCI条件,溶栓治疗是合理的;③计划进行直接PCI前不推荐溶栓治疗;④ST段压低的患者(除正后壁心肌梗死或合并aVR导联ST段抬高)不应采取溶栓治疗;⑤STEMI发病超过12小时,症状已缓解或消失的患者不应给予溶栓治疗。

3)绝对禁忌证:①既往脑出血史或不明原因的卒中;②已知脑血管结构异常;③颅内恶性肿瘤;④3个月内缺血性卒中(不包括4.5小时内急性缺血性卒中);⑤可疑主动脉夹层;⑥活动性出血或出血素质(不包括月经来潮);⑦3个月内严重头部闭合伤或面部创伤;⑧2个月内颅内或脊柱内外科手术;⑨严重未控制的高血压[收缩压>180 mmHg和(或)舒张压>110 mmHg],对紧急治疗无反应。

相对禁忌证:①年龄≥75岁;②3个月前有缺血性卒中;③创伤(3周内)或持续>10分钟心肺复苏;④3周内接受过大手术;⑤4周内有内脏出血;⑥近期(2周内)不能压迫止血部位的大血管穿刺;⑦妊娠;⑧不符合绝对禁忌证的已知其他颅内病变;⑨活动性消化性溃疡;⑩正在使用抗凝药物,国际标准化比值(INR)水平越高,出血风险越大。

4)溶栓剂选择:建议优先采用特异性纤溶酶原激活剂。重组组织型纤溶酶原激活剂阿替普酶可选择性激活纤溶酶原,对全身纤溶活性影响较小,无抗原性,是目前最常用的溶栓剂。但其半衰期短,为防止梗死相关动脉再阻塞须联合应用肝素(24~48小时)。其他特异性纤溶酶原激活剂还有兰替普酶、瑞替普酶和替奈普酶等。非特异性纤溶酶原激活剂包括尿激酶和尿激酶原,可直接将循环血液中的纤溶酶原转变为有活性的纤溶酶,无抗原性和过敏反应。

5)剂量和用法:阿替普酶:全量90分钟加速给药法:首先静脉推注15 mg,随后0.75 mg/kg在30分钟内持续静脉滴注(最大剂量不超过50 mg),继之0.5 mg/kg于60分钟持续静脉滴注(最大剂量不超过35 mg)。半量给药法:50 mg溶于50 mL专用溶剂,首先静脉推注8 mg,其余42 mg于90分钟内滴完。

替奈普酶:30~50 mg溶于10 mL生理盐水中,静脉推注(如体重<60 kg,剂量为30 mg;体重每增加10 kg,剂量增加5 mg,最大剂量为50 mg)。

尿激酶:150万U溶于100 mL生理盐水,30分钟内静脉滴入。溶栓结束后12小时皮下注射普通肝素7500 U或低分子肝素,共3~5天。

重组人尿激酶原:20 mg溶于10 mL生理盐水,3分钟内静脉推注,继以30 mg溶于90 mL生理盐水,30分钟内静脉滴完。

6)疗效评估:溶栓开始后60～180分钟内应密切监测临床症状、心电图ST段变化及心律失常。

血管再通的间接判定指标包括:①60～90分钟内心电图抬高的ST段至少回落50%;②cTn峰值提前至发病12小时内,CK-MB酶峰提前到14小时内;③2小时内胸痛症状明显缓解;④2～3小时内出现再灌注心律失常,如加速性室性自主心律、房室传导阻滞(AVB)、束支阻滞突然改善或消失或下壁心肌梗死患者出现一过性窦性心动过缓、窦房传导阻滞,伴或不伴低血压。

上述4项中,心电图变化和心肌损伤标志物峰值前移最重要。

冠状动脉造影判断标准:心肌梗死溶栓(TIMI)2或3级血流表示血管再通,TIMI 3级为完全性再通,溶栓失败则梗死相关血管持续闭塞(TIMI 0～1级)。

7)溶栓后处理:对于溶栓后患者,无论临床判断是否再通,均应早期(3～24小时内)进行旨在介入治疗的冠状动脉造影;溶栓后PCI的最佳时机仍有待进一步研究。无冠状动脉造影和(或)PCI条件的医院,在溶栓治疗后应将患者转运到有PCI条件的医院。

8)出血并发症及其处理:溶栓治疗的主要风险是出血,尤其是颅内出血(0.9%～1.0%)。高龄、低体重、女性、既往脑血管疾病史、入院时血压升高是颅内出血的主要危险因素。一旦发生颅内出血,应立即停止溶栓和抗栓治疗;进行急诊CT或磁共振检查;测定血细胞比容、血红蛋白、凝血酶原、活化部分凝血活酶时间(APTT)、血小板计数和纤维蛋白原、D-二聚体,并检测血型及交叉配血。治疗措施包括降低颅内压;4小时内使用过普通肝素的患者,推荐用鱼精蛋白中和(1 mg鱼精蛋白中和100 U普通肝素);出血时间异常可酌情输入6～8 U血小板。

(2)介入治疗:开展急诊介入的心导管室每年PCI量≥100例,主要操作者具备介入治疗资质且每年独立完成PCI≥50例。开展急诊直接PCI的医院应全天候应诊,并争取STEMI患者首诊至直接PCI时间≤90分钟。

1)直接PCI:根据以下情况做出直接PCI决策。

Ⅰ类推荐:①发病12小时内(包括正后壁心肌梗死)或伴有新出现左束支传导阻滞的患者(证据水平A);②伴心源性休克或心力衰竭时,即使发病超过12小时者(证据水平B);③常规支架置入(证据水平A);④一般患者优先选择经桡动脉入路(证据水平B),重症患者可考虑经股动脉入路。

Ⅱa类推荐:①发病12～24小时内具有临床和(或)心电图进行性缺血证据(证据水平B);②除心源性休克或梗死相关动脉PCI后仍有持续性缺血外,应仅对梗死相关动脉病变行直接PCI(证据水平B);③冠状动脉内血栓负荷大时建议应用导管血栓抽吸(证据水平B);④直接PCI时首选药物洗脱支架(DES)(证据水平A)。

Ⅲ类推荐:①无血流动力学障碍患者,不应对非梗死相关血管进行急诊PCI(证据水平C);②发病超过24小时、无心肌缺血、血流动力学和心电稳定的患者不宜行直接PCI(证据水平C);③不推荐常规使用主动脉内气囊反搏泵(IABP)(证据水平A);④不主张常规使用血管远端保护装置(证据水平C)。

2)溶栓后PCI:溶栓后尽早将患者转运到有PCI条件的医院,溶栓成功者于3～24小时进行冠状动脉造影和血运重建治疗(Ⅱa,B);溶栓失败者尽早实施挽救性PCI(Ⅱa,B)。

溶栓治疗后无心肌缺血症状或血流动力学稳定者不推荐紧急 PCI（Ⅲ，C）。

3）FMC：若 STEMI 患者首诊于无直接 PCI 条件的医院，当预计 FMC 至 PCI 的时间延迟＜120 分钟时，应尽可能地将患者转运至有直接 PCI 条件的医院（Ⅰ，B）；如预计 FMC 至 PCI 的时间延迟＞120 分钟，则应于 30 分钟内溶栓治疗。根据我国国情，也可以请有资质的医生到有 PCI 设备的医院行直接 PCI（时间＜120 分钟）（Ⅱb，B）。

4）未接受早期再灌注治疗 STEMI 患者的 PCI（症状发病＞24 小时）：病变适宜 PCI 且有再发心肌梗死、自发或诱发心肌缺血或心源性休克或血流动力学不稳定的患者建议行 PCI 治疗（Ⅰ，B）。

左心室射血分数（LVEF）＜0.40、有心力衰竭、严重室性心律失常者应常规行 PCI（Ⅱa，C）；STEMI 急性发作时有临床心力衰竭的证据，但发作后左心室功能尚可（LVEF＞0.40）的患者也应考虑行 PCI（Ⅱa，C）。

对无自发或诱发心肌缺血证据，但梗死相关动脉有严重狭窄者可于发病 24 小时后行 PCI（Ⅱb，C）。

对梗死相关动脉完全闭塞、无症状的 1～2 支血管病变，无心肌缺血表现，血流动力学和心电稳定患者，不推荐发病 24 小时后常规行 PCI（Ⅲ，B）。

5）STEMI 直接 PCI 时无复流的防治：综合分析临床因素和实验室测定结果，有利于检出直接 PCI 时发生无复流的高危患者。应用血栓抽吸导管（Ⅱa，B）、避免支架置入后过度扩张、冠状动脉内注射替罗非班、钙通道阻滞药等药物（Ⅱb，B）有助于预防或减轻无复流。在严重无复流患者，IABP 有助于稳定血流动力学。

（3）CABG：当 STEMI 患者出现持续或反复缺血、心源性休克、严重心力衰竭，而冠状动脉解剖特点不适合行 PCI 或出现心肌梗死机械并发症须外科手术修复时可选择急诊 CABG。

4.抗栓治疗

STEMI 的主要原因是冠状动脉内斑块破裂诱发血栓性阻塞。因此，抗栓治疗（包括抗血小板和抗凝）十分必要。

（1）抗血小板治疗。

1）阿司匹林：通过抑制血小板环氧化酶使血栓素 A_2 合成减少，达到抗血小板聚集的作用。所有无禁忌证的 STEMI 患者均应立即口服水溶性阿司匹林或嚼服肠溶阿司匹林 300 mg，继以 75～100 mg/d 长期维持。

2）P_2Y_{12} 受体阻滞药：干扰二磷酸腺苷介导的血小板活化。氯吡格雷为前体药物，需肝脏细胞色素 P450 酶代谢形成活性代谢物，与 P_2Y_{12} 受体不可逆结合。替格瑞洛和普拉格雷具有更强和快速抑制血小板的作用且前者不受基因多态性的影响。

STEMI 直接 PCI（特别是置入 DES）患者，应给予负荷量替格瑞洛 180 mg，以后 90 mg，每日 2 次，至少 12 个月；或氯吡格雷 600 mg 负荷量，以后 75 mg，每日 1 次，至少 12 个月。

肾功能不全（肾小球滤过率＜60 mL/min）患者无须调整 P_2Y_{12} 受体阻滞药用量。

STEMI 静脉溶栓患者，如年龄≤75 岁，应给予氯吡格雷 300 mg 负荷量，以后 75 mg/d，维持 12 个月。如年龄＞75 岁，则用氯吡格雷 75 mg，以后 75 mg/d，维持 12 个月。

挽救性 PCI 或延迟 PCI 时，P_2Y_{12} 阻滞药的应用与直接 PCI 相同。

未接受再灌注治疗的 STEMI 患者可给予任何一种 P_2Y_{12} 受体阻滞药。例如氯吡格雷 75 mg,每日 1 次;或替格瑞洛 90 mg,每日 2 次,至少 12 个月。

正在服用 P_2Y_{12} 受体阻滞药而拟行 CABG 的患者应在术前停用 P_2Y_{12} 受体阻滞药,择期 CABG 须停用氯吡格雷至少 5 天,急诊时至少 24 小时;替格瑞洛须停用 5 天,急诊时至少停用 24 小时。

STEMI 合并房颤须持续抗凝治疗的直接 PCI 患者,建议应用氯吡格雷 600 mg 负荷量,以后每日 75 mg。

3)血小板糖蛋白(GP)Ⅱb/Ⅲa 受体阻滞药:在有效的双联抗血小板及抗凝治疗情况下,不推荐 STEMI 患者造影前常规应用 GPⅡb/Ⅲa 受体阻滞药。

高危患者或造影提示血栓负荷重、未给予适当负荷量 P_2Y_{12} 受体阻滞药的患者可静脉使用替罗非班或依替巴肽。

直接 PCI 时,冠状动脉内注射替罗非班有助于减少无复流、改善心肌微循环灌注。

(2)抗凝治疗。

1)直接 PCI 患者:静脉推注普通肝素(70~100 U/kg),维持活化凝血时间(ACT)250~300 秒。联合使用 GPⅡb/Ⅲa 受体阻滞药时,静脉推注普通肝素(50~70 U/kg),维持 ACT 200~250 秒。

或者静脉推注比伐卢定 0.75 mg/kg,继而 1.75 mg/(kg·h)静脉滴注(合用或不合用替罗非班),并维持至 PCI 后 3~4 小时,以减低急性支架血栓形成的风险。

出血风险高的 STEMI 患者,单独使用比伐卢定优于联合使用普通肝素和 GPⅡb/Ⅲa 受体阻滞药。

使用肝素期间应监测血小板计数,及时发现肝素诱导的血小板减少症。磺达肝癸钠有增加导管内血栓形成的风险,不宜单独用作 PCI 时的抗凝选择。

2)静脉溶栓患者:应至少接受 48 小时抗凝治疗(最多 8 天或至血运重建)。
①静脉推注普通肝素 4000 U,继以 1000 U/h 滴注,维持 APTT 1.5~2.0 倍(50~70 秒)。
②根据年龄、体重、肌酐清除率(Ccr)给予依诺肝素。年龄<75 岁的患者,静脉推注 30 mg,继以每 12 小时皮下注射 1 mg/kg(前 2 次最大剂量 100 mg);年龄≥75 岁的患者仅需每 12 小时皮下注射 0.75 mg/kg(前 2 次最大剂量 75 mg)。如 Ccr<30 mL/min,则不论年龄,每 24 小时皮下注射 1 mg/kg。③静脉推注磺达肝癸钠 2.5 mg,之后每日皮下注射 2.5 mg。如果 Ccr<30 mL/min,则不用磺达肝癸钠。

3)溶栓后 PCI 患者:可继续静脉应用普通肝素,根据 ACT 结果及是否使用 GPⅡb/Ⅲa 受体阻滞药调整剂量。

对已使用适当剂量依诺肝素而需 PCI 的患者,若最后一次皮下注射在 8 小时之内,PCI 前可不追加剂量,若最后一次皮下注射在 8~12 小时之间,则应静脉注射依诺肝素 0.3 mg/kg。

4)发病 12 小时内未行再灌注治疗或发病>12 小时的患者:须尽快给予抗凝治疗,磺达肝癸钠有利于降低死亡和再梗死,而不增加出血并发症。

5)预防血栓栓塞:CHA2DS2-VASc 评分≥2 的房颤患者、心脏机械瓣膜置换术后或静脉血栓栓塞患者应给予华法林治疗,但须注意出血。

合并无症状左心室附壁血栓患者应用华法林抗凝治疗是合理的。

DES 后接受双联抗血小板治疗的患者如加用华法林时应控制 INR 在 2.0～2.5。

出血风险大的患者可应用华法林加氯吡格雷治疗。

5.其他药物治疗

(1)抗心肌缺血。

1)β受体阻滞药:有利于缩小心肌梗死面积,减少复发性心肌缺血、再梗死、心室颤动及其他恶性心律失常,对降低急性期病死率有肯定的疗效。无禁忌证的 STEMI 患者应在发病后 24 小时内常规口服 β 受体阻滞药。建议口服美托洛尔,从低剂量开始,逐渐加量。若患者耐受良好,2～3 天后换用相应剂量的长效控释制剂。

以下情况时须暂缓或减量使用 β 受体阻滞药:①心力衰竭或低心排血量;②心源性休克高危患者(年龄>70 岁、收缩压<120 mmHg、窦性心律>110 次/分);③其他相对禁忌证:PR 间期>0.24 秒、二度或三度 AVB、活动性哮喘或反应性气道疾病。发病早期有 β 受体阻滞药使用禁忌证的 STEMI 患者,应在 24 小时后重新评价并尽早使用;STEMI 合并持续性房颤、心房扑动并出现心绞痛,但血流动力学稳定时,可使用 β 受体阻滞药;STEMI 合并顽固性多形性室性心动过速(室速),同时伴交感兴奋电风暴表现者可选择静脉 β 受体阻滞药治疗。

2)硝酸酯类:静脉滴注硝酸酯类药物用于缓解缺血性胸痛、控制高血压或减轻肺水肿。

如患者收缩压<90 mmHg 或较基础血压降低>30%、严重心动过缓(<50 次/分)或心动过速(>100 次/分)、拟诊右心室梗死的 STEMI 患者不应使用硝酸酯类药物。静脉滴注硝酸甘油应从低剂量(5～10 μg/min)开始,酌情逐渐增加剂量(每 5～10 分钟增加 5～10 μg),直至症状控制、收缩压降低 10 mmHg(血压正常者)或 30 mmHg(高血压患者)的有效治疗剂量。在静脉滴注硝酸甘油过程中应密切监测血压(尤其大剂量应用时),如出现心率明显加快或收缩压≤90 mmHg,应降低剂量或暂停使用。静脉滴注二硝基异山梨酯的剂量范围为 2～7 mg/h,初始剂量为 30 μg/min,如滴注 30 分钟以上无不良反应则可逐渐加量。静脉用药后可过渡到口服药物维持。

使用硝酸酯类药物时可能出现头痛、反射性心动过速和低血压等不良反应。如硝酸酯类药物造成血压下降而限制 β 受体阻滞药的应用时,则不应使用硝酸酯类药物。此外,硝酸酯类药物会引起青光眼患者眼压升高;24 小时内曾应用磷酸二酯酶抑制剂(治疗勃起功能障碍)的患者易发生低血压,应避免使用。

3)钙通道阻滞药:不推荐 STEMI 患者使用短效二氢吡啶类钙通道阻滞药;对无左心室收缩功能不全或 AVB 的患者,为缓解心肌缺血、控制房颤或心房扑动的快速心室率,如果 β 受体阻滞药无效或禁忌使用(如支气管哮喘),则可应用非二氢吡啶类钙通道阻滞药。STEMI 后合并难以控制的心绞痛时,在使用 β 受体阻滞药的基础上可应用地尔硫䓬。STEMI 合并难以控制的高血压患者,可在血管紧张素转换酶抑制剂(ACEI)或血管紧张素受体阻滞药(ARB)和 β 受体阻滞药的基础上应用长效二氢吡啶类钙通道阻滞药。

(2)其他治疗。

1)ACEI 和 ARB:ACEI 主要通过影响心肌重构、减轻心室过度扩张而减少慢性心力衰竭的发生,降低病死率。所有无禁忌证的 STEMI 患者均应给予 ACEI 长期治疗。早期使用

ACEI 能降低病死率,高危患者临床获益明显,前壁心肌梗死伴有左心室功能不全的患者获益最大。在无禁忌证的情况下,即可早期开始使用 ACEI,但剂量和时限应视病情而定。应从低剂量开始,逐渐加量。不能耐受 ACEI 者用 ARB 替代。不推荐常规联合应用 ACEI 和 ARB;可耐受 ACEI 的患者,不推荐常规用 ARB 替代 ACEI。ACEI 的禁忌证包括:STEMI 急性期收缩压<90 mmHg、严重肾衰竭(血肌酐>265 $\mu mol/L$)、双侧肾动脉狭窄、移植肾或孤立肾伴肾功能不全、对 ACEI 过敏或导致严重咳嗽者、妊娠及哺乳期妇女等。

2)醛固酮受体阻滞药:通常在 ACEI 治疗的基础上使用。对 STEM 后 LVEF≤0.40、有心功能不全或糖尿病,无明显肾功能不全[血肌酐男性≤221 $\mu mol/L$(2.5 mg/dL),女性≤177 $\mu mol/L$(2.0 mg/dL)、血钾≤5.0 mmol/L]的患者,应给予醛固酮受体阻滞药。

3)他汀类药物:除调脂作用外,他汀类药物还具有抗炎、改善内皮功能、抑制血小板聚集的多效性,因此,所有无禁忌证的 STEMI 患者入院后应尽早开始他汀类药物治疗且无须考虑胆固醇水平。

6.右心室梗死

右心室梗死大多与下壁心肌梗死同时发生,也可单独出现。右胸前导联(尤为 V_{4R})ST 段抬高≥0.1 mV,高度提示右心室梗死,所有下壁 STEMI 的患者均应记录右胸前导联心电图。超声心动图检查可能有助于诊断。右心室梗死易出现低血压,但很少伴发心源性休克。预防和治疗原则是维持有效的右心室前负荷,避免使用利尿剂和血管扩张剂。若补液 500~1000 mL后血压仍不回升,应静脉滴注血管活性药(如多巴酚丁胺或多巴胺)。合并房颤及 AVB 时应尽早治疗,维持窦性心律和房室同步十分重要。右心室梗死患者应尽早施行再灌注治疗。

7.并发症及处理

(1)心力衰竭:急性 STEMI 并发心力衰竭患者临床上常表现为呼吸困难(严重时可端坐呼吸,咯粉红色泡沫痰)、窦性心动过速、肺底部或全肺野啰音及末梢灌注不良。应给予吸氧、连续监测氧饱和度及定时血气测定、心电监护。X 线胸片可估价肺淤血情况。超声心动图除有助于诊断外,还可了解心肌损害的范围和可能存在的机械并发症(如二尖瓣反流或室间隔穿孔)。

轻度心力衰竭(Killip Ⅱ级)时,利尿剂治疗常有迅速反应。如呋塞米 20~40 mg 缓慢静脉注射,必要时 1~4 小时重复 1 次。合并肾衰竭或长期应用利尿剂者可能须加大剂量。无低血压患者可静脉应用硝酸酯类药物。无低血压、低血容量或明显肾衰竭的患者应在 24 小时内开始应用 ACEI,不能耐受时可改用 ARB。

严重心力衰竭(Killip Ⅲ级)或急性肺水肿患者应尽早使用机械辅助通气。适量应用利尿剂。无低血压者应给予静脉滴注硝酸酯类。急性肺水肿合并高血压者适宜硝普钠静脉滴注,常从小剂量(10 $\mu g/min$)开始,并根据血压逐渐增加至合适剂量。当血压明显降低时,可静脉滴注多巴胺 5~15 $\mu g/(kg \cdot min)$ 和(或)多巴酚丁胺。如存在肾灌注不良时,可使用小剂量多巴胺<3 $\mu g/(kg \cdot min)$。STEMI 合并严重心力衰竭或急性肺水肿患者应考虑早期血运重建治疗。

STEMI 发病 24 小时内不主张使用洋地黄制剂,以免增加室性心律失常危险。合并快速房颤时可选用胺碘酮治疗。

(2)心源性休克:通常由于大面积心肌坏死或合并严重机械性并发症(例如室间隔穿孔、游离壁破裂、乳头肌断裂)所致。心源性休克临床表现为低灌注状态,包括四肢湿冷、尿量减少和(或)精神状态改变;严重持续低血压(收缩压<90 mmHg 或平均动脉压较基础值下降≥30 mmHg)伴左心室充盈压增高(肺毛细血管嵌入压>20 mmHg,右心室舒张末期压>10 mmHg),心脏指数明显降低(无循环支持时<1.8 U(min·m²),辅助循环支持时<2.0 L/(min·m²)。心源性休克可为 STEMI 的首发表现,也可发生在急性期的任何时段。心源性休克的近期预后与患者血流动力学异常的程度直接相关。须注意排除其他原因导致的低血压,如低血容量、药物导致的低血压、心律失常、心脏压塞、机械并发症或右心室梗死。

除 STEMI 一般处理措施外,静脉滴注正性肌力药物有助于稳定患者的血流动力学。多巴胺<3 μg/(kg·min)可增加肾血流量。严重低血压时静脉滴注多巴胺的剂量为 5~15 μg/(kg·min),必要时可同时静脉滴注多巴酚丁胺 3~10 μg/(kg·min)。大剂量多巴胺无效时也可静脉滴注去甲肾上腺素 2~8 μg/min。

急诊血运重建治疗(包括直接 PCI 或急诊 CABG)可改善 STEMI 合并心源性休克患者的远期预后,直接 PCI 时可行多支血管介入干预。STEMI 合并机械性并发症时,CABG 和相应心脏手术可降低病死率。不适宜血运重建治疗的患者可给予静脉溶栓治疗,但静脉溶栓治疗的血管开通率低,住院期病死率高。血运重建治疗术前置入 IABP 有助于稳定血流动力学状态,但对远期病死率的作用尚有争论。经皮左心室辅助装置可部分或完全替代心脏的泵血功能,有效地减轻左心室负担,保证全身组织、器官的血液供应,但其治疗的有效性、安全性以及是否可以普遍推广等相关研究证据仍较少。

(3)机械性并发症。

1)左心室游离壁破裂:左心室游离壁破裂占心肌梗死住院病死率的 15%,患者表现为循环"崩溃"伴电机械分离且常在数分钟内死亡。亚急性左心室游离壁破裂(即血栓或粘连封闭破裂口)患者常发生突然血流动力学恶化伴一过性或持续性低血压,同时存在典型的心脏压塞体征,超声心动图检查发现心包积液(出血),宜立即手术治疗。

2)室间隔穿孔:表现为临床情况突然恶化,并出现胸前区粗糙的收缩期杂音。彩色多普勒超声心动图检查可定位室间隔缺损和评估左向右分流的严重程度。如无心源性休克,血管扩张剂(例如静脉滴注硝酸甘油)联合 IABP 辅助循环有助于改善症状。外科手术为对 STEMI 合并室间隔穿孔伴心源性休克患者提供生存的机会。对某些选择性患者也可行经皮导管室间隔缺损封堵术。

3)乳头肌功能不全或断裂:常导致急性二尖瓣反流,表现为突然血流动力学恶化,二尖瓣区新出现收缩期杂音或原有杂音加重(左心房压急剧增高也可使杂音较轻);X 线胸片示肺淤血或肺水肿;彩色多普勒超声心动图可诊断和定量二尖瓣反流。肺动脉导管表现肺毛细血管嵌入压曲线巨大 V 波。宜在血管扩张剂(例如静脉滴注硝酸甘油)联合 IABP 辅助循环下尽早外科手术治疗。

(4)心律失常。

1)室性心律失常:STEMI 急性期持续性和(或)伴血流动力学不稳定的室性心律失常需要及时处理。心室颤动(室颤)或持续多形性室速应立即行非同步直流电除颤。单形性室速伴血流动力学不稳定或药物疗效不满意时,也应尽早采用同步直流电复律。室颤增加 STEMI 患者院内病死率,但与远期病死率无关。有效的再灌注治疗、早期应用 β 受体阻滞药、纠正电解质紊乱,可降低 STEMI 患者 48 小时内室颤发生率。除非是尖端扭转型室性心动过速,镁剂治疗并不能终止室速,也并不降低病死率,因此不建议在 STEMI 患者中常规补充镁剂。对于室速经电复律后仍反复发作的患者,建议静脉应用胺碘酮联合 β 受体阻滞药治疗。室性心律失常处理成功后无须长期应用抗心律失常药物,但长期口服 β 受体阻滞药将提高 STEMI 患者远期生存率。对无症状的室性期前收缩、非持续性室速(持续时间<30 秒)和加速性室性自主心律无须预防性使用抗心律失常药物。

2)房颤:STEMI 时房颤发生率为 10%～20%,可诱发或加重心力衰竭,应尽快控制心室率或恢复窦性心律。但禁用ⅠC 类抗心律失常药物转复房颤。房颤的转复和心室率控制过程中应充分重视抗凝治疗。

3)AVB:STEMI 患者 AVB 发生率约为 7%,持续束支阻滞发生率为 5.3%。下壁心肌梗死引起的 AVB 通常为一过性,其逸搏位点较高,呈现窄 QRS 波逸搏心律,心室率的频率往往>40 次/分。前壁心肌梗死引起 AVB 通常与广泛心肌坏死有关,其逸搏位点较低,心电图上呈现较宽的 QRS 波群,逸搏频率低且不稳定。STEMI 急性期发生影响血流动力学的 AVB 时应立即行临时起搏术。STEMI 急性期后,永久性起搏器置入指征为:发生希—浦系统交替束支传导阻滞的持续二度 AVB 或希—浦系统内或之下发生的三度 AVB(Ⅰ,B);一过性房室结下二度或三度 AVB 患者,合并相关的束支阻滞,如果阻滞部位不明确,应行电生理检查(Ⅰ,B);持续性、症状性二度或三度 AVB 患者(Ⅰ,C);没有症状的房室结水平的持续二度或三度 AVB 患者(Ⅱb,B)。下列情况不推荐起搏器治疗(Ⅲ,B):无室内传导异常的一过性 AVB;仅左前分支阻滞的一过性 AVB;无 AVB 的新发束支传导阻滞或分支传导阻滞;合并束支传导阻滞或分支传导阻滞的无症状持续一度 AVB。

二、不稳定型心绞痛

不稳定型心绞痛是指介于稳定型心绞痛和急性心肌梗死之间的一组临床综合征,包括如下亚型。①初发劳力型心绞痛:2 个月内新发生的心绞痛(无心绞痛或有心绞痛病史,但在近半年内未发作过心绞痛)。②恶化劳力型心绞痛:病情突然加重,表现为胸痛发作次数增加,持续时间延长,诱发心绞痛的活动阈值明显减低,硝酸甘油缓解症状的作用减弱,病程 2 个月以内。③静息心绞痛:心绞痛发生在休息或安静状态,发作持续时间相对较长,含硝酸甘油效果欠佳,病程 1 个月以内。④梗死后心绞痛:指急性心肌梗死发病 24 小时后至 1 个月内发生的心绞痛。⑤变异型心绞痛:休息或一般活动时发生的心绞痛,发作时心电图显示 ST 段暂时性抬高。不稳定型心绞痛是由于动脉粥样硬化斑块破裂或糜烂并发血栓形成、血管收缩、微血管栓塞所导致的急性或亚急性心肌供氧减少所致。

(一)诊断

1.症状

不稳定型心绞痛患者中约有 20% 可发生心肌坏死而无 ST 段抬高,即非 ST 段抬高性心肌梗死,两者的分界只能通过血液心肌肌钙蛋白和心肌酶学分析来判断。原有稳定的阻塞性冠状动脉病变者在下列情况时可诱发不稳定型心绞痛:贫血、感染、甲状腺功能亢进或心律失常等,有学者将其称为继发性不稳定型心绞痛。下列线索有助于不稳定型心绞痛的诊断:①诱发心绞痛的体力活动阈值突然或持久地降低;②心绞痛发作频率、严重程度和持续时间增加,出现静息性或夜间心绞痛;③胸痛放射至附近的或新的部位;④发作时伴有新的相关特征,如出汗、恶心、呕吐、心悸或呼吸困难;⑤原来能使稳定型心绞痛缓解的常规休息或舌下含服硝酸甘油的方法只能暂时或不完全性地缓解症状。

2.体征

(1)心脏听诊可闻及第三心音或第四心音以及二尖瓣反流引起一过性的收缩期杂音。

(2)合并有心功能不全或血流动力不稳定状态时,可有相应的肺部啰音、心率增快和血压下降等阳性体征。

3.检查

(1)实验室检查。

1)血常规:一般无血红蛋白下降。严重贫血者亦会引起心绞痛症状。

2)血糖:测定空腹、餐后2小时血糖,部分患者可有血糖升高。

3)血脂:部分患者有血脂升高。

4)心肌酶谱:无异常发现。

(2)特殊检查。

1)心电图:①不稳定型心绞痛患者静息时心电图半数是正常的,最常见的心电图异常是ST-T段改变;②近95%的患者心绞痛发作时出现明显有相当特征的心电图改变,可出现暂时性心肌缺血引起的ST-T段改变,在平时有T波持续倒置的患者,发作时可变为直立(所谓的"假正常化");③从连续记录的24小时心电图中发现心电图ST-T段改变和各种心律失常,出现时间可与患者的活动和症状相对照。

2)超声心动图:不稳定型心绞痛患者静息超声心动图大多数无异常。与负荷心电图一样,负荷超声心动图可以帮助识别心肌缺血的范围和程度。根据各室壁的运动情况,可将负荷状态下室壁运动异常分为运动减弱、运动消失、矛盾运动及室壁瘤。

3)运动负荷试验:①对于低危险组的不稳定型心绞痛患者,病情稳定1周以上可考虑行运动试验检查,若诱发心肌缺血的运动量超过Bruce Ⅲ级,可采用内科保守治疗;若低于上述的活动量即诱发心绞痛,则须做冠状动脉造影检查以决定是否介入治疗或外科手术治疗;②对于中危险和高危险组的患者在急性期的1周内应避免做负荷试验,病情稳定后可考虑行运动试验。如果已有心电图的缺血证据,病情稳定者也可直接行冠状动脉造影检查。

4)冠状动脉造影:在冠心病的诊断和治疗基础上,冠状动脉造影是最重要的检查手段,中危险和高危险组的不稳定心绞痛患者,若条件允许,应做冠状动脉造影检查,目的是明确病变情况及指导治疗。不稳定型心绞痛患者具有以下情况时,为冠状动脉造影的适应证:①近期心绞痛反复发作,胸痛持续时间较长,药物治疗效果不满意者,可考虑行冠状动脉造影,以决定是否行急诊介入治疗或急诊冠状动脉旁路移植术(CABG);②原有劳力型心绞痛近期突然出现休息时频繁发作者;③近期活动耐量明显减低,特别是低于Bruce Ⅱ级或4METs者;④梗死后心绞痛;⑤原有陈旧性心肌梗死,近期出现非梗死区缺血所致的劳力型心绞痛;⑥严重心律失常、左心室射血分数<40%或充血性心力衰竭。

4.诊断要点

(1)原有的稳定型心绞痛性质改变,即心绞痛频繁发作、程度严重和持续时间延长。

(2)休息时心绞痛发作。

(3)最近1个月内新近发生的、轻微体力活动也可诱发的心绞痛。

三项中的1项或1项以上,并伴有心电图ST-T段改变者,可成立诊断。如果既往有稳定型心绞痛、心肌梗死、冠状动脉造影异常和运动试验阳性等病史,即便心电图无ST-T段改变,但具有典型不稳定心绞痛症状,也可确立诊断。心绞痛发生于心肌梗死后2周内者,则称为梗死后不稳定型心绞痛。

5.鉴别诊断

(1)心脏神经官能症:患者诉胸痛,但多为短暂(几秒钟)的刺痛或较持久(几小时)的隐痛,喜欢不时地深吸一大口气或做叹气样呼吸,含服硝酸甘油无效或10多分钟才见效。

(2)稳定型心绞痛:与不稳定型心绞痛不同,稳定型心绞痛患者含服硝酸甘油后能缓解,发作时心电图检查可见以R波为主的导联中,ST段压低,T波低平或倒置。

(3)急性心肌梗死:疼痛更为剧烈,持续时间可达数小时,常伴有休克、心律失常及心力衰竭,并有发热的表现,含服硝酸甘油多不能使之缓解;心电图中梗死区的导联ST段抬高,并有异常Q波,实验室检查有心肌酶谱增高。

(4)肋间神经痛:常累及1~2个肋间,常为刺痛或灼痛,多为持续性,咳嗽、用力呼吸和身体转动可使疼痛加剧,沿神经行径处有疼痛,手臂上举时局部有牵拉疼痛。

(5)肺炎、气胸和胸膜炎等呼吸系统疾病:这些患者可有胸痛,但常伴有呼吸道感染症状,如咳嗽、咳痰,疼痛与呼吸有关,持续时间长,也可有畏寒、发热等表现。

(6)胃肠道疾病:消化性溃疡、慢性胆囊炎等,其疼痛与进食、饮酒等有关,而与体力活动无关,调节饮食和服药可缓解疼痛,X线、B超检查有助于诊断。

(二)治疗

不稳定型心绞痛的治疗目标是控制心肌缺血发作和预防急性心肌梗死。治疗措施包括内科药物治疗、冠状动脉介入治疗和外科冠状动脉旁路移植手术。

1.一般治疗

对于符合不稳定型心绞痛诊断的患者应及时收住监护病房,急性期卧床休息1~3天,吸氧,持续心电监测。对于低危险组患者留院观察期间未再发生心绞痛,心电图也无缺血改变,无左心衰的临床证据,留院观察期间在12~24小时未发现有CK-MB升高,TnT或TnI正常者,可在24~48小时后出院。对于中危或高危组的患者特别是TnT或TnI升高者,住院时间相对延长,内科治疗也应强化。

2.控制心绞痛发作

(1)硝酸酯类:硝酸酯类药为血管扩张药,能减少心肌需氧和改善心肌灌注,从而改善心绞痛症状。心绞痛发作时,可舌下含服硝酸甘油,初次含硝酸甘油的患者以先含0.5 mg为宜。

对于已有含服经验的患者,心绞痛发作时若含 0.5 mg 无效,可在 3～5 分钟追加 1 次,若连续含硝酸甘油 1.5～2.0 mg 仍不能控制疼痛症状,须应用强镇痛药以缓解疼痛,并随即采用硝酸甘油或硝酸异山梨酯静脉滴注。硝酸甘油的剂量以 5 μg/min 开始,以后每 5～10 分钟增加 5 μg/min,直至症状缓解或收缩压降低 10 mmHg,最高剂量一般不超过 80～100 μg/min。一旦患者出现头痛或血压降低(SBP＜90 mmHg)应迅速减少静脉滴注的剂量。维持静脉滴注的剂量以 10～30 μg/min 为宜。对于中危和高危险组的患者,硝酸甘油持续静脉滴注 24～48 小时即可,以免产生耐药性而降低疗效。

(2)β受体阻滞药:β受体阻滞药是通过减慢心率、降低血压和抑制心肌收缩力而降低心肌耗氧量,从而缓解心绞痛症状,对改善近、远期预后有益。除有禁忌证外,主张常规服用。首选具有心脏选择性的药物,如阿替洛尔、美托洛尔和比索洛尔等。除少数症状严重者可采用静脉推注 β 受体阻滞药外,一般主张直接口服给药。剂量应个体化,根据症状、心率及血压情况调整剂量。阿替洛尔常用剂量为 12.5～25 mg,每日 2 次;美托洛尔常用剂量为 25～50 mg,每日 2 或 3 次;比索洛尔常用剂量为 5～10 mg,每日 1 次。不伴有劳力性心绞痛的变异性心绞痛不主张使用。

(3)钙通道阻滞药:已经使用足量硝酸酯类和 β 受体阻滞药的患者或不能耐受硝酸酯类和 β 受体阻滞药的患者或变异性心绞痛的患者,可以使用钙通道阻滞药控制进行性缺血或复发性缺血。常用药物见表 4-5。

如心绞痛反复发作,静脉滴注硝酸甘油不能控制时,可试用地尔硫草短期静脉滴注,使用方法为 5～15 μg/(kg·min),可持续静脉滴注 24～48 小时,在静脉滴注过程中须密切观察心率、血压的变化,如静息心率低于 50 次/分,应减少剂量或停用。

因此,对于严重不稳定型心绞痛患者常须联合应用硝酸酯类、β 受体阻滞药和钙通道阻滞药。

表 4-5　常用钙通道阻滞药

常用药物种类	用法用量
二氢吡啶类钙通道阻滞药	硝苯地平对缓解冠状动脉痉挛有独到的效果,故为变异性心绞痛的首选用药,一般剂量为 10～20 mg,每 6 小时 1 次,若仍不能有效控制变异性心绞痛的发作还可与地尔硫草合用,以产生更强的解除冠状动脉痉挛的作用,当病情稳定后可改为缓释和控释制剂。对合并高血压患者,应与 β 受体阻滞药合用
非二氢吡啶类钙通道阻滞药	地尔硫草有减慢心率、降低心肌收缩力的作用,故较硝苯地平更常用于控制心绞痛发作。一般使用剂量为 30～60 mg,每日 3～4 次。该药可与硝酸酯类合用,也可与 β 受体阻滞药合用,但与后者合用时须密切注意心率和心功能变化

3.抗血小板治疗

常用抗血小板治疗药物见表 4-6。

表 4-6 抗血小板治疗常用药物

常用药物种类	用法用量
阿司匹林	为首选药物。①尽早使用,一般应在急诊室服用第一次。②为尽快达到治疗性血药浓度,第一次应采用咀嚼法,促进药物在口腔颊部黏膜吸收。③剂量 300 mg,负荷量后为 100 mg,每日 1 次,很可能须终身服用
氯吡格雷	对于不稳定型心绞痛患者和接受介入治疗的患者多主张强化血小板治疗,即二联抗血小板治疗,在常规服用阿司匹林的基础上立即给予氯吡格雷治疗至少 12 个月
血小板 GPⅡb、GPⅢa 受体阻滞药	包括阿昔单抗、依替巴肽和替罗非班。阿司匹林、氯吡格雷和 GPⅡb、GPⅢa 受体阻滞药联合应用是目前最强的抗血小板措施。GPⅡb、GPⅢa 受体阻滞药在行 PCI 的 UA 患者中可能明显获益。而对不准备行 PCI 的低危者,获益不明显。因此,GPⅡb/Ⅲa 受体阻滞药只建议用于准备行 PCI 的不稳定型心绞痛患者或不准备行 PCI,但有高危特征的不稳定型心绞痛患者。而对不准备行 PCI 的低危患者不建议使用 GPⅡb、GPⅢa 受体阻滞药

4.抗凝药物治疗

目前临床使用的抗凝药物有普通肝素、低分子肝素和水蛭素。

(1)普通肝素:普通肝素是常用的抗凝药,通过激活抗凝血酶而发挥抗栓作用,静脉滴注肝素会迅速产生抗凝作用,但个体差异较大,故临床须化验部分凝血活酶时间(APTT)。一般将APTT 延长至 60～90 秒作为治疗窗口。在 ST 段不抬高的 ACS,治疗时间为 3～5 日,具体用法为 75 U/kg,静脉滴注维持,使 APTT 在正常的 1.5～2.0 倍。

(2)低分子肝素:低分子肝素是由普通肝素裂解制成的小分子复合物,分子量在 2500～7000,具有的特点有:①抗凝血酶作用弱于肝素,但保持了抗凝因子Ⅹa 的作用,因而抗凝因子Ⅹa 和凝血酶的作用更加均衡;②抗凝效果可以预测,不需要检测 APTT;③与血浆和组织蛋白的亲和力弱,生物利用度高;④皮下注射,给药方便;⑤促进更多的组织因子途径抑制物生成,更好地抑制因子Ⅶ和组织因子复合物,从而增加抗凝效果等。低分子肝素在不稳定型心绞痛和非 ST 段抬高心肌梗死的治疗中的作用至少等同或优于经静脉应用普通肝素。其因生产厂家不同而规格各异,一般推荐量按不同厂家产品以千克体重计算皮下注射,连用 1 周或更长。

(3)抗血栓治疗的联合应用:抗血栓治疗的联合应用方案见表 4-7。

表 4-7 抗血栓治疗的联合应用方案

联合方案	效果
阿司匹林＋ADP 受体阻滞药	阿司匹林与 ADP 受体阻滞药的抗血小板作用机制不同,联合应用可以提高疗效
阿司匹林＋肝素	普通肝素或低分子肝素与阿司匹林联合使用疗效优于单用阿司匹林;阿可匹林加低分子肝素等同于甚至可能优于阿司匹林加普通肝素
肝素＋血小板 GPⅡb/Ⅲa 阻滞药	联合应用肝素与血小板 GPⅡb/Ⅲa 阻滞药,患者事件发生率降低。由于两者连用可延长 APTT,肝素剂量应小于推荐剂量

联合方案	效果
阿司匹林＋肝素＋血小板 GPⅡb/Ⅲa 阻滞药	合并急性缺血的非 ST 段抬高心肌梗死的高危患者,主张三联抗血栓治疗,是目前最有效的抗血栓治疗方案。持续性或伴有其他高危特征的胸痛患者及准备做早期介入治疗的患者,应给予该方案

5.调脂治疗

血脂增高的干预治疗除调整饮食、控制体重、体育锻炼、控制精神紧张、戒烟、控制糖尿病等非药物干预手段外,调脂药物治疗是最重要的环节。近代治疗 ACS 的最大进展之一就是 3-羟基-3 甲基戊二酰辅酶 A(HMG-CoA)还原酶抑制剂(他汀类)药物的开发和应用,该类药物除降低总胆固醇(TC)、低密度脂蛋白胆固醇(LDL-C)、三酰甘油(TG)和升高高密度脂蛋白胆固醇(HDL-C)外,还有缩小斑块内脂质核、加固斑块纤维帽、改善内皮细胞功能、减少斑块炎性细胞数目、防止斑块破裂等作用,从而减少冠状动脉事件。另外,还能通过改善内皮功能减弱凝血倾向,防止血栓形成,防止脂蛋白氧化,起到了抗动脉粥样硬化和抗血栓作用。随着长期的大样本的实验结果出现,已经显示他汀类强化降脂治疗和 PTCA 加常规治疗可同样安全有效地减少缺血事件。所有他汀类药物均有相同的不良反应,即胃肠道功能紊乱、肌痛及肝损害,儿童、孕妇及哺乳期妇女不宜应用。

6.经皮冠状动脉介入治疗和外科手术治疗

在高危险组患者中如果存在以下情况之一则应考虑行紧急介入性治疗或冠状动脉搭桥术(CABG):①虽经内科加强治疗,心绞痛仍反复发作;②心绞痛发作时间明显延长超过 1 小时,药物治疗不能有效缓解上述缺血发作;③心绞痛发作时伴有血流动力学不稳定,如出现低血压、急性左心功能不全或伴有严重心律失常等。

紧急介入性治疗的主要目标是以迅速开通"罪犯"病变的血管,恢复其远端血流为原则,对于多支病变的患者,可以不必一次完成全部的血管重建。不稳定型心绞痛的紧急介入性治疗的风险一般高于择期介入性治疗,故在决定之前应仔细权衡。对于血流动力学不稳定的患者最好同时应用主动脉内球囊反搏,力求稳定高危患者的血流动力学。除以上少数不稳定型心绞痛患者外,大多数不稳定型心绞痛患者的介入性治疗宜放在病情稳定至少 48 小时后进行。

7.出院后治疗

不稳定型心绞痛患者出院后仍须定期门诊随诊。低危险组的患者 1～2 个月随访 1 次,中、高危险组的患者无论是否行介入性治疗都应 1 个月随访 1 次,如果病情无变化,随访半年即可。

不稳定型心绞痛患者出院后仍须继续服阿司匹林、β 受体阻滞药。阿司匹林宜采用小剂量,每日 75～150 mg 即可,β 受体阻滞药宜逐渐增量至最大可耐受剂量。在冠心病的二级预防中阿司匹林和降胆固醇治疗是最重要的。降低胆固醇的治疗应参照国内降血脂治疗的建议,并达到有效治疗的目标。血浆三酰甘油＞2.26 mmol/L(200 mg/dL)的冠心病患者一般也需要服降低三酰甘油的药物。其他二级预防的措施包括向患者宣教戒烟、治疗高血压和糖尿病、控制危险因素、改变不良的生活方式、合理安排膳食、适度增加活动量、减少体重等。

三、非 ST 段抬高型心肌梗死

非 ST 段抬高心肌梗死(NSTEMI)属于急性冠状动脉综合征(ACS)中的一种类型,通常由动脉粥样硬化斑块破裂引起,临床表现为突发胸痛但不伴有 ST 段抬高。通常心电图表现为持续性或短暂 ST 段压低或 T 波倒置或低平,但也有部分患者无变化;此外,多数非 ST 段抬高心肌梗死的患者伴有血浆肌钙蛋白水平升高,这一点有别于不稳定性心绞痛,后者通常不升高或仅有轻度升高。

非 ST 段抬高心肌梗死的发病率高于 ST 段抬高急性心肌梗死。就临床预后而言,住院期间 ST 段抬高心肌梗死的病死率高于非 ST 段抬高心肌梗死,出院后 6 个月随访两者的病死率接近。但是,4 年的长期随访研究发现,非 ST 段抬高心肌梗死的病死率反而高于 ST 段抬高心肌梗死的 2 倍。这种时间依赖性预后差异可能与非 ST 段抬高心肌梗死的患者基础情况有一定关系,通常此类患者多半是合并有各种并发症的老年人,尤其常见于合并糖尿病和肾功能不全的患者,这类患者往往血管病变较重,多合并血浆炎性因子升高,提示血管病变复杂且多不稳定。因此,对于非 ST 段抬高心肌梗死患者的治疗需要兼顾急性期和远期的治疗效果。

(一)病理生理

非 ST 段抬高心肌梗死与不稳定型心绞痛相似,多数是由于不稳定的冠状动脉粥样硬化斑块破裂,伴或不伴有血管收缩,随后血小板血栓附着于血管壁,引起冠状动脉血流量突然严重下降,导致一系列的临床后果。不过,也有少数患者没有冠状动脉粥样硬化的基础,可能的原因为外伤、大动脉夹层、动脉炎、栓子栓塞、先天性异常、导管操作并发症等。

(二)临床表现

1.症状

非 ST 段抬高心肌梗死包括多种临床表现,比较严重或典型的临床症状有:①长时间的静息心绞痛(>20 分钟);②新发的严重心绞痛(加拿大分级Ⅲ级);③近期稳定型心绞痛加重(加拿大分级Ⅲ级以上);④心肌梗死后心绞痛。

非 ST 段抬高心肌梗死表现为胸骨后压榨性疼痛,伴有向左侧肩部、颈部及下腭放射,常伴有冷汗、恶心、腹痛、呼吸困难、晕厥等症状。也有部分患者表现为上腹痛、新出现的消化不良、胸部刺痛、肋软骨炎样疼痛或者进行性的呼吸困难等不典型症状,这种不典型的临床症状常常发生在 24~40 岁和年龄>75 岁、女性及合并糖尿病、慢性肾衰竭或痴呆的患者。在临床实践中,80% 的患者表现为胸痛时间的延长,20% 的患者表现为心绞痛症状的加重。

2.体征

非 ST 段抬高心肌梗死患者通常缺乏特异性的阳性体征,部分患者由于伴有心衰或血流动力学不稳定,可能会出现肺部啰音、心率加快等非特异性体征。肺部啰音的出现和范围、Killip 分级对临床预后起影响作用。另有部分体征的发现,对于判断危险性的高低有帮助。如收缩期低血压(收缩压<100 mmHg)、心动过速(心率>100 次/分)和呼吸窘迫可能提示可能发生心源性休克;新出现的二尖瓣关闭不全性杂音、原有的杂音增强提示乳头肌或二尖瓣缺血性功能失调;出现第三或第四心音或左心室扩大提示心肌缺血范围可能较大。

(三)辅助检查

1.心电图检查

ST-T 段动态变化是非 ST 段抬高心肌梗死最有诊断价值的心电图表现。进行性胸痛患者应即刻(＜10 分钟)做 12 导联心电图,必要时加做 18 导联心电图。症状发作时可记录到一过性 ST 段改变(常表现 2 个或以上相邻导联 ST 段下移≥0.1 mV),症状缓解后 ST 段缺血性改变改善或者发作时倒置 T 波呈"伪正常化"。发作后恢复至原倒置状态更具有诊断意义,提示急性心肌缺血或严重冠状动脉疾病。

需要强调的是,心电图正常不能排除非 ST 段抬高心肌梗死的诊断,临床上一定要结合症状、心电图、生化指标进行综合分析。

2.实验室检查

所有患者一旦怀疑非 ST 段抬高心肌梗死,应即刻检测肌酸激酶同工酶(CK-MB)、TnT 或 TnI。通常非 ST 段抬高心肌梗死发病后 48～72 小时会有肌钙蛋白的升高,而肌钙蛋白的灵敏度和特异度明显高于肌酸激酶,在肌酸激酶正常的患者群中,有将近 1/3 的人高敏肌钙蛋白检测可以表现为肌钙蛋白水平增高。尽管肌钙蛋白的特异性极高,也并非所有肌钙蛋白升高的患者都诊断为非 ST 段抬高心肌梗死。某些非心肌梗死性胸痛也可伴有肌钙蛋白升高(表 4-8),而且有些疾病是十分严重甚至是致命性的,在临床诊断上同样要给予高度重视。

表 4-8 肌钙蛋白升高的非冠状动脉疾病

急性、慢性严重的充血性心力衰竭
主动脉夹层、主动脉病变或肥厚型心肌病
心脏挫伤、消融、起搏、心脏电复律、心内膜下心肌活检
感染性疾病,如心肌炎、心肌扩张、心内膜下或心包炎
高血压危象
心动过速或心动过缓
肺栓塞、重度肺动脉高压
甲状腺功能减退
心尖球样综合征
慢性或急性肾功能不全
急性的神经系统疾病,如卒中或蛛网膜下腔出血等
全身性疾病,如淀粉样病变、血色病、类肉瘤病、硬皮病
药物毒性作用,如阿霉素、氟尿嘧啶、曲妥珠单抗、蛇毒
烧伤,烧伤面积大于体表面积 30%
横纹肌溶解
危重患者,特别是呼吸功能衰竭和败血症患者

有时根据临床需要,须行其他的实验室检查,包括全血细胞计数、全身代谢情况和甲状腺功能,以此来鉴别其他少见病因,并用于指导治疗由于贫血和肾衰竭引起的严重不良后果。血

脂检查作为常规应在入院后 24 小时内进行,评估是否患有高胆固醇血症,以此决定是否进行强化降脂治疗。另外,行脑钠肽及 C 反应蛋白检查,利于对预后进行评估,前者可判断患者的心功能受损情况,后者则可反映血管病变的炎性状态。

3.影像学检查

(1)所有的患者都应行 X 线胸片检查,一方面判断心脏的形态和大小,另一方面了解肺部情况,尤其对于诊断是否有血流动力学不稳定或肺水肿的患者都很有用,可以用来判断心脏功能情况。

(2)超声心动图检查可发现缺血时左心室射血分数(LVEF)降低和心肌节段性运动减弱,甚至消失。负荷超声心动图的阴性预测值较高。

(3)心脏磁共振成像(MRI)、心肌灌注成像及多源计算机 X 射线断层扫描(CT)对诊断和排除非 ST 段抬高心肌梗死均有一定的价值。

(四)诊断和鉴别诊断

1.诊断

(1)根据患者的病情变化动态评估其风险性。

1)入院即应及时进行 12 导联心电图检查,同时由具有经验的临床医师进行分析。怀疑有下壁和右心室心肌梗死的患者,还应有附加导联(V_{3R},V_{4R},V_7、V_8、V_9)。如果患者持续有症状发作,应在 6 小时、12 小时及出院前复查心电图。

2)60 分钟内及时检测肌钙蛋白(cTnT 或 cTnI),如果检测结果阴性,应在 6～12 小时后复查肌钙蛋白。

3)要对患者进行危险评分(如 GRACE 评分),以此对患者早期及晚期的病情和预后做出风险评估(表 4-9)。

表 4-9 GRACE 评分

危险分级	GRACE 评分	院内病死率(%)	GRACE 评分	出院后 6 个月病死率(%)
低危	≤108	<1	≤88	<3
中危	109～140	1～3	89～118	3～8
高危>140	>3		>118	>8

4)进行心脏超声检查鉴别诊断。

5)对无再发胸痛、心电图正常、肌钙蛋白阴性的患者,出院前应检测运动负荷试验,进一步评估心肌缺血的风险。

(2)根据以下结果对患者的远期病死率及心肌梗死的可能性预测进行危险分层。

1)临床情况:年龄、心率、血压、Killip 分级(表 4-10)、糖尿病史、既往心肌梗死或冠心病史。

表 4-10 急性心肌梗死后的 Killip 分级

级别	临床特点
I	没有心力衰竭的证据,肺部无啰音

级别	临床特点
Ⅱ	第三心音、颈静脉压升高、肺部啰音<1/2肺野
Ⅲ	明显的肺水肿,啰音>1/2肺野
Ⅳ	心源性休克

2)心电图:ST段持续压低情况。

3)实验室检查:肌钙蛋白、肾小球滤过率/肌酐清除率/半胱氨酸蛋白酶抑制剂C、BNP/NT-proBNP、hsCRP等的结果。

4)影像学检查:是否有低射血分数、左主干病变、三支病变。

5)危险评分结果:GRACE危险评分的危险因素的评判来源于住院期间死亡和治疗开始后6个月内死亡的独立预测因子,因此GRACE危险评分对于预测住院期间及6个月的病死率具有一定意义。

2.鉴别诊断

非ST段抬高心肌梗死的诊断须与一些心源性及非心源性疾病做鉴别诊断(表4-11)。

表4-11 非ST段抬高心肌梗死鉴别诊断

需鉴别的疾病	鉴别要点
主动脉夹层	突发的剧烈胸痛,疼痛一开始即达到高峰,常放射到背、腹、腰和下肢,两上肢血压及脉搏可有明显差别,少数患者出现主动脉瓣关闭不全,可有下肢暂时性瘫痪和偏瘫。心电图检查无缺血性改变,X线显示主动脉增宽,CT或MRI主动脉断层显像及超声心动图探查到主动脉夹层影像,可确立诊断
急性心包炎	可有较剧烈而持久的疼痛且心电图检查有ST-T段变化。但心包炎的胸痛于坐位前倾时减轻,深呼吸和咳嗽时加重,可闻及心包摩擦音。心电图检查除aVR外各导联ST段弓背向下抬高,无异常Q波出现。同时伴有发热、白细胞计数升高等明显炎性反应的表现
急性肺动脉栓塞	急性肺大块栓塞除突发胸痛外,尚有咯血、气急表现。体检发现右心负荷急剧增高的体征,如发绀、P_2亢进、三尖瓣区收缩期杂音、颈静脉充盈、肝肿大、下肢水肿等。发热和白细胞计数升高多在24小时内出现。心电图检查显示电轴右偏,出现$S_I Q_{II} T_{III}$的典型表现,aVR导联出现高R波,胸导联过渡区左移,右胸导联T波倒置。血乳酸脱氢酶升高,但CK不高,D-二聚体敏感性高而特异性差,>500 $\mu g/L$时高度提示肺栓塞。肺部X线、放射性核素肺通气灌注扫描、CT肺动脉造影有助于诊断
急腹症	急性胆囊炎、胆石症、急性胰腺炎、消化性溃疡穿孔等,应与放射到腹部的急性冠状动脉综合征鉴别。通过病史、腹部体征与相关的辅助检查,不难鉴别
急性胸膜炎	自发性气胸、带状疱疹、肋软骨炎等胸部疾病,依据疼痛特点、特异性体征、心电图是否异常与X线表现,容易鉴别
食管源性疾病	如食管炎、食管溃疡、食管反流性疾病等,根据疼痛与进食相关性的特点与心电图正常等,不难排除

（五）治疗

关于非 ST 段抬高心肌梗死的治疗策略,目前争论的焦点在于是实行早期介入还是早期保守治疗。早期介入治疗的策略为 48 小时内接受冠状动脉造影及血管重建术,而早期保守治疗的策略为先行积极的抗心肌缺血、抗凝、抗血小板治疗,择期根据病情决定冠状动脉造影及血管重建术。尽管目前还没有统一的意见,但统一认为应该在入院时进行危险分层,根据危险性高低决定选择哪种策略。

1.早期保守治疗

早期药物治疗包括积极的抗心肌缺血、抗凝、抗血小板治疗,目的在于缓解心绞痛症状、稳定斑块、纠正血流动力学不稳。

（1）缓解缺血性疼痛。

1）β受体阻滞药:减轻心脏负荷、快速缓解缺血是治疗非 ST 段抬高心肌梗死的基础,目前推荐无禁忌证的胸痛患者应立即静脉滴注 β 受体阻滞药,随后口服治疗。β 受体阻滞药通过减弱心肌收缩力、降低心率和心室壁压力前负荷而缓解缺血。治疗时应首选心脏选择性 β 受体阻滞药(阿替洛尔和美托洛尔),对于正在疼痛或高/中危患者首次给予 β 受体阻滞药时应静脉给药;对于患有高度房室传导阻滞、心源性休克和气道高反应性疾病的患者,不建议使用 β 受体阻滞药,应考虑使用非二氢吡啶类钙通道阻滞药。

2）硝酸酯类:硝酸酯类药物通过静脉舒张减轻心脏负荷,可以明显缓解急性胸痛的发作。硝酸酯类药物最初应舌下含服以利于机体快速吸收,如果疼痛未能缓解且患者没有低血压时应静脉给药。硝酸酯类药物在下列患者中禁用:在过去 24 小时服用磷酸二酯酶抑制剂、肥厚型心肌病和怀疑右心室梗死的患者;严重的主动脉瓣狭窄的患者慎用。

（2）抗血小板治疗:抗血小板治疗是非 ST 段抬高心肌梗死的最基本治疗手段,目前常用的抗血小板治疗药物有环氧化酶-1 抑制剂(阿司匹林)、ADP 抑制剂(噻氯匹定及氯吡格雷)、糖蛋白 Ⅱb/Ⅲa 受体阻滞药(阿昔单抗、依替巴肽、替罗非班)三种。

1）阿司匹林:阿司匹林为环氧合酶-1 抑制剂,可以明显减少 NSTEMI 患者发生血管性死亡的危险,在没有绝对禁忌证时,所有患者均应在初次给予 300 mg 负荷剂量嚼服,以后每日75～100 mg 长期维持。对阿司匹林过敏的患者,可以用氯吡格雷替代治疗。

2）氯吡格雷:氯吡格雷为 ADP 受体阻滞药,初次给予 300 mg,如果接受急诊介入治疗,应给予 600 mg,以后每日 75 mg 维持。目前推荐所有患者如果没有禁忌证,均应联合应用阿司匹林和氯吡格雷。ACC/AHA 建议所有 NSTEMI 患者应在入院治疗后持续应用氯吡格雷至少 9 个月。介入治疗后,双重抗血小板治疗尤为重要。PCI-CURE(经皮冠状动脉介入治疗-UA 使用氯吡格雷预防再次发生缺血事件)试验分析和 CREDO(保守治疗时应用氯吡格雷可减少心血管事件)试验都显示氯吡格雷可减少脑卒中联合终点事件。对于计划早期进行手术治疗的患者,应衡量早期应用氯吡格雷的利弊,由于服用氯吡格雷后 5 日内接受冠状动脉旁路移植术的患者在受益同时会增加出血概率。因此,ACC/AHA 建议如果在入院后决定 34～48小时安排诊断性血管造影,在造影之前应先不使用氯吡格雷。

3）GPⅡb/Ⅲa 受体阻滞药:GPⅡb/Ⅲa 受体阻滞药的机制为抑制纤维蛋白原与糖蛋白Ⅱb/Ⅲa受体的相互作用,对介入治疗的缺血并发症有预防作用,因此推荐早期介入治疗的患者使用。目前使用的 GPⅡb/Ⅲa 受体阻滞药有 3 种,即阿昔单抗、依替巴肽、替罗非班,在早期保守治疗时 GPⅡb/Ⅲa 受体阻滞药的作用不是很清楚。决定保守治疗时再次发生缺血、生化指标阳性或有其他高危特征的患者,ACC/AHA 推荐持续静脉输入替罗非班和依替巴肽。具体用法见表 4-12。

表 4-12　GPⅡb/Ⅲa 受体阻滞药的用法

药名	用法用量
阿昔单抗	0.25 mg/kg 静脉负荷,而后 0.125 μg/(kg·min)维持量,持续 12～24 小时(最大剂量 10 μg/min)
依替巴肽	180 μg/kg 静脉负荷(PCI 术后 10 分钟再次负荷),而后静脉持续 2.0 μg/(kg·min),维持 72～96 小时
替罗非班	30 分钟内以 0.4 μg/(kg·min)静脉负荷,后以 0.1 μg/(kg·min)静脉维持 48～96 小时。另有一项大剂量试验仍在临床试验阶段[负荷剂量 0.4 μg/(kg·min),静脉维持 18 小时]

(3)抗凝治疗:如果没有活动性出血或肝素引起的血小板减少或过敏反应,在阿司匹林基础上加用普通肝素或低分子肝素对所有患者有益。ACC/AHA 指南指出,伊诺肝素优于普通肝素,与普通肝素相比,低分子肝素优点包括不用检测血液指标而简化管理、较少引起肝素诱发的血小板减少症和可能改善结果。低分子肝素在肾衰竭患者慎用,如果患者在 12 小时内行冠状动脉造影,低分子肝素无法检测准确的抗凝效果又无法完全对抗,应考虑使用普通肝素。但是,任何一种抗凝血药物均存在出血的风险,因此在决定使用抗凝血药物时,应权衡利弊。

(4)主动脉内球囊反搏:当所有治疗对心肌缺血患者无效、持续低血压或在冠状动脉造影时有高危闭塞性病变(显著的左主干或左前降支近端病变)时可考虑应用主动脉内球囊反搏,以增加冠状动脉灌注压。其禁忌证包括重度外周血管疾病;重度主动脉瓣关闭不全;严重的髂总动脉疾病,包括腹主动脉瘤。

2.早期介入治疗——冠状动脉造影和血管重建术

非 ST 段抬高心肌梗死患者应该行冠状动脉血管造影检查,ACC/AHA 建议对于出现新的 ST 段压低、肌钙蛋白升高、药物治疗下仍反复发作的胸痛、左心室功能不全及伴有其他高危因素者,应行冠状动脉造影检查。ESC 指南对冠状动脉造影和血管重建术的建议如下。

(1)合并有动态 ST 段改变、心衰、危及生命的心律失常和血流动力学紊乱的顽固性和反复发作的心绞痛患者,须行紧急冠状动脉造影。

(2)中、高危的患者建议行早期(<72 小时)冠状动脉造影及血供重建术(PCI 或 CABG)。

(3)非中、高危的患者不建议行早期冠状动脉造影检查,但建议行能够诱发缺血症状的无创性检查。

(4)不建议对冠状动脉造影显示的非严重病变行 PCI 术。

(5)如果短期内患者需要行非心脏的外科手术而必须停用抗血小板药,PCI 手术考虑选用裸金属支架;而对于较长时间以后才行外科手术者,可选用药物洗脱支架(如无多聚糖载体支架或载体可降解支架)。

3.并发症的预防及处理

(1)出血:出血可以增加非 ST 段抬高心肌梗死患者 30 天内死亡、心肌梗死及卒中的风险。因此,预防出血和治疗缺血同等重要。

1)治疗前慎重评估患者出血风险,增加出血风险的因素有:过量或过度地使用抗血栓药物、联合应用抗血栓药物、不同的抗凝药物交替使用、患者年龄、女性、低体重、肾功能下降、基础血红蛋白水平低及介入治疗等。

2)选择治疗方案时应考虑出血风险,对有高危出血风险的患者多选用药物治疗。选用介入治疗方式时,优先考虑经桡动脉的路径,便于创口压迫止血,降低出血风险。

3)轻微出血不影响正常的治疗。

4)有严重出血的患者应停止和(或)中和抗凝及抗血小板药物或采用特殊的止血方法控制出血。

5)输血对预后有不良影响,红细胞比容＞25％,血红蛋白＞80 g/L 且血流动力学稳定的出血患者不考虑输血。

(2)血小板减少症:在非 ST 段抬高心肌梗死的治疗过程中,使用肝素或GPⅡb/Ⅲa 阻滞药的患者可能会发生血小板减少。

1)对使用了肝素(UFH 或 LMWH)和(或)GPⅡb/Ⅲa 阻滞药的患者来说,一旦血小板明显下降($<100\times10^9$/L 或下降＞50％),建议立即停用这些药物。

2)对于 GPⅡb/Ⅲa 阻滞药诱导的严重血小板下降($<100\times10^9$/L),建议进行血小板输注,同时可以合用或不用纤维蛋白原。也可以输注新鲜血浆或冷凝蛋白来防止出血。

3)对于有证据或怀疑有肝素诱导的血小板减少症(HIT),建议停用肝素(UFH 或 LMWH),同时为了预防血栓事件,可以应用直接血栓抑制剂抗凝(DTI)。

4)预防肝素诱导的血小板减少症可以通过使用非肝素抗凝药,类似于磺达肝癸钠,或比伐卢定,或是短时间使用肝素。

第四节　心肌梗死后心源性休克

心源性休克(CS)是由于心排血量降低导致的低血压和终末器官灌注不足。心源性休克是心肌梗死(MI)后最常见的死亡原因。在 MI 住院患者中,ST 段抬高型 MI(STEMI)患者心源性休克的发生率为 5％～8％,在非 ST 段抬高型 Ml 患者中,其发生率为 2.5％。尽管随着时间的推移,MI 的介入治疗和药物治疗取得了较大进步,但 CS 的发生率仅有轻微下降,其病死率仍然高达 50％。

一、病因和发病机制

心肌梗死后心源性休克通常继发于严重的左心室功能不全。这可能源于大面积 MI 或原有左心室功能不全的患者继发急性损伤。在 SHOCK 试验中,有 4/5 的患者有显著的左心功能不全,入选试验的病例中有近 1/3 的患者具有先前发生过 MI 的证据。

急性血流动力学崩溃是一组较为少见的临床状况。急性心肌梗死的机械并发症包括乳头肌断裂或功能障碍引起的急性二尖瓣关闭不全,室间隔破裂或心室游离壁破裂是最常引起 MI 后心源性休克的状态;右心室心肌梗死引发的单纯右心衰或同时合并左心衰也可出现急性血流动力学崩溃。临床医师需要注意由于不恰当的药物治疗,如 β 受体阻滞药引起的医源性休克。由于临床操作引起的隐蔽性出血并发症,同时合并抗凝、抗血小板和溶栓治疗也可导致低血压和休克。

(一)严重的左心衰

传统的心源性休克定义是,在左心室充盈压正常或升高的情况下,收缩压＜90 mmHg,同时伴有末梢器官灌注不足的证据。斑块破裂/血栓形成引起的急性缺血能导致急性心肌功能障碍。MI 时,由于左心室每搏输出量下降引起心排血量减少,首先导致收缩压下降。低血压使冠状动脉灌注压进一步下降,导致心肌缺血更加严重。心肌缺血也可能来自梗死相关血管远处的心外膜冠状动脉的血流受限的固定性狭窄,因此形成缺血,进一步加重缺血的恶性循环,导致血流动力学衰竭并最终死亡。在传统的心源性休克概念中,认为心排血量减少引起低血压时,血管收缩是机体通过神经激素系统进行代偿的一个主要机制。在临床工作中观察到许多患者在这种状态下意外的表现为血管舒张和体循环血管阻力下降,提示心源性休克的定义可能需要修改。研究观察到的证据显示,心源性休克患者体内的炎症因子水平,如白介素 6 (IL-6)、IL-1 和肿瘤坏死因子-α(TNF-α)明显升高,其升高程度与败血症患者相似。这些发现提示 MI 可能会导致机体产生一种类似于感染或创伤所致的全身炎症反应综合征,并产生与缺血性坏死无关的心肌抑制和低血压。这些发现对心源性休克患者的诊断评价和最佳治疗方案的制订也具有重要意义。

(二)右心衰

右心室功能障碍通常出现在右冠状动脉缘支供应区域的急性心肌梗死。右心衰的典型表现为肺野清晰的低血压,并且常伴有缓慢性心律失常,包括高度房室传导阻滞,甚或完全性房室传导阻滞。右心室导联 V_{3R} 和 V_{4R} 的 ST 段抬高是右心室心肌梗死的特征性心电图表现。所有表现为急性下壁心肌梗死和可疑右心室心肌梗死的患者都应该做右心室导联心电图检查。右心室心肌梗死时,通过肺循环流入左心室的前向血流减少,右心室充盈压迅速升高。右心室舒张末期压升高使室间隔向左心室弓形突出,左心室的血液充盈量减少。结果导致左心室充盈不足,心排血量进一步下降。再灌注右冠状动脉可以改善右心室功能,恢复传导,最终促成血流动力学的正常化。

(三)二尖瓣关闭不全

每个二尖瓣瓣叶都通过腱索连接于后中和前外侧乳头肌。后中乳头肌易受到缺血性损伤的影响,因为它只有一支来自后降支动脉的血供,而前外侧乳头肌通常有分别来自前降支和旋支动脉的双重血供。因此,下壁和后壁的心肌梗死易引起乳头肌功能失调/断裂,结果导致严重的二尖瓣关闭不全。其他乳头肌断裂的危险因素包括老年、女性、初次 MI、低血压和单支血管病变。这种状态下二尖瓣反流的喷射是偏心的,背离受累的连枷样二尖瓣瓣叶的方向;相反,因心肌缺血导致的二尖瓣后叶活动障碍所致的二尖瓣关闭不全,其反流方向为中心后方。

乳头肌断裂导致的急性严重二尖瓣关闭不全预后很差,3/4 的患者于发病 24 小时内死亡,仅 6% 的患者能存活 2 个月以上。严重的二尖瓣关闭不全使左心房和肺毛细血管楔压显著上升,结果导致肺水肿和低血压。在 SHOCK 试验中,尽管急性严重二尖瓣关闭不全患者的平均左心室射血分数较高,但他们的住院病死率与左心衰患者相似。除了血运重建外还进行了外科修补的患者,与只单独进行血运重建的患者相比,其住院存活率呈上升趋势(40%~70%,$P = 0.003$)。急性 MI 时,是否合并缺血性二尖瓣关闭不全在发病初期可能难以确定。因此,在评价合并心源性休克的 MI 患者时需要注意鉴别是否同时存在二尖瓣关闭不全。目前,对合并二尖瓣关闭不全的 MI 患者推荐联合进行紧急血运重建和二尖瓣外科修补或置换术。

(四)室间隔破裂

急性 MI 并发室间隔破裂引起的心源性休克其病死率超过 75%。以往室间隔破裂被描述为 MI 的晚期并发症,实际上它也可能出现于病程早期。在 SHOCK 试验中,从 MI 发病到出现室间隔破裂平均时间只有 16 小时。前壁和下壁 MI 都可能发生室间隔破裂。下壁梗死引起室间隔下段基底部位的中隔破裂,这种破裂比较复杂,呈匍行性,并常延伸至右心室。与之相反,前壁梗死引起的室间隔破裂在室间隔顶端。与缺血性二尖瓣关闭不全/乳头肌断裂一样,对 MI 所致的室间隔破裂的主要治疗是外科手术;然而,即使接受了手术,患者的病死率仍然很高。由于室间隔顶端破裂修补的手术操作比较简单,所以其治疗效果好于室间隔下端破裂。经导管封堵破裂的室间隔被越来越多的用于这种情况,特别是合并重大外科疾病的患者。

(五)游离壁破裂

心脏破裂是 MI 的一个灾难性并发症,易患因素为老年和女性。根据 1975 年对 50 具尸体的尸检结果,将游离壁破裂划分为三种类型:Ⅰ型破裂主要发生于 MI 发病后的 24 小时之内,表现为穿过正常厚度梗死心室壁的一道裂口;Ⅱ型破裂多发生在后壁心肌梗死,表现为梗死心室壁上的一个局部侵蚀;Ⅲ型破裂常见于前壁心肌梗死,发生在严重扩展、变薄和膨胀了的梗死心肌。心脏破裂通常会导致瞬间死亡。在一些患者中,破裂可能会被包裹并形成一个假性动脉瘤。所有这类患者的处理都是紧急心脏手术。

急性 MI 时,首先是溶栓治疗的常规运用使室间隔破裂和游离壁破裂的发生率下降,而经皮冠状动脉介入治疗的运用则使该发生率进一步下降。然而,这两种并发症在临床仍有发生,必须早期诊断和早期治疗以减少 MI 机械并发症的病死率。

二、临床表现

心源性休克的临床表现和体征与其病理生理改变相一致。MI 的患者多主诉胸痛,再发的胸痛则提示存在进行性的缺血或再次梗死,但也可能反映了机械并发症的出现,如乳头肌断裂、室间隔破裂或游离壁破裂。缺血相关的症状包括恶心、呕吐、烦躁不安和焦虑。终末器官组织灌注不足,机体通过选择性的血管收缩使血液重新分配至重要的组织器官,引致四肢湿冷。同时也可能出现尿量减少和精神状态改变。

左心室充盈压升高引起肺水肿和呼吸困难,体格检查有呼吸急促和两肺湿啰音。实验室检查可发现有急性肝肾损伤和乳酸性酸中毒的证据。

三、诊断和鉴别诊断

（一）诊断

心肺体格检查能提供导致血流动力学崩溃的病因学线索。心尖搏动弥散、响亮的第三心音奔马律、颈静脉压增高和肺部湿啰音都是心力衰竭的特异性体征。新出现的全收缩期杂音提示可能有二尖瓣关闭不全（尽管杂音在这种急性状态下可能较难检出）、室间隔破裂或由于右心室扩张和容量负荷过重引发伴有功能性三尖瓣关闭不全的右心衰。心前区震颤有助于室间隔破裂的鉴别。低血压合并脉压减小、奇脉和心音遥远提示可能存在游离壁破裂引致的心脏压塞。

超声心动图是 MI 患者重要的诊断工具。在心源性休克时，超声心动图能提供病因学的详细信息，并能提供病史和体格检查的补充信息。超声心动图能提供关于左心房和左心室大小及其功能的信息，还能发现是否存在瓣膜和结构并发症。

（二）鉴别诊断

当患者出现低血压，怀疑有心源性休克时，必须要排除一些非缺血性的、心脏外的病因可能。继发于感染或中毒的急性心肌炎可以在首发症状出现后的数小时内病情迅速进展并导致心源性休克。Tako-Tsubo 心肌病又称为心尖球形综合征，是另一个能导致急性左心室功能障碍的疾病，该病多发生于情绪或生理应激后，临床表现类似于心源性休克。另外，还要注意与急性主动脉夹层鉴别，该病可能合并主动脉瓣反流、冠状动脉夹层、主动脉破裂和心脏压塞。心脏压塞也可能继发于心脏手术或外伤后的心肌局部血肿、恶性肿瘤、心肌梗死和感染导致的心包积液。肺栓塞能使右心室的容量负荷和压力负荷增大，阻塞右心室流出道，并最终导致血流动力学崩溃。此外，还要注意与感染性休克后的心肌抑制相鉴别。

四、治疗

（一）早期治疗

早期血运重建对于急性心肌梗死合并心源性休克的患者至关重要。SHOCK 研究再次验证了早期血运重建获益，相比药物治疗和延期血运重建治疗，在第一年每 100 例早期血运重建能够挽救 13 例患者，因此强烈推荐应用于所有小于 75 岁且没有禁忌证的患者，那些年龄更大的但发病前身体条件尚好的患者也能获得类似的获益。因此，所有急性心肌梗死合并有心源性休克患者都建议及时做冠状动脉造影明确冠脉病变，接下来根据临床表现、病变程度及瓣膜功能指导血运重建治疗。

（二）经皮冠状动脉介入治疗（PCI）

随着急诊 PCI 的广泛应用，急性心肌梗死的合并心源性休克患者的病死率显著降低。对梗死相关的动脉进行成功的 PCI 后，仍有持续性休克时，提示需要进行多支血管介入干预，特别是当非梗死部位出现心肌缺血时，要怀疑多支血管病变。

（三）冠状动脉旁路移植

存在严重多支血管病变和左冠状动脉主干病变的患者，可考虑紧急的外科血运重建治疗。

伴有明显的瓣膜病变导致血流动力学状态异常时也可以考虑冠状动脉旁路移植术。尽管 SHOCK 研究发现外科手术病死率和 PCI 患者病死率类似,很多中心仍倾向于不对心源性休克患者实施冠状动脉旁路移植术,PCI 依然是早期血运重建时的主要选择。

(四)辅助支持治疗

1.主动脉内球囊反搏(IABP)

应尽早用于心源性休克患者以确保血流动力学的稳定和终末器官的血流灌注。IABP 可通过降低后负荷,提高心排血量,降低室壁张力以减少心肌耗氧。心肌梗死患者也能从 IABP 支持中获益,心脏舒张期球囊扩张可以增加(不存在严重限制血流的狭窄)冠状动脉灌注。禁忌证包括严重的外周动脉病变、主动脉夹层及中度以上主动脉瓣关闭不全。目前尚无随机对照研究支持 IABP 置入可使此类患者获益。然而值得注意的是,在 SHOCK 研究中 IABP 是完整的早期血供重建策略中重要的一部分。

2.经静脉起搏

缓慢性心律失常或心脏变时性功能不全的患者可能需要临时的起搏器来提高心率和增加心排血量。如果患者房室传导正常,心房起搏可以维持房室同步和正常的心室收缩,优于心室起搏。

(五)药物治疗

1.升压药物

患者可能需要升压药来维持正常的平均动脉压。多巴胺起始剂量 $3\ \mu g/(kg \cdot min)$,最大剂量 $20\mu/g/(kg \cdot min)$;去肾上腺素起始剂量为 $2\ \mu g/(kg \cdot min)$,最大剂量为 $30\ \mu g/(kg \cdot min)$。维持心源性休克患者的有效平均动脉压作用中,多巴胺较去甲肾上腺素与更高的病死率相关。

2.正性肌力药物

严重的左心衰及心源性休克患者可能需要临时的正性肌力药物支持。

(1)多巴酚丁胺:有与多巴胺类似的正性肌力作用且能降低后负荷,起始剂量为 $2.5\ \mu g/(kg \cdot min)$,最大剂量可增加到 $40\ \mu g/(kg \cdot min)$。

(2)米力农:一种磷酸二酯酶抑制剂,具有正性肌力及血管扩张作用,对部分患者特别是右心功能不全的患者有益。应用米力农时,首先给予静脉负荷量,10 分钟内静脉推注 $50\ \mu g/(kg \cdot min)$,然后 $0.375\sim0.75\ \mu g/(kg \cdot min)$ 维持,存在低血压的患者可以省略负荷剂量,患者血压过低时可能无法耐受米力农。

(3)左西孟旦:通过与肌钙蛋白 C 结合及提高肌丝对钙的敏感性而增加心肌收缩力,已经在欧洲和南美一些国家上市,但是在美国还未得到批准。

3.血管扩张药

如硝酸甘油和硝普钠在降低心肌梗死后左心功能不全患者的心脏前、后负荷上具有重要的作用,但在心源性休克治疗上因低血压而受到限制。

4.心源性休克药物治疗对血流动力学的影响

见表 4-13。

表 4-13　心源性休克药物治疗对血流动力学的影响

药物	前负荷	后负荷	心肌收缩	心肌舒张
多巴胺[$3\sim10\ \mu g/(kg \cdot min)$]	0	—	++++	++

药物	前负荷	后负荷	心肌收缩	心肌舒张
多巴胺[>10μ/(kg·min)]	0	+++	+++	+++
去肾上腺素(2~300 μg,/min)	0	++++	+	++
肾上腺素[0.05~1 μg/(kg·min)]	0	+++	+++	+++
苯肾上腺素[0.5~15 μg//(kg·min)]	0	++++	0	−
多巴酚丁胺[2.5~25 μg/(kg·min)]	−	−	++++	+++
米力农[0.375~0.75 μg/(kg·min)]	−−	−−	+++	+
硝酸甘油(2.5~300 μg/min)	−−−	−	0	+
硝普钠[0.3~10 μg/(kg·min)]	−−−	−−−	0	+

注　0,无影响;−,下降;+,增加。

（李　晶）

第五章　瓣膜性心脏病

第一节　二尖瓣疾病

一、二尖瓣狭窄

在美国,尽管二尖瓣狭窄的发病率正在降低,风湿性疾病仍然是二尖瓣狭窄的主要病因。其他致二尖瓣狭窄的病因如下(表5-1)。总之,一旦出现了二尖瓣狭窄的症状,大约10年患者便会变得虚弱。一旦出现几种固定症状,10年生存率不到15%。

表5-1　二尖瓣狭窄的病因

风湿性:最为常见的病因
先天性:
降落伞式二尖瓣:二尖瓣瓣叶腱索附着于单一的乳头肌,导致二尖瓣狭窄或MR二尖瓣瓣环上
系统性疾病:可引起瓣膜纤维化
良性肿瘤
系统性红斑狼疮
风湿性关节炎
黏多糖贮积症
痊愈的心内膜炎
既往服用减肥药
严重的二尖瓣瓣环钙化

(一)临床表现

1.症状及体征

(1)患者常常存在一个较长的约几十年的无症状期。

(2)当症状进展时,呼吸困难常见。主要症状起初为劳力性呼吸困难,进而发展为阵发性夜间呼吸困难和端坐呼吸,这些反映出肺静脉压力的升高。

(3)促使病情突然加重的因素包括运动、情感应激、妊娠、感染或发生了伴有快速心室率的心房颤动。上述因素可使跨瓣压力和左心房压力升高从而使症状显著加重。伴有快速心室率的心房颤动是病情加重的经典因素,即使在那些仅存在轻度二尖瓣狭窄的患者中也可发生肺水肿。左心房扩张是心房颤动发生的易患因素。

（4）部分患者可因增高的左心房压力使小支气管静脉破裂而引发咯血。

（5）当扩张的左心房侵犯喉返神经时可发生声音嘶哑。

（6）左心房扩张和心房血液淤滞，尤其是心房颤动（持续性或阵发性）时，可引起血栓形成和血栓栓塞事件的发生。脑血管事件、冠脉栓塞、肾栓塞及梗死均为可能发生的结局。畸形的瓣膜易发生心内膜炎。

（7）由于心排血量降低患者常常出现乏力症状。

（8）随着二尖瓣狭窄病情的持续及肺血管压力的升高，患者逐渐出现右心衰的症状。

（9）肺血管压力升高的患者可以有心绞痛样胸痛，这反映了右心室需氧量的增加。

2.体格检查

（1）视诊和触诊：患者可能有颧面部潮红。如患者肺血管阻力增加且仍然为窦性心律，则可以看到明显的颈静脉搏动。右心衰时颈静脉压力升高。当病情进展出现心排血量降低时，可表现为外周性发绀。当心排血量降低时，颈动脉搏动正常但振幅低。心尖搏动不移位，由于第一心音可闻及，心尖搏动呈叩击性。侧卧位时可触及心尖部舒张期震颤，性质类似于猫喘鸣。如果患者存在肺动脉高压，右心室向胸骨旁移位并可闻及第二心音。

（2）听诊。

1）开瓣音是二尖瓣狭窄最具特点的听诊表现。然而，当二尖瓣钙化、固定叶，开瓣音就会消失（就好像 S_1 变柔和）。

2）典型的二尖瓣狭窄性杂音是低调的舒张中期隆隆样杂音，当患者取左侧卧位时以钟形听诊器听诊最为清晰。无论患者是否为窦性心律，都会出现杂音于收缩期前增强（具体机制不明）。运动后二尖瓣狭窄的杂音可加重，这是由于心排血量的增加和心率的加快使跨瓣压力增加。杂音的长度与二尖瓣狭窄的严重程度相关性好于杂音的响度与其相关性。杂音持续时间越长（时长越长）、S_2 距开瓣音的间隔越短，二尖瓣狭窄的程度越重。

3）可导致通过瓣膜的血流量下降的伴随情况，如慢性心力衰竭、肺动脉高压和主动脉狭窄可以减轻舒张期杂音。某些病例中，S_1 亢进可能是二尖瓣狭窄的唯一线索，尤其是当存在肺动脉高压时。

4）肺部听诊可闻及吸气性水泡音。然而，一些严重二尖瓣狭窄的患者肺部听诊清晰，可能是由于淋巴系统的功能亢进清除了左心房压力升高所引起的肺泡液体渗出。

5）其他与二尖瓣狭窄临床表现相似的情况包括：左心房黏液瘤及三房心。黏液瘤瘤体脱落的声音可能被误认为二尖瓣开瓣音。然而，这种情况下，杂音可随体位的改变而变化。舒张期隆隆样杂音可发生在包括房间隔缺损或室间隔缺损、主动脉瓣反流时的 Austin-Flint 杂音（杂音在后负荷减低时变弱，于 S_3 之前，S_1 正常）、三尖瓣狭窄（于胸骨左缘可闻及，吸气时增强，称为 Carvallo 征）等情况。

（二）病因

（1）在风湿性二尖瓣狭窄，多达 50% 的患者并没有风湿热病史。当今风湿热在发达国家罕见，这种变化是否与居住环境的改善或链球菌的毒力及免疫原性改变有关尚不清楚。

1）在急性风湿热时，MR 常常是主要的。狭窄通常在发病后的 2～20 年逐渐进展而来，多年后出现症状。尽管风湿热的发生率在男女之间相似,但风湿性的二尖瓣狭窄女性发生率是男性的 2～3 倍。

2)瓣叶由于纤维性闭合而增厚是其特征性表现。合缝处与腱索的融合以及腱索的挛缩导致了二尖瓣狭窄的进展。瓣叶、腱索及瓣环均存在钙化沉着,进一步限制了瓣膜的功能。这些改变共同导致了漏斗状的二尖瓣,二尖瓣开口呈鱼嘴样。

(2)非风湿性二尖瓣狭窄病因包括先天性畸形、老年性瓣环过度钙化、放射性心脏病、MR 修复术后瓣膜开放受限。

(三)病理生理

(1)二尖瓣开口的正常面积为 4～6 cm²。当瓣口面积＜2 cm²,于舒张期左心房和左心室之间就会出现压力阶差。当瓣口面积进一步下降,跨二尖瓣的压力阶差与左心房压力均增高,但是二者也会受到跨瓣血流的影响。尽管跨瓣压是二尖瓣狭窄严重程度的有效评价指标,但该指标在任何时候都会受到心排血量的显著影响。二尖瓣瓣环的横截面面积独立于血流量,是评估二尖瓣狭窄严重程度更为准确的指标。

ACC/AHA 关于二尖瓣狭窄程度的典型表现如下。

1)严重狭窄:平均跨瓣压力＞10 mmHg,PA 压力＞50 mmHg,瓣口面积＜1.0 cm²。

2)中度狭窄:平均跨瓣压力介于 5～10 mmHg,PA 压力介于 30～50 mmHg,瓣口面积介于 1.0～1.5 cm²。

3)轻度狭窄:平均跨瓣压力＜5 mmHg,PA 压力＜30 mmHg,瓣口面积＞1.5 cm²。

二尖瓣狭窄程度的评估不仅要考虑瓣口面积,还要评估症状和运动耐力。与单纯性二尖瓣狭窄或 MR 相比,二尖瓣狭窄合并 MR 常常伴有更严重的症状。

(2)升高的左心房压可以向肺血管床传导,导致肺充血的症状。肺静脉压力的被动性增高可增加肺血管阻力(反应性肺动脉高压)。如果狭窄解除,这种情况是可逆的。然而,在重度二尖瓣狭窄的长期慢性过程中,可能发生肺血管床的闭塞性改变。严重的肺动脉高压反过来会导致右心衰。

(3)高达 30% 的患者存在左心室射血分数下降。这可能是由前负荷下降所致(流入左心室的血流减少)或者风湿性心肌炎。前者可以在纠正了二尖瓣狭窄后恢复正常,而后者则不会。

(4)在严重的二尖瓣狭窄患者,低心排血量足以引起低灌注的症状。长期慢性心排血量减低引起体循环血管阻力反射性增加,进而增加了后负荷。这可以进一步降低左心室的功能。

(四)实验室检查和诊断测试

1.心脏超声

心脏超声对评估二尖瓣狭窄有许多重要作用(这些在 ACC/AHA 指南建议中已详细阐述):初次诊断、严重度的评估、经皮球囊二尖瓣成形术的适应证评估、明确并存的瓣膜病变。

(1)M 型超声表现包括二尖瓣回声增强及二尖瓣移动度的下降。主要标志为:舒张期瓣叶分离不良,后叶前向运动不良,前叶 E-F 斜率降低。

(2)二维超声表现包括二尖瓣瓣叶活动受限及舒张性瓣叶凸出(曲棍球征)。在高龄患者中,瓣叶与腱索常常增厚并有钙化。

（3）多普勒心脏超声检查在评估狭窄程度中发挥重要作用。

1）跨二尖瓣峰流速＞1 m/s提示二尖瓣狭窄。然而,这须排除心动过速、心脏收缩力增强和室间隔缺损等原因导致的血液流速增快。

2）跨瓣平均压力阶差（通过追踪流入二尖瓣的血流）可估计二尖瓣狭窄的严重度。平均压力阶差＜5 mmHg是轻度二尖瓣狭窄的典型表现；平均压力阶差介于5～12 mmHg提示中度二尖瓣狭窄；平均压力阶差＞12 mmHg提示重度二尖瓣狭窄。

（4）心脏超声可评估二尖瓣瓣膜面积。

1）可通过胸骨旁短轴平面直接测量二尖瓣开口面积。①胸骨旁长轴视野是最佳位置,将二尖瓣开口置于扫描平面的正中,传感器旋转90°以获取短轴视野,通过二尖瓣瓣叶尖端获取测量值。②低质量的二维超声图片及瓣下装置增厚、钙化可导致测量的不准确。不恰当的扫描平面方向可产生横跨瓣膜和瓣叶的倾斜剪切。不断上下扫描,直到典型的鱼嘴样图像出现为止有助于准确测量。瓣膜开口边缘处致密的纤维化或钙化可引起瓣膜面积估计不准确。连合处分离术后测量二尖瓣口面积更加困难,但几何法仍然是测量方法中的首选。随着经胸三维心脏超声技术的出现,更为准确的几何法测量开口面积成为可能。

2）压力半衰期法：左心房排空阻力推迟了跨瓣膜压力阶差的降低。这可推迟压力半衰期（压力降至起始压力一般所需的时间,等于流速降至峰流速的70%所需的时间）。流入二尖瓣的血流E波用于计算。①经验性压力半衰期用于校正瓣膜面积：二尖瓣口面积（cm²）＝220/压力半衰期。②如果没有计算用的软件包,压力半衰期可计算得出：压力半衰期－0.29×减速时间。如果存在心房颤动,应获取5～10个连续搏动的数据并求平均数。③使多普勒声波平行于血流方向是很重要的。④在左心房血流动力学迅速变化的状态下（如球囊扩张后即刻）,压力半衰期法是不准确的。⑤如果窦性心动过速存在（E-A峰融合）,获取压力半衰期是困难的。严重主动脉关闭不全时,舒张期血流也可进入左心室,降低压力半衰期,导致二尖瓣口面积的过高估计。

（5）负荷心脏超声用于评价有症状的患者是非常有价值的,特别是当其他检查手段与症状和临床发现不一致时（ACC/AHA Ⅰ类推荐）。压力阶差可在平卧位自行车锻炼时或跑步机锻炼后即刻进行。测量三尖瓣反流速度有助于估计负荷状态下肺动脉压力。

（6）经食管超声心动图用于瓣膜成形术前排除左心房血栓并评估MR,或者作为经食管超声数据不理想,进一步查经食管超声心动图（ACC/AHA Ⅰ类推荐）。但如果经胸心脏超声数据完善,经食管超声心动图不作为常规检查（ACC/AHA Ⅲ类推荐）。

（7）三维超声心动图可提供三维数据来确定二尖瓣口面积。这种方法可避免二尖瓣尖端切面排列校正相关的测量错误,加快最佳平面的寻找。使用实时三维经食管超声技术可直观地从左心房或左心室视角展现二尖瓣的情况,有助于经皮球囊二尖瓣成形术的实施。术前经食管三维超声心动图的主要优点在于它可再现打开左心房时二尖瓣的外科手术视野。

2.心脏导管

心导管室可进行血流动力学监测,后者可评估狭窄的严重度。它可同时测定左心室舒张末压力、左心房压力（直接测定左心房压力或更常见的是测定替代指标肺毛细血管楔压）、心排血量（Fick法或热稀释法）、心率和舒张灌注期（秒/次搏动）。左心室压力和肺毛细血管楔压

（或左心房压）测定是同时进行的。平均跨二尖瓣压力阶差通过前述的测量方法［舒张期左心室和肺动脉楔压之间的几何面积；此面积值与梯度因子相乘得到压力阶差（mmHg）］。理想情况下，肺毛细血管楔压测定应向左侧重新排列50～70毫秒二尖瓣狭窄（用记录纸）以抵消左心房压力传导至肺静脉床的延迟。

（1）Gorlin 公式。

面积＝（心排血量/舒张充盈期时长×心率）/（37.7×$\sqrt{平均跨二尖瓣压力阶差}$）

Gorlin 公式中经验常数 37.7 由 Gorlin 常数（44.3）乘以 0.85（二尖瓣校正因子）得出。

（2）Hakki 等简化了 Gorlin 公式，也可提供瓣口面积的合理估计值。

MVA＝心排血量/$\sqrt{平均跨二尖瓣压力阶差}$

（3）缺点：肺毛细血管楔压不适用于肺静脉阻塞性疾病或三房心。导管必须恰如其分地楔入。另外，温度稀释法测定心排血量不太准确。MR 瓣膜成形术后即刻或房间隔缺损时可能造成二尖瓣血流的估计不准确。

（4）当超声多普勒结果与临床表现不一致时，应采用心脏导管术（ACC/AHA Ⅰ类推荐）。当超声结果不一致时，应采用心脏导管术（Ⅱa 类推荐）。当肺动脉高压与超声评价的二尖瓣狭窄程度不符合时，应采用心脏导管术（Ⅱa 类推荐）。

3.心电图

当心律为持续窦性心律时，通常出现左心房增大的心电图表现（二尖瓣 P 波）。当肺动脉高压时，心电图呈现右心室肥大征。心房颤动是常见的心电图，房颤波通常为粗颤。

4.X 线胸片

通常表现为左心房增大伴右心室双密度影。肺动脉下方可见凸出影为左心耳。隆凸和左主支气管的放射性展开，吞钡试验可见食管向后移位，这些征象反映了左心房扩大。肺静脉压力增高时可出现 Kerley B 线。可出现右心室扩大（侧位片可见胸骨后气体减少）。可出现二尖瓣钙化证据或罕见的左心房钙化（McCallum 斑）。

（五）治疗

二尖瓣狭窄患者的总体管理应考虑症状轻重，狭窄严重度，经皮球囊二尖瓣成形术指征的符合度。

1.药物治疗

（1）无症状的轻度二尖瓣狭窄患者（瓣口面积＞1.5 cm² 及平均压力阶差＜5 mmHg）无须特殊治疗。依据目前 AHA 指南，无须预防心内膜炎。风湿性瓣膜病患者，应接受指南推荐的预防风湿热的措施。每年须评估病情，但只有临床症状改变时，每年须进行心脏超声检查。

（2）仅轻度劳力性呼吸困难症状的患者可用利尿剂、限盐的措施降低左心房压力。β受体阻滞药钝化运动时的心脏变时反应，可增加运动耐力。禁用扩张动脉的药物。

（3）心房颤动可明确地加重症状，心房颤动复律或心室率控制是维持舒张期灌注时长的重要措施。栓塞是二尖瓣狭窄的主要并发症，高达 20％患者可发生栓塞。高龄和心房颤动患者栓塞发生率增加。

1)洋地黄类药物和β受体阻滞药是控制心室率的首选药物。

2)应用华法林抗凝在阵发性、持续性或慢性心房颤动和二尖瓣狭窄患者中是必要的,因为这些患者存在发生血栓栓塞的高风险。抗凝同样适用于那些既往发生过栓塞或已知存在左心房血栓的患者(ACC/AHA I 类推荐)。抗凝治疗在伴有左心房直径增大(≥55 mm)的二尖瓣狭窄患者或二尖瓣狭窄严重伴左心房增大且有超声证据显示左心房自发性收缩的患者不那么必要(ACC/AHA Ⅱb 类推荐)。INR 目标值为 2.5~3.5。

3)抗心律失常药物治疗用于恢复窦性节律,但其长期效果取决于二尖瓣狭窄的矫正。

4)经皮球囊二尖瓣成形术在新发心房颤动患者及中重度二尖瓣狭窄但无症状患者中的应用存在争议。

2.经皮介入或外科手术治疗(表 5-2)

表 5-2 ACC/AHA 对经皮二尖瓣球囊成形术的指征

Ⅰ类

急性症状性 MR 且可以修补(NYHA Ⅱ、Ⅲ 或 Ⅳ 级),伴中重度二尖瓣狭窄,无左心房血栓或中重度 MR

经皮二尖瓣球囊成形术可有效治疗无症状中重度二尖瓣狭窄患者,这类患者的瓣膜形态应适宜经皮二尖瓣球囊成形术,存在肺动脉高压(肺动脉收缩压静息时>50 mmHg 或运动时>60 mmHg),无左心房血 栓或中重度 MR

Ⅱa 类

经皮二尖瓣球囊成形术对于中重度二尖瓣狭窄患者,如果瓣膜钙化、柔韧性差,NYHA Ⅲ~Ⅳ 级,不能进行外科手术或属于外科手术高危患者

Ⅱb 类

经皮二尖瓣球囊成形术可用于无症状的中重度二尖瓣狭窄患者,如果瓣膜形态适宜行经皮二尖瓣球囊成形术,合并初发心房颤动,无左心房血栓或中重度 MR

经皮二尖瓣球囊成形术可用于有症状的患者(NYHA Ⅱ、Ⅲ、Ⅳ 级),二尖瓣口面积>1.5 cm²,如果有严重二尖瓣狭窄的血流动力学证据(肺动脉收缩压>60 mmHg,肺动脉楔压≥25 mmHg 或运动时平均跨二尖瓣压力阶差>15 mmHg)

经皮二尖瓣球囊成形术可用于拟行外科手术治疗的中重度二尖瓣狭窄患者,如果瓣膜钙化、柔韧性差,NYHA Ⅲ~Ⅳ 级

Ⅲ类

经皮二尖瓣球囊成形术禁用于轻度二尖瓣狭窄患者

经皮二尖瓣球囊成形术禁用于中重度 MR 或左心房血栓者

如果患者存在轻度以上症状(NYHA Ⅱ级或以上),建议采用手术治疗或经皮介入治疗。无症状患者,存在中重度二尖瓣狭窄和静息或运动状态肺动脉高压证据,如果瓣膜情况适合,也应该进行经皮介入治疗。随着症状不断加重,病死率明显增加。在瓣膜成形术出现前,疾病自然史的研究结果显示,年轻有症状的患者 10 年病死率为 40%,20 年病死率为 80%。老年患者 10 年病死率为 60%~70%。即使没有症状,中重度二尖瓣狭窄患者出现显著肺动脉高压(肺动脉收缩压>60 mmHg)是机械性治疗的指征。罕见的情况下,无症状的二尖瓣狭窄患者,无肺动脉高压,可以接受外科或球囊介入治疗。其他指征还包括:有妊娠计划的重度二尖瓣狭窄女性,重度二尖瓣狭窄需要进行大量液体输注的外科大手术或虽然已经抗凝治疗仍反

复栓塞的患者。另外,如果需要同时进行左心耳结扎,则进行外科干预。

(1)对于有症状的瓣膜结构适宜的中重度二尖瓣狭窄患者,经皮二尖瓣球囊成形术是治疗手段之一。这项技术包括通过房间隔穿刺、跨二尖瓣置入尖端带球囊的导管。给沙漏样的球囊(Inoue 球囊)充气—放气,逐渐扩大二尖瓣直径,直至获得满意的效果。

1)典型的瓣膜面积增量是 $1 cm^2$,主要是粘连的瓣叶分离。平均瓣膜面积通常加倍,并且跨二尖瓣压力阶差降低 $50\%\sim60\%$。

2)介入操作的禁忌证:大于 3+级的 MR(介入操作通常可增加一个等级的 MR)或左心房或左心耳血栓(操作相关的栓塞风险)。严重三尖瓣关闭不全(如果肺动脉压力不降,那么操作中的房间隔穿刺有发生右向左分流的风险)。

3)超声心动图评分可指导特定患者接受经皮瓣膜成形术。评估包括四部分,分别是活动性、瓣下厚度、瓣叶厚度和钙化(表 5-3)。总之,广泛的瓣下病变可导致瓣膜成形术后较差的预后。X 线透视下广泛瓣膜钙化的患者瓣膜成形术后预后较差。①总超声评分(将 4 个部分累加)>11 提示预后较差、瓣膜面积增量较小、心力衰竭和再狭窄风险较高。超声评分较高的患者不应行瓣膜成形术,除非外科手术不可行。②超声评分介于 9~11 分是一个灰区,部分患者在瓣膜成形术后预后较好,而其他患者预后较差。③超声评分≤8 分提示瓣膜成形术可带来最佳的获益。

表 5-3　超声评分指导二尖瓣狭窄经皮瓣膜成形术的治疗

活动性(0~4 级,0 级为正常)

　活动性好,仅瓣尖活动受限

　瓣叶活动性轻度受限,基底部活动性正常

　瓣叶舒张期前向移动,主要自基底部

　瓣叶舒张期没有或仅轻微运动

瓣下增厚(0~4 级,0 级为正常)

　瓣叶下方轻微增厚

　增厚的腱索长度达到 1/3 总长度

　腱索增厚扩展至腱索远端 1/3

　乳头肌广泛增厚

瓣叶增厚(0~4 级,0 级为正常)

　接近正常(4~5 mm)

　略增厚(5~8 mm)而瓣叶中部厚度正常

　整个瓣叶增厚(5~8 mm)

　瓣叶组织广泛明显增厚(>8~10 mm)

钙化(0~4 级,0 级为正常)

　单一的超声亮区

　沿瓣叶边缘散在的亮区

亮区扩展至瓣叶中部

广泛分布于瓣叶组织的亮区

4)经食管超声在瓣膜成形术中发挥重要作用。瓣膜成形术最重要的是排除左心房和左心耳血栓。如果存在血栓,应至少抗凝1个月并用经食管超声反复证实没有血栓,才可进行瓣膜成形术。经食管超声还可指导球囊定位;每次充气后,MR的程度和压力阶差可进行评估。残留二尖瓣狭窄的程度可在充气前后,通过几何法测量瓣口面积做出估计。压力半衰期法在介入前后24～48小时是不准确的。

5)超声心动图可用于评估介入术后即刻的并发症(表5-4)。不同资料报道的MR发生率为3%～8%。超声心动图评分对于术后MR的预测价值有限。

表 5-4　球囊成形术的并发症

MR

心脏穿孔:发生率高达2%～4%

栓塞:国家心肺血液注册研究中发生率为2%

残余房间隔缺损:大部分在6个月内闭合;10%可长期持续存在;一般为小型房间隔缺损,可很好耐受

6)瓣膜再狭窄的发生率各异,取决于患者年龄、瓣口面积的术后即刻的增量。来自国家心肺血液注册研究的数据显示:所有类型患者术后4年生存率为84%。高龄、NYHA分级高、心房颤动、二尖瓣口面积小、肺动脉高压、三尖瓣大量反流与较差的长期预后有关。这些指标可从人群中筛选出急需干预、不可避免进行瓣膜成形术的危重患者。术后MR严重和术后二尖瓣口面积小与长期预后较差相关。

(2)球囊介入与开胸瓣口开大术的比较:术后即刻和中等时期的随访研究发现,囊介入与开胸瓣口开大术在增加瓣口面积和改善症状方面疗效等同。

(3)术后随访:已接受球囊介入或外科手术治疗的二尖瓣狭窄患者应行超声心动图检测基线水平,最好是术后超过72小时检测。有心房颤动病史的患者应在术后2～3天给予华法林抗凝治疗。临床随访体检应至少每年进行一次,如果症状加重,应更频繁进行检测。尽管指南没有推荐,很多中心均采用每年进行超声心动图随访。

二、二尖瓣关闭不全

(一)病因

二尖瓣结构包括瓣叶、瓣环、腱索、乳头肌等四部分,正常的二尖瓣功能有赖于此四部分及左心室的结构和功能完整性,其中任何一个或多个部分发生结构异常或功能失调均可导致二尖瓣关闭不全,当左心室收缩时,血液反向流入左心房。

以前认为二尖瓣关闭不全的原因主要为风湿热,随着心脏瓣膜病手术治疗的开展及尸检资料的累积,发现风湿性单纯性二尖瓣关闭不全占全部二尖瓣关闭不全的比例在逐渐降低。非风湿性单纯性二尖瓣关闭不全的病因,以腱索断裂最常见,其次是感染性心内膜炎、二尖瓣

黏液样变性、缺血性心脏病等。缺血性心脏病造成二尖瓣关闭不全的机制可能与左心室整体收缩功能异常、左心室节段性室壁运动异常以及心肌梗死后左心室重构有关。

1.瓣叶

（1）风湿性损害最为常见，占二尖瓣关闭不全的 1/3，女性为多。慢性炎症及纤维化使瓣膜僵硬、缩短、变形以及腱索粘连、融合缩短。风湿性二尖瓣关闭不全的患者约半数合并二尖瓣狭窄。

（2）二尖瓣脱垂多为二尖瓣原发性黏液性变使瓣叶宽松膨大或伴腱索过长，心脏收缩时瓣叶突入左房而影响二尖瓣关闭。部分二尖瓣脱垂为其他遗传性结缔组织病的临床表现之一。

（3）感染性心内膜炎、穿通性或非穿通性创伤均可损毁二尖瓣叶。

（4）肥厚型心肌病收缩期二尖瓣前叶向前运动导致二尖瓣关闭不全。

（5）先天性心脏病，心内膜垫缺损常合并二尖瓣前叶裂，导致关闭不全。

2.瓣环扩大

（1）任何病因引起左心室增大均可造成二尖瓣环扩大而导致二尖瓣关闭不全。

（2）二尖瓣环退行性变和瓣环钙化，多见于老年女性。尸检发现 70 岁以上女性，二尖瓣环钙化的发生率为 12%。严重二尖瓣环钙化者，50% 合并主动脉瓣环钙化，大约 50% 的二尖瓣环钙化累及传导系统，引起不同程度的房室或室内传导阻滞。

3.腱索

这是引起二尖瓣关闭不全的重要原因，先天性异常、自发性断裂或继发于感染性心内膜炎、风湿热的腱索断裂均可导致二尖瓣关闭不全。

4.乳头肌

乳头肌的血供来自冠状动脉终末分支，对缺血很敏感，冠状动脉灌注不足可引起乳头肌缺血、损伤、坏死和纤维化伴功能障碍。如乳头肌缺血短暂，可出现短暂的二尖瓣关闭不全；如急性心肌梗死发生乳头肌坏死，则产生永久性二尖瓣关闭不全，乳头肌坏死是心肌梗死的常见并发症，而乳头肌断裂在心肌梗死的发生率低于 1%，乳头肌完全断裂可发生严重致命的急性二尖瓣关闭不全。其他少见的疾病为先天性乳头肌畸形，如一侧乳头肌缺如，称降落伞二尖瓣综合征；罕见的乳头肌脓肿、肉芽肿、淀粉样变和结节病等。

瓣叶穿孔（如发生在感染性心内膜炎时）、乳头肌断裂（如发生在急性心肌梗死时）、创伤损伤二尖瓣结构或人工瓣损坏等可发生急性二尖瓣关闭不全。

（二）病理生理

二尖瓣关闭不全的主要病理生理变化是左心室每搏喷出的血流一部分反流入左心房，使前向血流减少，同时使左心房负荷和左心室舒张期负荷增加，从而引起一系列血流动力学变化。

1.急性

急性二尖瓣关闭不全，收缩期左心室射出的部分血流经关闭不全的二尖瓣口反流至左心房，左心房容量负荷骤增，致使左心房压和肺毛细血管楔压急剧升高，导致肺淤血及急性肺水肿的发生且左心室总的心搏量来不及代偿，前向心搏量及心排血量明显减少。反流入左心房的血液与肺静脉至左心房的血流汇总，在舒张期充盈左心室，致左心房和左心室容量负荷骤增,左心室来不及代偿,其急性扩张能力有限,左心室舒张末压急剧上升。

2.慢性

慢性二尖瓣关闭不全时左心室舒张期容量负荷增加,但通过 Frank-Starling 机制可使左心室每搏输出增加,心搏量明显增加,射血分数维持在正常范围。因此,代偿早期左心室舒张末容量和压力可不增加,此时可无临床症状(即无症状期)。若不合并二尖瓣狭窄,舒张期左心房血液可迅速充盈左心室,左心房压力随之下降,心力衰竭、左心扩大发生较晚,无症状期持续时间较长;如果同时合并二尖瓣狭窄,则心力衰竭、左心扩大发生较早,无症状期持续时间较短。

随着病程的延长,左心房接受左心室反流血液,持续严重的过度容量负荷终致左心房压和左心室舒张末压明显上升,内径扩大。当失代偿时,每搏输出量和射血分数下降,肺静脉和肺毛细血管楔压增高,继而发生肺淤血、左心衰。

晚期出现肺动脉高压,导致右心室肥厚、右心衰,终致全心衰竭。

(三)临床表现

1.症状

(1)急性:轻者可仅有轻微劳力性呼吸困难,重者可很快发生急性左心衰,甚至急性肺水肿、心源性休克。

(2)慢性:慢性二尖瓣关闭不全患者的临床症状轻重取决于二尖瓣反流的严重程度及关闭不全的进展速度、左心房和肺静脉压的高低、肺动脉压力水平及是否合并有其他瓣膜损害和冠状动脉疾病。如轻度二尖瓣关闭不全者可以持续终身没有症状;对于较重的二尖瓣关闭不全,通常情况下,从罹患风湿热至出现二尖瓣关闭不全的症状一般超过 20 年,但一旦发生心力衰竭,则进展常较迅速。

程度较重的二尖瓣关闭不全患者,由于心排血量减少,可表现为疲乏无力,活动耐力下降;同时,肺静脉淤血导致程度不等的呼吸困难,包括劳力性呼吸困难、静息性呼吸困难、夜间阵发性呼吸困难及端坐呼吸等。发展至晚期则出现右心衰的表现,包括腹胀、纳差、肝脏淤血肿大、水肿及胸腹水等。在右心衰出现后,左心衰的症状反而有所减轻。另外,合并冠状动脉疾病的患者因心排血量减少可出现心绞痛的临床症状。

2.体征

(1)急性二尖瓣关闭不全:心尖搏动呈高动力型,为抬举样搏动。肺动脉瓣区第二心音分裂,左心房强有力收缩可致心尖区第四心音出现。心尖区收缩期杂音是二尖瓣关闭不全的主要体征,可在心尖区闻及>3/6 级的收缩期粗糙的吹风样杂音,累及腱索、乳头肌时可出现乐音性杂音。由于左心房与左心室之间压力差减小,心尖区反流性杂音持续时间变短,于第二心音前终止。出现急性肺水肿时双肺可闻及干、湿啰音。

(2)慢性二尖瓣关闭不全。

1)心界向左下扩大,心尖搏动向下向左移位,收缩期可触及高动力性心尖搏动;右心衰时可见颈静脉怒张、肝颈回流征阳性、肝肿大及双下肢水肿等。

2)心音:二尖瓣关闭不全时,心室舒张期过度充盈,使二尖瓣漂浮,第一心音减弱;由于左心室射血期缩短,主动脉瓣关闭提前,导致第二心音分裂;严重反流可出现低调第三心音,但它未必提示心衰,而可能是收缩期左心房存留的大量血液迅速充盈左心室所致。

3)心脏杂音:二尖瓣关闭不全的典型杂音为心尖区全收缩期吹风样杂音,杂音强度≥3/6级,可伴有收缩期震颤。前叶损害为主者杂音向左腋下或左肩胛下传导,后叶损害为主杂音向心底部传导。二尖瓣脱垂时收缩期杂音出现在喀喇音之后。腱索断裂时杂音可似海鸥鸣或乐音性。严重反流时,由于舒张期大量血液通过二尖瓣口,导致相对性二尖瓣狭窄,故心尖区可闻及短促的舒张中期隆隆样杂音。相对性二尖瓣关闭不全杂音与心功能状况成正相关,心功能改善和左心室缩小时杂音减轻,而器质性二尖瓣关闭不全产生的收缩期杂音,心功能不全时杂音减轻,心功能改善时杂音增强。

(四)实验室和其他检查

1.X线检查

轻度二尖瓣关闭不全者,可无明显异常发现。严重者左心房、左心室明显增大,明显增大的左心房可推移和压迫食管,左心衰者可见肺淤血及肺间质水肿。晚期可见右心室增大,二尖瓣环钙化者可见钙化阴影。急性者心影正常或左心房轻度增大,伴肺淤血甚至肺水肿征。

2.心电图

轻度二尖瓣关闭不全者心电图可正常。严重者可有左心室肥厚和劳损。慢性二尖瓣关闭不全伴左心房增大者多伴房颤,如为窦性心律则可见P波增宽且呈双峰状(二尖瓣P波),提示左心房增大。急性者心电图常正常,有时可见窦性心动过速。

3.超声心动图

M型超声心动图及二维超声心动图不能确定二尖瓣关闭不全。M型超声心动图主要用于测量左心室超容量负荷改变,如左心房、左心室增大。二维超声心动图可显示二尖瓣装置的形态特征,如瓣叶或瓣叶下结构的增厚、缩短、钙化,瓣叶冗长脱垂、连枷样瓣叶,瓣环扩大或钙化、赘生物、左心室扩大和室壁矛盾运动等,有助于明确病因。脉冲多普勒超声可于收缩期在左心房内探及高速射流,从而确诊二尖瓣反流。彩色多普勒血流显像诊断二尖瓣关闭不全的敏感性可达100%,并可对二尖瓣反流进行半定量及定量诊断。

半定量诊断标准为:若反流局限于二尖瓣环附近为轻度,达到左房中部为中度,直达心房顶部为重度。定量诊断标准为:轻度是指射流面积<4 cm²、每次搏动的反流量<30 mL、反流分数<30%;中度是指射流面积为4～8 cm²、每次搏动的反流量30～59 mL、反流分数为30%～49%;重度是指射流面积>8 cm²、每次搏动的反流量>60 mL、反流分数>50%。

(五)诊断和鉴别诊断

1.诊断

如出现以下情况,要考虑急性二尖瓣关闭不全:患者突然发生呼吸困难,心尖区出现典型收缩期杂音,X线提示心影不大而肺淤血明显,同时具有明确病因(如二尖瓣脱垂、感染性心内膜炎、急性心肌梗死、创伤和人工瓣膜置换术后)。慢性者,主要诊断线索为心尖区典型的收缩期吹风样杂音伴左心房和左心室扩大。超声心动图可明确诊断急性及慢性二尖瓣关闭不全。

2.鉴别诊断

二尖瓣关闭不全心尖区收缩期杂音应与下列情况的收缩期杂音相鉴别。

（1）三尖瓣关闭不全：胸骨左缘第4、第5肋间全收缩期杂音，几乎不传导，少有震颤，杂音在吸气时增强，伴颈静脉收缩期搏动和肝脏收缩期搏动。

（2）室间隔缺损：为胸骨左缘第3、第4肋间全收缩期杂音，粗糙而响亮，不向腋下传导，可伴胸骨旁收缩期震颤。

（3）主动脉瓣狭窄：心底部射流性收缩期杂音，偶伴收缩期震颤，呈递增递减型，杂音向颈部传导。

（4）其他：梗阻性肥厚型心肌病的杂音位于胸骨左缘第3、第4肋间；肺动脉瓣狭窄的杂音位于胸骨左缘第2肋间。

以上情况均有赖于超声心动图进行确诊及鉴别。

（六）并发症

心力衰竭急性者早期出现，慢性者出现较晚；心房颤动见于3/4的慢性重度二尖瓣关闭不全患者；感染性心内膜炎较二尖瓣狭窄患者多见；栓塞较二尖瓣狭窄少见。

（七）治疗

慢性二尖瓣关闭不全患者在相当长时间内无症状，但一旦出现症状，则预后差。

1.内科治疗

（1）急性：急性二尖瓣重度反流时，患者常有心衰症状，甚至发生休克。内科治疗的目的是减少反流量，降低肺静脉压，增加心排血量。动脉扩张剂可减低体循环血流阻力，故能提高主动脉输出流量，同时减少二尖瓣反流量和左心房压力。如已发生低血压，则不宜使用，而可行主动脉内球囊反搏，在提高体循环舒张压的同时，减低心室后负荷，从而提高前向性心排血量。

（2）慢性：二尖瓣关闭不全在相当时期内可无症状，此时无须治疗，但应定期随访，重点是预防风湿热及感染性心内膜炎的发生。无症状且为窦性节律的二尖瓣关闭不全患者，如无左心房和左心室的扩张及肺动脉高压证据，其运动没有限制。如左心室明显增大（左心室舒张末内径≥60 mm）、静息时存在左心室收缩功能不全或存在肺动脉高压，则应避免竞技性运动。已有症状的二尖瓣反流，血管紧张素转换酶抑制剂（ACEI）已证明能减低左心室容积，缓解症状。血管扩张剂对于慢性二尖瓣关闭不全作用不大。如合并房颤，也应长期抗凝治疗，INR目标值同二尖瓣狭窄。

2.手术治疗

手术治疗是治疗二尖瓣关闭不全的根本性措施，应在左心室功能发生不可逆损害之前进行。

（1）急性：急性二尖瓣关闭不全应在药物控制症状的基础上，采取紧急或择期手术治疗。

（2）慢性：慢性二尖瓣关闭不全的手术适应证：①重度二尖瓣关闭不全伴NYHA心功能分级Ⅲ或Ⅳ级；②NYHA心功能分级Ⅱ级伴心脏大，左心室收缩末期容量指数（LVESVI）＞30 mL/m²；③重度二尖瓣关闭不全，LVEF减低，左心室收缩及舒张末期内径增大，LVESVI高达60 mL/m²，虽无症状也应考虑手术治疗。

常用的手术方法有二尖瓣修补术和二尖瓣置换术。前者适用于瓣膜损坏较轻，瓣叶无钙化，瓣环有扩大，但瓣下腱索无严重增厚者。手术病死率低，术后射血分数的改善较好，无须终生抗凝治疗,占所有适合手术患者的 70%。后者适用于瓣膜损坏严重者,其手术病死率约 5%。

(八)预后

急性严重反流伴血流动力学不稳定者,如不及时手术干预,病死率极高。对于慢性二尖瓣关闭不全患者,可在相当长一段时间内无症状,然而一旦出现症状则预后差。单纯二尖瓣脱垂无明显反流及无收缩期杂音者大多预后良好;年龄>50 岁、有明显收缩期杂音和二尖瓣反流、瓣叶冗长增厚、左心房和左心室增大者预后较差。多数患者术后症状和生活质量改善,较内科治疗存活率明显提高。

三、二尖瓣脱垂

二尖瓣脱垂(MVP)是最常见的成人先天性心脏病,在美国人群中发生率在 4%~5%。二尖瓣脱垂指的是在收缩期二尖瓣的一个或两个瓣叶向上和向后移位至左心房。虽然二尖瓣脱垂是良性的,但是也可以发生严重的并发症,包括感染性心内膜炎和重度二尖瓣关闭不全。

二尖瓣脱垂可以分为原发性、继发性或功能性。原发性二尖瓣脱垂发生在没有结缔组织病的患者,可以出现三尖瓣黏液瘤样变性,有时候主动脉瓣和肺动脉瓣也会受累。原发性二尖瓣脱垂可以伴随骨骼异常、血友病和乳腺过小。继发性二尖瓣脱垂通常发生在已知的某种结缔组织病,如马方综合征、埃勒斯·当洛综合征、成人多囊肾、成骨不全、弹性假黄瘤。继发性二尖瓣脱垂二尖瓣结构的病理改变和原发性二尖瓣脱垂相同。功能性二尖瓣脱垂二尖瓣的解剖正常,但是无论瓣膜发生向上或向后移位,都会发生其他继发性心脏病。功能性二尖瓣脱垂的原因包括二尖瓣环的扩张和缺血性乳头肌功能障碍。在肥厚型心肌病中,左心室腔太小以至于不能适应二尖瓣导致了功能性二尖瓣脱垂。对于房间隔缺损的患者,左向右分流和继发于容量负荷过重的右心室腔扩张可以导致左心室变小和功能性二尖瓣脱垂。

(一)病因和发病机制

二尖瓣脱垂的病因不明。家族性二尖瓣脱垂为常染色体显性遗传,伴有不同的外显率。然而,没有单一或一组遗传异常可以引起二尖瓣脱垂。原发性和继发性二尖瓣脱垂的病理改变包括二尖瓣叶和腱索。典型的肉眼可见的病理改变包括二尖瓣叶的增厚、冗长和腱索的拉长。

尽管黏液瘤样改变可以影响二尖瓣前叶和后叶,但是后叶扇贝样改变是最常见的。二尖瓣瓣叶的组织学检查显示胶原束断裂和松质层酸性黏多糖蓄积。

(二)临床表现

二尖瓣脱垂的临床表现呈高度多样性。大部分患者是无症状的。最常见的症状是非典型性胸痛。其他与二尖瓣脱垂相关的非特异的症状包括易疲劳、心悸、头晕、呼吸困难、焦虑、麻木和刺痛。关于这些症状是不是由二尖瓣脱垂所引起的目前还没有被证实。很有可能二尖瓣脱垂最初的描述受到选择偏差的影响。随后的一些研究没有证实这些症状(如胸痛、呼吸困难和头晕)发生的频率增加。

二尖瓣脱垂通常在常规体检中发现,心脏听诊对临床诊断非常关键。二尖瓣脱垂的听诊特点是在收缩中期或收缩晚期一个或多个非喷射性喀喇音伴随或不伴随收缩晚期杂音。收缩期喀喇音是由于二尖瓣叶突入左心房,腱索的突然拉紧产生震动。多个收缩期喀喇音可以产生一种搔刮音,有时候像心包摩擦音。二尖瓣脱垂时瓣叶关闭不全导致收缩晚期杂音。这个杂音典型特点是递增型杂音,并遮盖第二心音。它通常是在非喷射性喀喇音之后,但可单独出现。收缩晚期杂音通常提示轻度二尖瓣关闭不全,如果反流的程度严重,杂音可以是全收缩期的,可以听不到喀喇音。尽管杂音在收缩晚期增强,但是这与其他原因引起的二尖瓣关闭不全所产生的杂音很难区别。在二尖瓣后叶脱垂者,二尖瓣通常直接向主动脉根部反流,并且其杂音沿胸骨左缘传导至主动脉瓣区。前叶脱垂者,杂音放射至左腋下和背部。

二尖瓣脱垂是动态的,容量依赖性的,最敏感和特征性的诊断标准是依靠听诊时特殊的体位变化。对患者完整的体格检查包括仰卧位、站位和坐位来改变血流动力学和左心室容量,从而最精确的发现特征性的结果。体位改变听诊主要和改变左心室容积、心率和心肌收缩性有关。通常,减少左心室容积的方法可以使二尖瓣瓣叶在收缩期脱垂产生得更早、更突出,导致收缩期喀喇音和杂音更接近第一心音。

(三)诊断和鉴别诊断

1.诊断

当心脏听诊发现二尖瓣脱垂时,可以用经胸壁超声心动图来证实,它对于诊断二尖瓣脱垂有很重要的作用,二维和 M 型超声对发现二尖瓣脱垂都很敏感。超声心动图可以提供其他的信息,包括瓣叶脱垂的程度、二尖瓣关闭不全的严重度和二尖瓣瓣叶的厚度。心脏超声检测方法和技术的改进以及诊断标准的变化导致对其获得信息的解读的改变。与 20 年前相比,目前诊断二尖瓣脱垂的患者远远变少。然而,二尖瓣脱垂其容量依赖性的特征使诊断更困难,因为患者通常是仰卧位的。

最初 M 型超声诊断二尖瓣脱垂的标准要求收缩期二尖瓣瓣叶移动超过 CD 线。全收缩期移动 3 mm 或收缩晚期移动 2 mm 都足够满足二尖瓣脱垂的 M 型超声诊断标准。由于二尖瓣环在二维超声上呈鞍形,因此必须在胸骨旁长轴位才能诊断二尖瓣脱垂。胸骨旁长轴位的脱垂表现为二尖瓣瓣叶的弓形突出,超过了前、后环交接点的连线。脱垂超过该线 2 mm 可以诊断二尖瓣脱垂。典型的二尖瓣脱垂表现为瓣叶至少移位 2mm,瓣叶至少增厚 5 mm。超声心动图的体征与临床表现密切相关,它可以识别一些重要的并发症,例如二尖瓣关闭不全、感染性心内膜炎,以及评价瓣叶冗长和增厚时是否需要进行手术,这些都必须集中精力在心脏超声上观察瓣膜的形态和移动的程度。如今,二尖瓣脱垂的超声心动图诊断依靠所有这些方法的结合。实时三维经胸超声心动图可快速、准确评价二尖瓣脱垂。

二尖瓣脱垂的心电图异常表现包括房性和室性心律失常、QT 间期延长、下壁导联非特异性 ST 段和 T 波改变以及 T 波倒置。然而,一些研究显示二尖瓣脱垂患者没有一致的诊断或临床上有用的异常心电图。因此,心电图对诊断没有帮助。有心悸症状的患者进行动态心电图监测可以显示心律失常,这对于短暂的心律失常引起的症状很重要。胸片对诊断二尖瓣脱垂几乎没有作用,但对于二尖瓣关闭不全重要的血流动力学改变可以通过胸片发现左心房和左心室腔扩张和肺静脉充血的证据。

2.鉴别诊断

非喷射性收缩期喀喇音的鉴别诊断包括来自主动脉瓣和肺动脉瓣的喷射音、S_1 或 S_2 分裂和来自非瓣膜结构的喀喇音,如房间隔动脉瘤,心包音以及在气胸患者听到的喀喇音。主动脉和肺动脉的喷射音是收缩早期较高频率的声音。主动脉的喷射音用膜型听诊器听诊最清楚,其声音像 S_1 宽分裂。尽管在整个心前区都能听到这些声音,但是在二尖瓣区听诊最响,通常 S_1 喷射性喀喇音被误诊为 S_1 之后的第四心音。肺的喷射音很难和第一心音分裂相区分,但是这个响亮的、短而尖的声音在呼气相增强、吸气相消失,是一个很可靠的诊断特征。喷射性喀喇音在体位改变、前负荷变化时不容易被影响。因为喷射性喀喇音在半月瓣打开时出现,它出现在颈动脉波升支之前,而二尖瓣脱垂的非喷射性喀喇音出现在其之后。房间隔动脉瘤可出现收缩中期喀喇音。在这种情况下没有相关联的收缩晚期杂音。气胸喀喇音和二尖瓣脱垂相似,但是与心动周期没有相一致的关系,也可以发生在舒张期。正因如此,延长的连续的心脏听诊对诊断是很有帮助的。

(四)治疗和预后

1.最佳治疗

继发于二尖瓣脱垂的二尖瓣关闭不全的治疗主要是由血流动力学紊乱的程度决定的。轻度二尖瓣关闭不全的患者可以进行一年一次的体格检查随访。只有当症状加重或体格检查发现改变时再次进行超声心动图检查。无症状的中度至重度二尖瓣关闭不全的患者必须进行一年一次的体格检查和心脏超声来评估心室的收缩功能。静息左心室功能障碍(射血分数≤60%)或左心室收缩末期内径≥45 mm 的患者应立刻进行瓣膜修复或置换。平均手术病死率为 1.6%,长期研究显示大多数患者对二尖瓣修补有良好的承受力,然而,一部分患者二尖瓣关闭不全重新出现,此时通常必须行二尖瓣置换术。重度二尖瓣关闭不全和有充血性心力衰竭症状的患者用外科手术治疗效果最好。然而,重度二尖瓣关闭不全和左心室功能障碍的患者,手术也可能是禁忌证,因为一旦二尖瓣关闭不全解除了,左心室可能不能发挥其功能。

尽管二尖瓣脱垂和二尖瓣关闭不全同时存在的患者发生感染性心内膜炎的风险增加,但是二尖瓣脱垂患者发生感染性心内膜炎的实际数量仍然非常低。此外,与先天性心脏病、人工心脏瓣膜和其他情况相比,二尖瓣脱垂伴感染性心内膜炎的患者其预后良好,现在也推荐在上述疾病中预防感染性心内膜炎。最后,使用抗生素出现严重的不良反应风险也不低,耐药菌株的发生也是减少不必要的抗生素使用的原因。鉴于以上原因,不再推荐二尖瓣脱垂患者预防感染性心内膜炎,甚至合并严重的二尖瓣关闭不全时也不作为推荐。

二尖瓣脱垂患者的治疗主要是保证疾病病程良好。初次诊断时推荐使用经胸超声心动图来评估瓣膜的形态、二尖瓣关闭不全的程度、左心室收缩功能和相关联的结构性心脏病。没有二尖瓣关闭不全的无症状患者可以每 2～3 年随访进行体格检查。新的杂音或症状的出现提示应再次进行超声心动图的检查。中度或重度二尖瓣关闭不全的患者应进行连续的心脏超声检查来评估左心室的收缩功能和血流动力学紊乱的程度。

2.避免治疗错误

二尖瓣脱垂患者胸痛和心悸的高发生率使诊断和治疗面临共同的挑战。一般而言,二尖瓣脱垂患者胸痛的评估与治疗与其他患者没有区别。临床医师应该避免把非典型的非心脏性胸痛归结为二尖瓣脱垂。二尖瓣脱垂患者的心悸最常由房性和室性期前收缩引起。当一个患者在临床检查时有心悸不适，标准心电图检查已足以确诊。不常出现的症状可以通过动态心电图监测来检查。这些相对简单和便宜的方法通常可以提供很有帮助的信息，也基本不需要进一步的检查。戒酒和咖啡因可以减少心悸的频率，一些研究提示二尖瓣脱垂患者在开始定期锻炼后其症状得到改善。因为大部分患者可以通过简单的良好状态达到有效的治疗，应该避免过早的开始药物治疗。然而，小剂量的 β 受体阻滞药对症状顽固的患者有效。动态监测发现有严重的心律失常提示应进行电生理检查或抗心律失常治疗。

3.预后

大多数二尖瓣脱垂患者的临床病程和预后是良好的，其存活率与年龄、性别匹配的没有二尖瓣脱垂的人群是相似的。严重的心脏并发症的风险大约是每年 1%。很少的二尖瓣脱垂患者出现心律失常、感染性心内膜炎或严重的二尖瓣关闭不全以及并发充血性心力衰竭。出现并发症最重要的危险因子是年龄超过 45 岁、男性、二尖瓣关闭不全收缩期杂音和左心室扩张。超声心动图上预测并发症风险增加的是二尖瓣瓣叶冗长和增厚以及显著的二尖瓣关闭不全。

进展性二尖瓣关闭不全伴左心房或左心室内径逐渐增大、心房颤动、肺动脉高压和充血性心力衰竭是最常见的严重并发症，10～15 年的发生率为 15%。二尖瓣脱垂患者也有发展为感染性心内膜炎的危险。

二尖瓣脱垂和心律失常之间的关系还存在争议。然而，心悸的症状通常促使一个健康的患者来就诊。在体格检查或超声心动图上可以一致诊断为二尖瓣脱垂。尽管许多研究提示二尖瓣脱垂患者发生房性期前收缩、室上性心动过速和室性期前收缩的风险增加，这些报道可能受选择偏差的影响。二尖瓣脱垂和心律失常之间的关系最可能直接和严重的二尖瓣反流有关。重度二尖瓣关闭不全的患者其室性心律失常、室性心动过速和心脏性猝死的风险增加。由二尖瓣脱垂或其他原因导致的重度二尖瓣关闭不全的风险是相同的。目前还没有足够的证据证实二尖瓣脱垂但不伴有重度二尖瓣反流的患者，其心律失常的发病率高于其他一般人群。房颤通常是进行性和严重的二尖瓣反流的并发症，但偶尔发生于轻度血流动力学紊乱的患者。

据报道，二尖瓣脱垂患者与正常组对照其感染性心内膜炎的发生率增加 5 倍。然而，最近的 ACC/AHA 关于感染性心内膜炎的指南不推荐无症状或有症状的二尖瓣脱垂患者预防性使用抗生素。

由于二尖瓣脱垂在一般人群的发病率，它可能是诱发感染性心内膜炎最常见的心脏原因。二尖瓣脱垂的患者，二尖瓣关闭不全的全收缩期杂音是发展成感染性心内膜炎最强的危险因子。在舒张期当二尖瓣不处于高度压力的情况下测得二尖瓣瓣叶增厚≥5 mm 时，与感染性心内膜炎风险的增加也有关系。其他感染性心内膜炎的危险因素包括老年和男性。很多年来这些因素导致推荐二尖瓣脱垂患者在某个阶段预防性使用抗生素。然而，这种并发症的绝对风险仍然很低。假设 4% 的人群患二尖瓣脱垂，那么每年估计 1/5700 的二尖瓣脱垂患者发生感染性心内膜炎。二尖瓣关闭不全实质上增加了 1/1900 的患者发生感染性心内膜炎的风险。如果二尖瓣脱垂患者没有二尖瓣反流的杂音，那么感染性心内膜炎的发生率不会高于普通人群。

在二尖瓣脱垂患者通常会出现二尖瓣关闭不全，因为瓣叶脱垂导致对合不充分，继而出现二尖瓣关闭不全。大多数患者只有微量或轻度的反流。然而,2%~7%的二尖瓣脱垂患者有严重的影响血流动力学的二尖瓣反流。前瞻性研究显示发展到重度二尖瓣关闭不全需要进行二尖瓣修复或置换的患者每年低于1%。在70岁的时候估计累积风险在男性是4%,女性是1%。血压升高可以加速二尖瓣结构的退行性改变,增加了发展到重度二尖瓣关闭不全需要手术的风险。血压控制不佳的患者也有发生由于腱索破裂而导致急性或亚急性二尖瓣关闭不全的风险。由于人群中二尖瓣脱垂的高发病率,即便很小比例的二尖瓣反流,其数量也很多。实际上,在美国,二尖瓣脱垂是用手术进行二尖瓣修复或置换来治疗二尖瓣反流最常见的原因。

第二节　主动脉瓣疾病

一、主动脉瓣狭窄

主动脉瓣由3个大小近乎相同的半月瓣组成,分隔左心室与主动脉。正常的主动脉瓣在心室收缩期完全开放,使左心室正常射血。主动脉瓣异常或流出道(瓣上或瓣下)狭窄,使左心室血液流出受阻。最常见的主动脉流出道梗阻是主动脉瓣器异常(瓣膜活动度异常、瓣膜开放异常)导致的主动脉瓣狭窄。

(一)病因和发病机制

瓣膜性主动脉瓣狭窄最常见的基本病因为先天性、风湿性和退行性变。主动脉瓣狭窄的病因在不同年龄段中各异。

1.先天性瓣膜病变

儿童常为先天性瓣膜异常,可为单叶式、二叶式或三叶式主动脉瓣,甚至可能是少见的四叶式。单叶式瓣膜常有严重梗阻,在婴儿期即可出现症状。二叶式瓣膜和畸形的三叶式瓣膜很少在儿童时期出现症状,但因为进行性的纤维化、钙化,往往在40~70岁时引起狭窄。

2.风湿性瓣膜病变

风湿性主动脉瓣狭窄通常发生于30~50岁人群。由于风湿热的发病率显著降低,风湿性主动脉瓣病变的发病率较过去明显下降。单纯的风湿性主动脉瓣狭窄很少见,多合并二尖瓣风湿性病变。风湿性瓣膜病以交界处的融合钙化为特征,而退行性变通常很少累及交界处。不伴二尖瓣病变的主动脉瓣狭窄以先天性或退行性变为常见。

3.退行性瓣膜病变

随着年龄的增长,原先正常的瓣膜也可逐渐钙化变性,引起后天性异常。可能的原因有脂蛋白积聚、炎症、瓣膜表面内皮细胞的骨软骨原分化标志物导致瓣膜"骨形成"等。

另外,心内膜炎引起的梗阻性赘生物、类风湿病导致的严重瓣叶结节性增厚等也可引起主动脉瓣狭窄,但非常少见。

左心室流出道梗阻造成左心室收缩压升高、左心室射血时间延长、左心室舒张压升高、主动脉压降低。左心室收缩压和容量负荷增加使左心室肥厚,可引起左心功能不全。左心室收缩压、左心室肥厚和左心室射血时间延长使心肌氧耗增加。左心室射血时间延长导致舒张时间(心肌灌注时间)减少。左心室舒张压升高和主动脉舒张压降低使冠状动脉的灌注压降低。舒张时间和冠状动脉的灌注压降低使心肌氧供减少。心肌氧耗增加和氧供减少引起心肌缺血,进一步损害左心室功能。

(二)临床表现

主动脉瓣狭窄常可多年无症状。随着病变的进展可出现主动脉瓣狭窄的临床三联症:心绞痛、晕厥和呼吸困难。

大部分严重主动脉瓣狭窄的患者有心绞痛,其中大约一半患者有显著的冠状动脉狭窄,另外心肌肥厚所致需氧量增加和冠状动脉流量相对减少引起心内膜下心肌缺血也可引起心绞痛发作。

因为主动脉瓣严重狭窄,体力活动时全身血管扩张而心排血量不能相应增加,导致低血压,患者常于体力活动时发生晕厥。此外,显著增加的左心室收缩压激活心室压力感受器,引起一个过大的血管减压反应,进一步减少大脑灌注。常见的心律失常,如房颤或房室传导异常,减少左心室充盈和心排血量,能引起晕厥。主动脉狭窄患者出现恶性心律失常,比如室速或室颤,也能引起晕厥,甚至可导致心源性猝死。

呼吸困难是充血性心力衰竭的表现。其发生与心功能失代偿,左心房及肺静脉压升高引起的肺淤血有关。

主动脉瓣狭窄患者如果梗阻一直不能解除,一旦出现这些症状,则预后较差。生存曲线显示:出现充血性心力衰竭的未换瓣患者的平均生存期少于2年,有晕厥或心绞痛症状的未换瓣患者的平均生存期分别为3年和5年。尽管主动脉瓣狭窄可引起猝死,但多发生于先前有症状的患者。

严重主动脉瓣狭窄最有意义的体征之一是颈动脉搏动减弱和动脉超射波形的减慢(细迟脉)。轻度主动脉瓣狭窄患者的颈静脉搏动可能不明显,然而在疾病晚期,由于肺动脉高压和室间隔过度肥厚膨出到右心室导致三尖瓣关闭不全,可以出现明显的"V"波。随着瓣膜狭窄的进展,左心室心尖搏动向下外侧移位,晚期出现明显的收缩期前搏动。如果心尖搏动明显,须考虑同时伴有主动脉瓣和(或)二尖瓣关闭不全。收缩期震颤在患者前倾深吸气时明显,在第2肋骨旁或胸骨切迹处最容易触及,并沿颈动脉传导。收缩期震颤是严重主动脉瓣狭窄的特异表现。

第一心音正常或柔软。主动脉瓣活动受限使第二心音减弱或消失,左心室射血时间延长可产生矛盾分裂,提示伴有束支传导阻滞或左心室功能不全。第三心音提示充血性心力衰竭。如有第四心音,反映左心室肥厚和舒张末期压力升高。主动脉喷射音多见于儿童和年轻人的先天性主动脉瓣狭窄,很少见于成人后天性钙化性主动脉瓣狭窄和瓣膜僵硬者。喷射音发生在第一心音后约0.06秒。主动脉瓣狭窄特征性的杂音为胸骨右缘第2肋间粗糙的菱形杂音,常向颈部传导。主动脉瓣钙化杂音在心底部粗糙,但其高频的成分向心尖部传导,称为Gallavardin现象,此杂音在心尖部比较明显,可能误认为是二尖瓣关闭不全。但二尖瓣关闭不全的杂音是全收缩期的,更多呈乐音样的,杂音强度不随心动周期改变,而主动脉瓣狭窄的杂音在长间歇后(如期前收缩或房颤长间歇后)增强。在主动脉狭窄的早期,杂音局限于收缩中期,但是随着狭窄的恶化,杂音变得更长、涵盖于整个收缩期,在左心室衰竭和心排血量减少时,杂音变轻。随着年龄的增长,主动脉瓣叶增厚、钙化,轻微地减少瓣叶活动,这是主动脉瓣硬化,并不是主动脉瓣真正狭窄。主动脉瓣硬化的杂音与主动脉瓣狭窄相似,但其杂音高峰较早、颈动脉搏动正常。主动脉瓣硬化不直接导致严重后果,但是与更高的冠状动脉疾病发病率和心血管病死率相关。梗阻性肥厚型心肌病的杂音与主动脉瓣狭窄相似。在下蹲或增加前负荷的动作时,流过瓣膜的血流增加,主动脉瓣狭窄的杂音增强,Valsalva动作可以减弱杂音。梗阻性肥厚型心肌病的杂音在减少前负荷时更明显,比如Valsalva动作或站立时。

(三)诊断和鉴别诊断

严重的主动脉瓣狭窄患者,常规胸片检查可以正常,心影一般正常或轻度增大,伴有左心室边缘和心尖圆钝,但存在终末期充血性心力衰竭时可明显扩大。胸片上可有左心房扩大和肺静脉充血的表现。可见狭窄后扩张的升主动脉。透视下可见钙化的主动脉瓣叶。

主动脉瓣狭窄患者的心电图节律通常为窦性心律。心房颤动很少见于单纯主动脉瓣狭窄,一旦出现则为晚期表现,如果出现在非晚期主动脉瓣狭窄的患者中,提示合并二尖瓣病变。约85%的严重主动脉瓣狭窄患者的心电图可见左心室高电压。少见由传导组织钙化引起的传导系统疾病,如房室传导阻滞、左前分支传导阻滞或非特异性心室内传导延迟。

超声心动图是最有用的评价、随访主动脉瓣狭窄和选择合适手术患者最重要的方法,可确定主动脉流出道梗阻的位置、估计瓣膜梗阻的严重程度和提供其他信息,比如左心室功能、左心室肥厚程度、左心房大小和有无相关瓣膜异常,如二尖瓣反流或主动脉瓣关闭不全。多普勒测定通过主动脉瓣的血流从而估计跨瓣压力阶差(表5-5)。测量结果与心导管检查有良好的相关性。通常,峰值跨瓣阶差>64 mmHg或平均跨瓣阶差>40 mmHg提示存在严重主动脉瓣狭窄。可以通过连续方程计算或平面几何法估算主动脉瓣口面积。计算出的瓣口面积<1.0 cm² 或 0.6 cm²/m² 被认为是重度主动脉瓣狭窄。通常认为计算主动脉瓣口面积来评估主动脉瓣狭窄严重性比单独测量压力阶差更可靠,因为压力阶差在不同情形下会改变,包括运动、焦虑、贫血、血容量不足、合并主动脉瓣关闭不全和左心室收缩功能。除了依赖多普勒得到"瓣口面积",还需要注意瓣叶钙化和活动异常。对于声学窗口差的患者,经食管超声心动图能提供更好的瓣叶显像,能更准确地通过平面几何法测定瓣口面积。

表 5-5 超声心动图评估主动脉瓣狭窄的严重程度

狭窄严重程度	主动脉瓣口面积	平均压力阶差	主动脉喷射血流流速
轻度	≥1.5 cm²	<25 mmHg	<3.0 m/s
中度	1.0~1.5 cm²	25~40 mmHg	3.0~4.0 m/s
重度	<1.0 cm²	>40 mmHg	>4.0 m/s

如果病史、体格检查和超声心动图的征象不一致,可行心导管检查。大剂量造影剂快速注入高压力的左心室具有一定危害性,因此对于主动脉瓣狭窄和严重梗阻的患者不主张常规左心室造影。近年一些研究者推荐行心脏CT或MRI作为诊断主动脉瓣狭窄严重程度的替代方法。

(四)治疗和预后

1.药物治疗

主动脉瓣狭窄的药物治疗通常限于治疗并发症,比如充血性心力衰竭、心律失常和感染性心内膜炎。对合并高血压的患者应使用降压药,但是应避免血压过低。因为严重的主动脉瓣狭窄限制心排血量的增加,血压过低能引起跨瓣压力阶差升高和症状恶化。应避免由于过度利尿引起的容量不足,因为这减少左心室充盈压,导致严重低血压。房颤可以发生于疾病晚期,能导致显著的血流动力学障碍,这是由于患者依赖于心房有力的收缩来足够充盈左心室和支撑正常的心搏量,所以着重强调维持窦性心律。研究尚未发现包括β受体阻滞药、他汀类、ACEI 或 ARB 在内的任何药物能减慢主动脉瓣狭窄的进展,但推荐使用动脉粥样硬化二级预防指南中推荐的药物。

2.介入治疗

(1)经皮球囊扩张瓣膜成形术:适应证是青少年先天性二叶瓣,瓣口面积<0.4 cm²/m²,瓣膜无钙化和关闭不全者;老年人在心电图、心脏超声上示左心室肥厚,跨瓣压差>50 mmHg,无关闭不全者;出现心绞痛、晕厥、心力衰竭等症状者。但由于此手术术后短期内(3~12 个月)会发生再狭窄,而且这种治疗方法可引起主动脉破裂、主动脉瓣反流、卒中和血管损伤等并发症,更重要的是并没有明显改善术后的生存率,所以目前认为主动脉瓣成形术仅仅作为重危患者主动脉瓣置换的过渡,对于紧急非心脏手术患者或临终患者的姑息治疗。

(2)经导管主动脉瓣植入术:是通过一定的途径送入介入导管,将人工心脏瓣膜送至主动脉瓣区打开,从而完成人工瓣膜植入,恢复瓣膜功能。途径包括顺行法(经静脉穿刺房间隔,经左心房—二尖瓣—左心室路径)、逆行法(经股动脉—主动脉路径)及经心尖法。TAVI 主要的适应证为:①有症状的严重主动脉瓣狭窄(瓣口面积<1 cm²);②欧洲心脏手术风险评分≥20%或美国胸外科学会危险评分≥10%。目前临床入选患者大多为高龄、存在严重并发症而不能耐受外科手术的患者。

二、主动脉瓣关闭不全

(一)病因

主动脉瓣关闭不全主要由主动脉瓣膜本身病变、主动脉根部疾病所致。根据发病情况又分为急性和慢性两种。

1.急性主动脉瓣关闭不全

病因主要包括:①感染性心内膜炎;②胸部创伤致升主动脉根部、瓣叶支持结构和瓣叶破损或瓣叶脱垂;③主动脉夹层血肿使主动脉瓣环扩大,瓣叶或瓣环被夹层血肿撕裂;④人工瓣膜撕裂等。

2.慢性主动脉瓣关闭不全

(1)主动脉瓣本身病变。①风湿性心脏病:约 2/3 的主动脉瓣关闭不全由风湿性心脏病导致,多合并主动脉瓣狭窄和二尖瓣病变。②先天性畸形:二叶式主动脉瓣、主动脉瓣穿孔、室间隔缺损伴主动脉瓣脱垂等。③感染性心内膜炎：为单纯主动脉瓣关闭不全的常见病因，是由于瓣膜赘生物致瓣叶破损或穿孔，瓣叶因支持结构受损而脱垂或赘生物介于瓣叶间妨碍其闭合而引起关闭不全，即使感染已控制，瓣叶纤维化和挛缩可继续。④退行性主动脉瓣病变：老年退行性钙化性主动脉瓣狭窄中75％合并关闭不全。⑤主动脉瓣黏液样变性：可致瓣叶舒张期脱垂入左心室。

（2）主动脉根部扩张：引起瓣环扩大，瓣叶舒张期不能对合，为相对关闭不全。①马方综合征：遗传性结缔组织病，通常累及骨、关节、眼、心脏和血管，典型者四肢细长，韧带和关节过伸，晶体脱位和升主动脉呈梭形瘤样扩张。②梅毒性主动脉炎：炎症破坏主动脉中层，致主动脉根部扩张，30％发生主动脉瓣关闭不全。③其他病因：高血压性主动脉环扩张、特发性升主动脉扩张、主动脉夹层形成、强直性脊柱炎、银屑病性关节炎等。

（二）病理生理

1.急性

舒张期主动脉血流反流入左心室，使左心室舒张末压迅速升高。收缩期左心室难以将左心房回血及主动脉反流血充分排空，前向搏出量下降；舒张期因舒张压迅速上升，致使二尖瓣提前关闭，有助于防止左心室压过度升高，但左心房排空受限，左心房压力增高，引起肺淤血、肺水肿。心率加快虽可代偿左心室前向排出量减少，使左心室收缩压及主动脉收缩压不至发生明显变化，但在急性主动脉瓣关闭不全的患者，血压常明显下降，甚至发生心源性休克。

2.慢性

舒张期主动脉内血流大量反流入左心室，使左心室舒张末容量增加。左心室对慢性容量负荷增加代偿反应为左心室肥厚扩张，舒张末压可维持正常，扩张在Frank-Starling曲线上升段，可以增强心肌收缩力。另外，由于血液反流，主动脉内压力下降，更有利于维持左心室泵血功能。由于左心室舒张末压不增加，左心房和肺静脉压也保持正常，故可多年不发生肺循环障碍。随病情进展，反流量增多，左心室进一步扩张，左心室舒张末容积和压力显著增加，最终导致心肌收缩力减弱，心搏出量减少，左心室功能降低，最后可发展至左心功能不全。

左心室心肌肥厚使心肌耗氧量增加，同时主动脉反流致舒张压降低，使冠状动脉灌流减少，引起心肌缺血，也加速心功能恶化。

（三）临床表现

1.症状

慢性主动脉瓣关闭不全可在较长时间无症状，轻症者一般可维持20年以上。随反流量增大，出现与心搏量增大有关的症状，如心悸、心前区不适、头颈部强烈动脉搏动感等。心力衰竭的症状早期为劳力性呼吸困难，随着病情进展，可出现夜间阵发性呼吸困难和端坐呼吸。可出现胸痛，可能是由于左心室射血时引起升主动脉过分牵张或心脏明显增大。心绞痛发作较主动脉瓣狭窄时少见。晕厥罕见，改变体位时可出现头晕或眩晕。

急性主动脉瓣关闭不全轻者可无任何症状，重者可出现突发呼吸困难，不能平卧，全身大汗，频繁咳嗽，咳白色或粉红色泡沫痰，更重者出现烦躁不安，神志模糊，甚至昏迷。

2.体征

（1）慢性。

1）面色苍白，头随心搏摆动。心尖搏动向左下移位，范围较广，心界向左下扩大。心底部、胸骨柄切迹、颈动脉可触及收缩期震颤。颈动脉搏动明显增强。

2）心音：第一心音减弱，为舒张期左心室充盈过度、二尖瓣位置高所致；主动脉瓣区第二心音减弱或消失；心尖区常可闻及第三心音，与舒张早期左心室快速充盈增加有关。

3）心脏杂音：主动脉瓣区舒张期杂音，为一高调递减型叹气样杂音，舒张早期出现，坐位前倾位呼气末明显，向心尖区传导。轻度反流者，杂音柔和、高调，仅出现于舒张早期，只有患者取坐位前倾、呼气末时才能听到；中重度反流者，杂音为全舒张期，性质较粗糙。当出现乐音性杂音时，常提示瓣叶脱垂、撕裂或穿孔。严重主动脉瓣关闭不全，在主动脉瓣区常有收缩中期杂音，向颈部及胸骨上窝传导，为极大量心搏量通过畸形的主动脉瓣膜导致，并非由器质性主动脉瓣狭窄导致。反流明显者，常在心尖区闻及柔和低调的隆隆样舒张期杂音（Austin-Flint杂音），其产生机制是：①由于主动脉瓣反流，左心室血容量增多及舒张期压力增高，将二尖瓣前侧叶推起处于较高位置引起相对二尖瓣狭窄；②主动脉瓣反流血液与由左心房流入的血液发生冲击、混合，产生涡流，引起杂音。

4）周围血管征：动脉收缩压增高，舒张压降低，脉压增宽，可出现周围血管征，如点头征（De Musset 征）、水冲脉、股动脉枪击音（Traube 征）和毛细血管搏动征，听诊器压迫股动脉可闻及双期杂音（Duroziez 双重音）。

（2）急性：重者可出现面色灰黯，唇甲发绀，脉搏细数，血压下降等休克表现。二尖瓣提前关闭致使第一心音减弱或消失；肺动脉高压时可闻及肺动脉瓣区第二心音亢进，常可闻及病理性第三心音和第四心音。由于左心室舒张压急剧增高，主动脉和左心室压力阶差急剧下降，因而舒张期杂音柔和、短促、低音调。周围血管征不明显。心尖搏动多正常。听诊肺部可闻及哮鸣音或在肺底闻及细小水泡音，严重者满肺均有水泡音。

（四）实验室和其他检查

1.X 线检查

慢性主动脉瓣关闭不全者左心室明显增大，升主动脉结扩张，呈"主动脉型"心脏，即靴形心。急性者心脏大小多正常或左心房稍增大，常有肺淤血和肺水肿表现。

2.心电图

慢性者常见左心室肥厚劳损伴电轴左偏。如有心肌损害，可出现心室内传导阻滞，房性和室性心律失常。急性者常见窦性心动过速和非特异性 ST-T 段改变。

3.超声心动图

M 型超声显示舒张期二尖瓣前叶快速高频振动，二维超声可显示主动脉瓣关闭时不能合拢。多普勒超声显示主动脉瓣下方（左心室流出道）探及全舒张期反流，为诊断主动脉瓣反流高度敏感及准确的方法，与心血管造影术有高度相关性，可定量判断其严重程度。轻度：射流宽度＜左心室流出道的 25%，每次搏动的反流量＜30 mL，反流分数＜30%；中度：射流宽度为左心室流出道的 25％～65％，每次搏动的反流量 30～59 mL，反流分数为 30％～49％；重度：射流宽度＞左心室流出道的 65％，每次搏动的反流量＞60 mL，反流分数＞50％。

（五）诊断和鉴别诊断

1.诊断

有典型主动脉瓣关闭不全的舒张期杂音伴周围血管征，可诊断为主动脉瓣关闭不全，超声心动图可明确诊断。慢性者合并主动脉瓣狭窄或二尖瓣病变，支持风湿性心脏病诊断。

2.鉴别诊断

主动脉瓣关闭不全杂音于胸骨左缘明显时，应与 Graham-Steel 杂音鉴别。Austin-Flint 杂音应与二尖瓣狭窄的心尖区舒张中晚期杂音鉴别。前者常紧随第三心音后，第一心音减弱；后者紧随开瓣音后，第一心音常亢进。

（六）并发症

感染性心内膜炎较常见，常加速心力衰竭发生；充血性心力衰竭，慢性者常于晚期出现，急性者出现较早；室性心律失常常见，但心脏性猝死少见。

（七）治疗

1.慢性

（1）内科治疗：无症状且左心室功能正常者不需要内科治疗，但须随访；轻中度主动脉瓣关闭不全，每 1～2 年随访一次；重度者每半年随访一次。随访内容包括临床症状，超声检查左心室大小和左心室射血分数。预防感染性心内膜炎，预防风湿活动，左心室功能有降低的患者应限制重体力活动，左心室扩大但收缩功能正常者，可应用血管扩张剂（如肼屈嗪、尼群地平、ACEI 等），可延迟或减少主动脉瓣手术的需要。

（2）手术治疗：慢性主动脉瓣关闭不全患者，若无症状且左心室功能正常，可无须手术，但要定期随访。手术应在不可逆的左心室功能不全发生之前进行，若出现下列情况的严重主动脉瓣关闭不全应手术治疗：①有症状和左心室功能不全者；②无症状伴左心室功能不全者，经系列无创检查显示持续或进行性左心室收缩末容量增加或静息射血分数降低者应手术；③若症状明显，即使左心室功能正常者。手术的禁忌证为 LVEF≤15％，LVEDD≥80 mm 或 LVEDVI≥300 mL/m²。原发性主动脉瓣关闭不全，主要采用主动脉瓣置换术；继发性主动脉瓣关闭不全，可采用主动脉瓣成形术；部分病例（如创伤、感染性心内膜炎所致瓣叶穿孔）可行瓣膜修复术。

2.急性

急性主动脉瓣关闭不全的危险性比慢性主动脉瓣关闭不全高得多，因此应及早考虑外科治疗。内科治疗一般为术前准备过渡措施，包括吸氧、镇静、静脉应用多巴胺或多巴酚丁胺或硝普钠、呋塞米等。治疗应尽量在 Swan-Ganz 导管床旁血流动力学监测下进行，主要目的是降低肺静脉压、增加心排血量、稳定血流动力学。人工瓣膜置换术或主动脉瓣修复术为治疗急性主动脉瓣关闭不全的根本措施。

（八）预后

急性重度主动脉瓣关闭不全如不及时手术治疗，常死于左心室衰竭。慢性者无症状期长，一旦症状出现,病情便迅速恶化,心绞痛者 5 年内病死率 50%,严重左心衰者 2 年内病死率 50%。重度者经确诊后内科治疗 5 年存活率为 75%,10 年存活率为 50%。术后存活者大部分有明显临床改善,心脏大小和左心室重量减少,左心室功能有所恢复,但恢复程度和术后远期存活率低于主动脉瓣狭窄者。

第三节 三尖瓣疾病

一、三尖瓣狭窄

三尖瓣狭窄很少单独存在,而是多瓣膜病变进程中的一部分。三尖瓣狭窄多为生来固有,并且与三尖瓣反流相伴。

(一)病因

表 5-6 列出了三尖瓣狭窄的病因。

表 5-6 三尖瓣狭窄的病因

疾病类型
先天性
风湿性
感染性心内膜炎
人工瓣膜故障
类癌综合征
恶性肿瘤(黏液瘤或转移性肿瘤)
惠普尔病
法布里病

1.风湿性心脏病

风湿性心脏病是现今引起三尖瓣狭窄最常见的原因,90%以上的三尖瓣狭窄皆与其相关。单纯的三尖瓣狭窄很少见,往往狭窄与反流并存。还有一大部分患者同时合并二尖瓣和主动脉瓣疾病。临床上有意义的三尖瓣瓣膜病变只发生在 5%的风湿性心脏病患者中。风湿性心脏病患者的三尖瓣狭窄表现为瓣叶的增厚和纤维化,最终发展为瓣叶的挛缩和融合。

2.类癌相关的心脏疾病

多见于合并肠道的类癌肿瘤或继发转移到肝脏的类癌肿瘤。转移到肝脏的类癌肿瘤可以分泌血管活性物质(如 5-羟色胺、组胺、缓激肽),并直接作用于右心瓣膜。类癌所致的瓣膜病变表现为瓣膜增厚、回缩、缩短,甚至硬化,从而引起瓣膜狭窄和关闭不全。肺动脉瓣通常也会受累,但左心瓣膜通常可以幸免,因为血管活性物质经过肺血管循环后被清除,除非伴有明确的右向左分流(如房间隔缺损或卵圆孔未闭),那么左心瓣膜同样受累。

（二）病理生理

（1）三尖瓣狭窄使得右心房与右心室间产生舒张期压力梯度。该压力差随着跨瓣血流量增加而增大。因此当患者吸气或运动时，右心房室压力差增大；而呼气时，该压力差减少。这一现象在三尖瓣面积＜1.5 cm² 的患者中常见。

（2）右心房与右心室间舒张期平均压力差增加（例如≥5 mmHg），可增加右心房压力（例如≥10 mmHg）。这可能造成体循环系统静脉淤血，包括肝肿大、腹水或水肿。

（3）右心房 A 波可能非常显著，有时接近右心室收缩压。

（4）因右心室的容量负荷有限，静息下的左心排血量可能显著降低或不能随活动而增加。

（5）当右心房不能有序地收缩与排空，右心房起源的心房颤动可能导致右心房压力进一步增加。

（三）临床表现

1.症状

三尖瓣狭窄患者的临床症状取决于狭窄的严重程度、伴随的心脏病变及瓣膜疾病的病因。

（1）乏力是最常见的临床表现，多源于低而相对固定的心排血量。

（2）右上腹疼痛，多源于体循环系统静脉淤血造成的肝肿大、腹水和腹胀。

（3）偶尔可有颈部冲击不适感，源于传导至颈静脉的巨大 A 波。

（4）严重的三尖瓣狭窄可能会掩盖其他瓣膜疾病症状，如二尖瓣狭窄。三尖瓣狭窄所导致的跨三尖瓣血流量减少可能掩盖二尖瓣狭窄所致的肺淤血、端坐呼吸或夜间阵发性呼吸困难。

2.体征

因为没有明确的诊断体征，三尖瓣狭窄经常会被忽略。提示三尖瓣狭窄的指征包括：升高的颈静脉压，吸气时于胸骨左缘闻及增强的舒张期杂音。

（1）中心静脉压升高可能导致肝脏显著增大、腹水和外周水肿。在窦性心律下，第一心音后可于颈静脉处触及搏动波，源于心房收缩期右心房的舒张充盈受限。

（2）舒张期杂音：三尖瓣狭窄所致的低调舒张期杂音，在胸骨左缘第 3、第 4 肋间或剑突处最为响亮。在窦性心律下，杂音多闻及于舒张末期（收缩期前）。该低调的杂音可被同时存在的二尖瓣狭窄所致杂音掩盖。通过吸气或抬腿下蹲动作增加右心负荷量可以使三尖瓣狭窄所致杂音增强，有助于区分两种杂音或至少可从并存的二尖瓣狭窄杂音中分离出三尖瓣狭窄杂音的成分。

（3）左侧胸骨下缘可闻及开瓣音。不过有时难以闻及，缘于被合并的二尖瓣开瓣音所掩盖。

（4）除了颈静脉怒张和外周静脉淤血体征外，患者无肺充血，因此可舒适地平卧。外周水肿与肺部淤血程度的不一致，也是三尖瓣狭窄区别于其他瓣膜疾病的主要特点。

（5）三尖瓣狭窄患者较难闻及呼吸时的第二心音分裂，缘于较为固定的舒张期右心室充盈且不受呼吸影响。

（6）伴有类癌综合征的患者，与神经激素释放相关的症状，如颜面潮红、腹泻要显著多于三尖瓣狭窄相关症状。

(四)诊断检查

三尖瓣狭窄的诊断由三尖瓣两侧舒张期压力差决定。通过右心导管检查,三尖瓣两侧舒张期平均压力差＞2 mmHg 即可诊断三尖瓣狭窄。现今,通过心导管压力差诊断三尖瓣狭窄已十分罕见,多通过超声多普勒即可诊断。

1.心电图

三尖瓣狭窄表现为右心房增大(Ⅱ导联 P 波高度＞2.5 mV)。因为常合并二尖瓣狭窄,因此心电图常有双心房增大的表现。

2.二维心脏超声

二维心脏超声是发现三尖瓣狭窄最常用的工具。典型的表现包括三尖瓣瓣孔直径缩小、三尖瓣瓣叶硬化及舒张期的凸形隆起(尤其是前瓣叶)。多普勒检查可以发现通过三尖瓣的血流速度增加,利用连续多普勒技术测得平均跨瓣压差＞5 mmHg,即可诊断三尖瓣狭窄。尽管通过压力减半时间法和面积测定法可以预测三尖瓣瓣口面积,但实际应用中一般不用,而以舒张期的三尖瓣跨瓣压差更为常用。经食管超声相较于经胸壁超声对于诊断三尖瓣狭窄并无优势,原因在于三尖瓣解剖位置为位于前方的结构。

3.三维心脏超声

鉴于三尖瓣的复杂三维构型,在二维心脏超声基础上加用三维心脏超声(经胸壁或经食管)观察三尖瓣更为有效。利用该技术,三尖瓣的瓣膜结构能够同时成像,因此可更为精确地计算瓣口面积,观察瓣膜运动情况。

4.其他

现代心脏超声技术具有很高的准确性,心导管检查常被遗弃。但利用右心导管检查可以在超声多普勒的基础上进一步明确诊断,其也是瓣膜球囊成形术治疗的前提。当心排血量很低时,右心房压增加,a 波直立高尖,有时接近右心室压力。此时若有两根压力导管(或双腔导管)分别置于右心房及右心室,即可获得舒张期跨瓣压差。该压差与心排血量和心率显著相关。而抬腿或给予阿托品可进一步加大该压差。

(五)治疗

(1)药物治疗。包括限制钠盐摄入并使用利尿剂。

(2)明确合并其他瓣膜疾病对于处理三尖瓣狭窄尤为重要。例如,同时合并二尖瓣狭窄的患者,不应只纠正三尖瓣狭窄,因为那样会引起肺淤血。如果其他瓣膜也须手术,那么可以选择同时治疗跨瓣压力差＞5 mmHg 或三尖瓣瓣口面积＜2 cm² 的三尖瓣狭窄。

(3)严重的三尖瓣狭窄需要行球囊扩张术或三尖瓣瓣膜置换术。三尖瓣狭窄的外科换瓣术或球囊成形术的手术指征取决于其合并的二尖瓣或主动脉瓣疾病的严重度。由严重的三尖瓣狭窄而引起的若干症状也是外科和球囊手术的指征。通常球囊成形术较外科换瓣术对于改善患者症状及改善血流动力学益处更为显著,但其也可能导致三尖瓣关闭不全,继而仍旧需要行外科换瓣治疗。

(4)当行三尖瓣换瓣术时,更要推荐生物瓣膜,因为机械瓣更易产生血栓。因类癌综合征合并三尖瓣严重狭窄和反流的患者,通常需要行外科换瓣手术治疗。

二、三尖瓣关闭不全

（一）病因及发病机制

三尖瓣关闭不全(TR)根据三尖瓣结构是否正常分为功能性和器质性两大类。

1.功能性三尖瓣关闭不全

功能性三尖瓣关闭不全常见，是发生在正常的瓣膜上，由于右室收缩压和(或)舒张压的升高、右心室扩大和三尖瓣环扩张而导致瓣膜关闭不全。多继发于各种心脏和肺血管疾病，如原发性肺动脉高压、二尖瓣病变、扩张性心肌病、VVI起搏器术后等导致右心室或二尖瓣环扩张。

2.器质性三尖瓣关闭不全

器质性三尖瓣关闭不全较少见，病因包括风湿性心瓣膜病、感染性心内膜炎、先天性畸形、类风湿关节炎等。这些疾病通过损伤瓣膜或使瓣环直径扩大等机制引起三尖瓣关闭不全（表5-7）。

表5-7 不同病因引起的三尖瓣关闭不全机制

病因	瓣叶	瓣环	瓣膜嵌入部位
三尖瓣脱垂	膨大	扩大	正常
埃布斯坦畸形	膨大	扩大	不正常
肺动脉/右室收缩压升高	正常	扩大	正常
乳头肌功能不全	正常	正常	正常
类癌综合征	挛缩	正常	正常
风湿热	挛缩	正常	正常
感染性心内膜炎	挛缩、穿孔	正常	正常

（二）病理和病理生理

严重三尖瓣关闭不全的血流动力学特征为右室容量负荷增加,体循环高压和运动时右室心排血相应增加的能力受限,晚期出现右心室衰竭。

1.功能性三尖瓣关闭不全

肺动脉收缩压常高于55 mmHg,当引起功能性三尖瓣关闭不全的病因得到纠正,肺动脉收缩压下降,三尖瓣关闭不全大多会减轻或消失。

2.器质性三尖瓣关闭不全

肺动脉收缩压不高于40 mmHg,当肺动脉收缩压明显增高时,要考虑同时存在着引起功能性三尖瓣关闭不全的疾病,这些患者的血流动力学异常更加显著。

（三）临床表现

1.症状

无肺动脉高压存在时,患者耐受性好,临床症状不明显。存在肺动脉高压时,右心衰症状明显。部分患者出现颈部明显搏动感,活动时加重。左心瓣膜疾病的晚期,发生继发性三尖瓣关闭不全时,患者右心衰症状明显,呼吸困难的症状反而减轻。

2.体征

(1)血管和心脏:①颈静脉扩张伴明显的收缩期搏动,吸气时增强,反流严重者伴颈静脉收缩期杂音和震颤;②右心室搏动呈高动力冲击感;③重度反流时,胸骨左下缘有第三心音,吸气时增强;④三尖瓣关闭不全的杂音为高调、吹风样和全收缩期,在胸骨左下缘或剑突区最响,右心室显著扩大占据心尖区时,在心尖区最明显,杂音随吸气增强,当右心室衰竭,心搏量不能进一步增加时,此现象消失;⑤严重反流时,通过三尖瓣血流增加,在胸骨左下缘有第三心音后的短促舒张期隆隆样杂音;⑥三尖瓣脱垂有收缩期喀喇音;⑦可见肝收缩期搏动。

(2)体循环淤血体征:见右心衰。

(四)辅助检查

1.心电图检查

一般为非特异性的改变,常见有不完全性右束支阻滞,可见高尖的 P 波,V_1 呈 QR 型,心房颤动和心房扑动常见。

2.胸部 X 线检查

显示右心房、右心室增大。右心房压升高者,可见奇静脉扩张、胸腔积液及腹水引起的膈肌抬高。透视时可看到右心房收缩期搏动。

3.超声心动图检查

超声心动图有助于三尖瓣关闭不全的病因诊断、关闭不全的严重程度以及肺动脉压力和右心室功能评估。①二维超声心动图可见右心房、右心室扩大,上下腔静脉增宽及搏动,三尖瓣活动振幅增大,收缩期前后瓣与隔瓣不能完全闭合,室间隔反常运动,瓣环扩大。②彩色多普勒血流显像可见三尖瓣口右心房侧的花色反流束。通过连续多普勒测定可以量化评估三尖瓣的舒张梯度。三尖瓣反流程度分为三级:Ⅰ级,反流束占部分右心房;Ⅱ级,反流束达右心房后壁;Ⅲ级,反流束进入腔静脉。彩色多普勒血流显像在很多正常人也可检测到无临床意义的二尖瓣反流,此时反流信号不是全收缩期且反流束仅占右心房的小部分。

4.心导管检查

右心室造影,对比剂明显反流进入右心房,右心房和右心室压力增高,右心房压力心室化,严重反流时会出现库斯莫尔征(吸气时右心房压力不降低或反而升高)。

(五)诊断及鉴别诊断

1.诊断

根据典型杂音、左心室与左心房扩大及体静脉淤血体征容易诊断,必要时行超声心动图检查。

2.鉴别诊断

主要与二尖瓣关闭不全、室间隔缺损、肥厚型梗阻性心肌病相鉴别。

(六)治疗

无肺动脉高压的三尖瓣关闭不全无须手术治疗。右心衰者限制钠盐摄入,用利尿剂、洋地黄类药物和血管扩张药,控制心房颤动的心室率。

第四节　肺动脉瓣疾病

一、肺动脉瓣狭窄

（一）病因和发病机制

右心室流出道梗阻可以是瓣下的、瓣膜的或瓣上的。瓣下和瓣上因素引起右心室流出道梗阻常与其他先天性疾病有关。单纯肺动脉瓣狭窄常作为一个孤立的先天性缺陷。此外,可能是努南综合征的一种心脏畸形。肺动脉瓣狭窄罕见于风湿性心脏病、心内膜炎或类癌综合征。

（二）临床表现

肺动脉瓣狭窄患者通常无症状。患者可以活到 40 岁或 60 岁,可能有明显肺动脉瓣压力阶差,但是没有症状或没有右心衰的证据。如进展至右心衰,可能存在腹部肿胀、外周水肿、腹部不适和疲劳。患者很少有胸痛或劳力性晕厥。胸骨左缘出现一个中度收缩期递增递减型杂音。常合并存在喷射性喀喇音,一般在吸气时减轻。P_2 柔和、延迟,产生 S_2 宽分裂,但是适当的生理改变也能使其变窄(不像房间隔缺损的 S_2 固定宽分裂)。偶尔能在胸骨左缘闻及右心第四心音。可能存在右心室抬举性搏动。

（三）诊断

胸片见肺动脉瓣狭窄后扩张,外周肺血管影减少。常见右心肥厚和扩大。轻度到中度狭窄患者的心电图可以正常,但是严重病例常存在电轴右偏、右心扩大和右心室肥厚。有时存在完全或不完全性右束支传导阻滞,但是努南综合征患者存在特征性的左束支传导阻滞。

多普勒心脏超声有助于诊断和评价治疗。胸骨旁短轴和肋下切面是形态学评估的最佳位置,通常能显示增厚但是柔软的运动受限和圆顶状的瓣叶。少部分瓣膜严重发育不良、明显增厚,这些患者不适合经皮瓣膜成形术。右心室可以正常,尤其在儿童期,但是长期狭窄和进一步加重常常引起右心室肥厚和扩张。常有室间隔矛盾运动。连续多普勒可评估肺动脉瓣跨瓣压力阶差。当多普勒检查结果不佳或急诊球囊扩张瓣膜成形术前(和术后)可施行心导管检查。

（四）治疗和预后

中度肺动脉瓣狭窄的成人患者不需要介入治疗。更多的严重病例可行球囊扩张瓣膜成形术,这很有效。美国心脏病学会和美国心脏协会 2006 年的指南推荐,有症状的收缩期压力阶差＞30 mmHg 和无症状的收缩期压力阶差＞40 mmHg 的年轻成人行经皮瓣膜成形术。

二、肺动脉瓣关闭不全

（一）病因

肺动脉瓣关闭不全(PR)原发性损害少见,如可发生于感染性心内膜炎、肺动脉瓣狭窄或法洛四联症术后、类癌综合征和风心病。最常见病因为继发于肺动脉高压的肺动脉干根部扩张,引起瓣环扩大,见于风湿性二尖瓣疾病、艾森门格综合征等情况。少见病因包括特发性和马方综合征的肺动脉扩张(表 5-8)。

表 5-8　肺动脉瓣关闭不全的病因

继发各种原因引起的肺动脉高压

特发性肺动脉扩张和马方综合征

感染性心内膜炎

先天性(独立存在或合并其他畸形)

类癌综合征

法洛四联症等外科手术后

经皮球囊成形术后

风湿性心瓣膜病

梅毒

心脏创伤

(二)病理和病理生理

绝大多数肺动脉瓣关闭不全反流不严重,对血流动力学影响小,但在少见的病例也可引起右室前负荷增加,右室扩张,出现右心功能不全。

(三)临床表现

1.症状

孤立存在的肺动脉瓣关闭不全患者临床耐受性好,持续多年无临床症状,直到发生并发症或合并肺动脉高压时才出现右心功能不全的表现。多数患者因原发病的临床表现突出,掩盖了肺动脉瓣关闭不全的表现。

2.体征

(1)血管和心脏搏动:胸骨左缘第 2 肋间扪及肺动脉收缩期搏动,可伴收缩或舒张期震颤。胸骨左下缘扪及右心室高动力性收缩期搏动。

(2)心音:肺动脉高压时,第二心音肺动脉瓣成分增强。右心室心搏量增多,射血时间延长,第二心音呈宽分裂。右心搏量增多使已扩大的肺动脉突然扩张产生收缩期喷射音,在胸骨左缘第 2 肋间最明显。胸骨左缘第 4 肋间常有第三和第四心音,吸气时增强。

(3)心脏杂音:继发于肺动脉高压者,在胸骨左缘第 2~4 肋间有第二心音后立即开始的舒张早期叹气样高调递减型杂音,吸气时增强,称为 Graham-Steell 杂音。由于肺动脉扩张和右心搏量增加,在胸骨左缘第 2 肋间在喷射音后有收缩期喷射性杂音。

(四)辅助检查

1.心电图检查

合并肺动脉高压时,心电图检查显示右心室肥大及 ST-T 段改变。

2.胸部 X 线检查

肺动脉瓣关闭不全伴肺动脉高压时,可见肺动脉段及肺门阴影尤其是右下肺动脉影增大。肺动脉段凸出,右心室增大。

3.超声心动图检查

二维超声心动图可见右心室扩大,室间隔反常运动,瓣环扩大。彩色多普勒血流显像直接显示右心室流出道内的舒张期反流束,反流束起源于肺动脉瓣环,延伸入右心室流出道,可呈细条状或喷泉状。反流束主要显示为明亮的红色或蓝色斑点、斑块,当反流速度明显增高时,反流束显示为多色镶嵌的图形。

(五)诊断及鉴别诊断

根据肺动脉瓣区典型的舒张期杂音可考虑肺动脉瓣关闭不全的诊断,但需要超声心动图检查进一步明确诊断。

(六)治疗

以治疗导致肺动脉高压的原发性疾病为主,如缓解二尖瓣狭窄;仅在严重的肺动脉瓣反流导致难治性右心衰时,方考虑对该瓣膜进行手术治疗。

第五节 多瓣膜疾病

多瓣膜病又称联合瓣膜病,是指两个或两个以上瓣膜病变同时存在。

一、病因

引起多瓣膜病的病因,多数为单一病因,少数为多种病因引起。

(1)一种疾病同时损害几个瓣膜。最常见为风湿性心脏病,近一半患者有多瓣膜损害。其次为老年退行性改变、黏液样变性,可同时累及二尖瓣和三尖瓣,两者可同时发生脱垂。感染性心内膜炎也可累及多瓣膜。

(2)一个瓣膜病变致血流动力学异常引起邻近瓣膜相对性狭窄或关闭不全。如主动脉瓣膜关闭不全使左心室容量负荷过度而扩大,产生相对性二尖瓣关闭不全。

(3)不同疾病分别导致不同瓣膜损害。如先天性肺动脉瓣狭窄伴风湿性二尖瓣病变。

二、病理生理和临床表现

取决于受损瓣膜的组合形式和各瓣膜受损的相对严重程度。虽然某一瓣膜的损害可能减轻或抵消另一瓣膜病变的血流动力学变化,从而减轻临床症状,但总的来说,多瓣膜病变在病理生理上往往可使病情加重,对心功能造成综合性不良影响。常见的多瓣膜病有以下几种。

(1)二尖瓣狭窄伴主动脉瓣关闭不全。常见于风湿性心脏病,二尖瓣狭窄可使左心室扩张延缓,周围血管征不明显,听诊二尖瓣舒张期杂音可减弱,甚至消失。

(2)二尖瓣狭窄伴主动脉瓣狭窄。若二尖瓣狭窄重于主动脉瓣狭窄,后者的一些表现常被掩盖,左心室充盈受限和左心室收缩压降低,延缓左心室肥厚和减少心肌耗氧,故心绞痛不明显;由于心排血量明显减少,跨主动脉瓣压差降低,可能导致低估主动脉瓣狭窄的严重程度。

(3)主动脉瓣狭窄伴二尖瓣关闭不全。主动脉瓣狭窄伴二尖瓣关闭不全为危险的多瓣膜病,相对较少见。前者加重二尖瓣反流,后者减少了主动脉瓣狭窄维持左心室每搏容量必需的前负荷,致使肺淤血早期发生,短期内产生左心衰。

（4）二尖瓣关闭不全伴主动脉瓣关闭不全。左心室承受双重容量过度负荷,使左心室舒张期压力明显上升,可进一步加重二尖瓣反流,较早发生左心室衰竭。

（5）二尖瓣狭窄伴三尖瓣和（或）肺动脉瓣关闭不全。常见于晚期风湿性心脏病二尖瓣狭窄患者。

三、诊断及治疗

诊断多瓣膜病必须仔细,超声心动图对诊断及评价心功能具有重要价值。多瓣膜病内科治疗同单瓣膜损害者,手术治疗为主要措施。多瓣膜人工瓣膜置换术死亡危险性高,预后不良。双瓣膜置换手术风险较单瓣膜置换术风险高70%左右,应仔细分析各瓣膜病治疗的利弊,并行超声心动图检查以确定诊断及治疗方法。若通过上述方法检查,仍有疑问,则应注意术中仔细探查,如进行二尖瓣手术者,应检查有无主动脉瓣狭窄,若漏治后者,则大大增加围术期病死率;同理,在二尖瓣手术同时,也应同时探查三尖瓣。

第六节　感染性心内膜炎

感染性心内膜炎是心脏内膜表面的微生物感染,伴赘生物的形成。赘生物为大小不等、形状不一的血小板和纤维素团块,其中含有大量的微生物和少量的炎性细胞。感染性心内膜炎多侵犯心脏瓣膜,也可发生于间隔缺损部位、腱索或心壁内膜。发生于动静脉分流、动脉—动脉分流（如动脉导管未闭）及主动脉缩窄处的感染,虽然本质属于动脉内膜炎,但具有与感染性心内膜炎类似的临床特征,因此也归入感染性心内膜炎范畴。

抗生素问世前,感染性心内膜炎根据自然病程分为急性和亚急性两类。急性感染性心内膜炎多由金黄色葡萄球菌、肺炎球菌、淋球菌、A族链球菌和流感杆菌等高毒力的病原菌感染所致。常侵犯正常心脏瓣膜,起病凶猛,病情发展快,迅速引起瓣膜破坏,常出现转移性感染病灶,如不予以积极有效的治疗,多于4周以内死亡,如能幸存,常遗留有严重的血流动力学障碍。亚急性感染性心内膜炎多由低毒力病原菌引起,如草绿色链球菌、肠球菌、表皮葡萄球菌等,常侵犯原已有病变的心脏瓣膜,对身体其他组织侵袭力弱,起病缓慢,病程较长,可迁延数周至数月。近年由于诊断水平的提高和抗生素的有效应用,感染性心内膜炎的自然病程已经改变,临床表现多种多样,二者多无明显的界限,更为可取的分类方法是按患者的类别（自体瓣膜、人工瓣膜和吸毒者等）及病原体进行分类,如人工瓣膜草绿色链球菌感染性心内膜炎,因为这种分类方法考虑到患者的治疗和预后。

一、病因

常见的感染性心内膜炎致病微生物见表5-9。

表5-9　常见的感染性心内膜炎致病微生物

致病微生物	NVE(%)	IDU(%)	早发 PVE(%)	晚发 PVE(%)
链球菌	60	15～25	5	35

致病微生物	NVE(%)	IDU(%)	早发 PVE(%)	晚发 PVE(%)
草绿色链球菌	30～40	5～10	＜5	25
牛链球菌	10	＜5	＜5	＜5
肠球菌	10	10	＜5	＜5
葡萄球菌	25	50	50	30
凝固酶阳性	23	50	20	10
凝固酶阴性	＜5	＜5	30	20
革兰阴性需氧菌	＜5	5	20	10
真菌	＜5	＜5	10	5
血培养阴性	5～10	＜5	＜5	＜5

注　NVE,白体瓣膜感染性心内膜炎；IDU,静脉毒品滥用；PVE,人工瓣膜感染性心内膜炎。

(1)70%～75%的感染性心内膜炎患者合并心脏基础疾病。在成年患者中,二尖瓣脱垂伴反流是可能继发感染性心内膜炎的首位基础疾病。风湿性心脏病继发感染性心内膜炎的发病率逐年减少,先天性心脏病患者中有10%～20%继发感染性心内膜炎。

(2)并非所有感染性心内膜炎均可找到明确感染来源(如口腔科治疗、经血管导管操作导致的感染或受感染的皮损)。多数病例并没有明确前驱局部感染史。

(3)自体瓣膜感染性心内膜炎。

1)成人自体瓣膜感染性心内膜炎最常见的致病微生物为链球菌属或葡萄球菌属(80%)。其他常见致病微生物还包括牛链球菌、肠球菌、HACEK(嗜血杆菌、放线杆菌、心杆菌属、艾肯菌属、金氏菌属)。牛链球菌常伴有结肠息肉或结肠癌,因此对于牛链球菌属引起感染性心内膜炎的患者推荐结肠内镜检查。

2)在静脉毒品滥用患者中无论是否合并基础瓣膜病变,右心来源的感染性心内膜炎多由金黄色葡萄球菌感染(60%)。无论金黄色葡萄球菌的毒力如何,右心系统来源的感染性心内膜炎较左心系统来源的感染性心内膜炎危险性低(病死率2%～6%)。静脉毒品滥用患者当中最常见受累瓣膜为三尖瓣(60%～70%),其次为二尖瓣(30%～40%)和主动脉瓣(5%～10%)。其中约有20%的患者可有多瓣膜受累。静脉毒品滥用患者合并三尖瓣受累的感染性心内膜炎患者可有75%患有肺动脉菌栓栓塞。

3)铜绿假单胞菌引起的感染性心内膜炎瓣膜损害严重且抗生素治疗效果欠佳,故通常需要外科手术干预。

4)肠球菌引起的感染性心内膜炎发生率逐年增加。仅对于近期接受过泌尿生殖系统或产科手术治疗的患者才考虑诊断肠球菌引起的感染性心内膜炎,这些患者可不伴有基础心脏疾病。

5)肠杆菌科的其他菌属(如大肠埃希菌、沙门菌、肺炎克雷伯菌、肠杆菌、变形杆菌、沙雷菌、枸橼酸杆菌、志贺菌及鼠疫耶尔森菌等)引起的感染性心内膜炎病例罕见。

6)自体瓣膜感染性心内膜炎有1%～3%由肺炎链球菌引起,奥斯勒三联征即表现为肺炎链球菌引起的感染性心内膜炎、肺炎和脑膜炎。酗酒者易患肺炎链球菌引起的感染性心内膜炎且其病死率较高(30%～50%)。

7)先天性心脏病中,二叶式主动脉瓣畸形、动脉导管未闭、室间隔缺损、主动脉缩窄和法洛四联症易合并感染性心内膜炎,目前尚无证据表明房间隔缺损会增加感染性心内膜炎风险。

8)路邓葡萄球菌是一种罕见但具有高度侵袭性的引起感染性心内膜炎的致病微生物。它是一种凝固酶阴性葡萄球菌,不同于普通凝固酶阴性葡萄球菌之处在于其高侵袭性,常累及自体瓣膜。路邓葡萄球菌引起的感染性心内膜炎如果不尽早外科治疗,其并发症发生率和病死率都较高。

(4)人工瓣膜感染性心内膜炎占感染性心内膜炎的10%～20%。瓣膜置换术后的半年后感染性心内膜炎发生风险最高,且机械瓣膜和生物瓣膜在感染性心内膜炎发生率上并无明显差异。近期研究发现主动脉瓣和二尖瓣处的人工瓣膜发生感染性心内膜炎的风险也无明显差异。

1)早发人工瓣膜感染性心内膜炎指的是心脏瓣膜置换术后2个月内发生的感染性心内膜炎,其多与术中污染或院内感染相关。引起早发人工瓣膜感染性心内膜炎的病原微生物中最常见的是凝固酶阴性葡萄球菌(约占30%),其次为金黄葡萄球菌。

2)心脏瓣膜置换术2个月以后发生的感染性心内膜炎,即晚发人工瓣膜感染性心内膜炎,常见致病微生物为链球菌属、金黄色葡萄球菌及肠球菌。凝固酶阴性葡萄球菌引起的感染性心内膜炎在这一阶段发生的感染性心内膜炎中仅占不到20%。除此之外,有10%～15%的晚发人工瓣膜感染性心内膜炎由真菌引起,这部分病例病死率较高。在1965～1995年报道的270例真菌引起的感染性心内膜炎中,135例(约50%)为人工瓣膜感染性心内膜炎。这部分患者多不伴明显的真菌血症症状,其诊断难点在于真菌血培养阳性比例低,治疗难点在于即使采用了积极抗真菌药物治疗之后的数月至数年内仍然存在感染性心内膜炎进展的风险。棒状杆菌属及其他棒状细菌(类白喉棒状杆菌)也是瓣膜术后1年内引起感染性心内膜炎的重要致病微生物(约占5%),尽管类白喉棒状杆菌是血培养中常见的污染菌,但其在多次血培养中反复阳性时仍不能忽视。

(5)随着起搏器和体内除颤器置入的患者逐渐增加,发生于起搏器和体内除颤器的感染性心内膜炎也逐年增加,其发生率波动在0.2%～7%。起搏器或体内除颤器置入术后常见的发生感染性心内膜炎的部位包括起搏器或体内除颤器囊袋、电极、瓣膜或非瓣膜性心内膜。

1)起搏器/体内除颤器相关心内膜炎多发生于术后1～2个月,可能与术中细菌直接定植相关,术后1～2个月后可见囊袋内器械被一层薄膜组织覆盖,最终器械被腐蚀破坏。此外,感染还可能累及电极、心内膜。除金黄色葡萄球菌外,其他致病微生物少见远隔病灶血行转移造成的起搏器/体内除颤器相关心内膜炎。

2)大多数器械相关心内膜炎多由葡萄球菌属(金黄色葡萄球菌和凝固酶阴性葡萄球菌)引起。约90%的早期器械相关感染性心内膜由凝固酶阴性葡萄球菌引起,而在引起晚发器械相关感染性心内膜炎的致病微生物中金黄色葡萄球菌和凝固酶阴性葡萄球菌约各占50%。革兰阴性杆菌、肠球菌及真菌引起的器械相关感染性心内膜炎少见。

(6)血培养阴性的感染性心内膜炎约占10%。血培养阴性感染性心内膜炎是指三次抽取血培养化验均为阴性的感染性心内膜炎患者。感染性心内膜炎血培养阴性可能的原因有:①致病微生物为生长条件复杂的细菌或真菌;②采用了不当的微生物检测方法;③抽取血培养前曾行抗感染治疗。既往抗感染治疗是血培养阴性感染性心内膜炎的最常见原因。最常见引起血培养阴性感染性心内膜炎的致病微生物包括真菌、HACEK 族菌、厌氧菌、军团菌属、鹦鹉热衣原体、立克次体、布鲁菌属、巴尔通体、Tropheryma whipplei 菌及营养缺陷的链球菌属。汉氏巴尔通体是一种猫抓伤后发生亚急性感染性心内膜炎的罕见致病微生物。伯纳特立克次体是引起 Q 热的致病微生物，同时常易感染合并基础瓣膜病的自体瓣膜或人工瓣膜。Tropheryma whipplei 是惠普尔病的病原体，可以通过镜检发现 PAS 染色阳性的巨噬细胞或聚合酶链反应(PCR)明确诊断。非细菌性感染性心内膜炎(如利—萨心内膜炎即播散性红斑狼疮合并疣状心内膜炎、消耗性心内膜炎及抗磷脂综合征)也属于血培养阴性感染性心内膜炎。

(7)真菌性心内膜炎(白念珠菌属及曲霉菌属)的发生多见于人工瓣膜置换术后、心内或血管内器械置入术后、免疫抑制状态或静脉毒品滥用者。引起真菌性感染性心内膜炎最常见的为白念珠菌属，组织胞质菌属及曲霉菌属也可见。真菌性感染性心内膜炎常表现为巨大赘生物，可累及瓣周结构，甚至可在大血管内形成菌栓，故需要积极外科治疗。

二、病理生理

形成心内赘生物的发病机制第一步在于非细菌性血栓性心内膜炎的发生，通常与心内膜受损后局部血小板和纤维蛋白聚集相关。血液循环中的微生物随后会感染这一由血小板和纤维蛋白形成的无菌病灶。

(1)赘生物多发生在瓣叶闭合线上。高速血流可能对内皮造成损伤，导致二尖瓣瓣叶心房面及主动脉瓣瓣叶心室面易形成赘生物。外源性物体如心脏内置入器械起初无内膜覆盖，故容易成为血小板纤维蛋白血栓的形成部位。

(2)当机体免疫力下降时，菌血症的发生是造成非细菌性血栓性心内膜炎向感染性心内膜炎转化的关键。外源性物体会进一步削弱机体免疫力，导致治疗难度增加。

(3)赘生物的形成会进一步影响瓣膜的闭合，引起瓣膜穿孔、腱索断裂，最终加重瓣膜反流和心功能不全。此外，赘生物可能发生脱落，从而引起外周血管菌栓或非菌栓性栓塞。

(4)感染可能累及周围的结构，包括瓣环结构、心脏传导系统、周围心肌组织或主动脉瓣二尖瓣间纤维体。结果可能引起传导阻滞、脓肿形成、憩室形成、动脉瘤形成或瘘管形成等并发症。人工瓣膜感染常累及瓣周组织，可能引起脓肿形成或瓣膜破裂等并发症。

三、临床表现

(一)全身性感染表现

由于急性感染性心内膜炎常继发于机体的化脓性感染，如肺炎、脑膜炎及关节炎等，或继发于败血症成为全身严重感染的一部分，发热是本病最常见的症状，热型以不规则者为最多，可为间歇型或弛张型，伴有畏寒和出汗。体温大多在 37.5～39℃，可高达 40℃以上。也有小部分患者体温正常或低于正常，多见于老年、伴有栓塞或真菌性动脉瘤破裂引起脑出血和蛛网膜下腔出血及严重心力衰竭、尿毒症患者。此外，未确诊本病前已应用过抗生素、退热药、激素者也可暂时不发热。另外，大部分患者有进行性贫血，有时可达严重程度。病程较长者常有全身疼痛、关节痛，低位背痛和肌痛在起病时较常见，主要累及腓肠肌和股部肌肉。

亚急性感染性心内膜炎多数起病缓慢，有全身不适、疲倦、低热及体重减轻等非特异性症状。少数以并发症形式起病，如栓塞、不能解释的卒中、心瓣膜病的进行性加重、顽固性心力衰竭、肾小球肾炎和手术后出现心瓣膜杂音等。

(二)心脏受累表现

几乎所有患者均可闻及心脏杂音，为短期内心瓣膜和腱索的急剧损害所致，可产生高调杂音或使原有的杂音性质迅速改变。由于瓣叶或瓣膜支持结构的损害，多出现瓣膜关闭不全的反流性杂音。约15％的患者开始时没有心脏杂音，而在治疗期间出现杂音，少数患者直至治疗2～3个月才出现杂音。在病程中杂音性质的改变往往是由于贫血、心动过速、心排血量变化等血流动力学上的改变，大部分患者都可能出现不同程度的心力衰竭，其主要由瓣膜及细菌毒素所致的心肌损害等因素引起。

(三)栓塞症状

1.脑栓塞

脑栓塞常发生于大脑中动脉，呈偏瘫失语。

2.弥散性栓塞性脑膜炎

因小动脉或毛细血管的散在性细菌性栓塞所致，可酷似化脓性脑膜炎、脑炎或结核性脑膜炎。

3.脑出血

因脑部细菌性动脉瘤破裂出血，弥散性脑出血，特别是蛛网膜下腔出血，可引起颈部强直及血性脑脊液。

4.冠状动脉栓塞

可引起胸痛、休克、心力衰竭、严重心律失常等心肌梗死的表现，并可迅速死亡。

5.肾栓塞

可有腰痛、血尿。

6.脾栓塞

可发生左上腹或左肋部突然的疼痛和脾脏肿大、压痛，并有发热和脾区摩擦音。

7.四肢动脉栓塞

可引起肢体的软弱或缺血性疼痛。

8.眼部变化

除结膜可见瘀点外，眼底检查可见扇形或圆形出血，有白色中心，并可见视网膜罗特斑。

9.皮肤及黏膜栓塞

瘀点可呈白色或灰色。大的皮内或皮下栓塞，呈紫红色，微微隆起，有明显压痛，发生在手指足趾末端的掌面，称奥斯勒小结；詹韦损害为另一种特殊性皮肤损害，呈小结节状出血，见于手掌及足底。

10.中枢神经系统病灶

有时引起偏盲、复视。视网膜中心动脉栓塞引起突然失明。

四、实验室检查

（一）血液化验

（1）实验室检查常表现为非特异性急性炎症表现，包括轻度白细胞增多、正细胞正色素性贫血及血小板计数轻度增加或减少。其他化验异常还可能包括红细胞沉降率增快，C反应蛋白、类风湿因子增高，伴或不伴高球蛋白血症。感染性心内膜炎还可能引起性病或莱姆病血清学试验假阳性。

（2）若出现免疫复合物相关肾小球肾炎或药物毒性相关的肾损伤，则可能出现补体下降、血尿素氮和肌酐升高。

（3）血培养是感染性心内膜炎诊断和治疗的必要检查。但若患者临床表现为典型急性起病，暴发型感染可能短时间内致死，故治疗应在起病2～3小时开始。在近期的报道中，尽管采用了最先进的检测方法，仍有2%～7%的感染性心内膜炎血培养为阴性。

1)如果临床允许，应在开始经验性抗生素治疗前在三处不同部位抽取三份血培养标本。每份血培养标本至少应包含40 mL静脉血，应分别送检需氧菌培养及厌氧菌培养。HACEK族菌应常规送检，对于免疫抑制状态等可能真菌性感染性心内膜炎患者也应送检真菌血培养。

2)血管内感染会导致来源于赘生物的持续性菌血症。因此无须等到体温峰值或寒战时才抽取血培养。

3)若高度怀疑血培养阴性感染性心内膜炎或培养困难病原体引起的感染性心内膜炎，应注意可能需要加强培养基的配置或延长潜伏期后再行抽取血培养。如HACEK族菌需要延长至21天潜伏期后再行抽取血培养。常见的血培养阴性感染性心内膜炎的致病微生物包括伯纳特立克次体、巴尔通体、Tropheryma whipplei菌、HACEK族菌、布鲁菌属、军团菌、支原体、分枝杆菌和真菌。其中布鲁菌属、军团菌属、立克次体和鹦鹉热可以通过血清学检查提示感染。培养困难病原体也可通过瓣膜活检标本PCR检测技术诊断。虽然PCR不需要培养基，但需要获取瓣膜活检标本。近期有研究表明PCR检测在诊断血培养无法诊断的感染性心内膜炎中可实现41%的敏感度和100%的特异度。这部分PCR检测结果将来可能用于血培养阴性感染性心内膜炎患者的经验性治疗方案的选择。

4)对于血培养提示凝固酶阴性葡萄球菌阳性的患者应特别注意。路邓葡萄球菌是一种罕见的引起感染性心内膜炎的凝固酶阴性葡萄球菌。与其他凝固酶阴性葡萄球菌不同，路邓葡萄球菌多累及自体瓣膜，侵袭性强，常易引起脓肿，若不及时外科治疗，致死率很高。因此对于高度可疑感染性心内膜炎的患者，若血培养提示凝固酶阴性葡萄球菌阳性，不应简单认为是杂菌污染，而应进一步明确菌种。

（二）组织学检查

瓣膜切除后进行组织学检查是感染性心内膜炎诊断的金标准。组织学检查可表现为瓣膜炎症、赘生物形成，伴或不伴特异致病微生物。通过对赘生物进行特殊染色或免疫学检查可以明确病原学,并指导抗感染治疗方案的制订。对于血培养阴性的感染性心内膜炎(如 Q 热、巴尔通体、Tropheryma whipplei 菌等)组织学检查的作用尤为重要。心脏内科医师、心脏外科医师、病理科医师、微生物学专家之间的配合有助于更早、更准确地诊断感染性心内膜炎。

(三)尿液分析

尿液分析多可见镜下血尿伴或不伴蛋白尿。

(四)心电图

对于所有可疑感染性心内膜炎的患者应进行基线心电图检查并随诊心电图变化。

(1)心电图可以通过发现 PR 间期延长、完全传导阻滞等异常提示感染向心肌内蔓延,尤其对于人工瓣膜感染性心内膜炎患者有重要提示意义。新发房室传导阻滞可能提示脓肿形成,其敏感度为 42%,特异度为 77%。

(2)罕有赘生物脱落引起栓塞造成心肌梗死。

(五)其他

胸部 X 线检查可以提示充血性心功能不全或胸腔积液等征象。右心系统的感染性心内膜炎可因多发肺部菌栓栓塞而在胸部 X 线片中表现为非特异性浸润性改变。

五、影像学检查

(一)超声心动图

超声心动图在感染性心内膜炎的诊断和治疗中都起着重要的作用。超声心动图的主要作用在于发现瓣膜赘生物,并对其位置、特点及对心功能的影响进行观察。赘生物除了可能形成于瓣膜表面,也可在高速血流或湍流冲击心脏内膜部位形成。超声心动图的局限性在于可能难以分辨赘生物与其他非感染性软组织。

(1)所有可疑感染性心内膜炎的患者均应接受治疗前经胸超声心动图检查,检查目的包括:明确是否合并基础心脏病变,明确赘生物的位置和大小,评估并发症情况(如主动脉周环状脓肿形成)。经胸超声心动图对于赘生物的识别敏感度较低(29%～63%),但特异度接近100%。若通过经胸超声心动观察瓣膜的形态和功能大致正常,感染性心内膜炎的可能性也较低。有报道约 96% 的经胸超声心动图正常患者经食管超声心动图也表现为阴性结果。

(2)经食管超声心动图增加了感染性心内膜炎诊断的准确性。若患者高度可疑感染性心内膜炎且经胸超声心动图检查无阳性发现,尤其是经胸超声心动图图像质量欠佳时,应完善对赘生物敏感性更高的经食管超声心动图检查。经食管超声心动图适合于观察心脏后部结构、脓肿、瘘管、瓣周漏、小体积赘生物、右心结构、心脏内置入器械表面情况、瓣叶穿孔和人工瓣膜情况。其中,其对于瓣周脓肿、瘘管及人工瓣膜瓣周漏的观察对于治疗策略的选择有重要意义。术中经食管超声心动图可以用于评价手术干预是否成功或用于评价修复性手术的潜在可能。术后经食管超声心动图可用于留取术后基线资料方便随访时对比。尽管多数患者应首选经胸超声心动图作为初次检查,但对于合并金黄色葡萄球菌血症、人工瓣膜置换术后、既往感染性心内膜炎病史、经胸超声检查受限、由已知常见感染性心内膜炎致病微生物引起的菌血症患者应首选经食管超声心动图作为初次检查。

1)经食管超声心动图未见阳性结果的患者感染性心内膜炎可能性低,但不能完全排除诊断。经食管超声心动图的阴性预测值>90%,但对于感染性心内膜炎早期或赘生物较小的患者可能发生假阴性结果。如果临床高度可疑感染性心内膜炎应考虑复查经食管超声心动图。显然,经食管超声心动图的阴性结果并不能推翻临床高度可疑的人工瓣膜感染性心内膜炎诊断。

2)经食管超声心动图对于心肌脓肿诊断的敏感度(87%)高于经胸超声心动图(28%)。瓣周脓肿是感染性心内膜炎严重的并发症且需要外科手术干预,故应尽早准确识别瓣周脓肿。

3)对于人工瓣膜感染性心内膜炎,尤其是主动脉瓣和二尖瓣置换术后的人工瓣膜感染性心内膜炎,经食管超声心动图可以减少人工瓣膜声影对诊断的影响,故其诊断敏感度(82%)高于经胸超声心动图(36%)。对于人工瓣膜感染性心内膜炎或起搏器相关感染性心内膜炎高度可疑且经胸超声心动图未见阳性结果的患者应完善经食管超声心动图。

(3)真菌性感染性心内膜炎较细菌性感染性心内膜炎常形成更大的赘生物,反之Q热引起的感染性心内膜炎常不伴赘生物形成。应注意鉴别黏液瘤、乳头状弹力纤维瘤、类风湿结节、瓣膜退行性变、兰伯赘生物及非细菌性感染性心内膜炎。必要时须结合临床鉴别影像学表现。

(4)有Meta研究表明,赘生物体积较大时(>10 mm)患者发生栓塞风险较赘生物较小或不可见时增加3倍。当感染性心内膜炎合并赘生物脱落或瓣外结构受累时,心功能不全、栓塞及需要瓣膜置换手术治疗的风险相应增加。此外,若患者接受恰当治疗过程中赘生物体积增加,其需要外科手术治疗风险增加。

(5)对于可疑起搏器或除颤器相关感染性心内膜炎的患者应完善经食管超声心动图。经胸超声心动图识别瓣膜或电极赘生物的敏感度仅有30%,而经食管超声心动图敏感度可高达90%。

(二)心导管检查

对于感染性心内膜炎合并阻塞性冠状动脉性心脏病的患者,左心导管和选择性冠脉造影检查优于心脏外科手术。破裂人工瓣膜的异常摇摆运动可在透视下被观测。对于主动脉瓣受累的感染性心内膜炎患者应避免不必要的冠脉造影或左心造影,以避免赘生物脱落引起栓塞。

(三)中枢神经系统影像学检查

对于合并中枢神经系统并发症(如脑栓塞、颅内出血或细菌性动脉瘤)或持续性头痛的患者应完善头颅CT、磁共振、脑血管造影等检查。

(四)全身影像学检查

CT或磁共振可用于检测转移性感染灶。CT检查随着其检查清晰度增加其诊断价值逐渐提高。磁共振受限于其瞬时分辨率,目前对于感染性心内膜炎的心脏内检查仍没有得到较好的应用。

六、Duke诊断标准

由于感染性心内膜炎表现复杂多样,其诊断标准的制订需要更加详细。Duke诊断标准是目前敏感度和特异度最高的一套诊断标准。它对于诊断金黄色葡萄球菌引起的感染性心内膜炎、右心系统感染性心内膜炎及血培养阴性感染性心内膜炎尤其有效。但该标准目前尚未在人工瓣膜感染性心内膜炎中得到验证。

（1）Duke 诊断标准分为"确诊（临床或病理）""可疑"和"排除"。

（2）病理学确诊诊断标准见表 5-10，满足二者中任一即可明确诊断。

（3）临床确诊诊断标准见表 5-11，需满足两条主要标准或 1 条主要标准＋3 条次要标准或 5 条次要标准。

表 5-10　Duke 诊断标准：病理学确诊标准

A.病原学结果：可源于血培养或赘生物组织学
形成栓塞的赘生物
心脏内脓肿
B.病理学结果：明确的赘生物或心脏内脓肿
通过组织学检查证实活动性心内膜炎

表 5-11　Duke 诊断标准：临床确诊标准

主要诊断标准
1.血培养阳性
A.典型感染性心内膜炎致病微生物（两次以上血培养结果）
草绿色链球菌
牛链球菌
HACEK 族
金黄色葡萄球菌
社区获得性肠球菌
B.持续血培养阳性
2 次至少间隔 12 小时的血培养阳性或所有 3 次血培养均为阳性或 4 次或 4 次以上的多数血培养阳性，其中首次与末次血培养抽取时间间隔＞1 小时或 Q 热病原体 1 次血培养阳性或其 IgG 抗体滴度＞1：800
2.心内膜受累证据
A.超声心动图阳性
位于瓣膜、支撑结构、血流反流部位或心脏内置入器械表面，无法用其他解剖结构解释的摆动组织结构或脓肿或新出现的人工瓣膜裂口
B.新出现的瓣膜反流
次要诊断标准
1.易患因素
心脏本身易患因素
静脉毒品滥用

2.体温＞38℃

3.血管阳性体征

　　大血管栓塞

　　肺动脉菌栓栓塞

　　细菌性动脉瘤

　　颅内出血

　　结膜出血

　　詹韦损害

4.免疫性阳性体征

　　肾小球肾炎

　　奥斯勒结节

　　罗特斑

　　类风湿因子阳性

5.致病微生物感染证据

　　不符合主要诊断标准的血培养阳性

　　与感染性心内膜炎一致的活动性致病微生物感染的血清学证据

（4）临床可疑诊断须有符合感染性心内膜炎的临床特点,须符合1条主要标准＋1条次要标准或3条次要标准。

（5）临床排除诊断标准:感染性心内膜炎症状可以用其他疾病诊断解释或抗感染治疗4天或4天以内感染性心内膜炎症状完全缓解或抗感染4天或4天以内外科手术或活检未发现感染性心内膜炎病理表现。

七、治疗

IE的有效治疗包括两个方面:一是彻底清除病原菌,二是外科手术处理心内外病灶。

（一）抗生素治疗

1.治疗原则

IE的抗生素应用原则是:①早期治疗;②高血药浓度;③选用杀菌药;④联合用药;⑤疗程要长(4～6周或以上);⑥不采用口服给药。

（1）早期治疗及早期诊断:早期治疗是治疗成功的关键之一。一旦有证据怀疑IE,应在充分的血培养后,尽早开始积极的抗生素治疗。

（2）高血药浓度:由于赘生物中的细菌难以被机体防御机制消灭,其高发繁殖达到数量极限且生长与代谢缓慢的细菌,对抗生素,特别是作用于细胞壁的抗生素敏感性差,只有维持高血药浓度才能保证赘生物内达到有效杀菌浓度。

（3）选用杀菌药:只有选用能穿透血小板—纤维素的赘生物基质,杀灭细菌,才能达到根治感染、减少复发的目的。

(4)联合用药:联合应用抗生素增加协同作用,减少耐药性,可获得较好疗效。

(5)疗程要长:对药物敏感细菌的用药应达4~6周,对于耐药或毒力强者至少应达8周。复发者应适当延长。

(6)不采用口服给药:口服给药难以达到和维持高血药浓度。

2.药物治疗

(1)培养前药物选用:对可疑本病的患者,在连续血培养后,立即静脉给予青霉素600万~1800万 U/d,并与庆大霉素合用,14 万~24 万 U/d。若治疗3天发热不退,应加大青霉素剂量至2000万 U/d以上静脉滴注,如效果良好,可维持6周。

当应用较大剂量青霉素时,应注意脑脊液中的浓度,过高可发生神经毒性表现,如肌痉挛、惊厥和昏迷。此时应与IE的神经表现鉴别,以免误诊为IE加重而增加抗生素用量,造成不良后果。

如果青霉素疗效欠佳或青霉素过敏者宜改用其他抗生素,如半合成青霉素或头孢菌素类等。如苯唑西林、哌拉西林等,6~12 g/d,静脉滴注;头孢噻吩 6~12 g/d、头孢唑啉 3 g/d、万古霉素 30 mg/(kg·24h),静脉滴注。

(2)血培养后药物选用:可根据细菌的药敏试验结果调整抗生素的种类和用量。血培养反复阴性者,可根据经验按肠球菌及金黄色葡萄球菌感染,选用大剂量青霉素和氨基苷类药物治疗2周,同时做血培养和血清学检查,排除真菌、支原体、立克次体感染。无效改用其他抗生素,如头孢菌素、万古霉素。

(3)常用致病菌的药物使用。

1)草绿色链球菌:仍以青霉素为首选,多数患者单用已足够;对青霉素敏感差者加用庆大霉素(12 万~24 万 U/d)、妥布霉素 3~5 mg/(kg·24h)、丁胺卡那霉素(1 g/d),肌肉或静脉使用。

对青霉素过敏者可用万古霉素、头孢噻吩、头孢唑啉等。

2)肠球菌:肠球菌多具有抗青霉素和抗广谱青霉素的特性。首先考虑大剂量青霉素(2000万~3000万 U/d)+庆大霉素 12 万~24 万 U/d 或氨苄西林(12 g/d)+庆大霉素(12万~24 万 U/d),静脉滴注。对青霉素过敏者可选用喹诺酮类的环丙沙星(0.2~0.4g/d)、氧氟沙星(0.4g/d)分两次静脉滴注。

3)葡萄球菌:多数葡萄球菌能产生 β-内酰胺酶,对青霉素具有高度耐药性,可选用第一代头孢菌素、万古霉素、利福平和各种耐药的青霉素,如苯唑西林等。若非耐青霉素的菌株,仍选用青霉素治疗,1000万~2000万 U/d和庆大霉素联合应用。金黄色葡萄球菌引起者在治疗过程中应仔细检查是否有必须处理的转移病灶或脓肿,避免细菌从这些病灶再度引起心脏病变处的种植。表皮葡萄球菌侵袭力低,但对青霉素效果欠佳,宜与万古霉素、庆大霉素、利福平联合应用。

4)革兰阴性杆菌:引起的 IE 病死率高,预后差,但作为本病的病原菌较少见。由于细菌种类较多,对抗生素敏感性各不相同,一般药敏前以 β-内酰胺类和氨基苷类药物联合应用,药敏结果明确后,可根据药敏选用第三代头孢菌素,如头孢哌酮 4~8 g/d、头孢噻肟 6~12 g/d、头孢曲松 2～4 g/d;也可使用氨苄西林和氨基苷类联合应用。

铜绿假单胞菌引起者选用第三代头孢菌素,以头孢他啶最优,6 g/d。也可选用哌拉西林和氨基苷类药物联合应用。

沙雷菌属引起的 IE 可用氨苄西林或氧哌嗪青霉素和氨基苷类联合应用。厌氧菌感染者可用甲硝唑 1.5～2 g/d。

5)真菌:真菌性 IE 病死率为 80%～100%,药物治愈极为罕见,需要在抗真菌药物治疗基础上手术切除病灶且术后继续抗真菌治疗方有治愈的可能。治疗效果比较肯定的药物有两性霉素 B,由 0.1 mg/(kg·24h)开始,逐日递增 0.3～0.5 mg/(kg·24h),直至 1 mg/(kg·24h)。可在开始治疗 1～2 周后手术,术后继续用药 8 周甚至更长。其不良反应较多,常见发热、头痛、明显胃肠道反应、静脉炎、肾功能损害等。氟康唑和氟胞嘧啶不良反应低,但仅有抑菌作用,与两性霉素 B 合用,可增强杀菌作用,减少后者的用量,氟康唑用量 200～400 mg/d,氟胞嘧啶用量 150 mg/(kg·24h)静脉滴注或口服。

6)立克次体:可选用四环素 2 g/d,静脉滴注,治疗 6 周。

(二)支持治疗

除抗感染治疗外,必须注意患者的全身情况,患者一般食欲缺乏、营养不良且有贫血,应给予支持疗法。

1.输血

血红蛋白低于 100 g/L,可少量多次给予浓缩红细胞、血浆,每周 2～3 次。

2.白蛋白

血浆白蛋白低于 30 g/L,可静脉滴注人血白蛋白 10 g,隔日 1 次,共 2～3 次。

3.丙种球蛋白

感染严重,患者抵抗力低,可每周滴注人血丙种球蛋白 1～2 次,每次 150 mg/kg。

使用血液、血制品时应注意预防经血传播疾病的发生。

(三)手术治疗

手术治疗目前已成为药物治疗的重要辅助手段,使 IE 的病死率有所降低。

1.左侧感染性心内膜炎手术指征

(1)心力衰竭。

(2)未能控制的感染:局部感染未控制、真菌或耐药菌引起的感染;积极抗感染治疗及控制败血性转移病灶后仍存在血培养持续阳性;由葡萄球菌或非副流感嗜血杆菌革兰染色阴性菌的人工心脏瓣膜心内膜炎。

(3)预防栓塞:主动脉或冠状动脉性自体或人工心脏瓣膜心内膜炎伴积极抗感染治疗后仍存在永久性赘生物>10 mm 或经治疗伴巨大孤立赘生物(>30 mm)或赘生物>15 mm 且没有其他手术指征。

绝大多数右侧心脏 IE 的药物治疗可收到良效,同时由于右心室对三尖瓣和肺动脉瓣的功能不全有较好耐受性,一般不考虑手术治疗。

2.手术后抗感染期限

取决于术前抗感染时间的长短、有无瓣周感染以及赘生物培养的情况;一般情况下,如致病菌较耐药,而手术标本培养阴性,术前加上术后的抗感染治疗至少应满一疗程;而手术标本培养阳性者,应给予足够疗程。

八、预 防

IE 是致命性疾病,病死率高,其一级预防很重要。IE 多发生在器质性心脏病的基础上,而由侵入性操作手术引起的不多,所以用抗生素预防 IE 要考虑抗生素的潜在不良反应、预防的费用—效益比,尽可能做到既要积极,又不致滥用。2015 年 ESC 提出了感染性心内膜炎的预防指南。

(一)危险病种感染灶清除

在有心脏瓣膜功能障碍[特别指出二尖瓣脱垂伴反流和(或)瓣叶增厚时才需要预防性治疗]、复杂性心血管畸形、人造瓣膜、肥厚型心肌病及有心内膜炎既往史的患者,应及时清除感染病灶。

(二)需要预防应用抗生素的手术与操作

在牙科(仅在处理牙龈、根尖周围组织或穿透口腔黏膜时)和上呼吸道手术或机械操作,低位胃肠道、胆囊、泌尿生殖道手术或操作以及涉及感染性的其他外科手术,都应预防性应用抗生素。

(三)预防性抗生素的用法

1.口腔手术或操作

一般术前 30～60 分钟给予阿莫西林 2 g(成人)、50 mg/kg(儿童)口服或静脉滴注,青霉素过敏者可给予克林霉素 600 mg(成人)、20 mg/kg(儿童)口服或静脉滴注;不推荐应用喹诺酮类抗生素和氨基苷类抗生素。

2.非口腔的侵入操作仅在感染区域进行时应用抗生素治疗

选择抗生素时,呼吸道操作针对葡萄球菌,胃肠道及泌尿生殖道操作须针对肠球菌,皮肤及骨骼肌肉操作须针对葡萄球菌及乙型溶血性链球菌。

3.心脏或血管手术

早期人工瓣膜感染(术后 1 年),预防性治疗应在术前立即开始,如术程延长,应重复应用至术后 48 小时停止。

新版指南对 IE 治疗中抗生素应用所做补充如下。①改变了氨基苷类抗生素用药指征及方式,不推荐该类药物用于治疗葡萄球菌感染性 NVE,该类药物临床获益尚未得到临床研究证实且可能具有肾毒性。②仅当有植入异物感染时(如 PVE)才考虑联合使用利福平,其他抗生素治疗 3～5 天菌血症消失后即可开始用药。③推荐使用达托霉素和磷霉素用于治疗葡萄球菌 IE,使用奈替米星治疗青霉素敏感的口腔链球菌和消化链球菌,当患者具备达托霉素用药指征时,给药必须采用高剂量方案(药量≥10 mg/kg,每日 1 次)同时联合其他抗生素以增加抗菌活性,同时避免产生耐药。④用于治疗 IE 的抗生素治疗方案目前大多已达共识,但对于葡萄球菌感染性 IE 的最佳治疗方案以及经验性治疗方案仍有争议。

(王　丽)

第六章 心肌疾病

第一节 原发性心肌病

一、扩张型心肌病

扩张型心肌病（DCM）以左心室或双心室扩张并伴收缩功能受损为特征，可以是特发性、家族性/遗传性、病毒性和（或）免疫性、酒精性/中毒性，或虽伴有已知的心血管疾病但其心肌功能失调程度不能用异常负荷状况或心肌缺血损伤程度来解释。组织学检查无特异性。常表现为进行性心力衰竭、心律失常、血栓栓塞、猝死且可发生于任何阶段。以中年男性多见，男：女约为 2.5：1，年发病率为 6/10 万～10/10 万。

（一）病因与发病机制

大多数患者病因不明。扩张型心肌病可能代表着由各种迄今尚未确定的因素所导致心肌损害的一种共同表现。尽管病因尚未阐明，但主要的可能机制包括家族遗传性、病毒感染以及免疫异常。另外，心肌能量代谢紊乱、交感—肾上腺素能系统以及肾素—血管紧张素系统功能紊乱等可能都与扩张型心肌病的发生、发展有关。

1.病毒感染

病毒感染在扩张型心肌病的发生机制中占有较重要地位，已发现病毒性心肌炎可以演变为扩张型心肌病。约 1/5 的患者在 DCM 发生之前患过严重的流感综合征，并在部分患者心肌活检标本中检测到病毒颗粒，同时发现该组患者柯萨奇病毒抗体滴度明显高于健康人。在动物实验中，肠道病毒感染小鼠发生病毒性心肌炎伴有持久的免疫功能异常，最后发展形成DCM。急性病毒性心肌炎患者经长期随访，有 6%～48% 可转变为 DCM。不少临床诊断为DCM 的患者，心内膜心肌活检发现心肌炎的证据。由病毒性心肌炎发展为 DCM 的过程是一个心肌重塑的过程，涉及多种细胞膜蛋白、胞质钙超载和核蛋白的调节失控。有学者认为，在病毒性心肌炎向 DCM 发展的过程中，微循环痉挛发挥了重要作用，内皮细胞感染或免疫损伤导致微血管功能异常，反复的微循环痉挛引起心肌骨架蛋白的溶解，心肌细胞减少，最终导致心力衰竭。病毒性心肌炎向 DCM 发展的确切机制尚未阐明。也有学者认为，DCM 和病毒性心肌炎是同一病理过程中的不同阶段。

2.免疫异常

在扩张型心肌病患者中已发现体液免疫和细胞免疫功能异常。自身抗体介导的免疫反应在分子水平引起心肌细胞功能紊乱,可能是扩张型心肌病发生、发展的重要机制。扩张型心肌病患者体内可以检出多种自身抗体。目前,能在患者血清中检测到与 DCM 相关的自身抗体有抗肌凝蛋白抗体、抗线粒体腺苷载体(ATP/ADP 载体)抗体、抗 M 抗原抗体、抗 α-酮戊二酸脱氢酶支链复合物抗体、抗 β 受体抗体、抗 M_2 受体抗体等,抗内皮细胞抗体、抗核抗体和抗心肌纤维抗体也与 DCM 有关。细胞免疫紊乱可能也参与扩张型心肌病的发病过程。有研究显示,扩张型心肌病患者存在细胞毒性 T 细胞、抑制性 T 淋巴细胞和自然杀伤细胞等各种 T 细胞功能异常。

3.遗传因素

流行病学调查发现扩张型心肌病有家族聚集性,但比肥厚型心肌病少见。Abelmann 等根据多个家族性 DCM 的研究认为 DCM 遗传方式有以下三种:①常染色体显性遗传,其特点是有近 50% 的外显率,家族中可能有一半成员患 DCM,男女患病率相似;②常染色体隐性遗传,特点是家族成员中很少或没有人患 DCM,发病可能与环境因素如病毒感染关系密切;③X-染色体伴性遗传,特点是家族中女性成员携带 DCM 相关基因但不发病,患病者均为男性。目前应用分子遗传学技术发现 DCM 发病与基因异常密切相关。应用免疫组化技术检测 DCM 患者的心肌组织,发现有胎儿型肌凝蛋白重链的重新表达,提示胎儿型肌凝蛋白的重新表达与 DCM 发病有关。心肌病动物模型中某些原癌基因如 c-myc 表达增加,可能与心肌病发病有关。线粒体 DNA(mtDNA)是人体内唯一的核外 DNA,编码呼吸链的 13 种酶的亚单位。DCM 时 mtDNA 异常,心肌内 ATP 酶含量及活性下降,导致能量代谢障碍,从而引发心功能不全。

与疾病关联的特定人类白细胞抗原(HLA)作为遗传易感性标志,可反映特定个体对疾病的易感状态。近年来,人类白细胞抗原(HLA)多态性被认为是 DCM 发生发展的独立危险因素。已有报道 DCM 患者 HIA-B_{27}、HLA-A_2、HLA-DR_4、HLA-DQ_4、HLA-DQW_4、HLA-DQ_8 表达增加,而 HLA-DRW_6 表达明显减低。

4.心肌能量代谢紊乱

能量代谢是维持心肌细胞结构完整和功能正常的重要支柱。心肌细胞在病理状态下线粒体内 Ca^{2+} 超载以及氧自由基产生过多,导致线粒体损伤,从而损害氧化磷酸化过程,ATP 生成障碍。近来报道,心肌病心肌线粒体 DNA 缺失和突变,其编译相应氧化还原酶的结构和功能异常导致心肌能量代谢紊乱。

5.交感—肾上腺素能系统

肾素—血管紧张素系统及其受体、受体后信号通路的改变可能也参与 DCM 的发病过程。

(二)诊断

1.临床表现特点

本病起病缓慢,多在临床症状明显时方就诊。最突出的症状是左心衰的症状,如胸闷、气促、甚至端坐呼吸。疲乏、无力也很常见。右心衰属晚期表现,可能提示更差的预后。部分患者有胸痛症状,可能提示合并有缺血性心脏病,也可能与 DCM 时冠状微血管扩张储备能力降低有关。胸痛也可继发于肺栓塞。

体格检查可有心尖搏动外移、心脏浊音界扩大、心音低钝。第二心音往往呈正常分裂,但当存在左束支阻滞时,第二心音也可呈逆分裂。若有肺动脉高压,则第二心音的肺动脉成分增强。收缩期前奔马律(S_4)几乎普遍存在且往往在明显的充血性心力衰竭之前就已出现。心脏功能一旦失代偿,则通常都会存在室性奔马律(S_3)。如同时伴有心动过速,则可闻及重叠性奔马律。收缩期杂音常见,多为二尖瓣反流引起,也可见于三尖瓣反流。收缩压通常正常或偏低,脉压小。左心衰严重时可出现交替脉。右心衰时可见颈静脉怒张、肝脏充血性肿大并有搏动、下肢水肿,严重时可出现腹水。来自左心房、左心室的血栓脱落所造成的体循环栓塞以及由下肢静脉系统来源的血栓所造成的肺栓塞可出现相应的症状与体征。约有10%的患者心衰时血压升高,心衰控制后血压可正常。

2.辅助检查

(1)超声心动图(UCG):UCG可提供形态学和血流动力学信息,对DCM的诊断和鉴别具有重要价值,可排除心包疾病、瓣膜病、先天性心脏病和肺心病等。DCM超声心动图的典型特征可以概括为"一大、一小、一薄、一弱",即心脏扩大、二尖瓣开放幅度小、心室壁变薄、心室壁运动普遍减弱。心脏扩大可以表现为全心扩大,尤以左心室、左心房扩大最为常见,并伴心室收缩功能普遍减弱,收缩或舒张期心室容量增加,室壁厚度可正常、增厚或变薄,但其增厚率降低,二、三尖瓣可因心室显著扩大、瓣环扩张和乳头肌移位而发生相对性关闭不全伴反流。另外也可见心腔内附壁血栓,多发生于左室心尖部。UCG还可以测定左心室射血分数(LVEF)、左心室内径缩短率、左心室舒张功能以及肺动脉高压等。收缩期末室壁厚度、LVEF与预后有关,室壁越薄、LVEF越低,预后越差。UCG也有助于扩张型心肌病与缺血性心肌病的鉴别诊断。年龄>50岁,室壁局限性变薄及节段性运动异常,并伴有主动脉瓣区退行性病变,有利于缺血性心肌病的诊断;而年龄较轻,心脏普遍增大,伴多瓣膜反流、右心增大、室壁运动弥散性减弱则有利于DCM诊断。DCM左心室呈"球形"改变,心尖部心肌不变薄,收缩期可见内缩运动,室壁运动弥散性减低,二尖瓣与室间隔之间的间距明显增大;而缺血性心肌病则左心室呈"圆拱门形"改变,心尖圆钝变薄且搏动明显减弱,室壁节段性运动减弱及主动脉内径增宽为其特征表现。

(2)放射性核素显像:主要包括心血池动态显影和心肌血流灌注显像。心血池动态显影可测定心室腔大小、心室收缩功能、射血分数和局部射血分数,也可观察室壁运动情况。心肌血流灌注显像可用以了解心肌局部血流灌注情况和缺血程度,判断心肌病变部位的形态、范围和程度。DCM放射性核素心血池显影主要特征为:心腔明显扩大,尤以左心室腔扩大显著;心腔容量增加,心腔扩大呈舒张状态,形成球形或椭圆形;室壁运动普遍减弱,整体射血分数及各节段局部射血分数均下降,心室相角程增大;DCM放射性核素心肌血流灌注显像则可见多节段性花斑状改变或节段性减低。

(3)心电图:DCM的心电图表现以多样性、复杂性而又缺乏特异性为特征。可有左心室、右心室或双侧心室肥大,也可有左心房、右心房或双侧心房肥大,可有QRS低电压、ST段压低及T波低平或倒置,少数病例有病理性Q波。DCM患者出现病理性Q波提示病情较重,病死率明显高于无病理性Q波者。可见各种心律失常,以室性心律失常、房颤、房室传导阻滞以及束支传导阻滞多见。动态心电图监测可发现90%的患者有复杂性心律失常,如多源性室早、成对室早或短阵室速。

（4）X 线检查：病程早期可无变化，随着病情的发展，显示不同程度的心影扩大，心胸比例大于 0.5，心脏搏动减弱，肺淤血征。也可见胸腔积液、心包积液。

（5）CT 检查：可见左心室、室间隔和游离壁均变薄，左心室腔明显扩张，致使室间隔凸出向右心室流出道而表现出右心室梗阻，即 Bemheim 综合征。少数情况以左心房或右心室增大为主。有时也可见到心脏内有充盈缺损的附壁血栓。也可测出心肌重量和左室容量增加。也可见到胸腔积液、心包积液以及肺栓塞的表现。

（6）磁共振成像（MRI）检查：MRI 可对心肌病患者的心脏结构提出可靠的、可重复的定量信息。DCM 患者行 MRI 检查可见左、右心室扩大，左心室壁厚度通常正常且均匀一致，左室重量增加。MRI 对心室容量、心室壁厚度以及重量的定量检查准确，重复性好，可用于治疗效果的评价。

（7）心导管和心血管造影检查：只对经过选择的扩张型心肌病患者（如主诉有胸痛并怀疑有缺血性心脏病可能的患者）行心导管检查，常可显示左室舒张末压、左房压以及肺动脉楔压增高。中等程度的肺动脉高压常见。重症病例可出现右室扩张、右心衰，心导管检查可见右室舒张末压、右房压以及中心静脉压升高。左室造影可证实左室腔扩大，伴有室壁运动弥散性减弱，射血分数降低，收缩末期容积增大。有时可见左室腔内附壁血栓，表现为左室腔内充盈缺损。二尖瓣反流也可见到。冠脉造影常呈现正常血管影像，但是冠状动脉扩张能力可以受损，这可能与某些病例左室充盈压显著升高有关。对于心电图显示有病理性 Q 波的患者或在非侵入性检查中发现局限性或节段性室壁运动异常的患者，冠脉造影有助于区分病理性 Q 波以及局限性或节段性室壁运动异常究竟是由心肌梗死所致，还是继发于 DCM 广泛局灶性心肌纤维化。

（8）心内膜心肌活检（EMB）：可见心肌细胞肥大、变性、间质纤维化等。目前认为，由于 DCM 的心肌组织病理改变缺乏特异性，EMB 对 DCM 的诊断价值有限。但 EMB 仍具有组织形态学诊断价值，有助于与特异性（继发性）心肌病和急性或慢性心肌炎的鉴别诊断。对 EMB 标本行免疫组化、多聚酶链式反应（PCR）或原位杂交等分子生物学检测，有助于感染病因的诊断以及特异性细胞异常的基因分析。由于 EMB 的有创性以及至今尚未找出可用于建立 DCM 诊断或明确其病因的免疫组化、形态结构或生物学标志，均使其应用于临床受到限制而难以推广。

（9）免疫学检查：以 ELISA 法检测 DCM 患者血清中抗心肌抗体，如抗心肌线粒体 ADP/ATP 载体抗体、抗肌球蛋白抗体、抗 β_1 受体抗体、抗 M_2 胆碱能受体抗体对扩张型心肌病的诊断具有较高的特异性和敏感性。抗 ADP/ATP 载体抗体敏感度为 $52\%\sim95\%$、特异度为 $95\%\sim100\%$，抗肌球蛋白重链抗体敏感度为 44.4%、特异度为 96.4%，抗 β 肾上腺素受体抗体敏感度为 $30\%\sim64\%$、特异度为 88%，抗 M_2 胆碱能受体抗体敏感度为 38.8%、特异度为 92.5%。检测 T 淋巴细胞亚群和细胞因子，如 IL-1、IL-2、IL-6、INF-γ、TNF，了解患者的免疫调节功能。Th/Ts 比值上升，提示易患自身免疫疾病。检测淋巴细胞 HLA 表型，了解患者的免疫基因和遗传易感性。

另外，血清肌钙蛋白是诊断心肌损伤的高敏感性、高特异性心肌损伤指标。已有研究表明，DCM 病程中血清肌钙蛋白 cTnT 或 cTnI、CK-MB 增高常提示预后不良。也有研究显示，

DCM 患者血清 cTnT、cTnI 值均明显高于正常人,表明对疑诊 DCM 患者测定血清 cTnT、cTnI 有助于 DCM 的临床诊断。

3.诊断注意事项

特发性(原发性)DCM 是一种原因不明的心肌病,其主要特征是心脏扩大和心肌收缩功能降低。起病隐匿,早期可表现为心室扩大,可有心律失常,静态时射血分数正常,运动后射血分数降低,然后逐渐发展为充血性心力衰竭。

中青年人出现心力衰竭、心律失常或心脏扩大者应考虑有心肌病的可能,通过病史、体检和有关的辅助检查等方法,若无风湿性、高血压性、先天性、冠状动脉性、肺源性心脏病或心包疾病证据,应考虑为心肌病。诊断时须仔细与下列心脏病进行鉴别。

(1)风湿性心脏病:心肌病也可有二尖瓣或三尖瓣区收缩期杂音,但一般不伴舒张期杂音且在心衰时较响,心衰控制后减轻或消失,风湿性心脏病则与此相反。心肌病时常有多心腔同时扩大,不像风湿性心脏病以左房、左室或右室为主。超声心动图检查有助于区别。

(2)心包积液:心肌病时心尖搏动向左下方移位,与心浊音界的左外缘相符;心包积液时心尖搏动常不明显或处于心浊音界左外缘的内侧。二尖瓣或三尖瓣区收缩期杂音,心电图上心室肥大、异常 Q 波、各种复杂的心律失常,均提示心肌病。超声心动图有助于鉴别。

(3)高血压心脏病:心肌病可有暂时性高血压,但舒张压多不超过 110 mmHg 且出现于急性心力衰竭时,心衰好转后血压下降。眼底、尿常规、肾功能正常。

(4)冠心病:中年以上患者,有高血压、高血脂或糖尿病等易患因素,室壁活动呈节段性异常者有助于冠心病的诊断。冠脉造影可确诊。

(5)先天性心脏病:多数具有明显的体征,心导管检查和超声心动图检查可明确诊断。

(6)特异性心肌病:全身性疾病如系统性红斑狼疮、硬皮病、血色病、淀粉样变性、糖原累积病、神经肌肉疾病等都有其原发病的表现可资区别。

(三)治疗

目前对 DCM 尚缺乏有效而特异的治疗手段,因而临床上对其治疗的主要目标即在于改善症状、预防并发症和阻止或延缓病情进展、提高生存率,包括抗心力衰竭、抗心律失常及预防血栓栓塞的抗凝治疗等并发症的治疗。对积极的内科治疗无效者,可考虑非药物治疗。

1.一般治疗

适当休息可减轻心脏负荷,改善重要脏器的供血,有利于水肿消退和心功能改善。休息的方式和时间应视病情而定。重度心力衰竭患者应完全卧床休息,心功能改善后应及早开始活动,以不加重症状为前提逐渐增加活动量。患者的饮食以高蛋白、富含维生素并且容易消化的食物为主。水肿的患者应适当限制钠盐的摄入。适当控制体重也可以减轻心脏的负荷,戒烟酒、防治呼吸道感染均是重要的基础治疗措施。

2.控制心力衰竭

心力衰竭是 DCM 的主要临床表现。近年来,慢性充血性心力衰竭治疗的主要进展就体现在对扩张型心肌病心力衰竭的治疗。

(1)血管紧张素转化酶抑制剂(ACEI):迄今为止,已有 39 个应用治疗的临床试验结果证明可以提高患者生活质量,并可使死亡危险性下降 24%,同时还发现不管何种病因导致的心功能改变,无论轻、中、重,也无论年龄、性别均受益。临床实践中,慢性心功能不全患者不论是收缩性或舒张性心功能不全均应使用,除非患者不能耐受或存在禁忌证;使用时小剂量开始,逐步增量,达到合适剂量,长期维持治疗。一般每隔3～7天剂量倍增1次,剂量调整的快慢取决于每个患者的临床情况。对ACEI曾有致命性不良反应的患者(如有血管神经性水肿)、无尿性肾衰竭患者或妊娠妇女绝对禁用ACEI。以下情况须慎用ACEI:①双侧肾动脉狭窄;②血肌酐水平显著升高[>225.2 μmol/L(3 mg/dL)];③高钾血症(>5.5 mmol/L);④低血压(收缩压<90 mmHg),低血压患者须经其他处理,待血流动力学稳定后再决定是否应用ACEI。

(2)β受体阻滞药:β受体阻滞药是治疗DCM慢性心力衰竭的标准用药之一。大型临床试验如美托洛尔控释剂/缓释剂干预充血性心力衰竭试验(MERIT-HF)、比索洛尔心功能不全研究Ⅱ(CIBISⅡ)、美国卡维地洛治疗心力衰竭研究、卡维地洛前瞻性随机累积生存试验(COPERNICUS)均证明,β受体阻滞药是治疗慢性心力衰竭的有效药物。β受体阻滞药成功用于慢性心力衰竭的治疗正是心力衰竭的治疗从短期的血流动力学措施转为长期的修复性策略的具体体现。目前用于治疗慢性心力衰竭的β受体阻滞药有:美托洛尔、比索洛尔、卡维地洛等。

β受体阻滞药治疗慢性心力衰竭的可能机制有:①上调心肌β受体密度与活性;②防止儿茶酚胺的毒性作用;③抑制肾素—血管紧张素—醛固酮系统的激活;④抗心律失常作用;⑤扩张冠状动脉,增加冠脉血流量;⑥减慢心率,延长舒张期时间,改善心内膜供血;⑦防止或减轻心室重塑;⑧抗氧化;⑨促使心肌能量代谢由游离脂肪酸代谢向糖代谢转化等。

所有慢性收缩性心力衰竭,NYHA心功能Ⅱ～Ⅲ级患者,LVEF<40%,病情稳定者,均必须应用β受体阻滞药,除非有禁忌证或不能耐受。NYHA心功能Ⅳ级患者,须病情稳定(4天内未静脉用药、已无液体潴留、体重恒定)后,在严密监护下应用。一般在血管紧张素转换酶抑制剂和利尿剂应用基础上加用β受体阻滞药,从小剂量开始(美托洛尔12.5 mg/d、比索洛尔1.25 mg/d、卡维地洛3.125 mg/d,每日2次),2～4周剂量倍增,达最大耐受剂量或目标剂量后长期维持。症状改善常在治疗2～3个月才出现,即使症状不改善,也能防止疾病的进展。β受体阻滞药的禁忌证有:支气管痉挛性疾病,心动过缓(心率<60次/分),二度及二度以上房室传导阻滞(除非已安装起搏器),明显液体潴留、需大剂量利尿者。

(3)1型血管紧张素Ⅱ受体阻滞药(ARB):与ACEI不同,可阻断经ACE和非ACE途径产生的AngⅡ与1受体AngⅡ结合。因此,理论上此类药物对AngⅡ不良作用的阻断比ACEI更直接、更完全。应用ARB后,血清AngⅡ水平上升与2型AngⅡ受体结合增加,可能发挥有利的效应。ARB对缓激肽的代谢无影响,因此不能通过提高血清缓激肽浓度发挥可能对心力衰竭有利的作用,但也不会产生可能与之有关的咳嗽不良反应。大型临床试验如ELITE、ELITEⅡ、Val-HeFT等证实了ARB治疗慢性心力衰竭的有效性,但其效应是否相当于或是优于ACEI尚未定论,当前仍不宜以ARB取代ACEI广泛用于心力衰竭治疗。未应用过ACEI和能耐受ACEI的心力衰竭患者,仍以ACEI为首选。ARB可用于不能耐受ACEI不良反应的心力衰竭患者,如有咳嗽、血管神经性水肿时。ARB和ACEI相同,也能引起低血压、高钾血症及肾功能恶化,应用时仍需小心。心力衰竭患者对β受体阻滞药有禁忌证时,可

ARB 与 ACEI 合用。

（4）醛固酮阻滞药：醛固酮（Ald）除引起低镁血症、低钾血症外，可激活交感神经，增加 ACE 活性，升高 Ang Ⅱ 水平，并降低副交感神经活性。更重要的是，Ald 有独立于 Ang Ⅱ 和相加于 Ang Ⅱ 的对心脏结构和功能的不良作用。心力衰竭时，心室醛固酮生成及活化增加且与心力衰竭严重程度成正比。因而，Ald 促进心室重塑，从而促进心力衰竭的发展。心力衰竭患者短期应用 ACEI 时，可降低 Ald 水平，但长期应用时，血 Ald 水平却不能保持稳定、持续的降低，即所谓"醛固酮逃逸现象"。因此如能在 ACEI 应用基础上加用 Ald 阻滞药，能进一步抑制 Ald 的有害作用，获益可能更大。RALES 试验显示，对于缺血性或非缺血性心肌病伴重度心力衰竭（近期或目前为 NYHA 心功能Ⅳ级）患者，在常规治疗基础上加用螺内酯（最大剂量 25 mg/d），可以降低心力衰竭住院率和总病死率。根据上述结果建议，对近期或目前为 NYHA 心功能Ⅳ级心力衰竭患者，可考虑应用小剂量的螺内酯 20 mg/d。EPHESUS 实验证明，新型 Ald 阻滞药依普利酮对心肌梗死后心力衰竭安全有效。

（5）利尿剂：如恰当使用，利尿剂仍是治疗心力衰竭的基石。所有心力衰竭患者，有液体潴留的证据或原先有过液体潴留者，均应给予利尿剂。NYHA 心功能Ⅰ级患者一般无须应用利尿剂。应用利尿剂后心力衰竭症状得到控制，临床状态稳定，也不能将利尿剂作为单一治疗。一般应与 ACEI 和 β 受体阻滞药联合应用。氢氯噻嗪适用于轻度液体潴留、肾功能正常的心力衰竭患者，如有显著液体潴留，特别当有肾功能损害时，宜选用祥利尿剂如呋塞米。利尿剂通常从小剂量开始（氢氯噻嗪 25 mg/d，呋塞米 20 mg/d）逐渐加量，氢氯噻嗪 100 mg/d 已达最大效应，呋塞米剂量不受限制。一旦病情控制（肺部啰音消失，水肿消退，体重稳定），即可以最小有效量长期维持，一般无须限期使用。在长期维持期间，仍应根据液体潴留情况随时调整剂量。每日体重的变化是最可靠的监测利尿剂效果和调整利尿剂剂量的指标。利尿剂用量不当有可能改变其他治疗心力衰竭药物的疗效和不良反应。如利尿剂用量不足致液体潴留可减 AECI 的疗效和增加 β 受体阻滞药治疗的危险。反之，剂量过大引起血容量减少，可增加 ACEI 和血管扩张剂的低血压反应及 ACEI 和 Ang Ⅱ 受体阻滞药出现肾功能不全的危险。在应用利尿剂过程中，如出现低血压和氮质血症而患者已无液体潴留，则可能是利尿过量、血容量减少所致，应减少利尿剂剂量。如患者有持续液体潴留，则低血压和氮质血症很可能是心力衰竭恶化，终末器官灌注不足的表现，应继续利尿，并短期使用能增加肾灌注的药物如多巴胺或多巴酚丁胺。出现利尿剂抵抗时（常伴有心力衰竭恶化），可用以下方法：①静脉给予利尿剂，如呋塞米持续静脉滴注；②2 种或 2 种以上利尿剂联合应用；③应用增加肾血流的药物，如短期应用小剂量的多巴胺或多巴酚丁胺[2～5 μg/（kg·min）]。

（6）洋地黄：大型临床试验（DIG）证实，地高辛能够改善心力衰竭患者的运动耐量和左室功能，降低心力衰竭住院率，对病死率的影响是中性的，是正性肌力药中唯一的长期治疗不增加病死率的药物。DCM 心力衰竭时地高辛使用剂量宜适当减小。

非洋地黄正性肌力药物不改善患者的远期预后，不主张对慢性心力衰竭患者长期、间歇静脉滴注此类正性肌力药。DCM 心力衰竭病情危重期间、心脏移植前的终末期心力衰竭、心脏手术后心肌抑制所致的急性心力衰竭以及难治性心力衰竭可考虑短期使用非洋地黄正性肌力药物如多巴酚丁胺或米力农支持 3～5 天，渡过危重期。推荐剂量：多巴酚丁胺 2～5 μg/

(kg·min)静脉滴注,米力农 50 μg/kg 负荷量静脉推注,继以 0.375～0.750 μg/(kg·min)静脉滴注。

3.钙通道阻滞药

由于缺乏支持钙通道阻滞药有效性的证据,这类药物不宜用于心力衰竭的治疗。有部分研究提示,地尔硫草能够改善 DCM 患者的心功能和运动耐力,可能适合于 DCM 的早期干预治疗。然而,有关钙通道阻滞药用于治疗扩张型心肌病的问题仍属探索的范畴。

4.抗心律失常治疗

在采用抗心律失常治疗之前,首先应加强对心力衰竭的治疗,消除引起心律失常的一些诱因,如缺氧、心肌缺血、水电解质酸碱平衡紊乱(尤其是低钾血症、低镁血症)、交感神经和肾素—血管紧张素—醛固酮系统的激活等。DCM 心律失常的治疗应认真权衡利弊,大部分抗心律失常药物并不能提高患者的生存率,相反有致心律失常的危险,并有负性肌力作用。因此在选用抗心律失常药物时应充分注意药物对生存率的影响,不宜把心律失常的抑制作为治疗的最终目标。

Ⅱ类抗心律失常药物 β 受体阻滞药、Ⅲ类抗心律失常药物胺碘酮可降低心律失常病死率,可以选用于各种快速性心律失常如房性心动过速、心房颤动、频发室性期前收缩以及室速。而Ⅰ类抗心律失常药物可增加病死率,尽量避免使用。尽管对于短阵室速患者可以短期静脉应用Ⅰ类抗心律失常药物中的利多卡因,但仍以选用胺碘酮为佳。对于顽固性室速患者,应选用胺碘酮或采用射频消融治疗。新型Ⅲ抗心律失常药物如伊布利特、多非利特的疗效并不优于胺碘酮。室性心律失常引起明显血流动力学障碍时,必须立即予以电复律。发作持续性室速、室颤引起晕厥或心搏骤停的患者需要考虑安装 ICD。DCM 患者同时有左室功能降低和频繁发作的非持续性室速的患者,猝死危险增大。对于具有室速或室颤的左室功能受损患者,植入 ICD 可能是可取的。在一项大规模的前瞻性研究中,左室功能降低和频繁发作非持续性室速者占研究人群的 10%,植入 ICD 者的生存率高于经验性胺碘酮治疗者。

5.抗凝治疗

DCM 伴心衰时,心室内血流淤滞,易发生周围动脉栓塞及肺栓塞。尽管抗凝剂对 DCM 伴心力衰竭者的实际效果尚缺乏临床对照实验的证实,但对这类患者仍推荐使用抗凝剂。对于 DCM 合并心房颤动或以前有缺血性卒中的患者,如无特殊的抗凝剂使用禁忌证,即使从临床或超声心动图上均未发现血栓形成的直接证据,也应进行抗凝治疗。一般选用华法林 1～3 mg,每日 1 次,使凝血酶原时间延长 1～1.5 倍,国际标准化比值(INR)在 2.0～3.0。

6.改善心肌代谢

有的 DCM 发病与心肌能量代谢障碍有关,DCM 发生后也存在一定程度的心肌能量代谢紊乱。适当应用改善心肌能量代谢的药物,可能有助于 DCM 病情的稳定和改善。根据临床情况可以选用辅酶 Q_{10}、辅酶 A、三磷酸腺苷(ATP)、肌苷、维生素 C、极化液、1,6-二磷酸果糖(FDP)、磷酸肌酸、曲美他嗪等。

7.肾上腺皮质激素

肾上腺皮质激素不宜常规应用。有人认为,心肌活检或核素心肌扫描证实心肌有炎性渗出改变者,应用肾上腺皮质激素可使炎性病灶减轻或消退,有利于改善心功能;合并急性左心衰者,短时间使用大剂量肾上腺皮质激素,有利于控制心力衰竭。

8.免疫调节治疗及中医药治疗

近年来,国内外有学者应用免疫调节剂如干扰素治疗 DCM 取得了良好效果,可使患者血清肠道病毒 RNA、抗 β 受体抗体、抗 M_2 受体抗体明显下降,提高 LVEF,改善心功能,降低顽固室性心律失常和反复心力衰竭的发生率。然而其确切疗效尚有待更多临床试验的验证。

黄芪、牛磺酸、生脉制剂具有抗病毒、调节机体免疫、改善心脏功能的作用。我国完成的一项多中心中西医结合治疗 DCM 的临床研究显示,采用中西医结合治疗(黄芪、生脉、牛磺酸、泛葵利酮及强心、利尿、扩血管等)能够提高患者的 LVEF,改善心功能。中西医结合治疗 DCM 不失为一种可取的药物治疗手段。

9.其他药物

包括钙离子增敏剂、重组人生长激素(rhGH)、甲状腺素、利钠利尿肽等。已有几项临床试验证明钙离子增敏剂如左西孟旦、利钠利尿肽对充血性心衰有效。由于这些制剂在临床上使用的时间很短,还需要更深入的研究。

10.其他治疗措施

包括心室再同步化治疗、外科治疗(心脏移植、动力性心肌成形术、部分左心室切除术、心室辅助系统和人工心脏)、心肌干细胞移植等。

DCM 的病程长短各异,一旦发生充血性心力衰竭则预后不良。死亡原因多为心力衰竭、严重心律失常和血栓栓塞,不少患者猝死。以往认为症状出现后 5 年生存率在 40% 左右,近年来,随着治疗手段的进步,存活率有明显提高。对预后影响不良的因素有:①年龄>55 岁;②心胸比例>0.55;③明显心力衰竭,心脏指数<2.5 L/(min·m²),左室舒张末压>20 mmHg,LVEF<0.30,肺动脉楔压(PCWP)>20 mmHg;④心脏重量/容积比减少;⑤血浆肾上腺素、心房利钠肽、肾素水平增高,心肌活检示有明显的组织学异常;⑥左室内传导阻滞、复杂性室性心律失常。

二、肥厚型心肌病

肥厚型心肌病(HCM)是以心肌非对称性肥厚、心室腔变小为特征,以左心室血液充盈受阻、舒张期顺应性下降为基本病变的心肌疾病。肥厚型心肌病是各年龄段重要的死亡和致残原因,且年轻人的突然和意外死亡是该病自然病史中最灾难性的部分。由于肥厚型心肌病在临床表现、病史、预后方面存在明显的异质性,使肥厚型心肌病成为一个难题。

(一)病因

本病呈家族性,也可散发性发病,常染色体显性遗传最为常见。目前病因已明确,与基因突变有关。至少已发现 15 个突变基因,超过 1400 个位点突变与肥厚型心肌病的临床表型相关。编码多位于心肌肌原纤维蛋白。与肌节有关的基因突变包括 B 肌球蛋白重链、cTnT、α 原肌凝蛋白、肌球蛋白结合蛋白 C、必需性肌球蛋白轻链、调节性肌球蛋白轻链和肌球蛋白 I 等。一个基因位点发生突变即可致病,然而约 5% 的肥厚型心肌病患者有≥2 个位点突变。我国汉族人中至少有 6 个基因变异与肥厚型心肌病发病有关。

（二）发病机制

基因突变如何导致 HCM 的机制目前尚不清楚。目前有两种学说,即毒肽学说和无效等位基因学说。①毒肽学说认为突变的肌节蛋白导致肌小节结构、功能异常及生化缺陷,使心肌难以承受正常的负荷,从而启动代偿机制增加或上调相关细胞因子与激素分泌,如胰岛素样生长因子(IGF-1)、转移生长因子(TGF-β)、内皮素-1(ET-1)、血管紧张素Ⅱ(AngⅡ)、儿茶酚胺等,同时激活原癌基因,由此引起心肌肥厚,并引起心肌细胞排列紊乱、间质纤维化等。②无效等位基因学说认为突变基因不能表达或者即使表达,其蛋白质结构也不稳定,造成肌节蛋白的有效数量不足,代偿性引起心肌肥厚。

基因突变导致肥厚型心肌病的机制可能与以下方面有关。①因肥厚型心肌病易伴发神经嵴组织疾病、甲状腺功能亢进症、胰岛素分泌过多与高血压,应用 β 受体阻滞药有效,其发病可能与儿茶酚胺与交感神经异常有关。②胎儿期室间隔不成比例地增厚与心肌纤维排列不齐,在出生后未正常退缩,引发室间隔肥厚。③房室传导加速导致室间隔与左心室游离壁不同步的激动和收缩,促进室间隔肥厚的形成。④原发性胶原异常引起心脏纤维支架异常,使心肌纤维排列紊乱,可导致心肌肥厚。⑤心肌蛋白合成异常,促进心肌细胞的肥大。⑥小冠状动脉异常,引起心肌缺血、纤维化和代偿性心肌肥厚。⑦室间隔在短轴向左凸,在心尖长轴也向左凸(正常时均向左凹),造成不等长收缩,引起心肌纤维排列紊乱和局部肥厚。对于无家族性或遗传性证据的散发性病例,其发病机制目前尚不清楚。

（三）病理和病理生理

1.病理解剖变化

显微镜下肥厚心肌的细胞肥大,细胞核畸形,线粒体增多,细胞内糖原含量增多,排列明显紊乱,细胞间质纤维增生。心脏形态上表现为心脏体积增大,重量增加,并且以左心室肥厚多见,心腔不扩张,容量正常或减少,常伴有二尖瓣叶增厚。绝大多数心肌肥厚为非对称性,其中以室间隔肥厚最为常见,极少数为向心性肥厚。室间隔肥厚部位向左心腔内突出,根据收缩期是否引起左心室流出道梗阻,临床上区分为梗阻性和非梗阻性。

2.病理生理变化

(1)左心室流出道梗阻:由于室间隔明显增厚和心肌细胞内高钙,使心肌对儿茶酚胺反应性增强,引起心室肌高动力性收缩,左心室流出道血流加速,导致该处产生负压效应,吸引二尖瓣前叶明显前移,靠近室间隔,从而造成左心室流出道进一步狭窄与二尖瓣关闭不全,并使心室腔和左心室流出道之间出现压力阶差,在收缩中、后期更为明显。压力阶差可引起反复性室壁张力增高和心肌需氧量增加,促使心肌缺血坏死和纤维化,从而形成恶性循环,引起心力衰竭。左心室流出道梗阻随左心室负荷状态或心肌收缩力的改变而呈动态变化,运动、Valsalva 动作和某些药物(如强心剂、扩血管药物、异丙肾上腺素等)可使流出道梗阻加重。

(2)左心室舒张与收缩功能障碍:由于主动脉舒张压降低,左心室舒张末压增高,冠状动脉充盈将随之降低,心室壁内血液减少;而收缩期负荷增加使舒张充盈时间推迟,室腔变窄使左室充盈负荷减低,心肌纤维蛋白异常增生使心肌去收缩性能下降,心肌间质纤维增多和肌纤维排列紊乱使室壁僵硬度增加,从而降低心室舒张速度,影响心室舒张功能。

（四）临床表现

1.症状

大多数肥厚型心肌病患者无明显症状或只有轻微的症状,而往往是在筛选肥厚型心肌病患者的亲属时才被发现,30～40岁的成年人最多见。症状的有无决定于左室流出道有无压力阶差及程度。心室顺应性好,左室流出道前后之压力阶差和血流动力学改变不明显,则无明显临床症状。重症可表现为以下临床症状。

(1)呼吸困难:90%以上有症状的肥厚型心肌病患者出现劳力性呼吸困难,阵发性和夜间发作性呼吸困难较少。

(2)胸痛:约1/3的肥厚型心肌病患者发病多在劳累后,似心绞痛,但不典型,可持续较长时间,进食也可诱发,与心肌需氧增多而供血相对不足有关。

(3)头晕或晕厥:多在活动时发生,约20%的患者主诉黑矇或瞬间头晕,有15%～25%的肥厚型心肌病患者至少发生过一次晕厥。

(4)心律失常:易发生多种形态的室上性心律失常、窦性心动过速、心室颤动甚或心源性猝死,心房颤动、心房扑动等房性心律失常也较常见。

(5)猝死:是青少年和运动员猝死主要原因。恶性心律失常、室壁过度增厚、左心室流出道压力阶差>50 mmHg是猝死的主要危险因素。

2.体征

(1)典型梗阻型患者。

1)心脏扩大:心尖冲动向左下移位,心浊音界向左下扩大,心尖有抬举样搏动。

2)心脏杂音:胸骨左缘下端闻及收缩中晚期喷射性杂音,向心尖而不向心底放射,可伴有收缩期震颤。凡增强心肌收缩力和减轻心脏负荷的措施,如给予洋地黄类、异丙肾上腺素、硝酸酯类、Valsalva动作、体力活动后或期前收缩后,均使杂音增强。相反,减弱心肌收缩力或增加心脏负荷的措施,如给予血管收缩药、β受体阻滞药、下蹲、紧握双拳时,均可使杂音减弱。约半数患者闻及二尖瓣关闭不全的杂音。

3)S_2呈逆分裂:由于左心室射血受阻、主动脉瓣延迟关闭所致。

(2)非梗阻型患者:因无室内压差,故在胸骨左缘及心尖部无收缩期杂音。心尖区可闻及轻度舒张中期杂音,为左室充盈受阻所致。

（五）辅助检查

1.心电图检查

最常见的是左心室肥厚和继发性ST-T段(V_4、V_5导联)改变,室间隔肥厚者V_1、V_2导联R波增高,R/S比值增大。胸前导联广泛、巨大、倒置T波,以V_3、V_4导联为最突出者应高度怀疑心尖肥厚型心肌病。20%～50%的患者有深而窄的病理性Q波,出现于Ⅱ、Ⅲ、aVF、aVL、V_4、V_5导联为本病的另一个特征。约50%以上病例有心律失常,房性和室性期前收缩最常见,可发展为阵发性心动过速、心房颤动、心室颤动。其次可有左束支和右束支传导阻滞、左前分支传导阻滞、预激综合征。

2.超声心动图检查

(1)典型肥厚型梗阻性心肌病:①室间隔明显肥厚≥1.5 cm,室间隔厚度/左室游离壁厚度为 1.3～1.5；②二尖瓣前叶收缩期前移贴近室间隔；③左心室腔缩小，流出道狭窄；④左心室舒张功能障碍，包括顺应性减低，快速充盈时间延长，等容舒张时间延长。运用多普勒法可了解杂音的起源和计算梗阻前后压力差。

（2）肥厚型非梗阻性心肌病：室间隔明显增厚，与左室壁比值<1.3∶1。也可有前侧游离壁增厚。

（3）心尖肥厚型心肌病：心尖肥厚型心肌病是本病的亚型，约占肥厚型心肌病的 25％。左心室舒张末呈"黑桃"样改变，心尖部肥厚＞12 mm。

3.X 线检查

心脏大小正常或增大，心脏大小与心脏及左心室流出道之间的压力阶差成正比，压力阶差越大，心脏越大。心脏以左心室肥厚为主，主动脉不增宽，肺动脉段多无明显突出，肺淤血大多较轻，常见二尖瓣钙化。

4.磁共振检查

磁共振检查可发现局限性心肌肥厚部位和肥厚的程度，特别是心尖肥厚型心肌病。心腔变小，舒张期肥厚的室间隔厚度＞14 mm，室间隔厚度与左心室后壁厚度之比≥1.3，此为室间隔非对称肥厚型心肌病的特征表现。

5.心导管检查

左心导管检查可见左心室舒张末压增高，梗阻性心肌病在左心室流出道的压力阶差常＞20 mmHg。在异位期前收缩后记录主动脉压，若主动脉内压较窦性搏动时降低，此为梗阻性心肌病的特征表现。而主动脉瓣狭窄患者在期前收缩后心搏增强，心室内压升高，由于没有左心室流出道梗阻存在，主动脉压与左心室内压成正比升高。做 Valsalva 动作或含化硝酸酯类制剂或静脉滴注异丙肾上腺素，均可增大左心室与主动脉间的压力阶差。

6.心内膜心肌活检

通过活检钳取肥厚部位的心内膜心肌组织，光镜检查可见心肌细胞畸形肥大、排列紊乱。

7.放射性核素检查

无创且较为精确的诊断方法。影像特点为左心室腔变小、变形，放射性浓度降低，围绕左心血池呈圆弧状放射性空白区，同时可见室间隔对称性肥厚、SMA、流出道狭窄等相应影像学异常。少数患者随病程进展而出现 LVEF 明显下降，此时仅见心室不对称性肥厚，以室间隔肥厚最为明显。

（六）诊断及鉴别诊断

1.诊断

肥厚型心肌病诊断主要依靠超声心动图检查，左心室流出道压力阶差有利于评估是否存在梗阻及其猝死高危因素。

（1）《国内心肌病诊治指南》关于肥厚型心肌病的诊断。

1）主要标准：①超声心动图左心室壁或（和）室间隔厚度超过 15 mm；②组织多普勒、磁共振发现心尖、近心尖室间隔部位肥厚，心肌致密或间质排列紊乱。

2）次要标准：①35 岁以内患者，12 导联心电图 I、aVL、V_4、V_5、V_6 导联 ST 段下移，深且对称性倒置 T 波;②二维超声室间隔和左心室壁厚 11～14 mm;③筛查发现已知基因突变或新的突变位点,与 HCM 连锁。

3)排除标准:①原发性高血压、风湿性心脏病二尖瓣病、先天性心脏病(房间隔或室间隔缺损)及代谢性疾病伴发心肌肥厚;②运动员心脏肥厚。

4)临床确诊标准为符合以下任何 1 项者:①1 项主要标准＋排除标准;②1 项主要标准＋次要标准第 3 项(阳性基因突变);③1 项主要标准＋排除标准第 2 项(运动员心脏肥厚);④次要标准第 2 项和第 3 项;⑤次要标准第 1 项和第 3 项。

(2)家族性肥厚型心肌病的诊断及随访。

1)家族性肥厚型心肌病(FHCM)的诊断标准:①依据临床表现、超声诊断的 HCM 患者,除本人(先证者)以外,三代直系亲属中有 1 人以上被确定为 HCM 或 HCM 致猝死患者;②HCM 患者家族中,1 个以上的成员发现同一基因、同一位点突变,室间隔或左心室壁超过 13 mm(青少年成员 11～14 mm);③HCM 患者及其三代亲属中有与先证者相同的突变基因、突变位点,伴或不伴心电图、超声心动图异常者。符合 3 条中任何一条均可以诊断为 FHCM,该家族为 FH-CM 家系。

2)家族筛查:临床诊断为家族性 HCM 后要对其遗传背景和基因进行筛查,随访无临床表现的基因突变携带者,及时确定临床表型。

3)随访:对于 HCM 基因型阳性但临床表型阴性的个体,应根据患者的年龄和临床状态的变化,儿童和青少年每 12～18 个月、成年人每 5 年 1 次心电图、超声心动图检查和临床评估。

(3)心尖肥厚型心肌病(AHCM)的诊断:心电图检查 I、aVL、V_4、V_5、V_6 导联深大、对称、倒置 T 波是 AHCM 重要的诊断线索,如二维超声、多普勒超声、MRI 等检查显示心尖肥厚征象,排除了继发性心肌肥厚,即可诊断 AHCM。在心电图上,巨大负向 T 波≥1 mV 为 AHCM 典型特征。在超声心动图上,通常将舒张期左心室心尖部室壁厚度≥15 mm 且心尖部室壁最大厚度:左心室后壁厚度≥1.5:1 作为诊断标准。需要注意的是,M 型超声和二维超声因对心尖部位的图像或声窗欠佳,难以显示心内膜边界及心尖部心肌,对 AHCM 的诊断有一定的局限性,无症状者易误诊。然而,心脏 MRI 检查是目前诊断 AHCM 敏感、可靠、无创的技术,优于超声心动图。对疑有 AH-CM 而超声心动图不能确诊时,应考虑 MRI 检查或心脏声学造影检查。

(4)肥厚型梗阻性心肌病(HOCM)的诊断:具有 HOCM 的诊断依据,左心室流出道压力阶差在静息时＞30 mmHg 为显性梗阻,静息时正常而运动负荷＞30 mmHg 时为隐匿性梗阻。无论是显性梗阻还是隐匿性梗阻,患者均可有呼吸困难、胸痛,并常出现严重心律失常,是晕厥和猝死的高危人群。

(5)HCM 猝死高危因素评估。

1)超声心动图检查 HOCM 患者时,必须测定左室流出道与主动脉压力阶差,这有利于判断 HCM 是否伴梗阻,安静时压力阶差＞50 mmHg 为梗阻型 HOCM。隐匿型梗阻负荷运动压差＞50 mmHg,无梗阻型安静或负荷时压力阶差＜30 mmHg。

2)识别和评估高危 HOCM 患者时,判断高危患者的主要依据如下。①主要危险因素:心搏骤停(室颤)存活者;自发性持续性室性心动过速;未成年猝死的家族史;晕厥史;运动后血压反应异常,收缩压不升高或反而降低,运动前至最大运动量负荷点血压峰值差<20 mmHg;左室壁或室间隔厚度≥30 mm;流出道压力阶差>50 mmHg。②次要危险因素:非持续性室性心动过速,心房颤动;检测出 FHCM 恶性基因型,*MYHT*、*TNNT2*、*TNNT3* 的某些突变位点。

2.鉴别诊断

(1)肥厚型梗阻性心肌病与冠心病的鉴别:肥厚型梗阻性心肌病可出现心绞痛、异常 Q 波、ST-T 段缺血样改变,临床症状与心电图表现类似于冠心病心绞痛和心肌梗死,因治疗措施迥然不同而需要认真鉴别。两者的鉴别要点见表 6-1。

表 6-1　肥厚型梗阻性心肌病与冠心病的鉴别要点

鉴别要点	HOCM	冠心病
年龄	中青年多见	中老年人多见
家族史	常有	无
冠心病危险因素	无	有
心脏杂音	常有胸骨左缘或近心尖区杂音	常无胸骨左缘或近心尖区杂音
心绞痛缓解	含服硝酸甘油心绞痛不减轻,甚至加重	含服硝酸甘油心绞痛减轻或消失
心电图检查	无 ST-T 段动态演变,异常 Q 波较窄,导联分布离散且 T 波多直立	AMI 时 ST-T 段呈动态演变,异常 Q 波导联为相邻导联出现且 Q 波≥0.04 秒
心肌损伤标志物	多无异常	AMI 时明显异常并呈动态变化

(2)肥厚型心肌病与高血压性左心室肥厚的鉴别:HCM 和高血压性左心室肥厚(LVH)均可出现对称性肥厚和非对称性肥厚,因此无论对称性肥厚还是非对称性肥厚,均不能作为鉴别诊断的主要依据。两者的鉴别要点见表 6-2。

表 6-2　肥厚型心肌病与高血压性左心室肥厚的鉴别要点

鉴别要点	HCM	LVH
年龄	中青年多见	多见于中老年人
高血压史	常无高血压病史	有明确的高血压病史
家族史	有 HCM 家族史及家族成员猝死史	无 HCM 家族史及家族成员猝死史
肥厚类型	多为非对称性左心室肥厚	多为左心室对称性肥厚
左心室腔	左心室腔缩小,呈新月形	左心室腔正常或轻度缩小
流出道梗阻	多见	很少见
SAM	多见	很少见
左心室收缩功能	常为高动力性	正常或偏高
左心室舒张功能	显著减退	轻度减退

(3)肥厚型梗阻性心肌病与主动脉瓣狭窄的鉴别:HOCM 与主动脉狭窄均有主动脉瓣区

杂音,心电图均有左心室肥厚和 ST-T 段的改变,X 线胸片也有类似表现,但治疗措施不同,应予以鉴别。两者鉴别要点见表 6-3。

表 6-3 肥厚型梗阻性心肌病与主动脉瓣狭窄的鉴别要点

鉴别要点	HOCM	主动脉瓣狭窄
病变部位	位于主动脉瓣瓣下	位于主动脉瓣
家族史	常有家族史	无家族史
心尖冲动	常有双重心尖冲动	少有双重心尖冲动
心音	常有收缩期奔马律,S_2 逆分裂常见,罕有收缩期喷射音	少有收缩期奔马律,S_2 逆分裂少见,瓣膜钙化且严重狭窄时常有收缩期喷射音
收缩期震颤	少有收缩期震颤	常有收缩期震颤
心脏杂音	杂音最响处较低,在胸骨左缘第 3～4 肋间或心尖部,不向颈部传导,心尖部常有二尖瓣关闭不全的收缩期杂音,罕有主动脉瓣关闭不全的杂音	杂音在胸骨右缘和胸骨左缘第 2～3 肋间最响,向颈部传导,杂音开始早且持续时间长,常有主动脉瓣关闭不全的杂音
颈动脉波	上升快,下降也快,重搏波切迹呈尖顶圆锥形,颈动脉 a 波显著	收缩期主波延迟出现,有震颤波,有时呈高平原形,下降缓慢,波形细小,少有显著的颈动脉 a 波
期前收缩对脉搏与杂音的影响	患者室性期前收缩后第一脉搏变弱,心脏杂音也减弱	室性期前收缩后第一脉搏变强,心脏杂音相应变响
影响心脏容量负荷因素	在立位、Valsalva 动作用力期使回心血量减少,杂音变响,而突然蹲踞、Valsalva 动作松弛期、平卧抬高双腿使回心血量增多,杂音变轻	相反
心电图检查	常见异常 Q 波,可伴预激综合征	无异常 Q 波
超声心动图检查	多为非对称性肥厚,可有 SAM	多为对称性,无 SAM
胸部 X 线检查	多无主动脉扩张和瓣膜钙化	常有主动脉扩张和钙化
心导管检查	左心室流出道存在显著的压力阶差	无明显压力阶差

(七)治疗

1.无症状肥厚型心肌病的处理

对无症状的 HCM 患者是否用药存在分歧,部分学者主张无症状不用药。HCM 病程呈现典型的心室重构进程,为了延缓和逆转重构,建议服用 β 受体阻滞药或非二氢吡啶类钙通道阻滞药,小到中等剂量。

(1)β 受体阻滞药:普萘洛尔 10～20 mg,3 次/日,需逐步增量,直到最大使用剂量。普萘洛尔可以减慢心率,降低心肌收缩力,减轻运动时左心室流出道压力阶差。

(2)钙通道阻滞药:地尔硫䓬 30～90 mg/d,维拉帕米 240～480 mg/d,能降低运动和安静时左心室流出道压力阶差和左心室顺应性。应观察血压,防止低血压的发生。

2.症状性肥厚型心肌病的药物治疗

HCM 药物治疗的主要原则为延缓心肌肥厚、缓解临床症状和抗心律失常。适用于不伴有流出道明显梗阻和压力阶差的患者,以 β 受体阻滞药、钙通道阻滞药和丙吡胺等药物为主。

(1)有症状 HCM 的药物治疗。

1)β 受体阻滞药:β 受体阻滞药可明显改善 HCM 患者的心绞痛、胸闷等症状。可选用普萘洛尔、美托洛尔、阿替洛尔、比索洛尔。成年 HCM 患者无论是否存在左心室流出道梗阻,均应首选 β 受体阻滞药且从小剂量开始,逐渐加大剂量,直至达到有效改善症状或将剂量增加至静息心率至 60~65 次/分钟(推荐类型Ⅰ,证据水平 B),但有严重窦性心动过缓或严重 AVB 的患者应慎用。

2)非二氢吡啶类钙通道阻滞药:既有负性肌力作用又能改善心肌的顺应性,对减轻流出道梗阻和改善舒张功能均有利。常用维拉帕米 240~480 mg/d,分 3~4 次口服,可有效缓解症状。适用于 β 受体阻滞药疗效不佳或有哮喘的患者,但对压力梯度高、严重心力衰竭或窦性心动过缓患者应慎用(推荐类型Ⅰ,证据水平 B)。

3)丙吡胺:通常能有效缓解 β 受体阻滞药或非二氢吡啶类钙通道阻滞药无效的 HOCM 的症状,如心绞痛和呼吸困难(推荐类型Ⅱa,证据水平 B)。对已出现呼吸困难、运动受限患者,建议应用丙吡胺 100~150 mg,每日 4 次。治疗流出道梗阻的效果优于 β 受体阻滞药和维拉帕米,但在改善舒张功能方面弱于维拉帕米。

4)胺碘酮:对有症状又有室上性心动过速的患者建议选用胺碘酮。因胺碘酮联用丙吡胺容易导致心律失常的发生,应尽量避免。

5)ACEI:不推荐常规应用 ACEI,仅在出现心功能不全、心脏扩大时适当使用。

6)其他:HCM 患者出现严重呼吸困难、心绞痛、近乎晕厥和晕厥,表示左心室流出道出现明显梗阻,通常由前负荷下降、β 受体阻滞药与维拉帕米减量或停药等引起。禁用硝酸酯类、利尿剂和其他血管扩张药,避免降低前、后负荷以加重左心室流出道梗阻。

(2)相关并发症的药物治疗。

1)HOCM 较易发生心房颤动,并可触发致命性心律失常,也可形成左心房血栓,是导致脑卒中的主要原因。治疗应当针对不同的临床情况,分别采取节律控制或心室率控制措施,同时合理进行抗凝治疗。

2)HOCM 出现充血性心力衰竭症状时,小剂量利尿药可减轻肺淤血症状,同时进行标准化的抗心力衰竭治疗。

3)HOCM 出现心律失常时,视心律失常的类型和程度选用抗心律失常药物,房性快速心律失常通常选用非二氢吡啶类钙通道阻滞药(如维拉帕米);频发室性期前收缩、短阵室性心动过速等可选用 β 受体阻滞药和胺碘酮;持续性室性心动过速、心搏骤停复苏后应当置入 ICD 预防。

3.药物难治性 HCM

药物难治性 HCM 是指用药物治疗后不能改善症状,并出现心搏骤停、持续性室性心动过速、左心室流出道压力阶差＞30 mmHg、心室壁厚度＞30 mm 等临床情况。药物难治性

HCM患者属于高危人群,其中多数发生心源性猝死、心力衰竭及脑卒中等。

(1)外科手术:通过切除肥厚心肌,解除机械梗阻,修复二尖瓣反流,能有效降低流出道的压力阶差,明显缓解心力衰竭症状,延长患者寿命,是HCM治疗的标准方案。但手术难度大,病死率高。外科室间隔切除术适用于室间隔肥厚静息或运动激发左心室流出道压力阶差≥50 mmHg,青少年≥100 mmHg,有明显心力衰竭(NYHA心功能≥Ⅲ级)或晕厥、近乎晕厥的患者,并作为此类患者的首要选择(推荐类型Ⅱa,证据水平B)。

(2)乙醇消融:符合外科手术的基本条件,但患者高龄或外科手术风险较高或外科手术失败或患者拒绝进行外科手术,可选择乙醇消融术(推荐类型Ⅱa,证据水平B)。

(3)永久性双腔起搏:对于发生呼吸困难、胸痛、超声心动图证实左心室流出道压力阶差>30 mmHg患者,双腔起搏能降低压力阶差。但临床研究表明,永久性起搏缓解梗阻的效果与安慰剂组相同,不主张置入双腔起搏器作为药物难治性HCM患者的首选方案。对于不适宜室间隔减容术(外科室间隔切除术、室间隔消融术)的患者,若药物治疗无效,置入双腔永久性起搏器可以作为一种改善症状的选择(推荐类型Ⅱb,证据水平B)。

(4)ICD:HCM猝死高危患者,尤其是青少年和竞赛运动员,恶性心律失常是其主要的猝死原因。置入ICD可使25%的HCM高危患者得以生存,并且能有效改善心功能,缓解流出道梗阻。对于既往心搏骤停、心房颤动或有血流动力学障碍室性心动过速的HCM患者,应当置入ICD进行二级预防。对于具有心源性猝死主要危险因素(推荐类型Ⅰ,证据水平B)的HCM患者,应置入ICD进行一级预防。对于仅有孤立性非持续性室性心动过速发作或仅有运动血压反应异常,而无任何其他心源性猝死危险因素的HCM患者,ICD的益处尚不明确(推荐类型Ⅱb,证据水平C)。在置入ICD前应观察脑钠肽(BNP)的水平,可作为定量参照指标。

(5)心脏移植:临床治疗的最后选择。对严重终末期心力衰竭,LVEF≤50%、不能接受其他干预手段的非梗阻性HCM患者,应考虑心脏移植(推荐类型Ⅰ,证据水平B)。

三、限制型心肌病

限制型心肌病(RCM)是一种以心肌僵硬度升高导致以舒张功能严重受损为主要特征的心肌病,可不伴有心肌的肥厚。患者心脏的收缩功能大多正常或仅有轻度受损,而舒张功能多表现为限制性舒张功能障碍。本病包括多发生在热带的心内膜纤维化(EMF)及大多发生在温带的嗜酸性粒细胞心肌病,本病在我国非常少见。

(一)病因和发病机制

限制型心肌病的病因尚未清楚,可能与营养失调、食物中5-羟色胺中毒、感染过敏以及自身免疫有关。在热带地区心内膜心肌纤维化是最常见的病因,而在其他地域,心肌淀粉样变性则是最常见的病因之一,此外还有结节病、嗜酸性粒细胞增多症、化疗或放疗的心肌损害及由肌节蛋白基因突变导致的特发性心肌病等。家族性限制型心肌病常以常染色体显性遗传为特征,部分家族与肌钙蛋白I基因突变有关;而另一些家族,则与结蛋白基因突变有关。表6-4显示了限制型心肌病的病因分类。

表 6-4　限制型心肌病的病因分类

心肌疾病	心内膜疾病
非浸润性	心内膜纤维化
特发性心肌病	高嗜酸性粒细胞综合征
家族性心肌病	类癌心脏累及转移癌
肥厚型心肌病	放射线
硬皮病	蒽环类药物毒性作用
弹性纤维性假黄瘤	引起纤维素性心内膜炎的药物（5-羟色胺、麦角新碱、麦角胺、汞剂、白消安）
糖尿病性心肌病	
浸润性	
淀粉样变	
结节病	
戈谢病	
赫尔勒病	
脂肪浸润	
贮积性	
血红蛋白沉积病	
法布里病	
糖原贮积症	

1.非浸润性原因

在非浸润性限制型心肌病中，有心肌心内膜纤维化与 Loffler 心内膜炎两种，前者见于热带，后者见于温带。心脏外观轻度或中度增大，心内膜显著纤维化与增厚，以心室流入道与心尖为主要部位，房室瓣也可被波及，纤维化可深入心肌内。附壁血栓易形成。心室腔缩小。心肌心内膜也可有钙化。

特发性限制型心肌病常与斑点状的心内膜心肌纤维化相关。常见于成人，也可见于儿童，在成人 5 年生存率约为 64%，而在儿童的病死率较高。这种患者心功能大多是 NYHA Ⅲ～Ⅳ级，与正常的心室相比心房往往有不成比例的增大，二维超声心动图上心室运动大多正常且室壁厚度正常。组织学检查大多无特异性发现，可能有一些退行性改变，如心肌细胞肥大、排列紊乱和间质纤维化。如果病理检查发现有心肌细胞排列紊乱，应注意排除肥厚型心肌病。

2.渗出性原因

淀粉样变性是限制型心肌病最常见的病因。心肌淀粉样变性是由异常蛋白沉积于心肌间质，引起以限制型心肌病为主要表现形式的心脏疾病。淀粉样蛋白在 HE 染色时呈粉染物，刚果红染色偏光显微镜下显示苹果绿的双折射。电镜下，淀粉样纤维呈不分支状，直径 7.5～10 nm。光镜下观察，淀粉样蛋白在外观上与电镜下观察相同，但实际上淀粉样蛋白有多种不同来源，据此可将淀粉样变性分为 AL 型淀粉样变性、ATTR 型淀粉样变性、老年性淀粉样变性、继发性淀粉样变性等。早期确诊心肌淀粉样变性至关重要,因为一旦患者出现临床症状,则病情进展迅速且结局很差,出现心力衰竭的患者中位生存期小于 6 个月,延误诊断、错误诊断均可能使患者错失最佳治疗时机。

结节病是一种多系统的,以器官和组织肉芽肿样病变为特征的疾病。病因尚不完全清楚。结节病主要发生于肺组织和淋巴结,也可累及心、脾、肝、腮腺等。病变可累及心脏的任何部位,包括心包、心肌和心内膜,以心肌最为常见。左心室游离壁和室间隔最常被累及,右心室和心房也较常被累及。临床上部分患者表现为限制型心肌病或扩张型心肌病。

3.心内膜心肌原因

心内膜心肌纤维化(EMF),又称 Becker 病,是一种原因不明的地方性限制型心肌病,根据病变部位不同分为右心室型、左心室型、混合型三种。此病好发于非洲热带地区,尤其多见于乌干达和尼日利亚,我国较少见。目前,EMF 病因尚不明确,可能与营养不良、感染及免疫有关。

4.其他原因

限制型心肌病不常见的病因包括某些遗传性疾病。其中最突出的为法布里病。法布里病是性连锁隐性遗传病,基因缺失位于 $Xq22$,可导致 α 半乳糖苷酶 A 不足并致全身性细胞溶酶体内糖鞘脂积聚,常见于血管内皮和平滑肌细胞、心、肾、皮肤和中枢神经系统。其他的遗传性疾病,如戈谢病等是限制型心肌病的少见病因。

限制型心肌病的发病机制至今仍不清楚,可能与多种因素有关,如病毒感染心内膜、营养不良、自身免疫等。近年研究认为嗜酸性粒细胞与此类心肌病关系密切。在心脏病变出现前常有嗜酸性粒细胞增多,这种嗜酸性粒细胞具有空泡和脱颗粒的形态学异常,嗜酸性粒细胞颗粒溶解、氧化代谢增高,并释放出具有细胞毒性的蛋白,主要是阳离子蛋白,可损伤心肌细胞,并作用于肌浆膜和线粒体呼吸链中的酶成分,心内膜心肌损伤程度取决于嗜酸性粒细胞向心内膜心肌浸润的严重程度和持续时间。此外,这种脱颗粒中释放的阳离子蛋白还可影响凝血系统,易形成附壁血栓。也可损伤内皮细胞,抑制内皮细胞生长。嗜酸性粒细胞浸润心肌引起心肌炎,炎症的分布主要局限于内层,可由心肌内微循环的重新排列来解释。因此相继进入坏死和血栓形成期,最终进入愈合和纤维化期。关于嗜酸性粒细胞向心肌内浸润及引起嗜酸性粒细胞脱颗粒的原因尚不清楚,可能是某些特殊致病因子,如病毒、寄生虫等感染,而这些因子与心肌组织具有相同的抗原簇,诱发自身免疫反应,引起限制型心肌病。

(二)临床表现

病变可局限于左心室、右心室或双心室同时受累。由于病变部位不同而有不同的临床表现。

1.右心室病变的症状和体征

①主要症状:起病缓慢,腹胀、腹水。由于肝充血、肿大或由于腹水致腹壁紧张而腹痛。劳力性呼吸困难及阵发性夜间呼吸困难,均可由于放腹水而缓解,说明呼吸困难主要由腹水引起。心前区不适感,出于排血量降低而感无力,劳动力下降,半数有轻度咳嗽、咳痰。②主要体征:心尖搏动减弱,心界轻度或中度扩大。第一心音减弱,胸骨左下缘吹风性收缩期杂音,可闻

及第三心音。下肢水肿与腹水不相称,腹水量大而下肢水肿较轻。用利尿剂后下肢水肿减轻或消失,而腹水往往持续存在,颈静脉怒张明显。

2.左心室病变的症状和体征

①主要症状:心慌、气短。②主要体征:心尖部吹风样收缩期杂音,少数心尖部有收缩期细震颤。当肺血管阻力增加时,出现肺动脉高压的表现。

3.双侧心室病变的症状和体征

表现为右心室及左心室心内膜心肌纤维化的综合征象,但主要表现为右心室病变的症状及体征,少数患者突出表现为心律失常,多为房性心律失常,可导致右心房极度扩大,甚至虚脱、死亡,也有患者以慢性复发性大量心包积液为主要表现,常误诊为单纯心包疾病。

4.实验室及其他检查

(1)心电图:P波常高尖,QRS波可呈低电压,ST段和T波改变常见,可出现期前收缩和束支传导阻滞等心律失常,约50%的患者可发生心房颤动。

(2)X线检查:心脏扩大,右心房或左心房扩大明显,伴有心包积液时心影明显增大,可见心内膜钙化。易侵及右心室,左心室受累时常可见肺淤血。

(3)超声心动图:是诊断限制型心肌病最重要的检查手段。二维超声心动图上其特点是心房增大,而心室大小正常或者减小;淀粉样变性患者超声心动图表现为室壁明显增厚,回声增强。部分患者可以表现为巨大心房,而患者可能并没有房颤等其他可能导致心房增大的原因。血流多普勒和组织多普勒技术可以更为精细地评估限制性舒张功能障碍,限制型心肌病典型的多普勒征象如下。①二尖瓣(M)和三尖瓣(T)血流:E峰升高(M>1 m/s,T>0.7 m/s);A峰降低(M<0.5 m/s,T<0.3 m/s);E/A≥2.0;EDT<160毫秒;IVRT<70毫秒。②肺静脉和肝静脉血流:收缩期速度低于舒张期速度;吸气时肝静脉舒张期逆向血流增加;肺静脉逆向血流速度和持续时间增加。③二尖瓣环间隔部组织多普勒显像:收缩期速度下降;舒张早期速度下降。

(4)心导管检查:心室的舒张末期压逐渐上升,造成下陷后平台波型,在左心室为主者肺动脉压可增高,在右心室为主者右心房压高,右心房压力曲线中显著的V波取代a波。限制型心肌病患者左、右心室舒张压差值常超过5 mmHg,右心室舒张末压<1/3右心室收缩压,右心室收缩压常>50 mmHg。左心室造影可见心内膜肥厚及心室腔缩小,心尖部钝角化,并有附壁血栓及二尖瓣关闭不全。左心室外形光滑但僵硬,心室收缩功能基本正常。

(5)心内膜心肌活检:心内膜心肌活检在限制型心肌病的诊断中有重要作用,可显示浸润性或心内膜心肌疾病。根据心内膜心肌病变的不同阶段,可有坏死、血栓形成、纤维化三种病理改变。心内膜可附有血栓,血栓内偶有嗜酸性粒细胞;心内膜可呈炎症、坏死、肉芽肿、纤维化等多种改变;心肌细胞可发生变性坏死,并可伴间质性纤维化改变。

(6)CT和磁共振:是鉴别限制型心肌病和缩窄性心包炎最准确的无创伤性检查手段。正常心包厚度通常<3 mm,>6 mm表明心包增厚,结合临床评估可得到缩窄性心包炎的诊断。限制型心肌病患者心包不增厚,但是须注意约18%的缩窄性心包炎患者的心包厚度正常,此时心脏MRI可以通过观察室间隔是否存在随呼吸的运动异常来协助诊断。此外,心脏MRI结合钆显像显示的早期强化有助于诊断心肌淀粉样变性;心脏MRI可以显示铁在心肌的浸润,有助于诊断血色病引起的限制型心肌病,还可显示心肌纤维化。

（7）放射性核素心室造影:右心型限制型心肌病造影的特点为:①右心房明显扩大伴核素滞留;②右心室向左移位,其心尖部显示不清,左心室位于右心室的左后方,右心室流出道增宽,右心室位相延迟,右心功能降低;③肺部显像较差,肺部核素通过时间延迟;④左心室位相及功能一般在正常范围。

（8）血常规检查:血中嗜酸性粒细胞增多。

（三）诊断和鉴别诊断

限制型心肌病目前还没有统一的诊断标准,欧洲心脏学会（ESC）2008 年对于心肌病的分类标准中,对于限制型心肌病有如下定义:患者心室表现为限制性舒张功能障碍,而一侧或两侧心室的舒张末期及收缩末期容积正常或减小,室壁厚度正常;并须排除缺血性心肌病、瓣膜性心脏病、心包疾病和先天性心脏病。诊断要点:①心室腔和收缩功能正常或接近正常;②舒张功能障碍,心室压力曲线呈舒张早期快速下陷,而中晚期升高,呈平台状;③特征性病理改变,如心内膜心肌纤维化、嗜酸性粒细胞增多性心内膜炎、心脏淀粉样变和硬皮病等。

本病应与以下疾病鉴别。

1.缩窄性心包炎

缩窄性心包炎（CP）是指心脏被致密厚实的纤维化或钙化心包所包围,使心室舒张期充盈受限而产生一系列循环障碍的病症。CP 与 RCM 两者为不同病因导致的心室扩张受限,心室充盈受限和舒张期容量下降引发几乎相同的临床表现,仅从临床表现上无法有效将两者区分开。然而两者的治疗又截然不同,CP 可以早期施行心包切除术以避免疾病进一步发展,RCM 无特效防治手段,治疗主要是控制心力衰竭且预后不良,一旦误行手术,反而加重病情。表 6-5 显示了限制型心肌病与缩窄性心包炎的鉴别要点。

表 6-5 限制型心肌病与缩窄性心包炎的鉴别要点

鉴别要点	限制型心肌病	缩窄性心包炎
病史	多发生在热带或潮湿地区,有病毒或寄生虫感染	结核性或化脓性
心脏听诊	二尖瓣和三尖瓣关闭不全杂音,S_3 奔马律	心包叩击音
X 线胸片	心内膜钙化,心影普大,肺淤血常见,也可见肺血少	心包钙化,心影正常或轻度增大,肺纹理减少
超声心动图	心内膜增厚,有房室瓣反流	心包增厚,无房室瓣反流
CT	心内膜增厚、钙化	心包增厚
MRI	心房内血液滞留症	心包增厚
心导管检查		
PCWP	>RAP	=RAP
RVSP	>50 mmHg	<50 mmHg
RVEDP/RVSP	<0.33	>0.33
RVEDP/LVEDP 差值	>5 mmHg	<5 mmHg

鉴别要点	限制型心肌病	缩窄性心包炎
心肌活检	异常	正常或非特异性心肌肥大
核素扫描	心影增大,心尖显示不清,右心室流出道增宽,右心房扩大,放射性排空延迟	心影与心腔不大

2.肥厚型心肌病

肥厚型心肌病时心室肌可呈对称性或非对称性增厚,心室舒张期顺应性降低,舒张压升高,患者常出现呼吸困难、胸痛、晕厥。梗阻性肥厚型心肌病患者可闻及收缩中晚期喷射性杂音,常伴震颤。杂音的强弱与药物和体位有关。超声心动图示病变主要累及室间隔。本病无限制型心肌病特有的舒张早期快速充盈和舒张中晚期缓慢充盈的特点,有助于鉴别。

3.缺血性心肌病

常无特征性杂音,多有异常 Q 波;超声心动图示室间隔不增厚;服用硝酸甘油等扩血管药物后胸痛等症状消失或缓解;冠状动脉造影或多排螺旋 CT 等特定检查有助于确诊。

4.高血压性心肌肥厚

多有高血压史,年龄偏大;超声心动图示室壁肥厚多为向心性、对称性,以左心受累和左心功能不全为特征,而限制型心肌病则常以慢性右心衰表现更为突出。

(四)治疗和预后

对于有明确继发因素的限制型心肌病,首先应治疗其原发病。疾病早期有嗜酸性粒细胞增多症者应积极治疗,因嗜酸性粒细胞可能是本病的始动因素。推荐用糖皮质激素,如泼尼松和羟基脲。

针对限制型心肌病本身的治疗,目前尚缺乏非常有效的手段。本病常表现为心力衰竭,目前仍以对症治疗为主。值得注意的是,以心室舒张功能障碍为主,除快速房颤外,使用洋地黄似无帮助。

利尿治疗是缓解患者心力衰竭症状的重要手段,适当的使用利尿剂可以改善患者的生活质量和活动耐量,但需要注意以下问题。①限制型心肌病患者由于心肌僵硬度增加,左心前负荷的细小变化可能引起血压的较大变化。建议首先保证体循环血压,即使患者有心力衰竭的症状,也不要因为过度利尿而影响血压,过度利尿的后果除了影响血压和器官灌注外,可能会反射性兴奋交感神经而出现各种恶性心律失常,甚至引起猝死。②利尿剂仅是一种对症治疗,不能改善患者的长期预后。③由于限制型心肌病患者本身即可出现各种恶性心律失常,在使用利尿剂时应密切监测电解质平衡。

β受体阻滞药尽管在其他心肌病中的使用越来越多,但是在限制型心肌病治疗中的作用并不肯定。使用β受体阻滞药可能有助于减少这类患者出现恶性心律失常的风险。

控制后负荷的治疗在一些存在轻度射血分数下降或者中、重度二尖瓣反流的限制型心肌病患者中可能有用,但对于仅仅表现为限制性舒张功能障碍的患者作用并不肯定。

钙通道阻滞药可能改善心室顺应性,但尚缺乏有力证据。应强调使用抗凝剂,尤其是对已有附壁血栓和(或)已发生栓塞者。

外科手术切除附壁血栓、剥除纤维化的心内膜、置换二尖瓣和(或)三尖瓣已用于临床。手术病死率约为20%,5年存活率为60%。在存活者中70%~80%心功能可望得以改善。

对于限制型心肌病有几点值得重视:①明确限制型心肌病诊断,因缩窄性心包炎患者可得益于心包切除术、肥厚型心肌病患者有其他治疗选择、终末期肝病患者可行肝移植;②限制型心肌病的治疗选择主要依靠其病因,故应明确其具体病因;③密切观察以防低血压及肾功能的恶化;④对于终末期限制型心肌病患者,充分与家属沟通,做好治疗选择。

限制型心肌病患者预后较差。在儿童患者中,疾病常进行性加重,诊断后2年的生存率仅为50%。即使患者心力衰竭症状并不严重,也会发生心律失常、卒中甚至猝死。既往胸痛或者晕厥症状是发生猝死的危险因素,而与是否存在心力衰竭症状无关。在另一项关于成人限制型心肌病患者预后的研究中,在平均68个月的随访中,50%的患者死亡,68%的死亡患者死于心血管因素,男性、年龄、心功能和左心房前后径>60 mm是死亡的独立危险因素。

四、缺血性心肌病

缺血性心肌病(ICM)为冠状动脉病变,特别是粥样硬化病变引起心肌供氧和需氧不平衡而导致的心肌细胞变性、坏死、心肌纤维化及心肌瘢痕形成,出现心脏僵硬、心脏扩大,逐步发展为以心力衰竭和心律失常为主要表现的临床综合征。

(一)病因及发病机制

缺血性心肌病主要由冠状动脉粥样硬化性狭窄、闭塞、痉挛和毛细血管的病变引起,主要发病机制如下。

(1)慢性缺氧、缺血导致心肌细胞逐渐凋亡,心肌细胞数量减少,存活心肌细胞代偿性肥大。

(2)冠状动脉急性闭塞导致心肌细胞坏死、室壁运动异常。

(3)心肌发生纤维化、纤维瘢痕形成。

(4)心肌细胞之间基质异常,特别是胶原沉积。病理变化的结果为:①室壁张力异常和僵硬度增高,影响心肌舒张功能,主要为左心室舒张功能不全;②病情进一步发展,心脏逐渐扩大,出现收缩功能不全;③可伴发多种心律失常,容易发生心源性晕厥,甚至猝死。患者的心功能状态和临床症状受多种因素的影响,包括冠状动脉病变的程度、心肌缺血的范围、心肌的存活性、心肌梗死后左心室重构的程度及其他重要的临床因素。

(二)临床表现

心肌缺血和心肌梗死或坏死对心室的不同作用,使缺血性心肌病具有各种不同的临床表现。根据患者的不同表现,可以将缺血性心肌病划分为充血型缺血性心肌病和限制型缺血性心肌病。

1.充血型缺血性心肌病

充血型缺血性心肌病占缺血性心肌病的绝大部分,以左心室扩大为主,严重者双心室均扩大。此病的临床特点是以心绞痛、心力衰竭和心律失常为主要临床表现。患者有心绞痛或心肌梗死的病史,但有些老年患者从一开始就可能没有心绞痛和心肌梗死的病史。心力衰竭的表现多逐渐发生,症状呈进行性进展,由劳力性呼吸困难发展至夜间阵发性呼吸困难及端坐呼吸,常有倦怠和乏力,周围性水肿和腹水出现较晚。此类患者可出现各种心律失常,心律失常一旦出现,常持续存在,其中以室性期前收缩、心房颤动、病态窦房结综合征、房室传导阻滞多见。由于心脏扩大、心房颤动,心腔内易形成附壁血栓,故缺血性心肌病患者发生心力衰竭时血栓和栓塞较常见。

2.限制型缺血性心肌病

限制型缺血性心肌病少数患者的临床表现主要以左心室舒张功能异常为主,而心肌收缩功能正常或轻度异常,心脏大小可以正常,但左心室常有异常的压力—容量关系,类似于限制型心肌病的症状和体征,故称为限制型缺血性心肌病或硬心综合征。患者常有劳力性呼吸困难和心绞痛,并因此使活动受限。即使在急性心肌梗死期间,有一部分患者虽然发生了肺淤血或肺水肿,却可以有接近正常的左心室射血分数,说明这些患者的心功能异常是以舒张期心功能障碍为主。

(三)辅助检查

1.心电图检查

主要表现为左心室肥大、ST 段压低、T 波改变、异常 Q 波及各种心律失常,如窦性心动过速、房性期前收缩、室性期前收缩、室性心动过速、心房颤动及心脏传导阻滞等且出现 ST-T 段改变的导联,常按病变冠状动脉支配区域分布,具有定位诊断价值。

2.胸部 X 线检查

充血型缺血性心肌病患者胸部 X 线检查可显示心脏全心扩大或左心室扩大征象,可有肺淤血、肺间质水肿、肺泡水肿和胸腔积液等。限制型缺血性心肌病 X 线胸片有肺间质水肿、肺淤血及胸腔积液,心脏多不大,也无心腔扩张,有时可见冠状动脉和主动脉钙化。

3.心脏超声检查

充血型缺血性心肌病可见心脏普遍性扩大,常以左心室扩大为主,收缩末期和舒张末期容量增加,左心室射血分数下降,室壁呈多节段性运动减弱、消失或僵硬,有时可见到心腔内附壁血栓形成。限制型缺血性心肌病超声心动图常表现为舒张受限,心室肌呈普遍性轻度收缩力减弱,无室壁瘤局部室壁运动障碍。

4.放射性核素心肌显影

201Tl 心肌显像示灌注缺损,如发现固定性灌注缺损超过左心室壁的 40%,高度提示缺血性心肌病。

5.冠状动脉造影

可确立对本病的诊断。它既可判断冠状动脉狭窄的程度和受损的部位,也可明确有无其他冠状动脉疾病。患者常有多支血管病变狭窄在 70% 以上。

6.心导管检查

左室舒张末压、左房压和肺动脉楔嵌压增高,左心室射血分数显著降低,左室腔扩大和多节段、多区域性室壁运动障碍。冠状动脉造影常有多支冠状动脉病变。

(四)诊断及鉴别诊断

1.诊断

既往有心绞痛或心肌梗死病史是缺血性心肌病重要的诊断线索。可根据临床查体及各种辅助检查对有下列表现者进行诊断：①心脏有明显扩大，以左心室扩大为主；②超声心动图有心功能不全征象；③冠状动脉造影发现多支冠状动脉狭窄病变。但是必须排除由冠心病和心肌梗死后引起的乳头肌功能不全、室间隔穿孔及由孤立的室壁瘤等原因导致心脏血流动力学紊乱引起的心力衰竭和心脏扩大。

2.鉴别诊断

（1）扩张型心肌病：老年人缺血性心肌病与扩张性心肌病在心力衰竭时很难鉴别，两者之间有很多相似之处，但是充血型缺血性心肌病的发病基础是冠心病，与病因未明的扩张型心肌病有本质上的不同。因此，有冠心病危险因素的存在，如糖尿病、高脂血症、高血压、肥胖等，特别是有心绞痛或心肌梗死病史者，有利于充血型缺血性心肌病的诊断。

（2）甲状腺功能降低性心脏病：临床上多有明显的甲状腺功能减退的表现，如怕冷、表情淡漠、动作迟缓、毛发稀疏并有黏液性水肿，可有劳累后呼吸困难、乏力和心绞痛，心脏浊音界扩大，心尖冲动弥散，心音低弱。心电图示窦性心动过缓，P波和QRS波群低电压，T波在多导联中低平或倒置，累及传导系统时可引起束支传导阻滞或房室传导阻滞。超声心动图提示心脏扩大、搏动减弱，常有心包积液。

（3）高血压心脏病：高血压是冠心病的主要危险因素，老年患者常同时合并有高血压和冠心病，可出现心绞痛、心肌梗死等症状，晚期可出现心力衰竭。但在缺血性心肌病时血压增高者少见，多数正常或偏低。原发性高血压的心脏损害主要与血压持续升高加重左心室后负荷，导致心肌肥厚，继之可引起心脏扩大和反复心衰发作有关。

（五）预防

预防缺血性心肌病的关键是预防心肌缺血的发作和心肌梗死的发生。预防措施包括：①控制动脉粥样硬化可逆性的危险因素；②稳定斑块和保护血管内皮，合理使用他汀类药物和ACEI；③预防和治疗心肌缺血发作，合理选用硝酸酯类药物、钙通道阻滞药以及β受体阻滞药；④抗血小板治疗，降低心肌梗死发生率；⑤适时进行血管重建治疗，改善心肌缺血，避免心肌细胞损伤和坏死。

（六）治疗

1.药物治疗

限制型缺血性心肌病的治疗重点是应用改善心脏舒张功能的药物，可用硝酸酯类、β受体阻滞药和钙通道阻滞药来治疗，也可考虑对合适病例施行手术治疗。该类患者不宜使用洋地黄和拟交感胺类正性肌力药物。

在控制冠心病易患因素的基础上，给予硝酸酯类药物、β受体阻滞药缓解心绞痛，改善心肌缺血症状。以心力衰竭为主要表现，应给予利尿剂、血管紧张素转换酶抑制剂（ACEI）或血管紧张素受体阻滞药（ARB）、醛固酮受体阻滞药。对所有缺血性心肌病患者，除非有禁忌证或不能耐受，均应无限期终身使用ACEI，应用从小剂量开始，逐渐递增至最大耐受量或靶剂量。必要时予正性肌力药（洋地黄）以控制心力衰竭，病情较稳定者应尽早给予β受体阻滞药，从小剂量开始。合并心房颤动的患者应长期抗凝治疗，合并室性或室上性心律失常患者，胺碘酮、β受体阻滞药应用较多，胺碘酮负性肌力作用较小，对室性心律失常治疗效果好，但与安慰剂相比，不降低患者病死率。

2.冠状动脉介入治疗

因缺血性心肌病患者冠状动脉病变多为累及多支血管的弥散性病变，并且左心室功能差，大多数患者不宜接受冠状动脉介入治疗(PCI)。如冠状动脉造影发现2支血管病变伴左前降支近端严重次全狭窄(≥95%)和左心室功能损害。显著冠状动脉病变患者出现下列情况:药物不能稳定病情,复发的自发性或低水平的心绞痛或心肌缺血,心肌缺血合并充血性心力衰竭症状和第三心音奔马律,新发的或恶化的二尖瓣反流或明确的ECG变化,可行PCI治疗。

五、致心律失常性右心室心肌病

致心律失常性右室心肌病(ARVC)是一种以心律失常、心力衰竭及心源性猝死为主要表现的非炎性非冠状动脉心肌疾病,主要表现为右心室功能与结构异常,以右室心肌被纤维脂肪组织进行性替代为特征,多为常染色体显性遗传。

(一)病因

本病多见于家族性发病,为常染色体显性遗传。有9种不同的染色体显性遗传与本病相关,确定5种基因突变与致心律失常性右室心肌病发病有关(表6-6),包括心肌雷诺丁受体基因、*desmoplakin*(致心律失常性右室心肌病8)、*plakophilin*(致心律失常性右室心肌病9)、盘状球蛋白及β型转化生长因子(*TGFβ-3*,致心律失常性右室心肌病9)。

表6-6 致心律失常性右室心肌病突变位点及基因

ARVC类型	染色体定位	基因
ARVC1	14q23-24	*TGF-3*
ARVC2	1q42-43	*RYR-2*
ARVC3	14q12-22	
ARVC4	2q32.1-32.3	
ARVC5	3p23	
ARVC6	10p12-14	
ARVC7	10q22.3	
ARVC8	6p24	*desmoplakin*
ARVC9	12p11	*plakophilin-2*
Naxons disease	17q21	*plakoglobin*

(二)发病机制

仅根据目前已知的致心律失常性右室心肌病基因突变尚不能完全解释致心律失常性右室心肌病发病机制。目前有多种理论解释其发病机制,包括心肌发育不良理论、炎症反应理论及细胞凋亡理论等。

1.心肌发育不良理论

心肌萎缩从出生时即可出现并呈进行性进展。病变开始于心内膜、中膜,最后累及心外膜,从而导致右心室室壁变薄,可为局灶性或弥散性。这是目前比较公认的致心律失常性右室心肌病发病机制。

2.炎症反应理论

炎症反应可能在致心律失常性右室心肌病发病中起到较大作用,致心律失常性右室心肌病中炎症浸润的检出率达 65％,患者心肌细胞存在散在或弥散性炎症细胞浸润,纤维脂质浸润可能是慢性心肌炎症的修复现象。病毒类型多为肠道病毒、腺病毒、巨细胞病毒、丙型肝炎病毒、细小病毒 B19。

3.细胞凋亡理论

心肌细胞损伤与凋亡有密切关系。在致心律失常性右室心肌病中至少部分心肌细胞和成纤维细胞发生凋亡,并导致具有特征性的病理改变,即心肌萎缩、缺失。凋亡过程并非由心肌缺血引起。

(三)病理

1.典型病理改变

不同的致病基因导致不同类型的 ARVC,但有相似的组织和电生理改变。典型的病理变化为透壁的脂肪或纤维脂肪组织替代右心室心肌。脂肪或纤维脂肪组织主要位于心外膜和心室肌,主要集中于右心室流出道、心尖或前下壁,即所谓的"发育不良三角区",而心内膜结构正常。病变脂肪组织呈条索状或片块状浸润,穿插入心肌层。孤立的脂肪浸润较为罕见。病理表现主要分为单纯脂肪组织和纤维脂肪组织。由于右心室心肌中存在着无传导特性的脂肪和纤维脂肪组织,从而易与邻近的正常心肌之间产生折返现象,致使室性心动过速反复发作。同时由于右心室心肌薄弱,导致右心室形态异常和收缩功能降低,引起右心衰的临床表现。右心室室壁可以出现瘤样扩张或膨胀、瘢痕及室壁变薄等异常,右心室可呈球形扩大。

2.ARVC 累及左心室

虽然 ARVC 主要累及右心室,但也会有与年龄成正相关的左心室受累。病变通常限于左心室后外侧游离壁,室间隔受累较少。一般为局灶性和室壁瘤形成,也可表现为左心室扩大和收缩力降低。

(四)临床表现

1.病程分期

临床表现与右心室病变范围有关,病程可分为 4 个时期,见表 6-7。

表 6-7　ARVC 病程分期

病程分期	临床表现
隐匿期	少数患者在常规 X 线检查时发现右心室扩大。有些患者右心室结构仅有轻微改变,室性心律失常可以存在或不存在,突发心源性猝死可能是其首发表现,多见于剧烈活动或竞争性体育比赛的年轻人群
心律失常期	以右心室折返性室性心动过速多见,反复晕厥或猝死为首发征象。心律失常患者可诉心悸、胸闷、头晕。少数病例有窦结功能障碍、房室传导阻滞和室内传导阻滞等心律失常。症状性右心律失常可以导致猝死,同时伴有明显的右心室结构功能异常
右心功能障碍期	多见于右心室病变广泛者。由于进行性及迁延性心肌病变导致症状进一步加重,而左心室功能相对正常。临床表现为颈静脉怒张,肝颈静脉回流征阳性,淤血性肝肿大,下垂性水肿和浆膜腔积液等体循环淤血征象

续表

病程分期	临床表现
终末期	由于累及左心室,导致双室泵功能衰竭,终末期患者易与双室扩大的 DCM 相混淆。左心室受累与年龄、心律失常事件及临床出现的心力衰竭相关。病理研究证实,大多数患者均存在不同程度左心室内脂质纤维的浸润现象

2.体征

ARVC 的主要体征为右心室增大,部分病例出现肺动脉瓣听诊区 S_2 固定性分裂、相对性三尖瓣关闭不全收缩期杂音、右心室性 S_3。

(五)辅助检查

1.心电图检查

(1)除极异常的心电图表现:①不完全性右束支传导阻滞/完全性右束支传导阻滞;②无右束支传导阻滞患者右胸导联(V_1、V_2、V_3)QRS 波群增宽,超过 110 毫秒,此项标准由于具有较高的特异性,已作为主要诊断标准之一;③胸导联 R 波降低,出现率较低;④部分患者常规心电图右胸导联的 QRS 波群终末部分可以出现 ε 波,是由部分右心室纤维延迟激活形成,使用高倍放大及校正技术心电图可以在 75% 的患者中记录到 ε 波。

(2)复极异常的表现:右胸导联(V_1、V_2、V_3)出现倒置的 T 波且与右束支传导阻滞无关(多见于 12 岁以上患者)。

2.超声心动图检查

二维超声作为疑似患者的筛查手段,对小的局限性病变特异性和敏感性较低,对中度以上的病变效果最佳。通过测量三尖瓣环流速定量评估右心室功能可增加二维超声诊断的敏感性。对疑似病例需要反复多次检查,除右心室局部运动异常、局限性扩张及瘤样膨出提示有致心律失常性右室心肌病的可能,右心室流出道增宽(>30 mm)在诊断中具有较高的敏感性和特异性。三维超声成像可以立体显示心脏的空间形态,更为直观地观察病变的部位和形态,因而有助于发现极小的异常,提高早期诊断率。

3.心脏 CT 检查

心脏 CT 检查较早并广泛用于 ARVC 的诊断,可显示右心室流出道扩张、室壁厚薄程度、舒张期膨隆及左心室、右心室游离壁心肌的脂质浸润,能够准确描述诊断标准中各种形态及功能异常。但在诊断 ARVC 中也有局限性,对于脂质浸润特别是孤立性脂肪组织的判断需谨慎,50% 以上的健康老年人也可出现类似表现;对微小室壁运动异常的判定较为困难;存在心律失常如频发室性期前收缩时可使图像质量降低。因此,影像检查结果正常时并不能完全排除 ARVC。多排 CT 比电子束 CT 空间清晰度更高,可以减少移动伪差。

4.心脏 MRI 检查

心脏 MRI 检查可发现轻微和局灶性的病变,是临床可疑及早期阶段的 ARVC 患者检查和随访的最佳手段。MRI 检查能很好显示节段性右心室室壁运动及形态学异常,能对扩张的右心室进行量化,能提供组织的特性如显示取代心肌的脂肪组织及纤维组织信号,因此 MRI 检查被认为是现今诊断 ARVC 的金标准。心脏 MRI 能更好地对病例连续评估,对于无症状患者的亲属(高危人群)也可作前瞻性评价。与超声心动图检查相比,MRI 检查不受声窗的限制。与心脏 CT 相比,心脏 MRI 检查避免了电离辐射,更适合定期随访及家族筛查。心脏

MRI 检查在较大程度上可替代右心室造影,成为 ARVC 的常规检查。

5.心内膜心肌活检

心内膜心肌活检的病理结果对 ARVC 具有确诊价值,检测的敏感度为 67％,特异度为92％。活检结果敏感性较低的原因为活检取样常在少有病变累及的室间隔,而病变常累及右心室游离壁,因右心室活检易引起穿孔和心脏压塞而不常采用,并且活检取样常不宜采集到小的脂肪纤维组织。右心室心内膜心肌活检诊断 ARVC 的标准应满足心肌组织＜59％、脂肪组织＞31％及纤维组织＞22％,主要原因是排除肥胖和老年人出现类似于 ARVC 的病理改变,避免由此而导致的误诊。

6.心内电生理检测

心内电生理检查可用于检测心律失常发生机制、形态特征、诱发与终止条件及对心律失常起源病灶进行精确定位,对明确诊断、选择治疗方式有重要价值。但心内电生理检查不是诊断ARVC 的常规检查。程序性心室刺激对 ARVC 的风险评估并无价值,在诱发室性心动过速的患者中,50％以上置入 ICD 的患者在 3 年的随访中未电击治疗,而未诱发室性心动过速的患者置入 ICD 的正确电击比例与可诱发室性心动过速患者相同。

7.基因检查

基因筛查并非是金标准,发现基因突变并不能完全预测预后或确诊 ARVC,因为有些致病基因携带者可能终身不发病,尤其是错义突变者。但是基因筛查相对于临床诊断有很好的时效性,可以在发病前或发生严重临床事件前及时采取预防措施降低猝死率。建议先筛查桥粒成分基因。首先筛查比例最高的 PKP-2,然后筛查 DSG-2 或 DSP,再次是筛查相对比较罕见的基因型 DSC-2、盘状球蛋白。

(六)诊断及鉴别诊断

1.诊断

早期诊断标准由于致心律失常性右室心肌病临床表现无特异性,早期可能仅有右心室的轻度改变,影像学检查也常无异常发现,并且没有单一检查可确诊致心律失常性右室心肌病,因而给早期诊断带来困难。

致心律失常性右室心肌病诊断标准:具有以下 2 项主要指标或 1 项主要指标＋2 项次要指标或 4 项次要指标,即可诊断(表 6-8)。

表 6-8　致心律失常性右室心肌病诊断标准

诊断内容	主要指标	次要指标
心律失常	单形性左束支传导阻滞型室性心动过速	频发室性期前收缩、心动过速(或传导阻滞)导致的晕厥、室上性心动过速、多形性室性心动过速
心电图	为 ε 波、右胸导联 S 波升支≥55 毫秒、右胸导联 QRS 延长:QRS 时程($V_1+V_2+V_3$)/($V_4+V_5+V_6$)≥1.2	V_1、V_2、V_3 导联 T 波倒置,ST 段自发性抬高
心室造影	右心室局部无运动、运动减低或室壁瘤	无

续表

诊断内容	主要指标	次要指标
家族史	尸检或心内膜心肌活检证实家族中有致心律失常性右室心肌病患者	临床检查发现家族中有致心律失常性右室心肌病患者,家族中有不明原因的年龄<35岁的死亡病例
心内膜心肌活检	残留心肌细胞<45%,纤维脂肪组织取代心肌细胞	残留心肌细胞为45%~70%,纤维脂肪组织取代心肌细胞

2.鉴别诊断

(1)高度疑似致心律失常性右室心肌病的临床情况:①家族中有年轻猝死者;②有室性心律失常及晕厥的青年人;③有室性心律失常及心力衰竭的青年人;④有心律失常及家族猝死史的青年人,心电图出现右室 V_1、V_2、V_3 导联除极异常者;⑤有右心室起源心律失常的成年人也要考虑到 AVRC 的可能,结合 12 导联心电图中 ε 波和右胸导联 QRS 间期延长可提高诊断敏感性和特异性,有助于致心律失常性右室心肌病的筛选和诊断。

(2)特发性右心室流出道室性心动过速:①与致心律失常性右室心肌病的相似点为多发于青年男性,运动时诱发;②与致心律失常性右室心肌病的不同点为无家族猝死史,多数预后良好,很少晕厥、猝死;心电图无 V_1、V_2、V_3 导联 T 波倒置,右胸导联 S 波<55 毫秒;信号平均心电图、超声心动图及心脏 MRI 检查正常。

(3)Brugada 综合征:与致心律失常性右室心肌病的相似点为多发于青壮年男性,反复发作,V_1、V_2、V_3 导联 ST 段抬高,T 波倒置,致命性室性心动过速、心室颤动。与致心律失常性右室心肌病的不同点为多见于东南亚地区,常于睡眠中发作,心电图 ST 段穹隆样抬高,可见 J 波,超声心动图与心脏组织学检查无异常。

(4)特发性心室颤动:与致心律失常性右室心肌病的相似点为多发于男性,年龄<40 岁者可发生晕厥和猝死。心电图检查显示 V_1、V_2、V_3 导联 ST 段抬高,多形性室性心动过速或心室颤动。与致心律失常性右室心肌病的不同点为无情绪或运动诱因,40%~60%伴有 J 波,发作前室性期前收缩联律间期短。超声心动图及心脏 MRI 检查无心脏形态异常。

(5)扩张型心肌病:左心室功能障碍为主,左心室扩大明显,影像学检查无脂肪组织浸润、室壁瘤和节段性扩张、局限性室壁运动减弱等。结合病史及病程进展较易鉴别。

(七)危险性分层评估

主要是评估 ARVC 患者心源性猝死的危险度。以下情况属于高危情况:①既往有心源性猝死事件的发生;②存在晕厥或者记录到伴有血流动力学障碍的室性心动过速;③QRS 波离散度增加;④经超声心动图或心脏 MRI 证实的严重右心室扩张;⑤累及左心室,如局限性左心室运动异常或扩张伴有收缩功能障碍;⑥疾病早期即有明显症状,特别是有晕厥先兆症状者。对高危患者应当密切随访并予以治疗。关于相关检查指标在 ARVC 危险分层中的价值,不少研究表明,心室晚电位、右心室流入道内径增大、右心室射血分数低是高危 ARVC 的主要预测指标;T 波倒置也是 ARVC 的特征性心电图表现,T 波超过 V_1~V_3 导联提示左心室受累的可能性,可能在 ARVC 的危险分层中具有较大作用,但无论 T 波倒置是否超过 V_1、V_2、V_3 导联,均可能与高危 AVRC 相关。

(八)治疗

1.基础治疗

劳累是 ARVC 患者出现恶性室性心律失常、猝死的重要促发因素。一旦诊断为 AVRC，应当避免剧烈运动尤其是竞技性体育运动，限制运动可显著降低 ARVC 患者的猝死率。目前主要是针对右心衰进行治疗，发生心律失常可根据心律失常类型选择抗心律失常药物。

(1)抗心力衰竭治疗：对有孤立性右心衰或者表现为全心衰竭的患者，治疗与一般心力衰竭相同，包括使用利尿剂、ACEI 或 ARB、正性肌力药物及抗凝治疗等。

(2)抗心律失常治疗：主要目的在于消除症状，如频发室性期前收缩导致的反复性心悸。药物选择主要是根据临床经验。室性心律失常常常由交感神经兴奋引起，β 受体阻滞药减少猝死危险已被证实。如果 β 受体阻滞药无效，可以选用或联用胺碘酮。索他洛尔治疗室性心律失常效果较好或许优于胺碘酮及 β 受体阻滞药，但需要监测 QT 间期。目前单独使用索他洛尔或联合使用胺碘酮和 β 受体阻滞药是最有效的治疗方案，能够控制并预防室性心动过速复发。少数患者可能需要 I 类抗心律失常药物或联用药物。

(3)抗凝治疗：致心律失常性右室心肌病合并心房颤动、显著心室扩大或心室室壁瘤者需要长期抗凝治疗。

2.特殊治疗

(1)置入 ICD：是目前唯一明确的有效预防心源性猝死的有效措施。对于发生过持续性室性心动过速或心室颤动的致心律失常性右室心肌病患者，应当置入 ICD(推荐类型 I 类)；对存在广泛病变、阳性家族史或不明原因的晕厥患者，考虑置入 ICD(推荐类型 IIa 类)。

(2)射频消融治疗：射频消融用于治疗室性心动过速，成功率＜50%且易复发或形成新的室性心动过速，不作为首选，仅作为姑息性治疗或 ICD 的辅助治疗。

(3)外科手术：对于右心病变弥散、不能耐受 ICD 或射频消融治疗的情况下，可选择右心室分离术。不过由于术后电兴奋无法下传至右心室，容易出现右心衰。也有实施右心室局部病变切除术、心内膜电灼剥离术的报道，但效果难以肯定。

(4)心脏移植：作为各种临床治疗措施无效后的选择，存在着供体困难及排异反应等问题。

第二节 特异性心肌病

特异性心肌病是指伴有特异性心脏病或特异性系统性疾病的心肌疾病。多数特异性心肌病有心室扩张和因心肌病变所产生的各种心律失常或传导障碍，其临床表现类似扩张型心肌病。本文主要介绍酒精性心肌病、围生期心肌病、药物中毒性心肌病。

一、酒精性心肌病

(一)概述

长期且每日大量饮酒，出现酒精依赖者，可呈现酷似扩张型心肌病的表现，称为酒精性心肌病。该病多见于成年男性。如果一位 70 kg 重的成年人，每日饮白酒 120 mL，饮用 10 年，即可以发生心肌病。酒精性心肌病的预后主要取决于心脏病变的程度、心功能损害的严重性以及患者能否完全戒酒等。在发病后仍继续饮酒者,4年后的病死率高达57％。戒酒者在4年之后的病死率为6％。有报道完全戒酒者10年后的存活率为100％。

(二)临床表现

1.胸痛、心悸,甚者晕厥

主要与心律失常有关,其中窦性心动过速、心房颤动较常见。

2.劳力性或夜间阵发性呼吸困难

心力衰竭时肺淤血所致。

3.疲倦、乏力

由心功能不全、心排血量减少引起。

4.右心衰症状

当心力衰竭持续较长时间或反复发生心功能不全,可出现右心衰症状,如腹胀、胃胀痛、腹泻、少尿、水肿等。

5.肺动脉及体循环动脉栓塞症状

较常见,有时可能为本病最早的临床表现。体循环动脉栓塞可以来源于左心室及左心房的附壁血栓。静脉系统可发生血栓性静脉炎。

(三)诊断要点

(1)长期且每日大量饮酒史。

(2)有或无上述症状。

(3)X线示心影扩大,心胸比>55％。

(4)心电图左心室肥大多见,可伴各型心律失常。

(5)超声心动图或左心室造影示心室腔扩大,射血分数降低。

(四)治疗方案及原则

(1)戒酒。

(2)内科治疗心功能不全时,应采取降低心脏负荷(如卧床休息、低盐饮食、应用血管扩张剂与利尿剂等)及加强心肌收缩力的措施(如应用多巴胺、多巴酚丁胺、洋地黄制剂与磷酸二酯酶抑制剂等)。对快速性及缓慢性心律失常做相应的处理。

二、围生期心肌病

(一)概述

围生期心肌病(PCM)是指既往无心脏病史,于妊娠后期或分娩后(妊娠末3个月或产后6个月内)首次发生的以累及心肌为主,临床表现为心力衰竭或扩张型心肌病样症状的特发性心脏病。围生期心肌病与妊娠有密切关系,但病因尚未明确。在我国,农村和边远地区较高发,占孕妇病死率15％～60％。

(二)诊断步骤

1.病史采集要点

(1)起病情况:围生期心肌病最常发生于妊娠后期和产后6个月内,其中产后3个月内占80％。患者孕前无器质性心脏病史。多见于高龄、多胎而长期营养不良的孕产妇。起病缓急不一,一般发病距产后时间越近,表现多为急骤;反之,则多为缓和。

（2）主要临床表现：患者出现心衰发生后体、肺循环淤血导致的症状和体征，呼吸困难最常见，病程较长者可有右心功能不全的表现。由于有形成心腔内附壁血栓的危险性且栓塞发生率明显高于其他与妊娠无关的心肌病，因此有些患者以栓塞为首发症状。另外，围生期心肌病有时可伴心律失常。

（3）既往病史：既往史阳性者再次妊娠有复发倾向。妊娠高血压综合征可能是围生期心肌病的致病因素或诱因之一，询问病史时有必要了解。

2.体格检查要点

（1）心脏体征：心脏普遍性扩大，以左心扩大为主，心尖搏动弱而弥散；心音低钝，心尖区常可闻及病理性第三心音或奔马律，可有二尖瓣收缩期反流性杂音。

（2）体循环与肺循环淤血的体征：颈静脉怒张、肝肿大、下肢水肿等。双肺听诊可有散在湿啰音。

（3）其他：动脉搏动较弱，血压可增高、正常或偏低。

3.门诊资料分析

（1）血常规及血生化检查：与妊娠发生的生理改变一致，有时可见贫血，多为小细胞低色素性贫血，白细胞多无变化。了解肝肾功能及有无电解质紊乱的情况十分重要。

（2）心电图检查：多为非特异性改变，如左室肥大、ST-T段异常、低电压等。心房颤动发生率低。但心电图的改变恢复相对较慢。

（3）X线检查：心脏普遍性扩大，以左室为主，心搏减弱，常有肺淤血。需要留意是否发生胸腔积液以及更严重的肺栓塞。

4.继续检查项目

（1）超声心动图：有助于本病的诊断，并可排除瓣膜疾病。了解心腔扩大的部位与范围，有无附壁血栓等。有时可有少量心包积液与相对性的瓣膜关闭不全。

（2）血流动力学检查：表现与扩张型心肌病相似，左右心室充盈压增高，心排血量降低，少数患者表现为高心排型心衰改变。

（3）心内膜心肌活检：必要时才考虑进行，主要用于鉴别其他疾病，特别是高度怀疑心肌炎时，但需要在病程早期才较容易得到心肌炎的阳性结果。

（三）诊断对策

1.诊断要点

本病的诊断首先要仔细排除于妊娠前原有的心脏病，如风湿性或先天性心脏病、心肌炎、其他类型的原发性或继发性的心肌病等。由于本病的症状、体征及各项检查无特异性，通常是使用排除法诊断。

Silber提出3条诊断标准：①既往无任何心脏病证据；②妊娠末3个月至产后6个月内出现心脏病及心衰；③心脏病和心衰不能用其他病因来解释。

2.鉴别诊断要点

（1）高血压心脏病：围生期心肌病患者一般血压增高程度不大，血压增高的时间也相对短暂且随着病情好转血压趋于正常。妊娠前无高血压病史，妊娠期系列检查的血压情况有助于鉴别。

（2）贫血性心脏病：妊娠期可有轻度贫血，但贫血程度较轻，血红蛋白多在80 g/L以上。

贫血性心脏病则贫血程度较重,血红蛋白在 50~60 g/L 以下,贫血纠正后症状好转。

(3)妊娠高血压综合征(妊高征):两者均发生于妊娠后期,有营养不良特别伴有显著性贫血者,双胎易发生。

偶有在妊娠高血压综合征基础上发生围生期心肌病或第一次妊娠时发生妊娠高血压综合征,遗有高血压和蛋白尿,再次妊娠时发生围生期心肌病,此时应注意询问完整病史。

(四)治疗对策及病程观察

1.治疗原则

(1)尽早明确诊断,及时治疗。

(2)亚临床表现即只有心电图和超声心动图改变时,应在监护下长期卧床休息。

(3)出现心衰症状时,按心衰原则处理,注意防治诱因。

(4)注意胎儿情况,兼顾产科指征。

2.治疗计划

(1)休息:对心界扩大的患者宜长期卧床休息,直至症状消失,心脏恢复正常一般需要 3~6 个月。避免体力活动。保证睡眠质量,必要时可使用镇静剂,但孕期应禁用吗啡或哌替啶。若病情较重,已分娩者应中断哺乳,对尚未分娩者应尽快结束妊娠。

(2)左心功能不全:按左心功能不全的原则处理,即限制钠盐摄入、利尿、扩张血管及应用正性肌力药物等。此时必须考虑所有治疗措施对胎儿有可能造成的影响,如药物是否能通过胎盘或由乳汁分泌等。

1)限制钠盐摄入。水肿明显或限钠饮食不能消肿的患者适当利尿,但不宜过度,避免电解质紊乱或血容量不足,影响胎儿发育。

2)如快速型房颤伴心力衰竭又无低钾血症的情况下,且近期未应用洋地黄制剂,可首先静脉注射西地兰,心力衰竭控制即以地高辛口服维持。由于此时洋地黄耐受性较差,注意用量要偏小。其他正性肌力药物如多巴胺和多巴酚丁胺有致子宫收缩作用,在尚未分娩前应慎用。

3)血管扩张剂的应用可能导致子宫和胎盘的血供减少,分娩前应慎用。首选肼屈嗪,因其对母亲及胎儿安全,但由于有降压作用及致心动过速作用,要从小剂量开始。ACEI 类药物无论在产前还是产后都不适用于围生期心肌病患者。

4)对药物治疗均无效,必要时可考虑行心脏移植。

(3)产科处理:妊娠后 3 个月有心力衰竭,在处理心力衰竭同时可经阴道分娩,但要尽量缩短第二产程。妊娠最后 1 个月发生心力衰竭应在积极控制心衰同时争取施行剖宫产。本病再次妊娠有复发倾向,应禁止再孕。口服避孕药有增加血栓栓塞危险,应禁用。

(五)预后评估

一般认为早期治疗效果好,经抗心力衰竭治疗其症状可及时控制,其中 1/3 治疗后可痊愈,原来扩大的心脏以及心功能可恢复正常。1/3 遗留心脏扩大或异常心电图或某些症状,此类患者预后不良,尤其是再次妊娠可预期发生心衰,病死率可高达 60%。1/3 因顽固性心力衰竭或并发症死亡。

(六)出院随访

①出院带药,根据病情与治疗的需要;②定期门诊复查,并进行心脏方面的检查,如心电图、超声心动图等检查,了解心脏恢复情况;③已患围生期心肌病者应禁止再次妊娠。

三、药物性心肌病

（一）概述

药物性心肌病（DICM）是指某些药物直接或间接的心肌毒性所导致的心脏病变，临床上可表现为心律失常、心力衰竭或心脏扩大等，少数药物也可累及心包和心内膜。药物引起心肌毒性损害的致病环节众多，机制复杂，至今未完全明确。一般认为通过药物直接毒性、药物引起心肌代谢异常、抑制心肌收缩性、影响心肌电生理特性或过敏等一个或多个环节致病。在使用药物的过程中，原有心脏器质性改变或合并肝、肾等重要脏器功能损害的患者发生药物性心肌病的风险更高。

可引起心肌损害的药物包括：①抗生素类如磺胺类、四环素、青霉素、博来霉素和蒽环类等；②抗癌药物如阿霉素和柔红霉素等；③抗精神病药物如奋乃静、氯丙嗪、三氟拉嗪和氟哌啶醇等；④三环类抗抑郁药如氯丙咪嗪和多虑平等；⑤血管活性药物如肾上腺素、异丙肾上腺素和 5-羟色胺等；⑥心血管药物中的奎尼丁、洋地黄和利血平等；⑦砷剂、锑剂、酒精、一氧化碳、蛇毒和汞等毒性物质；⑧避孕药、甲基多巴和扑热息痛等。

（二）诊断步骤及要点

药物性心肌病临床表现及实验室检查均没有特异性，因此其诊断主要根据：

（1）用药前无明确心脏病史或临床证据，用药后出现心律失常、心脏扩大和心力衰竭等表现。

（2）排除扩张型心肌病和非梗阻性肥厚型心肌病和其他心脏病。

（三）治疗原则和治疗计划

（1）禁止滥用药物，严格掌握用药适应证是预防药物性心肌病的关键。

（2）若病情确实需要使用某些药物但又对心脏有损害作用的，应严密观察，定期做有关检查，包括电解质、心电图、X 线、超声心动图和血清酶学等检查。一旦发生心脏受损征象，应及时减量、撤药或换用其他药物。

（3）确诊为药物性心肌病者治疗计划。

1）立即停用有关药物，包括可疑致心肌损害的药物。

2）治疗心律失常和心功能不全。

3）使用辅酶 Q_{10}、肌苷、ATP、B 族维生素和双磷酸果糖等，改善心肌能量代谢。

（四）三种常见的药物性心肌病

1.阿霉素性心肌病

阿霉素属于抗肿瘤化疗药物，具有剂量相关性心脏毒性，用量＞400 mg/m² 易致心肌损害，引起明显的不良反应。阿霉素引起的心脏毒性有两种表现，一种为非特异性心肌病变，见于用药早期，总剂量与病变发生率关系不太密切。可有多种心电图改变，包括室性期前收缩、ST-T 段改变、室上性心动过速等，但多属于短暂的且易于恢复。另一种为迟发性心肌损害，表现为治疗过程中发生的进行性心力衰竭以及类似于扩张型心肌病的其他表现，部分患者合并有心包炎。疾病的严重性与用药累计总量密切相关，后者被称为阿霉素性心肌病。

防治：为了安全有效地应用阿霉素，可以采用多种无创性方法，在治疗前、治疗中及治疗后定期检测心脏情况，对有易患因素的患者，使用时应尽量避免合并放疗或其他化疗。发生阿霉素心肌病导致严重心力衰竭时,除了常规应用强心苷和利尿剂外,有学者提出加用 ACEI 类药物,可较快增强心功能,保护心肌,降低心力衰竭病死率。

2.三环类抗抑郁药物所致的心肌病变

三环类抗抑郁药物,包括阿米替林、多塞平、丙咪嗪、氯丙咪嗪等。这些药物均对心肌有不同程度的毒性作用,但一般来说其治疗剂量对左心室功能的抑制是轻微的。多数三环类抗抑郁药所致的心肌病,其临床和心功能特征酷似扩张型心肌病。早期有心率增快、直立性低血压、心电图改变如 QT 间期延长、ST-T 段改变等。大剂量时可抑制心肌收缩力。药物过量时可有抽搐、高度精神运动性抑制甚至昏迷,心电图常有额面 QRS 电轴末端右偏和终末 QRS 电轴高达 $130°\sim270°$,这种改变具有诊断价值。

防治:一旦发生药物过量应立即对患者进行持续心电监护,同时给予洗胃、导泻,抽搐患者应先行气管插管。可静脉应用碳酸氢钠以维持血 pH 值在 7.5 以上,使非结合型的药物浓度降低。发生心律失常时则应用抗心律失常药物,但应避免使用 I 类药物(奎尼丁、普鲁卡因酰胺、双氢丙吡胺等)。血压过低者应在检测血流动力学的基础上改善循环。如需使用正性肌力药物,可选用多巴酚丁胺。

3.环磷酰胺为主的大剂量化疗诱发的心肌病变

环磷酰胺(CTX)可用于恶性肿瘤的联合化疗,也可用于各种自身免疫性疾病及器官移植的排斥反应。使用 CTX 5～9 天后,患者可出现气促、直立性低血压、水钠潴留、心动过速、心电图示低电压和心包积液等,大剂量用药时可致出血性心包炎。

防治:患者在接受 CTX 治疗前,应对所有致心肌损害的易患因素做出审慎的评价,应尽量避免合用大剂量的放疗(特别是胸部照射)和其他化学药物,必要时减少用量,并密切检测心脏的功能变化。对已有心力衰竭者,除了常规给予抗心力衰竭治疗外,可加用维生素 C 等抗氧化物治疗,据报道有一定疗效。

第三节　急性病毒性心肌炎

病毒性心肌炎(VMC)指嗜心性病毒感染对心脏的直接损伤和随后发生的免疫损伤,造成心肌细胞变性、溶解、坏死的病理过程。病变可以同时累及心脏起搏传导系统,也可以累及心包膜。部分患者演变为扩张型心肌病(DCM)。由于急性病毒性心肌炎病程中部分表现为慢性心肌炎,部分演变为扩张型心肌病,有学者统称为病毒性心肌病。特发性心肌病多数指病毒性心肌炎。

一、病因

几乎各种病毒都可引起心肌炎,目前已证实能引起心肌炎的病毒如下。①小核糖核酸病毒:柯萨奇病毒、埃可(ECHO)病毒、脊髓灰质炎病毒、鼻病毒。②虫媒病毒:黄热病毒、登革热病毒、白蛉热病毒、流行性出血热病毒。③肝炎病毒:甲型、乙型、丙型、丁型、戊型肝炎病毒。④狂犬病病毒。⑤流感病毒。⑥副黏病毒:流行性腮腺炎病毒、麻疹病毒、呼吸道合胞病毒。

⑦风疹病毒。⑧天花病毒。⑨腺病毒。⑩疱疹病毒：单纯疱疹病毒、水痘—带状疱疹病毒、巨细胞病毒。

柯萨奇 B 组病毒是引起病毒性心肌炎最常见的病毒（约占 50%），其中以 2、3、4 型最易引发。柯萨奇 A 组病毒（约占 23%）的 4、16 型，埃可病毒 6、8、9、22、30 型及脊髓灰质炎病毒也是引起病毒性心肌炎的常见病毒。

二、流行病学

国内外均缺乏病毒性心肌炎确切发病率的详细报道，原因在于多数成人轻型病毒性心肌炎呈亚临床型，能自行恢复而未就医，即使就医也因确诊困难常被漏诊或误诊，一般认为约 5% 的病毒感染可累及心脏。近年来我国病毒性心肌炎发病率有逐年增加的趋势，特别是柯萨奇 B 组病毒致心肌炎的发病率增加更明显。肠道病毒包括柯萨奇 B 组及 A 组病毒、埃可病毒、脊髓灰质炎病毒引起的心肌炎在夏秋季多发，流感病毒引起的心肌炎冬季多发，单纯疱疹及带状疱疹病毒引起的心肌炎全年散发。病毒性心肌炎可发生于任何年龄的人群，其中 40 岁以下发病的占 80% 左右。男性发病率略高于女性，比例为（1.2～1.6）∶1。病毒性心肌炎的发病率、病情进展与转归的影响因素有病毒种类、流行季节、年龄、性别、妊娠、健康状态、遗传因素、药物等。

三、发病机制

病毒性心肌炎的发病机制到目前为止仍不十分清楚，可能为急性期嗜心肌病毒直接侵犯心肌导致心肌损伤，随后发生的免疫损伤是急性病毒性心肌炎发生发展的主要机制。

（一）病毒直接侵入心肌导致心肌损伤

1.受体作用机制

有学者认为病毒对心肌直接损伤机制主要可能是肠道病毒受体作用。由炎症介质诱发产生的柯萨奇 B 族病毒各亚型及肠道病毒属中许多其他病毒的内在化多功能受体，这些受体属免疫球蛋白超家族成员，对细胞间接触、黏附起主要作用，与心肌损伤有关。

2.蛋白激酶切割机制

近年有研究显示，CVB3 感染心肌细胞后，CVB 蛋白激酶 2A 具有切割心肌细胞骨架蛋白 Dystrophin 的作用，从而导致心肌细胞损伤。CVB 蛋白激酶 2A、3C 切割作用抑制宿主蛋白质合成 CVB3 的蛋白激酶 2B，可改变心肌内质网和浆膜的渗透性，导致胞质游离钙离子浓度增加和膜的损伤。

3.信号调节酶作用机制

有学者研究发现 CVB3 感染可触发细胞外信号调节酶 1 和 2 的信号激活，而心肌中信号调节酶 1 和 2 活性增强，又促进了病毒大量复制。病毒通过参与宿主细胞信号调节酶 1 和 2 信号传导途径而扩大自身复制。

通过上述机制，感染病毒的宿主可以引起病毒血症，病毒从血流直接侵犯心肌，导致心肌纤维溶解、水肿、坏死,心肌细胞破坏,炎症细胞浸润而出现临床症状。

(二)免疫反应介导心肌损伤机制

1.抗体作用

尸检发现心肌组织中主要组织相容性抗原复合物表达明显提高;也有学者认为病毒与心肌蛋白交叉反应抗体在免疫介导致心肌损伤中可能起重要作用。

2.细胞因子作用

有研究发现病毒性心肌炎的发病可能和白介素-1、白介素-2、白介素-6、白介素-12、肿瘤坏死因子(TNF-α)、γ干扰素(INF-γ)、降钙素基因相关肽等有关。

3.心肌细胞凋亡

病毒性心肌炎的心肌组织除炎症坏死外,可以通过诱导细胞免疫、体液免疫及多种细胞因子导致心肌细胞凋亡,凋亡心肌细胞数量越多,病变越严重,不同病毒可启动不同细胞凋亡通路。

4.心肌细胞纤维化

动物小鼠实验显示,随着心肌炎病程的持续,心肌病变炎症反应减轻,但心肌纤维化进行性加重,同时 ADAMTS-1mRNA 含量也进行性增加,可能是病毒性心肌炎的心肌纤维化导致扩张型心肌病。

5.其他

患者免疫功能低下对本病发病可能也起着重要作用。

四、病理解剖

病毒性心肌炎病变可呈局灶性或弥散性,心肌组织学改变缺乏特异性。初期受累心肌细胞发生变性坏死,间质内有淋巴细胞和中性粒细胞浸润。随后淋巴细胞和单核细胞增多,纤维细胞增生,病灶最终发生纤维化,部分可形成瘢痕组织。肉眼观察,若为局灶性病变,心脏一般不增大;若为弥散性病变,多数呈心脏扩大和心肌肥厚,也可仅有心肌扩大而心肌肥厚不明显。病毒性心肌炎病情较重者心肌松软无力,心腔扩大,切面呈灰黄色或苍白色,可见微小出血灶。柯萨奇 B 病毒性心肌炎的一个特点是病灶伴有大量钙化。

急、慢性心肌炎均可累及心脏的起搏传导系统,引起各种心律失常,如期前收缩和传导阻滞。此外,病毒性心肌炎也可累及心包、心内膜、血管以及瓣膜、腱索等,引起急、慢性心包炎、瓣膜炎,少数发展为缩窄性心包炎、心瓣膜病。病变广泛而严重者可致泵功能衰竭。

五、诊断

(一)临床表现特点

病毒性心肌炎的临床表现差异很大,主要取决于心肌病变的范围、部位和程度。当病变呈局灶性分布时,症状很轻甚至无症状。当病变弥漫波及整个心脏时,可表现为暴发性、致死性心泵功能衰竭、心源性休克或猝死。病毒性心肌炎的病程多数呈良性经过。各种年龄均可发病,但以儿童和青年为多见。

1.症状

急性病毒性心肌炎的临床表现特点取决于病变的范围、程度。约半数患者发病前1～3周有病毒感染的前驱症状。①发热、咽痛、全身肌痛、倦怠,即所谓"感冒"症状。②或有恶心、呕吐、腹泻等消化道症状。③心脏受累表现:症状为心悸、胸痛、气促,重症者可在短期内出现心力衰竭、低血压或心源性休克,甚至可出现阿—斯综合征。体格检查轻者心界不大,重者心浊音界扩大,可见与发热程度不平行的心动过速,可有各种心律失常(包括期前收缩、心动过速、房室传导阻滞);第一心音(S_1)低钝,可累及第三心音或第三心音(S_3)奔马律或杂音;可有颈静脉怒张、肝肿大、肝颈静脉回流征阳性等心力衰竭体征,重症者可有心源性休克。

当病毒侵犯其他脏器时可同时出现睾丸炎、肾炎、肝炎、肺炎、胸膜炎、肠炎、关节炎、脑脊髓炎等相应的症状。近年注意到病毒性感染中有肌痛和周围肌肉压痛者可能是心肌受累的先兆。有些病毒性心肌炎患者可能仅有轻微心肌炎症状,以后却演变成扩张型心肌病。某些无心脏结构异常的心律失常患者及某些有胸痛症状但冠状动脉造影正常的患者,可能有亚临床病毒性心肌炎病史。

2.体征

患者可有急性病容。心动过速常见且与体温升高不成比例。偶尔可表现为难以解释的严重心动过缓。低血压常见,脉压常变小。常有心律失常,表现为期前收缩、传导阻滞、心房颤动等。第一心音可减弱。当心腔扩大时,可出现二尖瓣和(或)三尖瓣关闭不全的收缩期吹风样杂音,强度一般不超过3/6级,杂音于心肌炎好转后减轻或消失。出现心包摩擦音表明心包受累。轻症患者心脏正常,重症患者心脏显著扩大,出现充血性心力衰竭。左心衰、右心衰常同时并存,但以左心衰为主或先出现左心衰。患者有呼吸困难、房性和室性奔马律、交替脉、颈静脉充盈、肝肿大等体征。当心排血量重度降低时,可引起心源性休克,患者血压下降,脉细速,面色苍白,皮肤湿冷,烦躁不安或神志模糊、迟钝,尿量减少(<20 mL/h),严重心律失常可导致猝死。

(二)实验室检查及其他辅助检查特点

1.血象及生化检查

临床疑诊心肌炎时,须行生化检查,主要包括非特异性炎症指标、心肌损伤标志物、脑钠肽(BNP)及N—末端脑钠肽前体(NT-pro BNP)等。

非特异性炎症指标常用于心肌炎病情评估,而非诊断,主要包括白细胞计数、C反应蛋白(CRP)、高敏C反应蛋白(hs-CRP)和红细胞沉降率(ESR)等。血白细胞可轻度升高,但左移不明显,CRP、hs-CRP和ESR升高。

急性心肌炎和慢性活动性心肌炎患者血清天冬氨酸转氨酶(AST)、乳酸脱氢酶(LDH)、肌酸激酶(CK)及肌酸激酶同工酶(CK-MB)浓度可升高,特别是心肌炎广泛者,提示心肌坏死。心肌酶特别是CK-MB升高程度与病变严重性成正相关。心肌酶升高的持续时间长短不一,但较心肌梗死者持续时间长且无特征性的动态变化。肌钙蛋白I/T升高是心肌细胞破坏或死亡的信号,但目前许多研究显示单一肌钙蛋白的升高诊断心肌炎敏感度较低。有报道称约35%的临床疑似心肌炎患者肌钙蛋白升高,若将>0.1 ng/mL作为诊断切点,心肌炎诊断的敏感度为53%,特异度为94%。如果患者表现为超过24小时逐渐升高的肌钙蛋白浓度,并且在初始升高后1天或数天达到高峰,则罹患心肌炎的可能性大于急性缺血性疾病。

在心肌炎及扩张性心肌病患者中进行BNP和NT-pro BNP浓度测定,对于预测心力衰竭发生具有较高的敏感性和特异性。而对于所有考虑心肌炎的患者,均须行甲状腺功能检查,排除甲状腺功能亢进性心脏病。

2.免疫学检查

多数研究发现NK细胞的活力低下及T细胞亚群改变,外周T细胞及T_4细胞(辅助细胞)及T_8细胞(杀伤细胞)下降,而T_4/T_8比例升高对临床诊断病毒性心肌炎有参考价值。此外,抗核因子、抗心肌抗体、类风湿因子、抗补体抗体阳性,补体C_3及CH_{50}降低。近年来,有关抗ADP/ATP载体抗体在病毒性心肌炎中的作用受到关注。有研究认为ADP载体抗体在病毒性心肌炎中的检出率在60%~90%。

3.病毒学检查

①咽、肛拭子病毒分离:婴幼儿中病毒分离的阳性率较高,但成人病毒性心肌炎一般在心脏症状出现前咽、肛拭子或心肌中基本上不能分离出病毒。国外目前应用分子生物学手段,如点杂交、原位杂交及聚合酶链反应检测左或右心室内膜活检标本中巨细胞病毒脱氧核酸作为心肌病毒感染的证据。国内目前绝大多数医院尚未开展这些病毒学检测。②病毒中和抗体测定:由于柯萨奇B组病毒是病毒性心肌炎最常见的病原体,检测该组病毒双份血清中和抗体变化可作为诊断病毒性心肌炎的依据,即取发病初血清与相距2周以上的第二次血清,测定病毒中和抗体效价,以第二次血清效价比第一次高4倍作为阳性标准。单次效价值>1:640也可作为阳性标准,而单次效价值>1:320作为可疑阳性。③特异性IgM抗体测定:在病程早期1~3天即可出现阳性结果,无须做双份血清检查,特异性不高。④血凝抑制试验:该试验可明确流感病毒与心肌炎的关系,即用血凝抑制试验检测患者急性期及恢复期双份血清流感病毒的抗体效价,若恢复期较发病早期抗体效价≥4倍或单次≥1:640为阳性。

有研究者将病毒性心肌炎与病毒学检查的相关性分为三级。①高度相关:自心肌、心内膜或心包液中分离出病毒或用免疫荧光法在病毒部位检出病毒抗原。②中度相关:自咽拭或粪便中分离出病毒,并伴有血清相应抗体效价4倍以上升高或检出1:32的特异性IgM抗体。③低度相关:单纯自咽拭或粪便中分离出病毒或仅有血清抗体效价4倍上升或仅有1:32特异性IgM抗体。

4.心电图

心电图异常较临床症状更早出现、更为多见。心电图异常多数为暂时性,但少数病例可持续较长时间甚至终身存在。最常见的变化是ST-T段的异常,即T波倒置、低平或双相,ST段移位,特别是反映下壁的导联。室性、房性心律失常和房室传导阻滞常见,特别是室性期前收缩和一度房室传导阻滞最为多见。室性期前收缩可以是单源性或多源性,并常表现为室性并行心律。室性心动过速较少见,但可引起明显的血流动力学障碍,如发生心室颤动可致猝死。

有些病例可出现心房颤动和三度房室传导阻滞,多为暂时性,可完全恢复正常,但在少数严重心肌病变的病例,三度房室传导阻滞可为永久性,是猝死的重要原因之一。束支传导阻滞常见于心肌有严重损害的病例,往往预示患者预后不良。部分病例出现病理性 Q 波,R 波降低,须与急性心肌梗死鉴别。

5.X 线检查

病毒性心肌炎病灶局限者 X 线检查心影多正常,心肌炎病变弥漫心腔扩大时心影增大,心搏减弱,这些改变也可能由于合并心包积液所致。心力衰竭患者 X 线可见肺充血或肺水肿改变。

6.超声心动图

超声心动图改变表现多样而无特异性,可以完全正常或明显改变,一般可有如下表现。①心脏扩大,以左心扩大为主。②左心室收缩和舒张功能障碍,前者表现为室壁运动障碍,大部分患者表现为局限性室壁运动减弱,也可表现为运动消失或矛盾运动,类似于心肌梗死的改变。以上改变在下壁、心尖部较为常见。心肌炎较严重时,室壁运动障碍的程度和范围也越明显。在并发心力衰竭的患者,整个心室壁弥散性运动减弱。此外,短轴缩短分数减少,左心室射血分数降低(<40%);前者表现为左心室舒张早期快速充盈后突然停止舒张,在 M 型超声心动图上表现为左心室后壁舒张中晚期的平坦现象,在二维超声显像中可表现为左心室舒张停顿,在超声多普勒上可见 E 峰减少,A 峰增大,A/E 比例增大。③某些病例心肌回声发射增强且不均匀,尤其是在室间隔部位。④有些病例表现为暂时性室壁厚度增加,特别是左心室厚度增加,乳头肌明显增粗,于发病后几天或几周内出现,若干个月后逐渐消失。⑤在以充血性心力衰竭为主要表现的急性心肌炎中,有些病例可见左心室附壁血栓。心肌炎可累及右心室,致右心室腔明显扩大和室壁运动减弱。右心室壁运动异常也可呈节段性。

7.核素检查

放射性核素心肌灌注显像可显示弥散性或局限性炎症或坏死,对诊断病毒性心肌炎有一定帮助,但心肌显像阴性不能否定心肌炎的诊断,阳性心肌显像诊断心肌炎的敏感性和特异性仍有待确定。放射性核素心血管造影可以评价心功能状态和心脏大小。

^{99m}锝(^{99m}Tc)焦磷酸盐和 201 铊(^{201}TI)心肌显像及门电路心血池显像对心肌炎的诊断无特异性,而对炎症有亲和力的同位素^{67}镓(^{67}Ga)心肌显像为活动性心肌炎有前途的诊断方法,但由于技术方面的原因限制它的广泛应用。^{111}铟(^{111}In)抗肌球蛋白单克隆抗体是对损伤心肌有亲和力的一种同位素,对可疑患者用它行心肌显像,其敏感度为 83%,特异度为 53%,正常影响的阳性预测值为 92%。抗肌球蛋白抗体阳性而活检阴性的患者可能是由于活检时未检测到炎症的部位。然而,抗肌球蛋白抗体显像检测心肌损伤与病因无关。

8.心血管磁共振显像(CMR)

CMR 近年来正逐渐成为确诊急性心肌炎常规和敏感的非侵入性检查手段。CMR 不使用造影剂,通过三维图像能很好地显示心脏解剖结构,结合心电图改变等有助于心肌炎的定位定性诊断。

近期心肌炎 CMR 国际共识小组提出心肌炎 CMR 诊断标准,包括:①与心肌炎临床表现一致;②有新近心肌损伤证据;③CMR增强信号或延迟增强与心肌水肿、炎症一致;④心肌活检的心肌炎症证据。综合使用3个组织标记(早期心肌钆增强、加权成像、延迟钆增强)情况下,若3项心肌炎组织改变中2个以上为阳性,预测心肌炎的准确率可达78%;若仅仅表现为坏死或纤维化,诊断准确率只有68%,故CMR目前只是作为增加诊断依据的一项辅助检查,而不能由此确诊或排除心肌炎。随着造影剂增强磁共振技术的发展,在无创条件下,通过一次检测,便可以获得左心室的功能参数、形态及心肌灌注情况,为诊断与评价急慢性病毒性心肌炎心肌损伤区域与程度、心脏功能、心肌病程提供可靠的影像学依据。而心电图变化结合心脏磁共振影像资料对诊断具有重要意义。

9.心内膜心肌活检

心内膜心肌活检是一种有创性的检查方法,以往大多数行右心室心内膜活检,目前国外大多数行左心室心内膜活检。心内膜标本可用以提供病理学、免疫组化及病毒核糖核酸(RNA)测定。病理学方面基本上都采用Dallas诊断标准。病毒性心肌炎的Dallas诊断分类标准包括首次活检与随访活检。

(1)首次活检。①急性心肌炎(活动性心肌炎):必须具备炎症细胞浸润,心肌细胞不同程度的损伤和坏死。心肌细胞损伤可表现为胞质有空泡形成,细胞外形不整,细胞破裂,淋巴细胞聚集在细胞表面。②可疑心肌炎:炎症细胞浸润数量过少,光镜下未见肯定的心肌细胞损伤,心肌炎性病变的证据不足,宜重复切片或重复活检以确定诊断。③无心肌炎。

(2)随访活检。①进行性心肌炎:与前次活检比较,炎症细胞浸润未减轻,甚至加重,伴或不伴纤维性变。②康复期心肌炎:与前次活检比较,炎症细胞浸润明显减轻,炎症细胞离心肌纤维略远,从而使细胞壁"皱褶"消失,恢复其平滑外形。胶原组织轻度增生,早期胶原纤维排列松弛,其间可见炎症细胞,偶尔可见灶性坏死,后期可见纤维性变。③痊愈性心肌炎:炎症细胞浸润消失,但仍常可见少数远离心肌纤维的炎性细胞。间质有明显灶性、融合性或弥散性纤维性变。

病毒性心肌炎的Dollas心内膜心肌首次活检与随访活检分类标准为病毒性心肌炎的诊断、动态观察和患者的转归提供了较完整和科学的病理学依据,但心内膜心肌活检在国内甚至国外医院都没有广泛开展,而且心内膜心肌活检对一般患者也难以实行。这一标准较适宜应用于病情严重而医疗条件又具备的患者。

病毒性心肌炎Dollas心内膜心肌活检分类标准曾一度认为是确诊心肌炎的"金标准",但心肌炎的灶性分布可造成漏诊,形态学诊断依据也长期不统一,限制了该标准的价值。为了更好发挥心内膜活检的临床实用价值,应注意心肌活检标本的伪迹问题,即注意区分活检的人为损伤和心脏本来就存在的病变;应增加取材数目(3~6处)及多层深切包埋组织块,以减少病变遗漏,增加活检阳性率。此外,进行序列心肌活检,随访组织学改变的动态变化,既可了解心肌炎的自然病程及治疗效果,也可为探索心肌炎与心肌病的关系提供重要病理资料。

2007年AHA/ACCF/ESC联合声明推荐心内膜心肌活检指征(1B类):①新出现心力衰竭症状少于2周,左心室大小正常或扩大,血流动力学不稳定者;②新出现心力衰竭症状2周至3个月,左心室扩大,新发的室性心律失常,二或三度房室传导阻滞或在1~2周内对常规治疗无反应者。

（三）诊断要点

典型的病毒性心肌炎可根据患者先有上呼吸道或消化道感染症状,1～3周内出现心脏症状,结合体征、生化检查、病毒学检查、心电图、X线、超声心动图、核素检查及CMR等多方面资料综合分析,并通过排除其他心脏疾病确定诊断。病毒感染时出现与体温不成比例的心动过速是心肌炎的可疑征象。要注意有无心肌受累的先兆:肌痛和周围肌肉压痛。心悸、胸闷、心前区隐痛不适,病程早期心肌酶升高,心电图ST-T段改变、新出现的频发期前收缩或房室阻滞,X线或超声心动图示心脏扩大及室壁运动障碍(常表现为节段性室壁运动障碍)是诊断心肌炎的主要依据。病毒学检查是发现病毒感染存在与否的主要依据。心内膜活检可为病毒性心肌炎的诊断提供重要帮助。

急性病毒性心肌炎的心功能分级按Killip泵功能分级可分为四级。

Ⅰ级,尚无明显心力衰竭。

Ⅱ级,有左心衰,肺部啰音小于50％肺野。

Ⅲ级,有急性肺水肿,全肺大、小、干、湿啰音。

Ⅳ级,有心源性休克等不同程度或阶段的血流动力学变化。

我国心肌炎心肌病专题研讨会提出的成人急性心肌炎诊断参考标准(1999年)如下。

1.病史与体征

在上呼吸道感染、腹泻等病毒感染后3周内出现心脏表现,如出现不能用一般原因解释的感染后严重乏力、胸闷、头晕(心排血量降低)、心尖部第一心音明显减弱、舒张期奔马律、心包摩擦音、心脏扩大、充血性心力衰竭或阿—斯综合征等。

2.上述感染后3周内出现下列心律失常或心电图改变者

(1)窦性心动过速、房室传导阻滞、窦房传导阻滞或束支传导阻滞。

(2)多源、成对室性期前收缩,自主性房性或交界性心动过速,阵发或非阵发性室性心动过速,心房或心室扑动或颤动。

(3)2个以上导联ST段呈水平型或下斜型下移≥0.5mV或ST段异常抬高或出现异常Q波。

3.心肌损伤的参考指标

病程中血清心肌肌钙蛋白Ⅰ或肌钙蛋白T(强调定量测定)、CK-MB明显增高。超声心动图示心腔扩大或室壁活动异常和(或)核素检查证实左心室收缩或舒张功能减弱。

4.病原学依据

(1)在急性期从心内膜、心肌、心包或心包穿刺液中检测出病毒、病毒基因片段或病毒蛋白抗原。

(2)病毒抗体第二份血清中同型病毒抗体(如柯萨奇B组病毒中和抗体或流行性感冒病毒血凝抑制抗体等)滴度较第一份血清升高4倍(2份血清应相隔2周以上)或一次抗体效价≥640者为阳性,320者为可疑性(如以1∶32为基础者则宜以≥256为阳性,128为可疑阳性)。

(3)病毒特异性 IgM 以≥1：320 者为阳性。如同时有血中肠道病毒核酸阳性者更支持有近期病毒感染。

同时具有上述 1、2[(1)、(2)、(3)中任何一项]、3 中任何两项。在排除其他原因心肌疾病后，临床上可诊断急性病毒性心肌炎。如具有 4 中的第(1)项者可从病原学上确认急性病毒性心肌炎；如仅具有 4 中第(2)、第(3)项者，在病原学上只能拟诊为急性病毒性心肌炎。

(四)鉴别诊断

由于成人病毒性心肌炎诊断缺乏特异性，须与下述疾病相鉴别。

1.风湿性心肌炎

风湿性心肌炎过去可能有风湿热病史，也可能已有风湿性心脏病存在，约 2/3 的患者发病前 1～5 周有咽炎或扁桃体炎等链球菌感染病史。风湿性心肌炎只是风湿性心脏病的一部分，心内膜炎累及二尖瓣可产生器质性二尖瓣反流性收缩期杂音和短促、低调的舒张中期杂音，此时不一定伴有明显的心脏扩大。患者常有游走性关节炎。咽拭子 A 组链球菌培养可阳性。血清抗 DNA 酶 B、抗链球菌溶血素 O 试验、抗透明质酸酶三者测定必有一种阳性。超声心动图可见二尖瓣前叶脱垂，瓣尖和瓣体增厚，腱索增粗。而病毒性心肌炎发病前有上呼吸道或消化道感染史，当心脏扩大明显时可出现功能性二、三尖瓣关闭不全的反流性收缩期杂音，罕有舒张期杂音。咽或肛拭子病毒分离、病毒中和抗体检测、特异性 IgM 抗体测定、血凝抑制试验检查结果阳性有助于诊断病毒性心肌炎。

2.β 受体亢进综合征

也称为心脏自主神经功能紊乱或 β 受体功能亢进症。临床上多见于年轻女性，常有一定精神因素为诱因，表现为心悸、气促、胸闷，多无心脏异常体征。心电图常有窦性心动过速及 Ⅱ、Ⅲ、aVF 等导联的 ST-T 段改变，口服普萘洛尔 20～30 mg 后半小时，可使 ST-T 段改变恢复正常。无发热、心肌酶增高、红细胞沉降率增快等炎症证据。无器质性心脏病的证据。

3.扩张型心肌病

本病病程较长，进展缓慢，易发生充血性心力衰竭。超声心动图显示心脏明显扩大，室壁变薄，室壁运动呈弥散性减弱而不表现为节段性障碍。血清病毒中和抗体效价短期内无明显增高。心肌活检对鉴别诊断有很大帮助。但慢性心肌炎晚期不易与扩张型心肌病鉴别。

4.二尖瓣脱垂

多见于年轻女性，患者常主诉心悸、胸闷，多数患者在心前区有收缩中晚期喀喇音或伴收缩期杂音。心电图上常出现 ST-T 段改变及各种心律失常。M 型超声可显示收缩期二尖瓣叶如吊床样弓形向后移位，二维超声可显示二尖瓣叶对合的位置后移，1 叶或 2 叶在收缩期向上运动，超越二尖瓣环水平。

5.急性心肌梗死

病毒性心肌炎可有心前区痛，CK 和 CK-MB 增高，心电图有"缺血"样 ST-T 段改变，甚至可出现 Q 波，超声心动图可表现为节段性运动障碍，因而在年长的患者须与急性心肌梗死鉴别。急性心肌梗死有冠心病易患因素，表现为剧烈胸痛，心电图和血清心肌损伤标志物 CK、CK-MB 和肌钙蛋白等有典型的动态变化。

六、分期和分型

(一)分期

按照国内学者分期法,分为 3 期。①急性期:病毒感染 1～3 周后发病,临床症状和体征各异,明显多变,病程 6 个月内。②恢复期:经休息和急性期恢复治疗后,临床症状好转,但预后各异,可逐渐痊愈,也可发展进入慢性期。③慢性期:病程多在 1 年以上,临床症状反复,有部分进入扩张型心肌病,部分无急性期,临床发现时已进入慢性期。

有学者将病毒性心肌炎分为 3 期。①第一期(病毒复制期)症状为病毒感染所致,可有发热和胸痛等。心电图可出现房/室性心律失常、宽大 QRS 波,左束支传导阻滞,ST-T 段改变等,超声心动图可显示心室收缩功能减退、室壁运动减弱等。如肯定有病毒感染,可进行抗病毒治疗(免疫球蛋白、干扰素等)。②第二期(免疫反应期):这一期可能已进入第三期。病毒感染症状已缓解。细胞内黏附因子1、可溶性 Fas 配体、T 细胞激活标志物等均高于正常人群,心脏特异性自身抗体病毒血清学常阳性。若肯定为此期,可用较成熟的免疫抑制剂。③第三期(扩张型心肌病期):基本按扩张型心肌病治疗,但须监测病毒的复燃及自身免疫标志情况。

(二)分型

目前尚无指南或专家共识的分型法,临床上根据患者症状、体征、实验室检查及病程等可分为以下 7 型。

1.亚临床型

病毒感染后无明显自觉症状,心电图检查发现房/室性期前收缩,ST-T 段轻度改变,数周后可以逐渐消失。

2.自限型

病毒感染后 1～3 周内出现轻度心悸、胸闷和心前区不适,心脏体检发现柔和收缩期杂音或期前收缩,无心脏扩大或心力衰竭表现,心电图 ST-T 段改变和各种期前收缩,心肌酶学一度升高,经充分卧床休息和适当治疗,在 2～3 个月内逐渐恢复而不遗留心肌损伤表现。

3.普通型

症状和体征较自限型显著。心脏可能扩大,心音低钝,心尖部有明显收缩期杂音,可有奔马律和各种心律失常、肺部有啰音、颈静脉怒张、肝肿大等心力衰竭体征,心电图及心肌酶学异常改变,持续时间长,但持久时间不定,经适当治疗,症状和体征可缓解,临床表现痊愈,但数年后由于免疫损伤出现扩张型心肌病,此型也称隐匿进行型。

4.慢性迁延型

急性病毒性心肌炎病史明确,可能未得到适当治疗或治疗反应不佳,症状及病情时轻时重,迁延不愈,其转归各异,约半数患者半年至数年后逐渐痊愈,另半数发展为扩张型心肌病,这些患者又称心肌炎后扩张型心肌病。

5.心律失常型

除有心悸、胸闷外,主要为心律失常,各种类型心律失常均可出现,但以室性心律失常和房室传导阻滞为多见,严重者可出现阿—斯综合征,少数可遗留一度房室传导阻滞和左束支传导阻滞。

6.重症型

重症型多为暴发病毒流行的地区,此型发病急骤,病毒感染后1~3周内很快出现症状:胸闷、心悸、呼吸困难、心动过速、心力衰竭,少数出现心源性休克且出现各种心律失常,也有少数心电图出现急性心肌梗死,又称"急性坏死型心肌炎",此型病情多凶险,若抢救不及时或不积极,可在数天至数周死于泵衰竭或严重心律失常,故有学者称此型为暴发型病毒性心肌炎。

7.猝死型

猝死型较少见,若发生者,多为婴幼儿和青少年,此型心脏损伤表现不多或缺乏,但在活动中猝死,尸检证实为急性心肌炎。

七、治疗

对病毒性心肌炎的治疗总体上仍然缺乏有效而特异的手段。国内治疗病毒性心肌炎一般以中西医综合治疗为主,包括抗病毒治疗、免疫调节及对症处理等。

(一)基础治疗

1.一般治疗

(1)休息:休息是减轻心脏负荷的最好方法,也是病毒性心肌炎急性期重要的治疗措施。对有严重心律失常和心力衰竭的患者应至少休息3个月(卧床休息1个月),6个月内不参加体力活动,直至心脏形态和大小恢复正常;无心脏形态改变者,休息半月,3个月内不参加重体力活动。

(2)饮食:宜进食易消化和富含维生素和高蛋白的食物。

(3)吸氧:根据呼吸状况、心力衰竭程度、有无严重心律失常、外周供血不足症状等因素决定是否吸氧。休息时无呼吸异常,无供血不足症状且无严重心律失常患者一般无须吸氧。

2.病因治疗

病毒性心肌炎的发病虽与免疫反应有密切关系,但引起本病的直接原因却是病毒感染。因此,抗病毒治疗是本病治疗中的重要组成部分。抗病毒治疗主要用于疾病早期,一般抗病毒药物不能进入细胞内。

(1)利巴韦林通过阻断病毒某些酶的活性而抑制病毒核酸的合成,可有效抑制病毒合成,减轻心肌损伤,提高生存率,适用于病程早期(尤其是感染4天内)。对于柯萨奇病毒和腺病毒感染等也可选用阿昔洛韦、更昔洛韦抗病毒治疗,流行性感冒引起的心肌炎可用吗啉胍和金刚烷胺治疗。

(2)多数研究发现,病毒性心肌炎患者存在免疫失控,故通过免疫调节剂纠正其免疫失控是有益的。干扰素的抗病毒及调节细胞免疫功能已被肯定。一般IFN-α用量为300 U/mL,每周1次,肌内注射,3~6个月为1个疗程。IFN-α不良反应少,偶有发热倦怠、感冒样症状,但反复使用后症状可消失。

(3)采用板蓝根、连翘、大青叶、苦参、虎杖等中草药可能对抗病毒和抑制炎症有效,但不同的患者对药物反应存在个体差异。

（4）病毒感染是诱发细菌感染的条件，临床上存在病毒感染的患者常继发细菌感染，因此主张在病程早期应用抗生素，如青霉素类或大环内酯类抗生素或根据咽拭子培养选用抗生素。

3.改善心肌代谢及抗氧化治疗

（1）极化液（GIK）：10%葡萄糖注射液500 mL＋胰岛素（8～12 U）＋氯化钾（1～1.5 g），每日1次，10～14日为1个疗程。镁极化液效果可能更好，即在GIK的基础上，同时加用25%硫酸镁5～10 mL或用门冬氨酸钾镁替代氯化钾。

（2）1,6-二磷酸果糖（FDP）：是一种有效的心肌代谢活性剂，又具有明显保护心肌细胞的作用，尽管其本身不能进入细胞内，但能转动心肌细胞膜的$Na^+ K^+-ATP$泵，增加心肌细胞内磷酸肌酸及ATP含量，减轻心肌损伤，尤其是对合并心功能不全者有较好的疗效。该药对血管刺激较大。应用时应谨慎。

（3）辅酶Q_{10}：作为心肌细胞呼吸必需的一种酶，参与能量转移的多个酶系统，常用于心肌炎的治疗。

（4）维生素：维生素C 100～200 mg/（kg·d），静脉滴注。具有抗病毒、促进心肌代谢、加速心肌修复的有益作用，应用2～4周为宜。

4.糖皮质激素

没有足够证据证明有效，特别是在病毒感染早期有可能因抑制免疫反应而促进病毒复制，不应作为常规治疗。对重症病毒性心肌炎在常规治疗效果不良时可以短期应用，如应用地塞米松5～10 mg，每日1次，静脉注射，疗程3～7日；也可选用泼尼松，疗程不超过2周。通常可使心力衰竭症状好转，严重心律失常减轻或消失。主要作用机制为抑制心肌炎症、减轻心肌水肿、消除免疫反应，减轻毒素对心肌的损害。

5.免疫抑制药

尚无确切的证据表明免疫抑制药治疗有效，目前不推荐作为病毒性心肌炎的常规治疗，但在某些特殊情况下可以短期试用。短期应用的适应证：①严重的病毒感染或免疫反应所致的病毒性心肌炎；②急性期伴有充血性心力衰竭、心源性休克、严重心律失常或严重全身中毒症状者；③由自身免疫性疾病，如系统性红斑狼疮、硬皮病、多发性肌炎等引起者。病毒性心肌炎经积极的标准治疗无效者可以使用免疫抑制药。常选用硫唑嘌呤和环孢素A，许多临床试验将糖皮质激素与免疫抑制药联用。

6.免疫球蛋白

心肌炎和急性心肌病干预研究未能表明免疫球蛋白能够改善LVEF和降低病死率。但对儿童患者经静脉滴注大剂量丙种球蛋白治疗似乎能更快改善左心室功能和生存率。有研究表明，腺病毒PCR检测阳性者注射IgG和IgM有效。

7.醛固酮阻滞药

病毒性心肌炎慢性期主要表现为纤维化，应用螺内酯后与心肌纤维化密切相关的部分基因的表达明显下降，从而使Ⅰ型、Ⅲ型胶原生成减少，并预防和逆转心肌间质纤维化及外周血管的重构，对病毒性心肌炎尤其是慢性病毒性心肌炎有改善心肌和病情的作用。

8.中药治疗

黄芪、牛磺酸等中药制剂已证实能够抑制心肌炎症，对心肌损伤的恢复具有促进作用。

10%葡萄糖注射液 500 mL＋黄芪注射液 20～40 mL,静脉滴注,每日 1 次;牛磺酸颗粒 2 g,每日 3 次,用量<1.8 g/d 疗效不佳。丹参静脉滴注连用 2 周也有一定疗效。

(二)特殊治疗

1.免疫吸附治疗

病毒性心肌炎以自身免疫反应为主时,多种抗心肌抗体,如抗 β 受体抗体、抗线粒体抗体、抗肌凝蛋白抗体等可加重心肌损伤。免疫吸附治疗可选择性地清除血液中的炎性因子和抗心肌抗体,对急性重症病毒性心肌炎可能有益。免疫吸附治疗同时可使左心室舒张末容积减小,心功能改善,1 年预后改善。

2.机械辅助治疗

适用于泵衰竭、心源性休克,早期实施机械辅助治疗,以帮助患者度过危险阶段,改善预后。主要包括主动脉内气囊反搏(IABP)、经皮心肺支持(PCPS)和心室辅助装置(VAD)等。急性病毒性心肌炎并发泵衰竭发病较急,而部分患者 2 周内心功能可恢复,应当首选操作相对简单的 PCPS,病情需要时再实施 VAD,但易发生感染和栓塞并发症。

3.起搏或电复律治疗

因高度 AVB、窦房结严重功能障碍等缓慢性心律失常引起低血压、晕厥,可选择置入临时或永久性起搏器治疗。如果出现快速性心律失常伴血流动力学障碍,应当紧急实施电复律。因急性心肌炎患者病情多变,并且经合理治疗后多能缓解,如需置入 ICD,一般需要数月后。

(三)并发症的处理

1.心力衰竭和休克治疗

有心力衰竭者应低盐饮食,适当应用利尿剂、ACEI、β 受体阻滞药,并酌情使用小剂量快速型洋地黄类药物(如毛花苷 C 或毒毛花苷 K);对顽固性心力衰竭者可短期应用多巴酚丁胺、米力农等非洋地黄类正性肌力药物;严重心力衰竭或休克者可并用酚妥拉明、多巴胺或硝普钠等血管活性药物。

2.合并多器官功能损害

如肝、肾功能明显受损,可行血液透析治疗清除毒素,促进患者恢复。

(李 晶)

第七章　心包疾病

第一节　急性心包炎

急性心包炎是由于心包的脏层和壁层急性炎症引起的以胸痛、心包摩擦音为特征的一种临床综合征。急性心包炎临床表现为干性、纤维素性或渗出性心包炎。可单独出现,但多数是某种疾病的并发症。由于能够自愈或被原发疾病的症状所掩盖,临床上诊断的急性心包炎远较尸检率低。

一、病因

我国过去常见病因为风湿热、结核及细菌感染,现在病毒感染、肿瘤、尿毒症性及心肌梗死后心包炎发病率逐渐增多。常规诊断试验不能明确为何种特殊病因者,称为急性非特异性心包炎,推测大多数为病毒感染所致,常为自限性,其他类型心包炎根据病因的不同,转归各异。急性心包炎病因具体见表7-1。

表 7-1　急性心包炎的病因

非特异性心包炎(特发性)	通过目前检查手段不能明确为何种特殊病因者
感染性	病毒性:如柯萨奇病毒、艾柯病毒、EB病毒、流感病毒、巨细胞病毒、脊髓灰质炎病毒、水痘病毒、乙型肝炎病毒、HIV
	细菌性:如结核杆菌、肺炎球菌、葡萄球菌、链球菌、脑膜炎双球菌、淋球菌、土拉菌病、嗜肺军团菌、嗜血杆菌
	真菌性:如组织胞质菌、放线菌、奴卡菌、念珠菌、酵母菌、球孢子菌、曲霉菌
	其他病原:如立克次体、螺旋体、支原体、衣原体、阿米巴原虫、包囊虫、弓形虫感染
肿瘤性	原发性:如间皮瘤、肉瘤
	继发性:如肺癌、乳腺癌、黑素瘤、多发性骨髓瘤、白血病和淋巴瘤转移
自身免疫—炎症性	风湿热及其他结缔组织病、如SLE、类风湿关节炎等
	心肌梗死后早期(24～72小时)
	心肌梗死后后期(心肌梗死后综合征)
	心脏切开、胸廓切开后的后期、创伤后期
	药物引起,如普鲁卡因胺、异烟肼、环孢素

内分泌或代谢性疾病	甲状腺功能减退症、肾上腺皮质功能减退、糖尿病性、尿毒症性、痛风性、乳糜性、胆固醇性等
物理因素	如创伤或心包切开后综合征等
	乳腺癌、霍奇金淋巴瘤等放疗后
	介入性诊疗操作相关
邻近器官疾病	如心肌梗死后综合征、主动脉夹层、肺炎、胸膜炎、肺栓塞

二、病理生理

急性心包炎根据病理变化,可以分为纤维蛋白性或干性心包炎及有渗液的心包炎。病理改变主要包括炎性浸润、渗液积聚、瘢痕形成等三大过程。渗液可为浆液纤维蛋白性、浆液血性、出血性、化脓性;急性纤维蛋白性心包炎,在心包的壁层和脏层上出现由纤维蛋白、白细胞及少许内皮细胞组成的渗出物,这种渗出物可以局限于一处或满布于整个心脏的表面,使心包表面粗糙,在心脏活动时可产生特征性的心包摩擦音。随着炎症的发展,渗出物逐渐增多,渗出物中液体增加,则转为浆液纤维蛋白性渗液,当炎症渗出过程超过机体吸收过程时,则渗液积聚于心包腔的低凹部位,然后充塞心包空间,形成心包积液,量可以由 100 mL 至 2000~3000 mL,为黄而清的液体,渗液多可在 2~3 周被吸收。结核性心包炎,常产生大量的浆液纤维蛋白性或浆液血性渗出液,渗液存在的时间可长达数月。化脓性心包炎的渗液含有大量的中性粒细胞,呈稠厚的脓液。当心包渗液过快或心包积液过多,超出心包扩展的代偿能力时,则产生典型的心脏压塞综合征。当炎症过程逐渐由修复过程替代后,则积液逐渐吸收,心包遗留局灶性或弥散性纤维增生。结缔组织增生严重者造成心包粘连、心包缩窄。

急性纤维蛋白性心包炎不影响血流动力学,而渗出性心包炎则有血流动力学变化。正常心脏的心排血量与心室充盈程度成正比,而心室的充盈度又受静脉压与心室舒张压的压力差的影响。当心包积液时,心包内压力增高,引起心室内舒张压力升高,使静脉压与心室舒张压力阶差减小,回心血量减少,心排血量降低。

三、临床表现

除系统性红斑狼疮引起者外,其他原因引起的急性心包炎发病率男性明显高于女性,成年人较儿童多见。其临床症状和体征因病因不同而异,轻者无症状或症状轻微,常被原发病的症状掩盖;症状明显者如出现胸痛才引起重视。

(一)症状

1.胸痛

常位于心前区或胸骨后,偶可位于上腹部,可放射到颈、左肩、左臂及左肩胛骨,性质多尖锐呈锐痛,也可呈闷痛或压榨样,常因咳嗽、深呼吸、变换体位或吞咽而加重,坐位前倾时减轻。

2.呼吸困难

为心包炎伴心包积液时最突出的症状。

3.全身症状

原发病因的非心脏表现,如发热、乏力、食欲缺乏、消瘦等。

4.心脏压塞

渗出性心包炎,如心包积液大量积聚或短时间内快速积聚,则可发生心脏压塞,产生相应症状,如显著气促、心悸、大汗淋漓、肢端冰凉,严重者出现意识恍惚、休克等。

(二)体征

1.心包摩擦音

心包摩擦音是急性纤维蛋白性心包炎的典型体征,是一种搔抓样的粗糙高频声音,往往盖过心音且较心音更贴近于耳。典型者包含与心室收缩、早期心室充盈、心房收缩相一致的3个成分,但大多为心室收缩、舒张相一致的双相性摩擦音,位于心前区,以胸骨左缘第3、第4肋间坐位前倾、深吸气时最为明显。心包摩擦音本身变化快,短时间内可消失或重现,须反复听诊。此外,若积液增多致使脏、壁层心包完全分开时,则心包摩擦音消失,经治疗后积液吸收减少时可能重现。

2.心包积液

心浊音界向两侧增大且皆为绝对浊音区;心尖冲动弱且位于心浊音界内侧或不能扪及;心音低钝遥远;大量积液时可有尤尔特征(左肩胛骨下叩诊浊音、因左肺受压而闻及支气管呼吸音);大量积液影响静脉回流产生体循环淤血体征(颈静脉怒张、肝肿大、腹水、下肢水肿)。

3.心脏压塞

若积液积聚迅速,仅150~200 mL积液即可使心包内压上升至20~30 mmHg而产生急性心脏压塞,表现为心动过速、动脉血压下降而脉压变小、静脉压明显升高,严重者发生急性循环衰竭、休克;若大量积液但经过较缓慢积聚过程,可产生亚急性或慢性心脏压塞,突出表现为体循环淤血、颈静脉怒张、静脉压升高和奇脉。

四、辅助检查

(一)实验室检查

1.炎性标志物

白细胞(WBC)计数、红细胞沉降率(ESR)、C反应蛋白(CRP)可增高。

2.心肌受累标志物

磷酸肌酸激酶同工酶(CK-MB)、cTnI可轻、中度升高,如血清CK-MB、cTnI明显升高提示心外膜下浅层心肌受累。

3.病因学检查

抗核抗体、结核菌素纯蛋白衍生物(PPD)皮肤试验、HIV血清免疫学、血培养。

(二)心电图检查

急性心包炎表现为继发于心外膜下心肌炎症损伤的心电图特异性ST-T段改变。其表现通常分为四期(表7-2)。

表 7-2　急性心包炎心电图表现

临床分期	心电图表现
Ⅰ期	为早期变化,ST 段普遍呈凹面向下抬高(前壁＋下壁＋侧壁),P-R 段与 P 波方向偏离,T 波直立,可持续数小时至数日
Ⅱ期	ST 段随后逐渐下降到等电位线上,T 波渐变低平或倒置,持续 2 天至 2 周不等
Ⅲ期	T 波全面倒置,各导联上的 T 波演变可能不尽一致
Ⅳ期	T 波最后可恢复正常,心电图恢复至病前状态,时间历时数周至 3 月不等

(三)X 线检查

急性心包炎早期心影可正常,当心包渗液超过 250 mL 时,可出现心影增大,右侧心膈角变钝,心缘的正常轮廓消失,心影呈烧瓶状,随体位改变而移动。心尖冲动减弱或消失,心影增大而肺野清晰,有助于与心力衰竭鉴别。心包积液逐渐增多时,短期内心脏检查发现心影增大,常为早期的诊断线索。部分伴胸腔积液,多见于左侧。

(四)超声心动图检查

超声心动图检查中,纤维蛋白性心包炎时可能无异常发现,也可显示不同程度的心包积液,少量(生理性)心包液体仅仅于心室收缩期在后壁可见;渗液量＞250 mL 于前后心包处均可显示液性暗区;大量积液时于左房后可见液体暗区;可显示心脏压塞的特征,最主要表现为舒张期右室前壁受压塌陷、局限性左心房塌陷。超声心动图是急性心包炎一项基本检查,可监测心包积液,筛查并存的心脏病或心包病变。

(五)MRI 检查或 CT 检查

MRI 能够清晰显示心包积液的容量和分布情况,并可初步分辨积液的性质。如非出血性渗液多为低强度信号;尿毒症、创伤性、结核性积液含蛋白和细胞较多,可见中或高强度信号。CT 检查显示心包增厚＞5 mm 可确立诊断。若既无心包积液,又无心包增厚,则应考虑限制型心肌病。

(六)心包穿刺及心包镜检查

适用于诊断困难或有心脏压塞征象者。对渗液做涂片、培养或寻找病理细胞,有助于病因诊断。结核性心包积液表现为:有 1/3 的患者心包积液中可找到结核杆菌;测定腺苷脱氨基酶(ADA)活性≥30 U/L,具有高度的特异性;聚合酶链反应(PCR)阳性。抽液后再注入空气100～150 mL并进行 X 线摄片,以了解心包的厚度、心包面是否规则(与肿瘤区别)、心脏大小和形态等。若心包积液反复发生应进行心包活检和细菌学检查。凡心包积液需要手术引流者,可先行心包镜检查,直接观察心包,在可疑区域实施心包活检,以提高病因诊断的准确性。

五、诊断及鉴别诊断

(一)诊断

1.临床诊断

(1)心前区听诊闻及心包摩擦音或检查确定有心包积液,心包炎的诊断即可成立,须进一步查明病因。

（2）在有可能并发心包炎的疾病过程中，如出现胸痛、呼吸困难、心动过速和原因不明的体静脉淤血或心影扩大，应考虑心包炎伴有积液的可能。

（3）患者确诊为心包炎，伴有奇脉、血压下降，甚至休克，应考虑到心脏压塞的可能，及时进行床旁超声心动图检查。

（4）确立急性心包炎的诊断后，随之要明确病因，以便有效治疗。

（5）病程<1周的急性心包炎一般不要做过多检查，但病程>1周的急性心包炎需要进行下列检查以明确病因：痰找抗酸杆菌、结核菌素试验、ASO、类风湿因子、抗核抗体、抗 DNA 抗体、HIV 抗体、病毒抗体检测（如柯萨奇病毒、流感病毒、艾柯病毒）等。对持续积液和复发者实施心包穿刺与抽液培养。

（6）特异性心包炎需要排除其他病因后方可诊断。

2.合并心肌炎的诊断线索

从临床症状、体征、心电图和影像学检查等方面，常难以判定急性心包炎是否合并心肌炎，但心肌损伤标志物常能提供是否合并心肌炎的诊断线索。35%～50%的患者在急性心包炎时肌钙蛋白升高，升高的程度与 ST 段抬高的幅度相关，为心外膜下心肌受损所致，但与预后无关。肌钙蛋白一般于 2 周内恢复正常，如持续升高≥2 周，常提示合并心肌炎。因此，在诊疗过程中应反复监测，特别是监测 2 周后的肌钙蛋白。CK-MB 对心包炎合并心肌炎的诊断有帮助，应当与肌钙蛋白同时监测。但肌酸激酶、转氨酶、乳酸脱氢酶及其同工酶等对心肌炎的诊断价值不大，无须检测。

（二）鉴别诊断

急性心包炎与引起胸痛和（或）类似心电图改变的其他疾病鉴别。

（1）心绞痛：急性心包炎有心绞痛的类似表现，但不同之处是随体位变动而胸痛减轻或加重，含化硝酸甘油不缓解，心电图表现为大多数导联 ST 段抬高，超声心动图发现心包积液时即可确诊。

（2）AMI：特发性和病毒性心包炎的胸痛常较剧烈，与 AMI 极为相似。但 AMI 多见于中老年人，无上呼吸道感染史而有心绞痛病史，胸痛不随体位改变，ST 段抬高不累及广泛的导联，心肌损伤标志物异常一般<2 周。需要注意的是，AMI 早期可伴发急性心包炎，而心包炎的症状常被 AMI 掩盖；晚期并发的心包炎须排除心肌梗死后综合征。

（3）主动脉夹层：胸痛剧烈而不随体位变动，心电图和心肌损伤标志物正常，超声心动图和 CT 检查有助于鉴别。但主动脉夹层早期可破溃入心包腔引起心脏压塞或血液缓慢渗入心包腔引起亚急性心包炎。

（4）肺梗死：常有深静脉血栓形成的危险因素（如长期卧床或肢体制动），胸痛突发且伴有严重的呼吸困难、低氧血症，可有咯血和发绀，心电图检查显示 $S_I Q_{III} T_{III}$、D-二聚体测定>500 $\mu g/L$ 有助于鉴别。

（5）急腹症：急性心包炎的疼痛如果表现在腹部时，应详细询问病史与体格检查，避免误诊为急腹症。

（6）大量心包积液：应与引起心脏明显扩大的扩张型心肌病等鉴别，超声心动图检查是最强的证据。

六、治疗

急性心包炎患者应收住院,以评估病因、对症处理。最关键是针对原发病病因有效治疗,预防和治疗并发症,临床观察一旦出现心脏压塞应及时心包穿刺引流。

(一)一般治疗

包括卧床休息,低盐或半流质饮食,吸氧,胸痛时给予镇静剂,镇痛以非甾体抗炎药(NSAID)为主要药物,欧洲心脏病协会(ESC)2015 年心包疾病诊断及治疗指南建议如下。①推荐阿司匹林或非甾体抗炎药(NSAID)联合胃肠保护药物作为治疗急性心包炎的一线药物。阿司匹林 750~1000 mg,每 8 小时 1 次,治疗 1~2 周后逐渐减量,或布洛芬 600~800 mg,每 8 小时 1 次,治疗 1~2 周后逐渐减量,布洛芬不良反应小,对冠脉血流无影响。②推荐秋水仙碱作为辅助阿司匹林/NSAID 治疗急性心包炎的一线药物,0.5 mg 每日 1 次(<70 kg)或 0.5 mg 每日 2 次(>70 kg),治疗 3 个月。③阿司匹林/NSAID 和秋水仙碱禁忌或治疗失败的急性心包炎,排除感染或存在特殊适应证如自身免疫性疾病,应考虑使用低剂量皮质类固醇。吲哚美辛 25~50 mg,每 8 小时 1 次,可应用于复发性心包炎,应用 NSAID 者必要时给予胃肠保护治疗。老年患者避免应用吲哚美辛,因其可减少冠脉血流。严重者可选用镇痛药,如可待因15~30 mg 口服或吗啡 5~10 mg、哌替啶 50~100 mg,肌内注射;经过上述处理仍不缓解时可选用泼尼松,0.25~0.5 mg/(kg·d)逐渐减量,以控制疼痛、发热和渗出,尽量避免长期应用泼尼松。

(二)心脏压塞处理

最有效的措施是立即进行心包穿刺抽液,并将穿刺液进行实验室检查。

1.心包放液

手术引流术:当心脏压塞收缩压<100 mmHg,脉压<20 mmHg,吸气时收缩压下降幅度达呼气时脉压的 50% 以上,静脉压>200 mmH$_2$O,应紧急行手术引流术,以改善心脏功能。引流并非绝对安全,应在手术室或监护室内进行,宜备好心肺复苏所需的一切器械及药品。引流前可静脉注射或肌内注射阿托品 0.6~1.0 mg,以防发生迷走神经反射性心脏停搏。

2.心包穿刺术

对出现端坐呼吸,收缩压降低,脉压<20 mmHg 的心脏压塞患者,应立即行心包穿刺减压术。心包穿刺的优点:①可以即刻解除患者痛苦;②抽出液化验大多能满足病因诊断的需要;③约 2/3 的病例可以解除心脏压塞,无须再做手术。缺点:①不能做心包活检,有时不能解决病因诊断;②约有 1/3 的病例不能解除心脏压塞;③有刺伤冠状动脉、房壁及室壁可能,加重心脏压塞,引起心律失常甚至室颤。

(三)病因治疗

1.风湿性心包炎

心包炎是风湿性全心炎的一部分,其治疗方法与急性风湿热相同,消除链球菌,给予抗风湿药物。多选用青霉素及肾上腺皮质激素,也可与阿司匹林等药联用。

2.结核性心包炎

结核病治疗,必须坚持早期、联用、适量、规律和全程使用敏感抗结核药物的原则。目前多采用 6～9 个月的短程疗法,常联合用异烟肼、利福平及吡嗪酰胺或乙胺丁醇,前 2 个月强化期可加用链霉素。对于有严重结核毒性症状、心包大量积液患者,在抗结核治疗的同时可酌情应用肾上腺皮质激素,如泼尼松 10 mg,每日 3～4 次,以减少中毒症状,促进渗出液吸收和减少粘连,症状改善后逐渐减量,疗程 6～8 周。

3.化脓性心包炎

除给予足量有效抗生素治疗外,一定要注意足疗程。对穿刺排脓不畅或无效者,宜早期做心包开放引流,以防止发展为缩窄性心包炎。感染控制后,应再继续使用抗生素 2 周,以防复发。

4.急性非特异性心包炎

多采用镇静、止痛、抗生素及小剂量糖皮质激素治疗。首选非甾体抗炎药(NSAID),可选择阿司匹林、吲哚美辛或布洛芬。尽量不使用糖皮质激素,除非对症状严重、常规治疗无效或反复发作者,一般以泼尼松 60～90 mg/d 开始,1 周后逐渐减量。对反复发作、剧烈疼痛,甚至发生缩窄性心包炎者,可做心包切除术。其他性质的心包炎则主要是病因治疗。

5.尿毒症性心包炎

当血液透析已不足以控制尿毒症性心包炎进展时,应进一步采取强有力的措施,尤其在严重感染及大量心包积液致血流动力学发生障碍时,应及时处理。对于心包腔内灌注曲安西龙无效的患者,心包切除术治疗尿毒症性心包炎成功率达 90% 以上,复发率极低。

6.恶性肿瘤性心包炎

由于恶性肿瘤性心包积液易于复发,积液增长速度快,故可行心包腔内导管引流,也可经导管注入抗肿瘤药物以行心包腔局部化疗。另可行心包开窗术,部分切除术及完全心包切除术,以利于长期引流。

第二节　心包积液

心包积液是临床上较常见的临床表现,是心包疾病的重要体征之一,常规用超声心动图来诊断。它可以是无症状的或表现为威胁生命的心脏压塞。症状取决于心包容积、心包积液累积速率、积液的性质。缓慢积累的大量积液可能会被意外发现且无症状,而迅速积累的小的积液可能会导致心脏压塞。未拉伸的心包仅可容纳 80～200 mL 迅速累积的液体,血流动力学没有显著变化。与此相反,如果心包积液累积慢,在心包空间可容纳到 2 L 的液体且没有任何血流动力学改变或临床后遗症。如果心包是由纤维化或肿瘤浸润导致僵硬,那么较小量的液体迅速积累可出现心包压迫的生理学表现。

一、病因

任何急性或慢性心包炎病因(表 7-3)都可能导致心包积液的形成。大量慢性心包积液常见的原因包括:特发性、尿毒症性、恶性肿瘤或黏液性水肿、血性心力衰竭、肾病综合征、肝硬化、甲状腺功能减退症、心脏术后和某些药物导致的心包炎。

表 7-3　心包积液原因

特发性	创伤
急性心肌梗死	心包切开术
延迟心肌心包损伤后综合征	胸部的间接创伤
心肌梗死后综合征（Dressler 综合征）	经皮心脏介入治疗
心包切开术后综合征	导管留置致心脏穿孔
代谢性	病毒感染
尿毒症	柯萨奇病毒 A、B5、B6
黏液性水肿	埃可病毒
低蛋白血症	腺病毒
放射性	腮腺炎病毒
胸主动脉夹层	乙型肝炎病毒
传染性单核细胞增多症	平滑肌纤维瘤和肉瘤
流感	脂肪瘤和血管瘤
性病性淋巴肉芽肿	转移性
水痘	乳腺癌
艾滋病	支气管肺癌
细菌感染	淋巴瘤
葡萄球菌	白血病黑色素瘤
链球菌	其他
肺炎球菌	免疫/炎性疾病
流感嗜血杆菌	风湿热
淋球菌	系统性红斑狼疮
脑膜炎奈瑟菌	强直性脊柱炎
嗜肺军团菌	类风湿关节炎
肺结核	血管炎
沙门菌	韦格纳肉芽肿病
鹦鹉热	结节性多动脉炎
兔热病	硬皮病
细菌性心内膜炎	皮肌炎
真菌感染	结节病
组织胞质菌病	炎性肠病

曲霉菌病	惠普尔病
酵母菌	白塞综合征
球孢子菌病	莱特尔综合征
真菌性心内膜炎	颞动脉炎
其他感染	淀粉样变
阿米巴病	家族性地中海热
棘球绦虫	药物
莱姆病	普鲁卡因胺
支原体肺炎	肼屈嗪
立克次体	肝素
肿瘤	华法林
原发性	苯妥英钠
间皮瘤	保泰松
畸胎瘤	色甘酸钠
纤维瘤	丹曲林
	麦角新碱
	多柔比星
	青霉素
	米诺地尔
	集落刺激因子
	白介素-2

二、临床表现

(1)心包积液缓慢发展,不伴随心包腔内压力的升高时,通常是无症状的。

(2)患者可能会有胸部持续的钝痛或受压。

(3)还可以有心包积液对其他器官由于占位效应导致的各种症状。这些包括食管压缩导致的吞咽困难、肺压迫和肺不张导致的呼吸困难、膈神经受压导致的呃逆和相邻腹部器官受压导致的恶心和腹部饱胀。

(4)大量心包积液可引起心音低沉、尤尔特征(语颤增强、支气管呼吸音并且左肩胛下角呈浊音)和肺野湿啰音。

(5)窦性心动过速和低血压是血流动力学的代偿现象。

(6)心脏压塞患者会有一个大于 10 mmHg 的奇脉。总心包内容积是固定的,因此,在吸气期间右心室的充盈把室间隔挤压进左心室,这会影响左心室的充盈,在吸气期收缩压会下降。奇脉并不是心脏压塞患者特有的,在严重的慢性阻塞性肺疾病、右心室梗死、肺栓塞或哮喘患者均可出现。

（7）心脏压塞患者会产生颈静脉扩张，X降支将是典型的主要波形。贝克三联征包括颈静脉怒张、心音遥远和低血压。

三、实验室检查和诊断试验

（一）心电图

经典心电图会发现低电压，电交替是大量心包积液的一个标志。

（二）胸部 X 线检查

如果积液＞250 mL，心胸比值可能会增加。心胸比值增加伴随大的突出的上腔静脉、奇静脉和肺血减少应考虑心包积液的诊断。

（三）经胸超声心动图

它是心包积液首选的诊断和随访方法，能帮助确诊，确保积液充分引流，随访中能定量评估心包积液。超声心动图并不能鉴别不同心包积液病因。

1.二维超声心动图结果

（1）在收缩和舒张期均可发现脏层和壁层心包之间的无回声区。

（2）心包壁层的运动减小。

（3）当积液较多时，整个心脏在心包内摆动（游泳心），这种摇动可以沿心脏前后和中侧轴发生，被认为是心电图中所看到电交替的发生机制。

2.心脏压塞的多普勒超声结果描述

（1）少量积液（＜100 mL）倾向于局限在房室环远端的后侧，宽度往往＜1 cm。

（2）中量积液（100～500 mL）。中量心包积液也可被归类为一种围绕心脏但最大宽度为1 cm或更小的心包积液。

（3）大量积液（＞500 mL）。这种情况下，尽管心包后侧积液量继续增加，但伴随着心包腔侧部、顶部和前侧的扩大，心脏似乎被固定在后侧。该积液最宽度＞1 cm。

3.下列情况类似心包积液二维超声心动图

（1）心包脂肪趋向于局限在前侧。除非是包裹性的，心包积液局限于前壁是非常罕见的。

（2）心包囊肿70％被发现邻近于右心隔连接处，在心尖四腔心切面可看到与右心房靠近但是分开的。

（3）在胸骨旁长轴切面从胸降主动脉的位置能鉴别胸腔积液和心包积液。如果液体是在心包，主动脉被移位至积液后方，远离左心房后壁；如果液体是在胸部，主动脉仍保留在左心房下方的位置。胸腔积液中可看到肺实质。

（4）心包积液的其他表象为心包纤维带和心包钙化、前纵隔肿瘤、腹水和一个巨大的左心房。

（四）磁共振成像

虽然通常不是必需的，但 MRI 具有检测心包积液的高灵敏度。它能很好地描述积液分布，评估心包积液量，与超声心动图的相关性良好。能很有效地检测包裹性心包积液和心包增厚。因为 MRI 的组织对比度高,它能在多个平面可视心包。它也能对复杂性积液、简单性积液和病理性增厚、心包脂肪做出鉴别。

(五)计算机断层扫描

CT 利用高分辨率横断面成像,提供了极好的心包可视化图像。采用这种技术很容易获得心包积液的量和分布。此外,对血、渗出液、乳糜和浆液的鉴别可通过这些物质的不同衰减系数来获得。

(六)其他

诊断性心包穿刺术和心包积液检查应在患者大量积液而无明确病因时加以考虑。应仔细检查送气时心包积液,并立即采集心包积液标本置于无菌管内行生化、微生物学和细胞学检查。

四、治疗

心包积液的处理依赖于潜在病因、容积和血流动力学。

(1)心包穿刺:虽然积液的原因很重要,但它通常可以凭借临床特征、体征和实验室检查确定而不用行心包穿刺。①如果怀疑是恶性、细菌、分枝杆菌、真菌性心包积液,则有心包穿刺术的适应证。②有心脏压塞相关的大量心包积液是心包穿刺术的适应证。③近期发生的大量心包积液,应行密切的临床和超声心动图随诊。当存在早期心脏压塞的超声心动图特征时,心包积液量大但患者无症状可行心包穿刺术。

(2)在积液解决前最好避免行抗凝治疗。

第三节 心脏压塞

心脏压塞是由于心包腔内积液量过多或积液速度过快引起心包内压力增加,从而引发的具有一系列临床表现的血流动力学紊乱综合征。心脏压塞的特征包括心包腔内压力升高、心室舒张期充盈受限、每搏输出量和心排血量降低。

一、病因

心脏压塞可见于任何病因引起的心包炎,可以急性或慢性形式出现。心脏压塞的常见病因是肿瘤、特发性或病毒性心包炎、尿毒症、心肌梗死、有创性心脏诊疗操作、细菌性心包炎及与结核有关的心包炎等。

二、病理生理

正常情况下,心包腔内压力低于左、右心室舒张压,当心包腔内液体增加引起心包腔内压力上升达到右心房和左心室舒张压时,心腔扩张的跨壁压力接近于零,即可出现心脏压塞。

心脏压塞后,心包内压力与心室舒张压近似相等,导致双侧心室的透壁扩张压和舒张期容量显著下降并使每搏输出量下降。体循环血管阻力增加可代偿性维持体循环动脉血压。心包腔容量和压力的迅速增加可反射性地导致尿钠排出量减少,同时伴有心房促尿钠排泄因子的释放和抑制精氨酸升压素的分泌。

严重的心脏压塞,由于心排血量的下降,代偿机制不足以维持体循环动脉血压,生命器官灌注不足。冠状动脉灌注下降可引起心内膜下灌注不足。心脏压塞加上心肌缺血可进一步降低左心室每搏量。在严重心脏压塞中,心室舒张压可降至零以下,提示心室的充盈是由于舒张期的吸吮作用完成。严重的心脏压塞期间,窦房结缺血和心脏迷走神经张力增加可引起窦性心动过缓。显著窦性心动过缓常发生于严重低血压时和将发展成电机械分离甚至死亡之前。

三、诊断

(一)临床表现特点

外伤或有创心脏诊断操作导致的心脏穿通伤、主动脉夹层分离以及主动脉或室壁瘤破裂至心包腔所产生的急性心脏压塞可出现体循环动脉压力下降、体循环静脉压力升高和心脏搏动减弱三联征。一些患者心排血量和动脉血压都下降,同时伴有气促、神志恍惚或焦虑不安等。

心脏压塞的常见体征有体循环静脉压升高的表现(颈静脉怒张)、奇脉、气促、心动过速、心音减弱、血压下降等。

心脏压塞发展缓慢的患者不同于那些因心脏穿通或破裂所致者。患者的主诉是气急,也可有胸痛以及全身症状,包括消瘦、厌食和明显乏力等。慢性心脏压塞时,静脉淤血征象明显,可有颈静脉怒张且在吸气期更明显(库斯莫尔征),肝颈静脉回流征阳性,肝脏肿大伴压痛及腹水,下肢水肿;可出现奇脉,即吸气时脉搏减弱或消失,吸气期收缩压较呼气期降低 10 mmHg (1.33 kPa)以上。心前区搏动常不易触及,心音减弱或不能闻及。可出现肢体湿冷和无尿。

(二)实验室检查及其他辅助检查特点

1.胸片

轻度心脏压塞在胸片上可无诊断性特征。当积液量多时 X 线检查可见心脏阴影向两侧增大,心脏搏动减弱或消失。积液超过 250 mL 时心影可增大呈烧瓶形(图 7-1)。

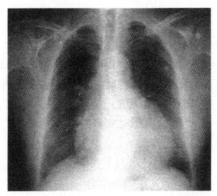

图 7-1　大量心包积液,胸片示心影呈烧瓶形

2.心电图

可出现窦性心动过速,肢导联 QRS 波低电压。电交替是心脏压塞的一个突出表现,提示心脏在心包腔内摆动。电交替可能与心脏跳动时左、右心室充盈量发生交替有关。在已知有心包积液的患者中出现电交替,高度提示心脏压塞的存在。QRS波的电交替形式可能呈2:1或3:1。电交替通常仅限于QRS波,但是P波、QRS波和T波同时电交替偶可见于严重的心脏压塞。当抽出心包积液后,心包腔内心脏异常活动和电交替均可消失。

3.超声心动图

可显示心包腔内液性暗区回声,证实心包积液的存在和程度。无心包积液的超声心动图证据几乎可排除心脏压塞的诊断。彩色多普勒血液显像还可判断心壁穿孔、出血的部位。超声心动图也能快速将心脏压塞与其他引起体静脉高压和动脉低压的疾病相区别,如缩窄性心包炎和右心室梗死等。超声心动图也能发现可能存在的大块心外血肿和肿瘤压迫心脏。这种心脏受压能引起与心包缩窄或心脏压塞相似的生理学改变。

大多数心脏压塞患者有体静脉压升高、心动过速、气急和奇脉等表现。许多超声心动图发现有心包积液和右心受压而没有上述临床表现者可以严密观察,可能无须做心包引流术。

4.心导管检查

心导管检查在确定心包积液的血流动力学变化中有重要的价值。心导管检查可以:①证实心脏压塞的诊断;②测定血流动力学的受损情况;③通过心包抽液血流动力学改善的证据来指导心包穿刺抽液。心导管检查一般均显示右心房压升高。如同步记录心包内压力和右心房压力,可见两者压力几乎一致升高,吸气时两者压力同时下降。如果心包内的压力不高或右心房和心包内压力不一致,则不支持心脏压塞的诊断。如果在心导管检查前,超声心动图已清楚显示心脏压塞的图像,则心导管检查对诊断无特殊意义。

(三)诊断和鉴别诊断

根据静脉压升高(如颈静脉怒张)、血压下降、心脏搏动减弱(心音低)和奇脉,结合超声心动图证实心包积液的存在和心脏压塞的特征,心电图示QRS波电交替和低电压可确定心脏压塞的诊断。本病须与缩窄性心包炎、左侧胸腔积液、限制型心肌病和右心室梗死等鉴别,超声心动图有重要的鉴别价值。

四、治疗

(一)治疗的优先权

一旦诊断为心脏压塞,需要考虑立即引流治疗。引流的时机和方法最终取决于积液病因、患者的敏锐度水平和是否有训练有素的医师。这些选择包括心包穿刺针和外科手术引流(剑突下心包切除术、心包开窗和不全心包切除术)。

(二)药物治疗

最佳的医疗管理是非常重要的,它包括容积扩张,如果患者存在低血压需要正性肌力药物的支持和避免使用利尿剂和血管扩张药。

(三)经皮疗法

(1)心包穿刺术允许心包积液的快速引流。优点是它可以快速地进行,比其他排水方法侵入性更小,并且需要最小的准备。并发症包括心脏、冠状动脉或肺撕裂伤,还有积液复发或不完全排净的可能性。少量积液（＜1 cm）或包裹、粘连或纤维素绞合性积液不建议行心包穿刺。

（2）经皮球囊心包切开术是一种经皮方式安全到达心包腔后用球囊扩张心包的技术。用于大量心包积液患者,特别是由恶性肿瘤引起的心包积液。

（四）手术治疗

外科引流可以进行彻底的引流,如果积液有复发的高度可能性,外科引流则是优先选择。此外,外科手术方式可以直接检查心包,获得用于组织病理学和微生物学诊断的心包组织和并具有引流包裹性积液的能力。手术引流与疼痛严重程度、更长的恢复时间和更多的围术期发病率有关。

第四节　缩窄性心包炎

缩窄性心包炎是指心脏被致密增厚的纤维化或钙化心包所包围,使心室舒张期充盈受限而产生一系列循环障碍的疾病,多为慢性。

一、病因

我国缩窄性心包炎的病因以结核性为最常见,其次为急性非特异性心包炎、化脓性或由创伤性心包炎后演变而来。近年来放射性心包炎和心脏手术后引起者逐渐增多。其他少见的病因包括自身免疫性疾病、恶性肿瘤、尿毒症、药物等。

二、病理生理

心包缩窄使心室舒张期扩张受阻,充盈减少,心搏量下降,为维持心排血量,心率必然代偿性增快。由于回流受阻,可出现静脉压升高、颈静脉怒张、肝肿大、腹水、下肢水肿等。由于吸气时周围静脉回流增多,而已缩窄的心包使心室无法适应性扩张,致使吸气时颈静脉压进一步升高,静脉扩张更明显,称为库斯莫尔征。

三、临床表现

（一）症状

患者常有急性心包炎、复发性心包炎或心包积液等病史。主要症状与心排血量下降和体循环淤血有关,表现为劳力性呼吸困难、活动耐量下降、疲乏等,以及肝肿大、腹水、胸腔积液和周围水肿等。

（二）体征

心尖搏动减弱或消失,多数患者收缩期心尖呈负性搏动,心浊音界可不增大或稍增大,心音轻而遥远,通常无杂音,可闻及心包叩击音,后者系额外心音,发生在第二心音后,呈拍击样,因舒张期血流突然涌入舒张受限的心室引起心室壁振动所致。心率常较快,心律可为窦性,也可为房性、室性或有期前收缩。可有库斯莫尔征。

可见颈静脉怒张、肝肿大、腹水、下肢水肿。缩窄性心包炎的腹水常较下肢水肿出现早且程度重,此与一般的心力衰竭患者不同,产生的机制不明确。

四、辅助检查

(一)X线检查

可见心影偏小、正常或轻度增大,左右心缘变直,主动脉弓小或难以辨认,上腔静脉常扩张,多数患者可见心包钙化。

(二)心电图

可见 QRS 低电压、T 波低平或倒置。有时可见房颤等心律失常,尤其是在病程长和高龄患者中。

(三)超声心动图

超声心动图诊断缩窄性心包炎的敏感性较低。典型的超声表现为心包增厚,室壁活动减弱,室间隔的异常运动,即室间隔抖动征,下腔静脉增宽且不随呼吸变化。

(四)CT 和 CMR

CT 和 CMR 对慢性缩窄性心包炎的诊断价值优于超声心动图,前者可用于定位积液,定量心包增厚程度和部位,了解是否存在心包肿瘤。

(五)右心导管检查

特征性表现为肺毛细血管压力、肺动脉舒张压力、右心室舒张末期压力、右心房压力和腔静脉压均显著升高且趋于同一水平,右心房压力曲线呈 M 或 W 波形,右心室收缩压轻度升高,呈舒张早期下陷及高原形曲线。

五、诊断及鉴别诊断

(一)诊断

(1)具有急性心包炎的病史,数月或 1~2 年逐渐出现右心衰症状。

(2)具有体静脉淤血临床表现,而无显著的心脏扩大或心脏瓣膜杂音。

(3)具有右心衰表现,同时闻及心包叩击音或扪及奇脉。

(4)具有右心衰表现,库斯莫尔征显著,腹水首先出现且较重,而下肢水肿较轻。

(5)具有右心衰表现,心电图检查显示 QRS 波低电压(尤其是肢体导联)并伴有 T 波低平或倒置。

(6)具有右心衰表现,同时发现心包钙化影像。超声心动图检查常能明确诊断,个别诊断困难者须做心脏 CT 或 MRI 检查,必要时实施心导管检查,心内膜心肌和心包活组织检查有利于明确病因。诊断时应注意排除引起右心衰的其他疾病,特别是限制型心肌病、浸润型心肌病等。

(二)鉴别诊断

(1)与各种原因引起的右心衰和大量腹水相鉴别,后者如肝硬化、肾病综合征、结核性腹膜炎和恶性肿瘤等所致的大量腹水。

（2）缩窄性心包炎与限制型心肌病的临床表现极其相似，鉴别常很困难。由于缩窄性心包炎外科治疗效果确切，若能及时手术，预后往往较好。然而限制型心肌病尚无有效的治疗方法，临床上呈进行性发展，预后不良，因此必须加以鉴别（表 7-4）。

表 7-4　缩窄性心包炎与限制型心肌病的鉴别诊断

特征	缩窄性心包炎	限制型心肌病
心包叩击音	存在	不存在
心室壁厚度	正常	常增加
室间隔"反跳"	存在	不存在
心包厚度	增加	正常
静脉压波形显著的 Y 倾斜	存在	不一定
左右心室充盈压相同	存在	左室充盈压较右室至少高 3～5 mmHg
心室充盈压＞25 mmHg	极少，多在 20 mmHg 左右	常见
肺动脉收缩压＞60 mmHg	不存在，常为中度升高（30～45 mmHg）	常见
心室压力波形"平方根"征	存在	不一定
左右心压力和血流呼吸变异	显著（呼吸变异增加＞25%）	正常（呼吸变异增加＜10%）

六、治疗

缩窄性心包炎的治疗主要是外科手术治疗，即心包剥离术或心包切除术。手术宜在病程相对早期施行，病程过久，患者营养及一般情况不佳，心肌常有萎缩和纤维变性，即使心包剥离成功，也可因心肌不健全而影响手术效果，甚至因变性心肌不能适应进入心脏血流的增加而发生心力衰竭。内科治疗只能作为减轻患者痛苦及手术前准备的措施。

（1）利尿剂加限盐以缓解液体潴留和外周水肿，但水肿最终会变为难治性。

（2）窦性心动过速为代偿性机制，避免应用 β 受体阻滞药。

（3）房颤伴快速心室率：地高辛为首选，并应在 β 受体阻滞药和钙通道阻滞药应用之前使用，总体上心室率在 80～90 次/分钟。

（王　丽）

第八章　主动脉和周围血管疾病

第一节　主动脉夹层

主动脉夹层又称为主动脉夹层动脉瘤(AD),是指在多种或一种因素作用下,主动脉内膜完整性遭到破坏,主动脉腔内的血液经过破裂的内膜破口进入主动脉壁中膜,并沿主动脉长轴撕裂,导致内膜片形成并将主动脉分割成真、假双腔样结构。属心血管疾病中的危重急症,发病急、进展快、病死率高,病情复杂、多样,易被误诊和漏诊。

目前临床常用 DeBakey 分型对 AD 进行分型。DeBakey Ⅰ 型:内膜破口位于升主动脉,范围累及胸主动脉各部甚至腹主动脉,此型最为常见;DeBakey Ⅱ 型:内膜破口位于升主动脉,扩展范围局限于升主动脉或主动脉弓;DeBakey Ⅲ 型:内膜破口位于降主动脉,扩展范围累及降主动脉或和腹主动脉。Ⅰ、Ⅱ 型又称近端型,Ⅲ 型又称远端型。Daily 和 Miller 分类法,将 AD 分成两型,即 Stanford A 型:所有累及升主动脉的夹层(包括 Debakey Ⅰ 型和 Ⅱ 型);Stanford B 型:局限于降主动脉的夹层。急性主动脉夹层一般指发病两周之内,而治疗前发病已超出两周者属慢性。也有学者将 AD 归入急性主动脉综合征(AAS)。

主动脉夹层的常见严重并发症包括:夹层破裂、心包积液和(或)心脏压塞、急性心肌梗死、腹腔脏器缺血坏死,其他还有胸腔积液、假性动脉瘤形成等。

本病男性多于女性,发病高峰年龄在 40～70 岁。

一、病因和发病机制

病因尚不明,常见相关因素如下。

(一)高血压

高血压病史与 AD 发生关系密切,机制有:①血流动力学的改变,引起血管内膜胶原纤维及弹性纤维增生,管壁僵硬度及应力相应增加,最终导致内膜撕裂而诱发 AD;②组织学方面,当血压增加时,血管平滑肌细胞在斑联蛋白的作用下,通过增生、肥大等自身重建来适应血压增高这一变化;③分子学方面,在多种外界因素作用下,主动脉细胞外基质的结构、功能发生改变,导致 AD 的形成。

(二)主动脉粥样硬化

动脉粥样硬化是常见的动脉硬化的血管病。其病变特点是脂质和复合糖类在动脉内膜中积累导致的内膜纤维性加厚,深部成分坏死、崩解而产生粥样物,进而导致动脉壁硬化。久而久之,动脉管壁顺应性下降,能承受的最大应力下降,导致发生 AD 的概率上升。

(三)遗传因素

马方综合征(MFS)是一种遗传性结缔组织疾病,为常染色体显性遗传疾病,是 AD 发病危险因素之一。

勒斯—迪茨综合征(LDS)是一种遗传性结缔组织疾病,为常染色体显性遗传。此症涉及全身多个系统,主要累及血管、骨骼、颅脑以及皮肤,最典型心血管系统的异常表现包括主动脉迂曲、主动脉瘤、主动脉夹层(AD)。

埃勒斯—当洛斯综合征(EDS)表现为先天性结缔组织发育不全。国际注册共有 11 种 EDS 类型,其中Ⅳ型是一种罕见的常染色体显性遗传疾病,通常有皮肤及血管脆弱,皮肤弹性过强,关节活动过大三大主征。约 40% 的患者在 40 岁之前出现不同动脉的夹层形成及破裂。

特纳综合征(TS)是一种伴 X 染色体异常的遗传性疾病,临床表现为身材矮小、生殖器与第二性征不发育和躯体发育异常,近年来其与 AD 的关系逐渐被人们所认识。

遗传性胸主动脉瘤和夹层综合征(TAAD)患者中约 1/5 有阳性主动脉瘤家族史,TAAD 患者即使没有任何临床症状,病理学检查也可发现其主动脉中层大部分区域变性、平滑肌细胞显著减少。

(四)先天性心血管畸形

主动脉缩窄(CoA)是比较常见的先天性血管畸形,多见于男性。在患者中可发生局限性狭窄,缩窄部位绝大多数位于主动脉弓左锁骨下动脉开口的远端,部分患者可合并其他血管畸形,严重时主动脉缩窄还可使主动脉腔完全阻塞。目前其病因尚不明确,有学者认为与来源于胎儿血流方式异常有关,也有学者认为与动脉导管闭合时的收缩和纤维化影响主动脉有关。其引起 AD 的机制被认为可能与 CoA 造成的主动脉近端高血压,导致主动脉壁压力增高引起内膜撕裂有关。然而,病理学研究也发现缩窄近端的主动脉中层也同样存在着退行性病变。

二叶式主动脉瓣(BAV)在先天性主动脉瓣狭窄畸形中最为常见,占 50%～60%。患者除了常合并主动脉狭窄或主动脉瓣关闭不全以外,还易并发感染性心内膜炎。

右位主动脉弓(RAA)和迷走右锁骨下动脉(ARSA)比较少见。大多数 RAA 和 ARSA 患者无临床症状,偶有气管、食管受压,表现呼吸困难、吞咽困难。通过影像学检查,可以明确气管、食管受压的程度。AD 患者伴有 RAA 和 ARSA 的发病率分别为 3‰ 和 5‰。病理学检查可发现,RAA 和 ARSA 患者的主动脉组织结构比较脆弱,中层弹性纤维减少,并有退行性改变,这些结构性病变是诱发 AD 形成的主要原因。

(五)炎症性血管疾病

多发性大动脉炎(TA)是指主动脉及其分支的慢性、进行性且常为闭塞性的炎症,也称为缩窄性大动脉炎。本病多发于年轻女性,病因迄今未明。TA 为多发性节段性分布的非特异性全层动脉炎,好发于主动脉弓及其分支、降主动脉、腹主动脉以及肾动脉等。早期病理表现为大动脉壁肉芽肿性炎,随着病情进展,晚期出现内、外膜广泛性纤维增厚,内膜不断向腔内增生,引起动脉狭窄、闭塞。少部分病例可最终导致动脉瘤和 AD 形成,这被认为是与动脉壁弹性纤维和平滑肌破坏、中层组织坏死相关。

巨细胞动脉炎(GCA)是一种系统性血管炎,主要累及 50 岁以上患者颈动脉的颅外分支。

GCA病因目前尚不明确,目前认为可能与高龄和遗传等因素有关。病理学观察表明,患者主动脉内膜弹力减退,大量免疫球蛋白沉积于颞动脉壁层;受累动脉病变呈节段性跳跃分布,病灶呈斑片状增生性肉芽肿。

白塞综合征是一种全身性免疫系统疾病,病变可以累及多个系统,主要临床表现除了口腔和生殖器反复溃疡以外,还有眼部、皮肤、关节病变等,小部分患者表现为血管受累。白塞综合征血管炎性病程可以影响全身任何动脉和静脉血管,患者主动脉的组织病理学表现为中膜和外膜的血管滋养管周围可见淋巴细胞、组织细胞、嗜酸性粒细胞的浸润,中层的破坏引起主动脉瘤和AD形成。与女性相比,男性病情更为严重,常累及心血管并出现严重并发症,处理困难,病死率极高。

单纯性梅毒性主动脉炎由梅毒螺旋体侵入人体心血管系统后引起,常因临床症状不明显而被忽略。其病理改变包括大量淋巴细胞、浆细胞在主动脉血管周围浸润,主动脉中层的正常组织纤维化,主动脉中、外膜滋养血管壁的显著增厚、狭窄。

(六)外伤

外伤也是引起AD的危险因素之一,主要包括车祸时急剧减速或扭转造成的损伤和摔伤、高空坠落、举重或做Valsalva动作造成的损伤等。其产生的原因是钝力作用下主动脉发生扭曲,导致主动脉管壁应力增高,使内膜撕裂。撕裂内膜通常很局限,多在主动脉峡部,很少造成广泛的AD。由于内膜和中层环状脱垂造成动脉阻塞,因此除了会引起破裂以外,外伤还会引起假性狭窄。主动脉钝性损伤破裂位置有20%在升主动脉,但幸存者较少,通常死于心脏压塞。

(七)服用可卡因或其他兴奋剂

可卡因滥用史与AD发生有明显相关性,可卡因摄入后,血液中儿茶酚胺水平反应性增高,使血压在短时间内急剧升高且呈现大幅度波动,可以使管壁应力异常增加进而导致主动脉内膜撕裂形成AD。

(八)其他

1.多囊性肾病

多囊性肾病有两种类型,一种是(婴儿型)多囊肾,临床较罕见,为常染色体隐性遗传;另一种是(成年型)多囊肾(ADPKD),常发病于青中年时期,为常染色体显性遗传。国外文献报道,白种人AD患者多伴有成年型多囊肾,Kim等也发现单纯性肾囊肿与AD有关。

2.妊娠

妊娠期间,孕妇机体会发生一系列内分泌激素的变化。雌激素升高,导致主动脉壁上弹性纤维和胶原蛋白的沉积减慢;孕激素升高,导致主动脉壁上非胶原蛋白的沉积加快,两者共同作用使血管壁顺应性下降,促进AD形成。同时,雌激素、孕激素和醛固酮等分泌增加引起水钠潴留,泌乳素、孕激素刺激红细胞生成而使红细胞量增加,总循环血量增多导致血管应力增加。因此,高血容量、高心排血量和不正常的激素环境增加了妊娠期夹层的发生率,最常见部位为近端主动脉。

3.医源性损伤

医源性损伤导致主动脉夹层的可能原因包括:一是心脏手术患者本身存在先天性缺陷,如主动脉囊性中层坏死;二是手术操作本身可能对主动脉血管壁造成外来损伤。

4.不良嗜好

长期大量吸烟可导致血管内皮细胞损伤,血液中高浓度的一氧化碳和碳氧血红蛋白,可以促进血管内皮细胞生长因子的释放,使中膜平滑肌细胞向内膜迁移增生致动脉硬化。吸烟也可导致血压升高,使主动脉壁处于应力状态,进一步诱发内膜撕裂导致 AD 发生。

长期大量饮酒可导致动脉硬化和内膜损伤,易导致 AD 形成。由此可见,吸烟和饮酒均是 AD 发病的独立危险因素。

5.长期使用免疫抑制剂或糖皮质激素、感染等

长期使用糖皮质激素或免疫抑制剂,菌血症或邻近的感染灶延伸引起主动脉壁的感染等都可能引发 AD。

二、临床表现

起病 2 周内为急性期,2 周至 2 个月为亚急性期,超过 2 个月者则为慢性期。体格检查偶然发现的无症状的患者常为慢性期主动脉夹层。

本病临床表现取决于主动脉夹层动脉瘤的部位、范围和程度、主动脉分支受累情况、有无主动脉瓣关闭不全以及向外破溃等并发症。

(一)疼痛

疼痛是本病最主要和常见的表现,约 90% 的患者出现突发前胸或胸背部持续性、撕裂样或刀割样剧痛。疼痛可放射到肩背部,尤其可沿肩胛间区向胸、腹部以及下肢等处放射。疼痛部位与病变位置有关。值得引起临床注意的是,发生夹层动脉瘤而无疼痛的病例,例如马方综合征、激素治疗者以及其他极少数病例。

(二)血压变化

95% 以上的患者合并高血压,两上肢或上下肢血压相差较大。如果出现心脏压塞、血胸或冠状动脉供血受阻引起心肌梗死,则可能出现低血压。严重的休克仅见于夹层瘤破入胸膜腔大量内出血时。

(三)心血管系统

1.主动脉瓣关闭不全和心力衰竭

约半数Ⅰ型及Ⅱ型主动脉夹层患者出现主动脉瓣关闭不全,主要是由于夹层使瓣环扩张、瓣叶下移、瓣叶或瓣环撕脱引起。心前区可闻及典型叹气样舒张期杂音且可发生充血性心衰,在心衰严重或心动过速时杂音可不明显。

2.心肌梗死

当少数近端夹层的内膜破裂下垂物遮盖冠状窦口可致急性心肌梗死;多数影响右冠状动脉窦,因此多见下壁心肌梗死。该情况下严禁溶栓和抗凝治疗,否则会引发大出血,病死率可高达 71%,应充分提高警惕,严格鉴别。

(四)脏器或者肢体缺血

1.神经系统缺血症状

为夹层累及颈动脉、无名动脉造成动脉缺血所致,患者可有头晕、一过性晕厥、精神失常,

甚至发生缺血性脑卒中。夹层压迫颈交感神经节常出现霍纳综合征,压迫左侧喉返神经出现声音嘶哑,若向下延伸至第 2 腰椎水平,可累及脊髓前动脉,出现截瘫、大小便失禁等。

2.四肢缺血症状

累及腹主动脉或髂动脉可表现为急性下肢缺血。体检常发现脉搏减弱、消失,肢体发凉和发绀等表现,严重时可导致死亡。

3.内脏缺血

肾动脉供血受累时,可出现血尿、少尿以及其他肾功能损害症状。肠系膜上动脉受累可引起肠坏死。黄疸及血清转氨酶升高则是肝动脉闭塞缺血的表现。

(五)夹层动脉瘤破裂

主动脉夹层动脉瘤可破入左侧胸膜腔引起胸腔积液;也可破入食管、气管内或腹腔,出现休克以及呕血、咯血等症状及相应体征。

三、辅助检查

(一)超声心动图

超声心动图的特点为操作简便、迅速、无创。其诊断 AD 的方法主要有两种,即经胸超声心动图(TTE)和经食管超声心动图(TEE)。TTE 可显示夹层部位、真假腔,并可发现随心动周期摆动的内膜片,但其图像显示受到多种因素的影响,如慢性阻塞性肺疾病、胸廓畸形、肥胖等,另外其对横断面、降主动脉显像不佳,所以其敏感性及特异性较低,因此也较少用于 AD 的临床诊断。TEE 用于诊断 AD 较 TTE 更为优越,因食管靠近主动脉根部,因此 TEE 可更清楚地显示真腔、假腔、内膜瓣,其敏感性及特异性较高,但 TEE 过分依赖操作者经验,因此应用也较为局限。其缺点是操作复杂,对远端降主动脉瘤的敏感性低,敏感度仅为 40% 左右。

血管内超声(IVUS)可以直接从主动脉腔内观察血管壁结构,尤其适用于腹主动脉远端血管,对疑诊为主动脉夹层且血管造影结果正常的患者,IVUS 可以弥补血管造影的不足。

(二)X 线检查

后前位及侧位胸片可观察到上纵隔影增宽、主动脉增宽延长、主动脉外形不规则,有局部隆起,在主动脉内膜可见钙化影,此时可准确测量主动脉壁的厚度,正常在 2～3 mm,增到 1 cm 时则提示本病的可能性,超过 1 cm 即可肯定为本病。特别是发病前已有摄片条件相似的胸片与发病后情况相比较或发病后有一系列胸片追踪观察主动脉宽度,则更具有意义。胸片虽然特异性、敏感性较低,但结合病史、体征仍有一定诊断价值,其确诊有赖于其他影像学诊断技术。

(三)计算机 X 线断层扫描(CT)

CT 为无创检查方法,高质量的增强 CT 或三维重建,能很快肯定或排除此病。CT 可显示病变的主动脉扩张,发现主动脉内膜钙化优于 X 线平片,如果钙化内膜向中央移位提示主动脉夹层,如果向外围移位提示单纯主动脉瘤。由于它的扫描垂直于主动脉纵轴,故比动脉造影更易检测撕裂的内膜垂直片。后者呈一极薄的低密度线,将主动脉夹层分为真、假两腔,假腔内的新鲜血栓在平扫时表现为密度增高影,这均是诊断主动脉夹层最特异性的征象之一。

CT 对降主动脉夹层准确性高,但对主动脉弓升段夹层,由于动脉扭曲可产生假阳性或假阴性;另外,它不能诊断主动脉瓣闭锁不全,也不能了解主动脉夹层的破口位置及主动脉分支血管情况。

(四)磁共振成像(MRI)

MRI 与 CT 效果类似,但与 CT 相比,它可横轴位、矢状位、冠状位及左前斜位等多方位、多参数成像且无须使用造影剂即可全面观察病变类型和范围及解剖形态变化,其诊断价值优于多普勒超声和 CT,诊断主动脉夹层的特异度和敏感度均达 90%以上,尤其是当主动脉夹层呈螺旋状撕裂达腹主动脉时,仍能直接显示主动脉夹层真假腔,更清楚地显示内膜撕裂的位置以及病变与主动脉分支的关系。其缺点是费用高,不能用于装有起搏器和带有节、钢针等金属物的患者,不能满意显示冠状动脉及主动脉瓣情况。

(五)主动脉造影及数字减影血管造影(DSA)

1.主动脉造影

对肯定诊断及了解主动脉夹层及分支累及范围和供血情况、明确内膜破口部位及并发主动脉瓣关闭不全等均有重要价值,但是这种检查方法较为复杂,特别是用于急性期极危重的患者时常有较大的危险。

2.数字减影血管造影(DSA)

少创性的静脉注射 DSA,对 B 型主动脉夹层的诊断基本上可取代普通动脉造影。可正确发现主动脉夹层的位置与范围,主动脉血流动力学和主要分支的灌注情况,部分患者在 DSA 可清楚见到撕裂的内膜片,易于发现主动脉造影不能检测的钙化。但对 A 型或马方综合征升主动脉夹层,静脉 DSA 有其局限性,分辨力较差,常规动脉造影能发现的内膜撕裂等细微结构可能被漏诊。

(六)心电图

主动脉夹层本身无特异性心电图改变。既往有高血压者,可有左室肥大及劳损;冠状动脉受累时,可出现心肌缺血或心肌梗死心电图改变;心包积血时,可出现急性心包炎的心电图改变。

(七)实验室检查

可溶性弹性蛋白片段、D-二聚体以及平滑肌凝蛋白重链单克隆抗体等为其重要的血清学标志物。据报道,平滑肌凝蛋白重链单克隆抗体其诊断 AD 的敏感度可达 91%,特异度为98%。更为重要的是此方法可用于鉴别心肌梗死和 AD。

(八)基因诊断

基因诊断主要与主动脉夹层诱因密切相关,如 *FBN*1、*TGFBR* 等马方综合征致病基因,*COL*3*A*1 等综合征致病基因。

四、鉴别诊断

(一)急性心肌梗死

胸痛多超过 30 分钟,呈压榨样,逐渐加重,多有典型心电图演变及心肌标志物变化,多有心绞痛病史或冠心病病史。冠状动脉造影及主动脉造影检查可明确诊断。

(二)非主动脉夹层引起的主动脉瓣关闭不全、心包炎、主动脉瘤

多有相应病史、杂音或心包摩擦音、心电图与 X 线改变等相应表现,但无主动脉夹层的剧烈胸痛,也无夹层的相应影像改变。心脏超声及主动脉造影检查等可明确诊断。

(三)大面积肺栓塞

剧烈胸痛、咳嗽、咯血、虚脱,两肺哮鸣音,胸部 X 线可见肺梗死阴影,$PaO_2 < 80$ mmHg。心电图可呈急性肺源性心脏病改变。胸部 CT 或肺动脉造影可明确诊断。

(四)急腹症

夹层动脉瘤侵及腹主动脉及其大分支时可产生各种急腹症的表现,有时误诊为肠系膜动脉栓塞、急性胰腺炎、急性胆囊炎及阑尾炎等。必要时行 MRI 或主动脉造影以资鉴别。

五、治疗

治疗原则:①对症治疗,有效止痛,严密监护;②内科强化药物治疗,迅速降压,降低心肌收缩力;③外科手术治疗。

(一)一般治疗

(1)一般治疗:凡疑及或初诊主动脉夹层应立即收住院并监护血压、呼吸、心率、血流动力学及尿量,进行紧急救治。

(2)鼻管吸氧。

(3)镇静:地西泮 10 mg 肌内注射或静脉注射。

(4)有效止痛:可用吗啡 3 mg 静脉注射或 5～10 mg 皮下注射或用哌替啶 50 mg 肌内注射。

(5)本病忌用抗凝及溶栓治疗。

(6)通便。

(7)加强心理护理。

(二)内科强化药物治疗

急性主动脉夹层最初的内科治疗为:稳定血压,缓解疼痛,监测出入量。进一步采取的治疗应根据病变的部位及范围而定。另外两种情况也可考虑行内科治疗:①假腔中血液凝固;②急性期症状不明确或不典型。但如夹层再继续扩展,则应立即手术。

(1)迅速降低血压以减低血肿进展并止痛。应使收缩压快速降至 100～110 mmHg。可予硝普钠静脉滴注(起始 25～50 μg/min)直接松弛血管平滑肌,扩张周围血管,降压迅速有效,也可给钙通道阻滞药如硝苯地平、非洛地平或血管紧张素转换酶抑制剂(ACEI)如卡托普利、贝那普利以降压。一般急性期给硝普钠,待病情稳定改用口服降压药。

(2)降低心肌收缩力,减慢心率,降低心排血量。可予 β 受体阻滞药协同降压。急性期可予美托洛尔 5 mg 缓慢静脉注射,间隔 5 分钟后重复 1～2 次,使心率减慢。也可予普萘洛尔口服 10～40 mg,每日 2～4 次或阿替洛尔 25 mg,每日 2 次或美托洛尔 25～50 mg,每日 2 次。

(3)纠正休克。如患者处于休克状态,血压明显低于正常,可静脉输全血或血浆或液体,可

用升压药间羟胺、多巴胺等,同时应注意防止增加心肌应激性。

(三)AD 腔内介入治疗

覆膜支架植入术治 AD 的原理是用覆膜支架封堵夹层内膜破口,压迫假腔,扩张真腔并阻断异常血流且促使假腔内无血流通过,最终形成血栓。

介入治疗具有创伤小、术后恢复快、并发症发生率低等优点,尤其适用于高龄以及全身情况差无法耐受传统手术者,可有效改善 AD 患者的预后,主要适用于 B 型夹层。

凡是左锁骨下动脉以远的真性或假性动脉瘤,只要近端和远端有相对正常的动脉可供人类血管覆盖支架固定,都适宜该项技术。

(四)联合治疗

主动脉夹层的治疗无论是外科手术还是介入方案均需要以内科辅助治疗为前提,需要积极控制患者围术期的血压、心率、疼痛等影响因素,对于不同类型的主动脉夹层选用的方法各有不同,适应证及患者方面的因素也是影响治疗方案的重要因素,宜选择和确定个性化治疗方案。

对广泛累及胸、腹主动脉的 DeBakey Ⅰ型 AD 的治疗:此型夹层最为凶险,病死率最高,常规术式为升主动脉置换+全弓分支血管吻合+象鼻手术,手术耗时、并发症多,现有的常规术式包括:David 术(保留主动脉瓣的主动脉根部替换术)+全弓置换+支架象鼻术、Bentall 术+全弓置换+支架象鼻术、Cabrol 术+全弓置换+支架象鼻术等。

第二节 外周动脉粥样硬化性疾病

外周动脉粥样硬化性疾病是指外周动脉粥样硬化导致动脉狭窄,甚至发生闭塞,使远端组织出现相应缺血或坏死的疾病。外周动脉粥样硬化是全身动脉粥样硬化的一部分,主要包括下肢动脉硬化症、颈动脉硬化症、肾动脉硬化症、肠系膜动脉硬化症等。其中最常见的受累部位为腹主动脉分叉以下的动脉,即下肢动脉硬化症。

虽然外周动脉粥样硬化疾病后果严重,包括间歇性跛行、截肢、腹主动脉瘤破裂、严重的高血压和肾衰竭等,但病程进展隐匿,可能长时间没有临床症状,故大部分患者都未能及时被发现并得到治疗。由于外周动脉粥样硬化疾病与冠心病有着共同的危险因素,外周动脉粥样硬化疾病患者常常面临着患冠心病及脑卒中的风险,因此应将其视为冠心病的危险因素,强调心血管专科医生应及时发现、诊断并治疗此类患者,控制危险因素,降低疾病的致残率和致死率。

一、病因及发病机制

外周动脉粥样硬化疾病的危险因素包括性别、年龄、吸烟、高血压、糖尿病、高同型半胱氨酸血症、高胆固醇血症等。

(一)性别

男性患病率相对高于同年龄女性人群。

（二）年龄

外周动脉粥样硬化疾病的患病率随着年龄的增加而升高,特别常见于患有糖尿病的老年人。

（三）吸烟

吸烟是外周动脉粥样硬化疾病中最常见的危险因素之一,开始吸烟的年龄越早,患病的可能性越大。血管内皮依赖氧化亚氮的血管舒张功能被破坏,很可能是这类人群动脉粥样硬化发生和发展的机制。

（四）高血压

高血压可能同时引起外周动脉粥样硬化疾病并对其病程产生影响。临床上血压未得到有效控制的患者容易发生其他并发症,导致其冠状动脉和脑血管事件的发生率较高。

（五）糖尿病和糖耐量异常

糖尿病患者患外周动脉粥样硬化疾病的风险增加了 3～4 倍。最近有研究表示,可以通过饮食控制的糖尿病并不是一个显著的危险因素,而需要口服用药和胰岛素治疗的糖尿病却对外周动脉粥样硬化疾病的进展有着很大的影响。有报道称,患有糖尿病的间歇性跛行的患者发展到缺血性溃疡和缺血性静息痛的风险分别比非糖尿病的高 2.9 倍和 1.7 倍。糖尿病患者截肢的危险性为非糖尿病患者的 7 倍。

（六）脂代谢紊乱

研究显示,50% 的外周动脉粥样硬化疾病的患者有高脂血症,且有效地治疗高脂血症可延缓疾病进展。外周动脉粥样硬化疾病与低密度脂蛋白、载脂蛋白 A_1、脂蛋白 a 呈正相关,同时与三酰甘油也成正相关,与高密度脂蛋白成负相关。

（七）高同型半胱氨酸血症

高同型半胱氨酸水平上升导致心血管疾病的危险性与吸烟、高血压类似,而且可显著加强两者对心血管系统的损伤。有报道称,约 30% 的早发外周动脉粥样硬化疾病患者有高同型半胱氨酸血症,其与外周动脉粥样硬化疾病的关系比与冠状动脉疾病的关系还要密切。

（八）其他

高血浆纤维蛋白原、高血细胞比容同样可增加患有间歇性跛行的危险。

二、病理分型

美国心脏病学会根据动脉粥样硬化病变发展过程将其分成 6 型,见表 8-1。

表 8-1 动脉粥样硬化病变病理分型

分型	特点	内容
Ⅰ 型	脂质点	动脉内膜出现小黄点,为小范围的巨噬细胞含脂滴形成泡沫积聚
Ⅱ 型	脂质条纹	动脉内膜见黄色条纹,为巨噬细胞成层并含脂滴,内膜有平滑肌细胞也含脂滴,有 T 淋巴细胞浸润。细胞外间隙也有少量脂滴。脂质成分主要为胆固醇酯,也有胆固醇和磷脂。其中 Ⅱa 型内膜增厚,平滑肌细胞多,进展快;Ⅱb 型内膜薄,平滑肌细胞少,进展慢

分型	特点	内容
Ⅲ型	斑块前期	细胞外出现较多脂滴,在内膜和中膜平滑肌肌层之间形成脂核,但尚未形成脂质池
Ⅳ型	粥样斑块	脂质积聚多,形成脂质池,内膜结构破坏,动脉壁变形
Ⅴ型	纤维粥样斑块	为动脉粥样硬化最具特征性的病变,呈白色斑块突入动脉腔内引起管腔狭窄。Ⅴa型含有大量平滑肌细胞、巨噬细胞和T淋巴细胞,前两者细胞内含有脂滴,细胞外脂质多,为胶原纤维、弹力纤维和蛋白多糖所包围,形成脂质池;病灶处内膜被破坏,纤维组织增生,形成纤维膜(纤维帽)覆盖于脂质池之上。Ⅴb型斑块内含脂质更多,成层分布。Ⅴc型则所含胶原纤维更多。斑块体积增大时向管壁中膜扩展,可破坏管壁的肌纤维和弹力纤维而以结缔组织和增生的新生毛细血管。脂质沉积较多后,其中央基底部常因营养不良发生变性、坏死而崩解,这些崩解物与脂质混合形成粥样物质
Ⅵ型	复合病变	为严重病变。纤维斑块发生出血、坏死、溃疡、钙化和附壁血栓形成。粥样斑块可因内膜表面破溃而形成所谓粥样溃疡。破溃后粥样物质进入血流成为栓子。破溃处可引起出血,溃疡表面粗糙易产生血栓,附壁血栓形成又加重管腔的狭窄,甚至使之闭塞

三、病理变化

受累动脉随着疾病的进展在动脉粥样硬化斑块基础上逐渐发展导致动脉管腔狭窄或者形成血栓,局部血栓脱落后造成远端栓塞;也可以由于斑块内出血导致狭窄,严重的病变还可使血管壁病变形成动脉瘤。从发病部位来看,下肢动脉粥样硬化的发病率超过上肢。从病变分布的节段来看,临床上下肢动脉粥样硬化中,狭窄部位主要是位于股—腘动脉居多,其次是胫、腓动脉和主—髂动脉。

动脉管腔的狭窄导致组织供血不足,疾病早期肢体处于休息状态时,动脉的供血尚能满足低耗氧的需求,仅在肢体运动时才出现供血供氧不能满足需求的情况。当疾病进一步恶化,动脉的供血进一步减少,以至于不能满足肢体静息时耗氧量的需求,出现缺血的表现。

四、临床表现

(一)下肢动脉粥样硬化

1.症状

(1)间歇性跛行:是最典型的临床症状,表现为因肢体运动而诱发的肢体局部疼痛、紧束、麻木或肌肉无力感,1~5分钟休息后迅速缓解,重复相同负荷运动后症状可重复出现,快步行走或爬楼梯可加重症状。疼痛部位常常与最邻近的动脉狭窄部位相关,如出现在臀部、股部提示病变在主—髂动脉,临床上最多见的为股—腘动脉狭窄引起的腓肠肌性间歇性跛行。随着病情发展,患者能够行走的距离逐渐缩短。

(2)静息痛:当病情进一步恶化时,以至于肢体在静息状态下也可出现疼痛等症状,称为静息痛,常是肢体丧失运动功能的先兆。静息痛多在夜间肢体平放状态时出现,为持续性疼痛,通常表现为足趾或足前端的钝痛,严重时可影响睡眠。患者常常将病足垂放在床边或站立以减轻疼痛。

(3)缺血性溃疡或坏疽:更严重时患者可于足趾底部、两趾之间或足跟部等行走时较易摩擦及受力处出现缺血性溃疡。这些患者足部轻微的创伤均可引起溃疡或坏疽且较难愈合,造成组织缺损,溃疡或坏疽可伴局部蜂窝织炎、骨髓炎,甚至败血症。如不进行有效治疗,6个月内常须进行截肢手术。

(4)急性肢体缺血:急性肢体缺血的表现为急性疼痛(可因感觉神经缺失而导致疼痛感缺失或减弱)、瘫痪、感觉异常、皮肤苍白、趾端变凉。动脉栓塞的临床诊断:症状突然加剧或恶化,可伴有其他周围动脉栓塞的表现,对侧肢体收缩压或动脉搏动正常。

2.体征

下肢动脉粥样硬化的主要体征为狭窄远端动脉搏动减弱或消失,血压降低或测不出,上肢病变时两臂血压相差≥20 mmHg。血管狭窄部位可闻及杂音,单纯收缩期杂音提示血管狭窄,如果出现连续性杂音则表明狭窄的远端舒张压很低,侧支循环形成不良。患肢颜色改变,特别是足和趾在抬高时苍白,下垂时潮红、发紫,提示微循环水平的动脉缺血;两侧肢体皮温不同,患肢变凉、变冷;此外,还可见肢体缺血的体征,包括肌肉萎缩,皮肤变薄、苍白、发亮、汗毛脱落,皮温降低,指甲变厚等。严重缺血时因患者经常被迫将肢体下垂而可出现水肿。缺血性神经炎可致肢体麻木和腱反射减弱,晚期可在足部易磨损的部位出现缺血性溃疡或组织坏疽。

下肢动脉粥样硬化在体检时应注意:①患者双上肢血压是否对称;②颈动脉是否存在杂音;③腹部、腰胁部和股动脉处听诊是否有杂音;④估计腹主动脉的搏动和最大直径;⑤触摸肱动脉、桡动脉、尺动脉、股动脉、腘动脉、足背动脉和胫后动脉有无搏动异常;⑥采用艾伦试验判断手部血流灌注;⑦检查足部皮肤的颜色、有无破溃和溃疡;⑧远端肢体的体毛消失、营养不良和指(趾)甲肥厚等。

(二)颈部动脉粥样硬化

1.症状

(1)短暂性脑缺血发作:是一种历时短暂、反复发作的脑局部供血障碍引起的一过性神经功能障碍性疾病。发作一般历时几分钟,也可长达几小时,但症状持续不超过24小时,完全恢复后不遗留神经系统症状和体征。

(2)脑卒中:由于脑内某一支动脉闭塞引起血流锐减,侧支循坏不能及时建立,导致供血区脑组织出现缺血性脑梗死。脑卒中引起神经功能缺失的持续时间较长,有些症状和体征不能恢复,导致后遗症。

2.体征

颈部动脉粥样硬化在体格检查时应注意血管听诊,在颈动脉分叉处可闻及颈动脉杂音。三级以上高调收缩—舒张期杂音提示高度颈动脉狭窄。有些患者颈动脉杂音可能是其唯一的体征。

(三)肾动脉粥样硬化性狭窄

1.症状

(1)高血压:肾动脉粥样硬化性狭窄中并不是所有患者都会患有高血压,但早发、顽固性高血压和(或)恶性高血压被认为是可能存在肾动脉粥样硬化性狭窄的线索之一。

(2)缺血性肾病和肾功能不全:肾动脉狭窄导致肾脏血流量减少,肾小球滤过压下降,肾实质缺血并造成功能及器质性损害。未经治疗的肾动脉粥样硬化性狭窄患者的血压难以控制,也容易出现肾功能不全。肾动脉粥样硬化性狭窄患者进展为终末期肾病并需要透析治疗者病死率非常高,死因常为心肌梗死、心力衰竭和脑卒中。

(3)一过性发作肺水肿或反复发生的充血性心力衰竭:当肾动脉病变纠正后大多可消失。

2.体征

肾动脉粥样硬化性狭窄在体检时有时腹部或腰部可闻及血管杂音,表现为高调、粗糙收缩期或双期杂音。

(四)肠系膜动脉硬化性狭窄

肠系膜动脉硬化性狭窄是指由于肠系膜动脉硬化狭窄或闭塞使肠道供血不足引起的肠缺血,可分为急性肠系膜缺血和慢性肠系膜缺血。

1.症状

(1)急性肠系膜缺血:患有动脉粥样硬化和严重心血管病变的老年人,突然出现严重腹痛并伴有便血,体检腹部体征不明显者,高度怀疑肠系膜动脉闭塞的可能。有些患者腹痛不明显时,不明原因的腹胀或消化道出血常常提示有肠系膜动脉闭塞的可能。

(2)慢性肠系膜缺血:通常表现为反复发作的进食后腹痛,为脐周或上腹部钝痛或绞痛,常在饭后10～30分钟出现。患者常常因为疼痛难以忍受而出现害怕进食或减少饭量的情况,导致体重逐渐下降。少数患者有吸收不良或肠黏膜损伤的情况。

2.体征

慢性肠系膜缺血患者查体呈慢性病容,可有明显体重下降,腹部柔软无触痛,但腹部可膨胀,腹部叩诊鼓音,上腹部常可听到收缩期血管杂音。

五、辅助检查

(一)下肢动脉粥样硬化

1.实验室检查

患者初诊时须进行如下检查,以便查出可治疗的危险因素及诊断相关疾病:血常规、空腹血糖和(或)糖化血红蛋白、血肌酐、尿素氮、血脂、凝血指标、血浆同型半胱氨酸和尿蛋白等。

2.行走试验

患者在规定时间内以一定速度原地踏步,直到出现跛行症状为止。根据肌肉酸痛、疲劳及紧固感出现的部位及时间,可初步提示病变的部位及严重程度。

3.活动平板运动试验

计算两侧踝肱指数(ABI)=踝部血压/肱动脉血压。然后患者在速度为每小时3.2 km、斜率为5°的运动平板上步行。记录开始出现下肢肌肉酸胀疼痛等症状的时间(相对跛行时间)和因症状加剧无法行走而停止运动的时间(绝对跛行时间)。如果5分钟内无症状,则5分钟后停止。平卧,测运动后2分钟、5分钟、10分钟和20分钟时的四肢即时血压,直到下肢血压恢复到运动前水平的 90% 以上。结果:阳性标准为运动后下肢血压下降 20% 以上,恢复时间一般在 5 分钟以上。活动平板试验可以为患者的行走能力提供客观的证据,对患者肢体的残疾做出定量的评估并作为将来治疗效果评价的基础。

4.多普勒检测踝肱指数检查

多普勒检测踝肱指数检查是血管检查中最常用、最简单的一种方法。通过测量肱动脉和踝部胫后或胫前动脉收缩压得到踝部动脉压和肱动脉压之间的比值称为踝肱指数(ABI)。正常人休息时踝肱指数通常 >1.0,踝肱指数 <0.9 提示患肢缺血,可能有间歇性跛行的表现;严重缺血时踝肱指数 <0.4,常有静息痛或缺血性溃疡。有些患者静息状态下踝肱指数可能正常或接近正常。通过运动试验后再检查时常可发现踝肱指数降低。一些糖尿病患者,由于周围血管钙化,踝肱指数可能有偏高的假象。

5.彩色多普勒检查

一种可以同时评估动脉解剖特征和功能指标的无创性检查,可直接检出血管的狭窄程度和动脉粥样斑块的病变情况。通过超声显像彩色多普勒可以直接观察到主—髂动脉病变,但是确定主髂动脉狭窄还要辅以检查多普勒血流速度等。

6.节段动脉压

将血压袖带放置于下肢踝部、小腿、股下部及股上部,通过测量不同节段的动脉压以确定闭塞性病变的部位。双下肢同一部位的收缩压相差 >30 mmHg 时提示有闭塞性病变。

7.经皮组织氧张力测定

经皮组织氧张力测定是通过测定局部氧释放量来了解组织血液灌注情况。正常人为 60.7 ± 7.48 mmHg,在站立时平均增加 10 mmHg,而后缓慢下降,10 分钟后回复到静息时水平。间歇性跛行患者静息时接近正常,但运动后明显下降。静息痛者运动前仅为 4.83 ± 4.52 mmHg。

8.脉搏容积描记

在下肢特定的位置放置传感器来记录大腿、小腿、踝部和脚趾的节段性脉搏容积。一般做两侧肢体的比较记录,估测每一次脉搏搏入肢体的血量,若有动脉狭窄则搏入血量减少,与健侧肢体比较有明显差别。

9.影像学检查

①X 线平片:患肢平片检查可发现动脉处有不规则的钙化斑,该处常提示为闭塞部位。如动脉上看到有弥漫而均匀的薄层钙化或动脉边缘呈齿状钙化影,则提示为动脉中层钙化,但此项检查无诊断价值。②磁共振血管造影(MRA):是一种无创的显像方法,可以像常规血管造影一样能提供周围血管的解剖形态,同时还可以获得血流速度和方向等指标。它可以作为患者血管内介入治疗前的评估或用于行常规血管造影有风险的患者。③动脉造影:可以了解患肢动脉的阻塞部位、范围和程度以及侧支循环建立的情况。动脉造影是外科手术或经皮穿刺球囊血管成形术的先决条件,同时也是诊断的“金标准”。

(二)颈部动脉粥样硬化

1.颈部多普勒超声检查

颈部多普勒超声检查是目前诊断颈动脉硬化首选的检查方法。根据其波形和血流速度可以判断血管的狭窄部位和严重程度。

2.磁共振血管造影

磁共振血管造影发现血管狭窄性病变的敏感性很高,是一种有效的显示血管狭窄的无创检查。

3.动脉造影

动脉造影是一种有创检查,有一定的风险,可以清楚地显示动脉狭窄或闭塞部位、范围和程度、动脉瘤样扩张。

(三)肾动脉粥样硬化性狭窄

1.肾脏超声

肾脏超声可显示肾脏大小和形态学改变,反应病变情况。

2.彩色多普勒超声

彩色多普勒超声可以提供肾动脉狭窄间接信息,观察肾动脉主干和肾内血流变化。

3.放射性核素检查

只做核素肾显像意义不大,阳性率极低,需要做卡托普利肾显像试验(服卡托普利 $25\sim50$ mg,比较服药前后肾显像结果),肾动脉狭窄侧肾对核素摄入减少,排泄延缓,而提供诊断间接信息。

4.螺旋 CT 血管造影

螺旋 CT 血管造影能清楚显示肾动脉及肾实质影像,检查快速,诊断肾动脉狭窄的敏感性及特异性高。由于造影剂对肾脏有一定损害,故血清肌酐 $>221\ \mu mol/L$ 的肾功能不全患者不宜应用。

5.磁共振显像

磁共振显像是一种不用造影剂就能显示肾血管和肾实质影像,敏感性和特异性均高。

6.肾动脉血管造影

肾动脉血管造影能准确显示肾动脉狭窄部位、范围、程度及侧支循环形成情况,是诊断的"金指标"。肾功能不全患者宜选用非离子化造影剂,造影完毕输液、饮水,以减轻造影剂损害。

表现为肾血管性高血压者,还应检验外周血血浆肾素活性,并做卡托普利试验,有条件时还应做两肾静脉血浆肾素活性检验。

(四)肠系膜动脉硬化性狭窄

1.腹部平片

如无肠梗阻发生,腹部平片多无异常发现。

2.超声多普勒

可识别肠系膜上动脉和腹腔动脉有无狭窄或血栓,但单纯根据超声多普勒检查不能明确慢性肠系膜缺血的诊断。

3.磁共振血管成像及计算机断层扫描血管成像

对血管狭窄有一定的诊断价值,但不能确诊。

4.动脉造影

是一种有创的检查,能显示动脉狭窄部位、范围、程度,是诊断的"金指标"。

六、诊断及鉴别诊断

（一）下肢动脉粥样硬化性疾病的诊断及鉴别诊断

1.诊断

(1)下肢动脉粥样硬化性疾病的诊断标准：①有下肢症状（间歇性跛行、下肢静息痛、足温低、毛发少或足部皮肤发绀），股动脉闻及杂音，足背动脉或胫后动脉搏动减弱或消失；②静息ABI<0.90或运动后ABI下降20％；③超声多普勒检查和其他影像学检查（CT血管成像、MRA、血管数字减影造影）显示下肢动脉硬化狭窄或闭塞性病变。

(2)诊断动脉栓塞的根据：①突然发病或症状突然加重；②明确的栓塞来源（包括心房颤动、严重的扩张性心肌病、室壁瘤、大动脉或邻近动脉的动脉粥样硬化斑块、大动脉或动脉瘤血管壁血栓）；③先前无跛行或其他动脉闭塞症状或双侧肢体的动脉搏动和多普勒收缩压正常。

2.鉴别诊断

(1)血栓闭塞性脉管炎：多见于男性青壮年，是一种慢性、周期性加重的全身中、小动静脉的阻塞性疾病。部分患者在发病早期或发病过程中小腿和足部反复发生游走性血栓性浅静脉炎。脉管炎患者一般无高血压、糖尿病、冠心病病史等。

(2)多发性大动脉炎：多见于年轻女性，主要侵犯主动脉及其分支的起始部，如颈动脉、锁骨下动脉、肾动脉等。病变引起动脉狭窄或阻塞，出现脑部、上肢或下肢缺血症状，肾动脉狭窄可出现肾性高血压，如并存双侧锁骨下动脉狭窄，可有上肢低血压、下肢高血压；胸腹主动脉狭窄可导致上肢高血压、下肢低血压。病变活动期有发热和红细胞沉降率增快等症状和体征。

(3)结节性动脉周围炎：皮肤常有散在的紫斑、缺血或坏死，常有发热、乏力、体重减轻、红细胞沉降率增快等，并常伴有内脏器官病变，很少引起较大的动脉闭塞或动脉搏动消失，要确诊本病须做活检。

(4)特发性动脉血栓形成：发病较急，多并发于系统性红斑狼疮、结节性动脉周围炎、类风湿关节炎等结缔组织病和红细胞增多症，也可发生于手术或动脉损伤后。

(5)其他疾病：可引起假性间歇性跛行（非血管性间歇性跛行）的其他疾病，包括神经根压迫、椎管狭窄、有症状的贝克囊肿、慢性肌筋膜综合征、神经性疼痛、髋关节炎等。

（二）颈动脉粥样硬化的诊断及鉴别诊断

1.诊断

根据患者有脑缺血症状的表现或无症状的高危人群（伴有冠心病或周围血管病），颈动脉听诊可闻及血管杂音，颈动脉超声、CT、MR或血管造影发现颈动脉狭窄、斑块等，可以得到诊断。

2.鉴别诊断

颈动脉粥样硬化需要与颈动脉狭窄引起的症状脑出血、局灶性癫痫、内耳眩晕症、晕厥、颅内占位性病变和精神因素引起的症状相鉴别。

（三）肾动脉粥样硬化性狭窄的诊断及鉴别诊断

1.诊断

临床上以下线索提示可能有肾动脉粥样硬化性狭窄：①55岁以后或30岁以后出现的高

血压;②以前控制良好的高血压病突然恶化;③恶性高血压或顽固性高血压;④腹部或腰部血管杂音;⑤不可解释的氮质血症或在接受 ACEI 或 ARB 治疗时出现的氮质血症;⑥肾脏萎缩或两肾大小不对称;⑦伴有其他血管疾病、有全身动脉粥样硬化表现;⑧一过性肺水肿或反复充血性心力衰竭;⑨辅助检查提示肾动脉狭窄等。肾动脉血管造影能准确显示肾动脉狭窄部位、范围、程度及侧支循环形成情况,是诊断的"金指标"。

2.鉴别诊断

肾动脉粥样硬化、肌纤维增生不良、大动脉炎是肾动脉狭窄的常见原因,需要注意鉴别。此外,还应与原发性高血压肾损害、嗜铬细胞瘤等鉴别。

(四)肠系膜动脉硬化性狭窄的诊断及鉴别诊断

老年患者有动脉粥样硬化病史或严重心血管疾病病史者,突然出现腹痛、便血症状,查体腹部体征不明显,提示有急性肠系膜缺血的可能,动脉造影发现狭窄或阻塞可明确诊断。临床上需要与胆囊炎、胰腺炎或胃肠穿孔鉴别。

如老年患者有反复发作性腹痛,常在进食后出现,表现为脐周或上腹部钝痛、绞痛,并有因害怕进食而出现体重下降者可怀疑有慢性肠系膜动脉硬化性狭窄可能。体检腹部体征不明显,上腹部常可听到收缩期杂音。超声多普勒、磁共振血管成像、计算机断层扫描血管成像、动脉造影检查对诊断有参考价值。临床上须与胆石症、慢性胰腺炎、消化性溃疡、胰腺癌等鉴别。

七、治疗

(一)非药物治疗

1.宣传教育

向患者讲授有关下肢动脉粥样硬化性疾病的基本知识。向患者解释治疗目标、控制危险因素的重要性,怎样通过步行训练改善症状以及如何改善生活质量。告知患者,在下肢动脉粥样硬化性疾病患者中,冠心病和脑血管疾病死亡的风险(每年 5%～10%)大于进展为严重肢体缺血和截肢的风险(每年<1%),因此应采取改善生活方式等综合治疗措施。

2.改善生活方式

①戒烟:吸烟是与下肢动脉粥样硬化性疾病发生、发展相关性最强的危险因素,戒烟可迅速获得心血管方面的益处。评估患者的吸烟量,积极鼓励患者及其家属戒烟。对愿意戒烟的患者,帮助其制订戒烟计划,基本目标为完全戒烟。②控制体重:患者的体重与出现跛行疼痛的距离直接相关,超重的间歇性跛行患者减肥后可延长行走的距离。目标体质指数:18.5～23.9 kg/m^2。③调节血脂:血脂异常的患者宜摄入低脂饮食,血脂的目标值:TC<5.2 mmol/L,LDL-C<2.6 mmol/L。

3.步行锻炼

步行锻炼是下肢动脉粥样硬化性疾病最有效的治疗方法,可以增加步行距离,改善生活质量。有计划的辅助性锻炼是治疗间歇性跛行的基础。最有效的运动为平板运动或走步,强度达到引发间歇性跛行后休息,每次 30～60 分钟,每周 3 次,连续 3 个月。

4.足部保健教育

患者应保持患足部干燥,注意保暖和预防外伤。如发现足部皮肤破损,应每日用生理盐水清洗,并用消毒纱布包扎。若2天后无好转,须及时就医。洗脚前先用手试水温,防止烫伤;如有嵌甲、胼胝,应及时就医,以免局部受压、损伤、继发感染。选择宽松合适的鞋,足部畸形的患者需要穿加肥、加深或特制的鞋。袜子要柔软、干燥、清洁,每日更换。每日用温水和无刺激性的肥皂洗脚后彻底擦干,并涂护肤油。

(二)下肢动脉粥样硬化性疾病的药物治疗

1.控制危险因素的药物治疗

①控制血压:为减少患者发生心肌梗死、卒中、充血性心力衰竭和心血管事件死亡的危险性,无糖尿病的下肢动脉粥样硬化性疾病患者的血压应控制至140/90 mmHg以下,并存糖尿病和慢性肾功能不全的患者血压应控制至130/80 mmHg以下。下肢动脉粥样硬化性疾病患者可应用β受体阻滞药。LEAD患者应用ACEI可减少心血管事件的风险。须注意药物造成收缩压迅速下降,可引起部分患者的症状恶化。②调节血脂:下肢动脉粥样硬化性疾病患者血脂控制基本目标均为LDL-C在2.6 mmoL/L以下,高于此值者应立即饮食控制,同时口服他汀类药物治疗;LEAD患者若并存糖尿病或冠心病则属于发生缺血事件的极高危组,应口服他汀类药物控制至LDL-C为1.8 mmol/L以下;并存代谢综合征(如LDL-C正常,HDL-C降低,TG升高)的LEAD患者应控制体重,增加运动量,治疗其他血脂异常(如治疗高TG、低HDL-C),采用纤维酸衍生物或烟酸治疗可能有效。③控制糖尿病:并存糖尿病的下肢动脉粥样硬化性疾病患者可进行适当上述的足部护理,皮肤破损和溃疡须立即治疗;并存糖尿病的患者应严格控制血糖,基本目标:血糖<6.1 mmol/L、糖化血红蛋白<7.0%;并存冠心病者糖化血红蛋白应<6.5%。糖化血红蛋白保持在7.0%可以有效降低微血管并发症并可能减少心血管事件的发生。

2.应用抗血小板药物治疗

①抗血小板聚集治疗可以减少下肢动脉粥样硬化性疾病患者发生心肌梗死、卒中或血管性死亡的风险。②下肢动脉粥样硬化性疾病患者口服阿司匹林75~325 mg/d可减少发生心肌梗死、卒中或血管性死亡的风险,其效果确切、安全;病变稳定者阿司匹林可服用100 mg/d,不稳定或在介入治疗时应短期加量。③每日口服氯吡格雷75 mg可以作为阿司匹林的替代治疗;行介入治疗时氯吡格雷应与阿司匹林联合应用。④口服华法林抗凝治疗不能减少患者发生缺血性心血管事件的风险。

3.改善跛行症状的药物治疗

①西洛他唑(200 mg口服,每日2次):可使无心力衰竭的间歇性跛行患者症状改善并增加行走距离,无心力衰竭但活动受限的间歇性跛行患者,应采用此药治疗。②己酮可可碱(400 mg,每日3次):可替代西洛他唑,延长行走距离,己酮可可碱治疗间歇性跛行的疗效还需要进一步证实。③银杏叶制剂:可改善症状、延长行走距离,但需要进一步证实。④L-精氨酸:治疗间歇性跛行的疗效不明确。⑤口服前列腺素类药物(如贝前列素):不能延长行走距离。⑥螯合剂(如四溴乙烯酸):不能用于治疗间歇性跛行,并可能有害。

4.治疗严重肢体缺血的药物

①己酮可可碱可能有益于改善严重肢体缺血患者症状,但尚缺乏证据,静脉使用的己酮可可碱不应用于治疗严重肢体缺血。西洛他唑可治疗间歇性跛行,其在严重肢体缺血患者中的

治疗价值不明确。②静脉应用前列腺素 E 7～28 日可能减轻缺血性疼痛,并有助于严重肢体缺血患者溃疡的愈合,但仅对部分患者有效。③口服伊洛前列素不能降低严重肢体缺血患者截肢或死亡的危险。④血管源性生长因子治疗严重肢体缺血的效果未被证实,需要安慰剂对照试验研究。⑤凝血酶抑制药阿加曲班适用于改善四肢溃疡、静息痛及冷感症状,尚需更多的临床证据。

5.治疗急性肢体缺血的溶栓药物

14 日内的急性肢体缺血经导管溶栓治疗是有效、有益的且较手术治疗风险低。尿激酶、链激酶、阿替普酶、瑞替普酶、替奈普酶等可用于急性肢体缺血的经导管溶栓治疗。

(三)下肢动脉粥样硬化性疾病血供重建治疗

1.血供重建术

血供重建术的指征包括:①症状影响患者的生活质量;②药物治疗无效;③有静息疼痛;④皮肤溃疡及坏疽。

2.血供重建术的方法

①介入治疗:包括经导管血管内溶栓术、经皮血栓去除术、经皮球囊血管成形术、支架置入术、支架—移植物置入术和斑块销蚀术等。其中,经皮腔内血管成形术对局限病变,特别是髂动脉或股动脉病变最有效。②外科手术治疗:包括自体或异体血管旁路移植术、动脉内膜剥脱术或联合治疗等。其中,血管旁路移植术适用于病变广泛(长度＞10 cm)或多处血管病变的患者,可以采用人造血管或自体大隐静脉旁路移植术,在闭塞动脉的近、远端做桥式端—侧吻合重建动脉血,可以采用的术式包括股—腘动脉旁路移植术或股—胫—足背动脉旁路移植术等。

(李　晶)

第九章 正常心电图与常见心血管疾病的心电图表现

第一节 正常心电图

一、心电图的测量方法

心电图记录纸上有粗细两种纵线和横线。横线代表时间,纵线代表电压。细线间距为1 mm,粗线距离为5 mm。纵横交错组成许多大小方格。通常记录纸的滑行速度为25 mm/s,每一小横格为0.04秒,每一大横格(5小格)为0.20秒。每一小纵格为0.1 mV,每一大纵格为0.5 mV,通常定准电压为1 mV(10小格,图9-1)。

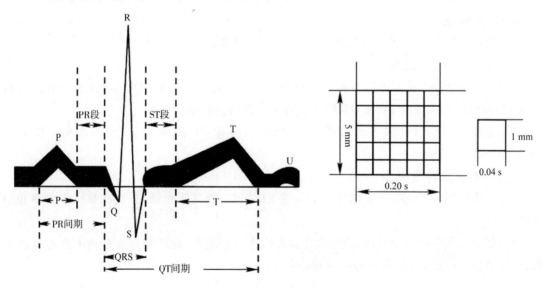

图 9-1 心电图的测量方法

有时走纸速度为50～100 mm/s。临床上可根据需要调整定准电压增至2 mV或减至0.5 mV。如心电图振幅高电压可增至2 mV,若振幅过高,电压可减至0.5 mV。

测量心电图时应注意,定准电压和纸速是否符合标准。测量正向波的振幅,应从等电位线的上缘量至波顶;测量负向波时应从等电位的下缘量至波底。等电位线以T-P段为标准,电位等于0。以P-R段做等电位线相对不准确,因为心房负极波(Ta)常与P-R段融合,致使其向下偏移。在测量各间期应选择振幅高大、波形清楚的导联(图9-2)。

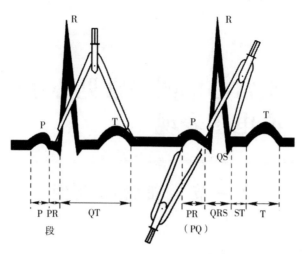

图 9-2　心电图各波时限测量方法

二、心率的测量

(一)查表法

用双角规和直尺测量 PP 或 RR 间期的时间,将测得秒数乘以 100,再从表中查出心率。

(二)计算法

(1)测量 PP 或 RR 间期时间(秒);再用 60 除以该数值,即为心率。

例:心率＝60/PP 或 RR

(2)将测量的 PP 或 RR 间期换算成格数(0.04 秒为 1 格),同时将 60 秒也换算成格数(1500 格)再用 1500 除以 PP 或 RR 间期所占的格数则为心率。

即:心率＝1500/PP 或 RR 的格数。例如:某患者 PP 间期等于 25 个小格。心率＝1500/25＝60 次/分。

(三)若心律明显失常

(1)应连续测量 8～10 个 PP(ff 或 FF)或 RR 间期,取其平均值,分别计算出心房率和心室率。

(2)如房率和室率不一致时,应分别计算心房率与心室率,连续测量 6 秒内 f 波及 R 波的数目,再乘以 10,可分别计算出心房率和心室率。

三、心电图分析

正常心电图(图 9-3)应表现为:一组组 P-QRS-T 在一定频率范围内规律出现,并且每组 P-QRS-T 中,各波、段及各间期的数值均在一定范围内。因此,分析一份心电图应从以下两方面着手:①分析一组组 P-QRS-T 是否规律出现,P 波与 QRS 波群之间的关系以及它们各自的频率是多少;②分析一组 P-QRS-T 在 12 个导联中各波、段及间期的数值是否在正常范围内(图 9-4)。前者分析的是有无心律失常;后者分析的是一次心脏电活动的除极和复极有无异常,主要了解的是有无房室肥大、心肌缺血、心肌梗死、预激综合征、(某些)传导阻滞、电解质紊乱或药物影响等。

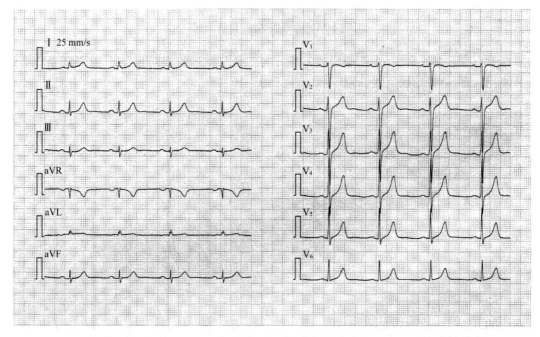

图 9-3　正常心电图

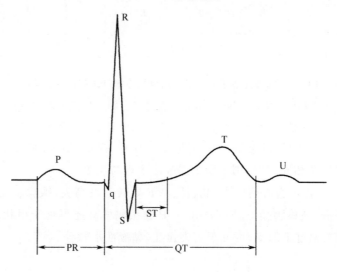

图 9-4　心电图各波、段及间期

（一）心电图波形分析

1.P 波

（1）正常范围：P 波代表左右心房除极产生的电位变化。P 波的形状主要取决于起搏点的位置及由此引起的心房除极顺序。正常心电活动产生于窦房结，起源于窦房结的窦性 P 波多呈钝圆形，有时也可出现小的切迹，其方向在 Ⅰ、Ⅱ、aVF、V_1、V_2 导联向上，aVR 导联向下，V_1 导联的 P 波可以直立或正负双向。正常 P 波时限<0.12 秒。其最高振幅，在肢导联<0.25 mV,胸导联<0.2 mV。

（2）异常所见：房内异位起搏点发放冲动所形成的 P 波，其形态取决于该异位起搏点的位置：异位起搏点若离窦房结较近，则心房的除极顺序正常或接近正常，异位 P 波的形态与窦性 P 波相似；异位起搏点离窦房结越远，心房除极顺序和 P 波形态就越异常。如果异位激动来自心房下部或房室结，那心房的除极方向就会跟原来的方向相反，P 波表现呈所谓逆行 P 波：Ⅱ、Ⅲ、aVF 导联倒置，aVR 导联直立（图 9-5）。

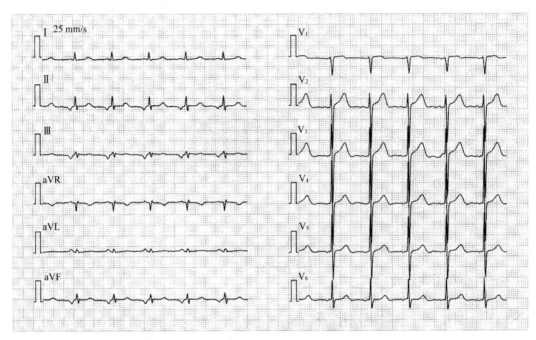

图 9-5　起搏点位于心房下部的房性心律（PR 间期 0.14 秒）

注　起源于心房下部和房室交界区的激动使心房除极在心电图上都表现出逆行 P 波，逆行 P 波若位于 QRS 波群前，PR 间期≥0.12 秒考虑激动起源于心房下部，＜0.12 秒考虑激动来自房室交界区。

P 波时间延长≥0.12 秒，形态呈双峰，峰距≥0.04 秒，提示左心房肥大或房内传导阻滞，两者心电图特征几乎完全相同，其鉴别主要依靠临床表现与病史。

P 波振幅增高，常提示右心房肥大，Ⅱ、Ⅲ、aVF 导联 P 波高尖，振幅≥0.25 mV，因临床上常见于肺源性心脏病，被称肺型 P 波（图 9-6）。P 波振幅增高还可见于甲状腺功能亢进、低钾血症等情况。P 波振幅过于低平，可见于高钾血症、黏液性水肿等。

2.PR 间期

（1）正常范围：自 P 波起点至 QRS 波群起点的一段时间。代表激动自心房开始除极，经结间束、房室交界区、希氏束、束支及其分支、浦肯野纤维网传导，至心室开始除极的时间。PR 间期受心率波动影响较明显：心率增快时，PR 间期缩短；心率减慢时，PR 间期延长。此外，PR 间期常随年龄的增加而延长。正常成人心率在正常范围内的情况下 PR 间期多在 0.12～0.20 秒，老年人可略有延长，但不应超过 0.22 秒。

（2）异常所见：PR 间期延长＞0.20 秒，提示房室传导延缓，见于各种原因所致的一度房室传导阻滞；PR 间期缩短＜0.12 秒，提示房室传导加速，多见于预激综合征。

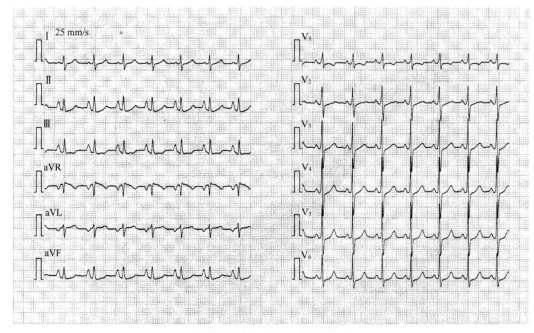

图 9-6　肺型 P 波, 右心室肥大

注　Ⅱ、Ⅲ、aVF 导联 P 波形态高尖, 电压≥0.25 mV, V₁ 导联 R/S>1, V₅ 导联 S 波增深, $R_{V1}+S_{V5}>$ 1.05mV。

3.QRS 波群

(1)正常范围:QRS 波群代表左、右心室除极产生的电位变化。QRS 波群形态主要由心室除极顺序决定。正常情况下,室间隔是心室除极的第一部分,此后激动通过希—浦系统传导,使左右心室同步除极,从心尖部到心底部,从心内膜到心外膜。由于左心室厚度是右心室厚度的 3 倍左右,因而心室除极综合向量表现以左心室占优势的特征:左胸导联(Ⅰ、V₅、V₆)以正向波为主,右胸导联(V₁、aVR)以负向波为主。QRS 波群在不同情况下可呈不同形态,图 9-7 显示了 QRS 波群各种可能表现出的波形和对其所做的命名。

正常 QRS 波群形态在胸导联 V₁、V₂ 导联主波向下,多数呈 rS 型,少数呈 QS 型;V₅、V₆ 导联主波向上,多数呈 Rs 型。V₁~V₅ 导联有 R 波逐渐升高,S 波逐渐减小的趋势(图 9-8),R/S 比值逐渐增大。在肢体导联 aVR 导联主波向下,其他导联多数向上。

正常的 QRS 波群时间多为 0.07~0.10 秒,最高不超过 0.11 秒。

正常的 QRS 波群振幅(即电压)波动在一定范围内,超过上限称为高电压,小于下限称为低电压,其上限如下。①胸导联:V₅、V₆ 导联的 R 波和 V₁ 导联的 S 波反映左心室电压,RV₅、RV₆≤2.5 mV,Rv₅+Sv₁≤4.0 mV(女性≤3.5 mV)。V₁ 导联的 R 波和 V₅ 导联的 S 波反映右心室电压,Rv₁≤1.0 mV,Rv₁+Sv₅≤1.05 mV。②肢体导联:R₁≤1.5 mV,R_{aVL}≤1.2 mV,R_{aVF}≤2.0 mV,R_Ⅰ+S_Ⅲ≤2.5 mV,R_Ⅱ+R_Ⅲ≤4.0 mV(超过者反映左心室电压增高)。R_{aVR}≤0.5 mV(超过者反映右心室电压增高)。其下限如下。①胸导联:在 6 个胸导联中,QRS 波群总的振幅(正向波与负向波振幅的绝对值相加)不应都小于 0.8 mV。②肢体导联:在 6 个肢体导联中,QRS 波群总的振幅不应都小于 0.5 mV。

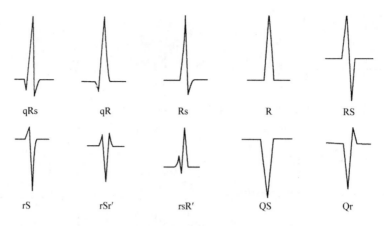

图 9-7　不同形态 QRS 波群的命名

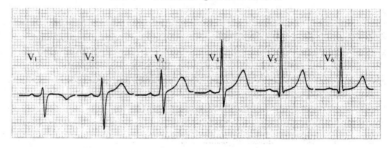

图 9-8　QRS 波群形态在胸导联的变化规律

（2）异常所见。

1）QRS 波群的形态：QRS 波群的形态主要因心室除极顺序异常而出现异常改变，并多数伴有时间的增宽，心电图上见于束支阻滞、分支阻滞、非特异性室内阻滞、心室预激和异位室性激动等。①束支阻滞：与左束支传导阻滞相比，右束支传导阻滞心电图更具有特征性的 QRS 波群形态改变：V_1 或 V_2 导联 QRS 波群呈 rsR′型或 M 型改变（图 9-9）。左束支传导阻滞心电图更多表现的是 QRS 波群显著增宽和继发性 ST-T 段改变（图 9-10）。根据 QRS 波群增宽的程度，束支阻滞分为完全性和不完全性两种，QRS 波群时限≥0.12 秒者，为完全性束支阻滞；<0.12 秒者，为不完全性束支阻滞。但需要指出的是，只要两侧束支下传激动时间相差超过 0.04 秒以上，延迟传导一侧的心室就会被对侧传导过来的冲动所激动，从而表现出该侧束支完全阻滞的图形。因此，即便心电图表现出完全性束支阻滞图形改变，也并不意味着该束支绝对不能下传。完全性右束支阻滞多见于器质性心脏病，如冠心病、高血压心脏病、肺源性心脏病、传导系统退行性病变等。急性心肌梗死时新出现右束支阻滞是一恶性预兆，常伴大面积梗死，预后较差。出现于年轻人的单纯性完全性右束支阻滞多不具有临床意义。然而，左束支阻滞更多见于器质性心脏病，预后差。30 岁以下的正常人发生完全性左束支阻滞非常少见。临床上，完全性左束支阻滞最常见于高血压、冠心病、心肌病等。单纯性完全性左束支阻滞有些与传导系统原发性退行性病变有关。②分支阻滞和非特异性室内阻滞：分支阻滞反映了左束支的一个分支传导减慢，表现为电轴的偏移和肢体导联 QRS 波群形态的微小变化（图 9-11），而 QRS 时间一般正常或仅轻度延长。对于非特异性室内阻滞患者，传导系统尽管存在传导缓慢，但激动顺序没有改变，因此不引起 QRS 波群形态的改变（图 9-12）。临床上该传导减慢可

由心血管药物或代谢因素引起,如细胞外钾离子浓度升高或由严重心肌病心肌发生弥散性纤维化或瘢痕形成等所致。③心室预激:此类患者房室之间除有正常的房室传导系统外,还存在直接连接心房与心室的房室旁路(肯特束)。来自心房的激动可从正路与旁路两条途径同时下传心室。由于旁路传导激动速度快,故经旁路下传的激动先于前者到达心室,引起部分心室肌提前除极。在心电图 QRS 波群起始部出现预激波,又称"△"波(图 9-13)。④Q 波:QRS 波群首先向下的波称为 Q 波。Q 波不是在每个导联都可以出现,正常人 V_1、V_2 导联不应出现 q 波或 Q 波,但可以呈 QS 型;aVR 导联可出现 Q 波且无论幅度多大均属正常。其他导联可以有q 波或 Q 波,但其幅度应小于同导联 R 波的 1/4,时间应小于 0.04 秒(有时仅在Ⅲ导联或 aVL 导联超出该范围仍属正常),否则称为异常 Q 波。临床上异常 Q 波常见于心肌梗死、心肌病(图 9-14)、心肌炎、脑血管意外、肺源性心脏病等。⑤室性激动:是指由心室异位起搏点发出的激动。该激动由于造成心室除极顺序发生异常,故导致 QRS 波群宽大畸形。室性激动可以期前收缩的形式提前出现,若室性期前收缩连续发生,即形成室性心动过速(图 9-15);也可以逸搏的形式在长间期后出现。

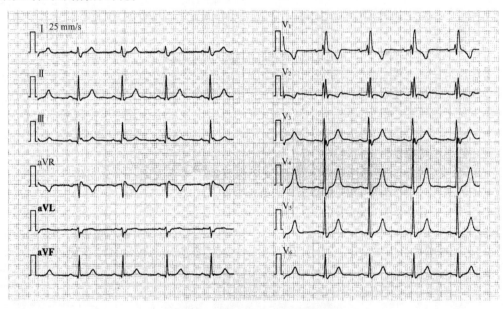

图 9-9　完全性右束支传导阻滞

注　V_1 导联呈 rsR′型,V_2 导联呈 M 型,其他导联 QRS 波群终末波宽钝,QRS 波群时限≥0.12 秒。

2)QRS 波群振幅:QRS 波群的振幅(即电压)受多种因素的影响,如左右心室壁的厚度、心包积液或胸腔积液、心脏和胸壁间的组织含量和距离以及年龄及性别等。左心室肥厚时,可引起左胸导联(V_5 和 V_6)的 R 波增高和右胸导联(V_1 和 V_2)的 s 波增深,使其电压值超出正常高限。左心室肥厚时可伴有 QRS 波群时限的轻度延长,并常伴有心室复极的改变,从而引起 ST 段和 T 波的改变(图 9-16)。右心室肥厚时,心电图不但可使反映右心室的电压指标增高,还可引起 QRS 波群形态发生改变,增大的右心室除极向量可抵消左心室的除极向量,引起右胸导联(V_1 和 V_2)R 波增高和 s 波降低及左胸导联(V_5 和 V_6)R 波降低和 s 波加深,V_1 导联出现 QRS 波群主波向上及 V_5 导联出现 QRS 波群主波向下,重度右心室肥厚可使 V_1 导联呈 qR 型改变(图 9-17),此外在肢体导联常出现 QRS 波群电轴右偏。心包积液和胸腔积液会使所有导联 QRS 波群幅度降低。浸润性疾病,如心肌淀粉样变性也会使 QRS 波群幅度减低。

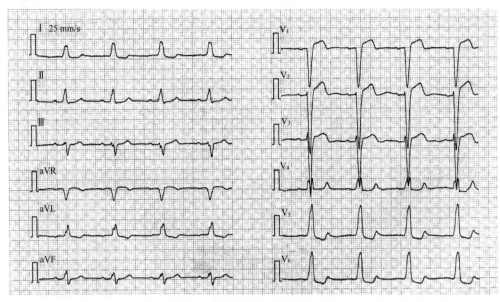

图 9-10 完全性左束支传导阻滞

注 Ⅰ、aVL、V_5、V_6 导联呈 R 型,R 波顶端粗钝或有切迹,V_1 导联呈 QS 型,V_2 导联呈 rS 型(r 波极小),QRS 总时限>0.12 秒。

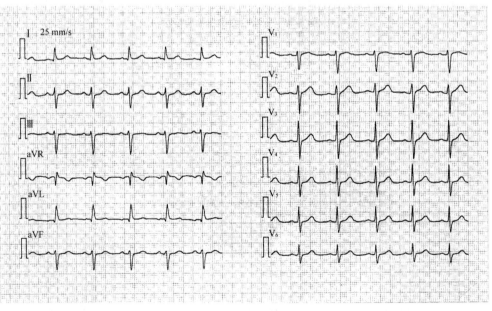

图 9-11 左前分支阻滞

注 Ⅱ、Ⅲ、aVF 导联呈 rS 型,$S_Ⅲ$>$S_Ⅱ$,Ⅰ、aVL 导联呈 qR 型,R_{aVL}>$R_Ⅰ$;电轴左偏超过−30°。

4.ST 段和 T 波

(1)正常范围:ST 段和 T 波反映心室肌的复极。ST 段为自 QRS 波群终点到 T 波开始的线段,由心室肌细胞缓慢复极而形成。在此期间,心室的动作电位处于平台期,只产生很小的电位差。因此,ST 段和 PR 段、TP 段一样为一等电位线。不过正常人的 ST 段也可有一定程度的上下偏移。ST 段向上偏移称为 ST 段抬高,ST 段向下偏移称为 ST 段下移。ST 段抬高在肢体导联和胸导联的 $V_4 \sim V_6$ 导联不应超过 0.1 mV,在 V_1、V_2 导联 ST 段抬高不超过 0.3 mV,$V_2 V_3$ 导联不超过 0.5 mV。ST 段下移在 aVR 导联不超过 0.1 mV,除此之外在其他导联 ST 段下移都应不超过 0.05 mV。T 波由心室肌细胞快速复极而形成。正常的 T 波应在 Ⅰ、Ⅱ、$V_4 \sim V_6$ 导联与 QRS 波群主波方向一致,都为正向,在 aVR 导联也与 QRS 波群主波方向一致,都为倒置,T 波上升支和下降支常不对称,上升支平缓、下降支陡峭,顶端较圆钝。正常 T 波在 Ⅰ、Ⅱ、$V_4 \sim V_6$ 导联不仅应直立,其振幅也应不低于同导联 R 波的 1/10,否则称为 T 波低平。

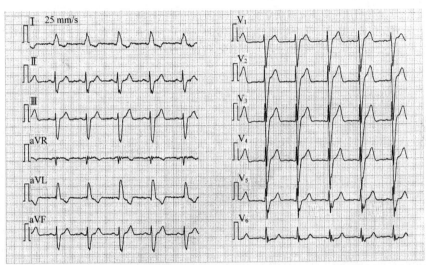

图 9-12　非特异性室内阻滞

注　QRS 总时限>0.12 秒,但 QRS 波群形态既不呈右束支阻滞图形,也不呈左束支阻滞图形。

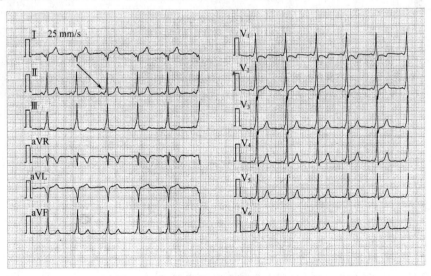

图 9-13　心室预激

注　各导联 QRS 波群前可见△波(箭头所指),QRS 时限=0.12 秒,PR 间期<0.12 秒。

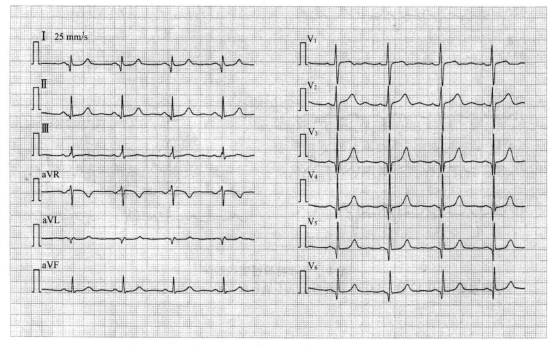

图 9-14　异常 Q 波

注　Ⅰ、aVL、V₄～V₆ 导联出现异常 Q 波。

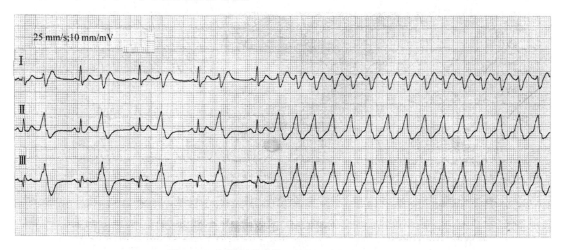

图 9-15　室性期前收缩二联律,室性心动过速

（2）异常所见:心室复极异常导致 ST 段和 T 波发生改变。ST-T 段改变可由心肌肥厚、心肌缺血、心肌梗死、心肌炎、电解质紊乱或心血管活性药物等引起,也可继发于室内传导异常,后者称为继发性 ST-T 段改变。

ST 段抬高或下移提示心室动作电位的平台期有电位差存在,常是心脏病的表现。引起 ST 段抬高最常见的原因是急性透壁性心肌缺血、急性心肌梗死以及急性心包炎。ST 段抬高可呈不同形态,弓背向上型(也叫凹面向下)ST 段抬高是急性心肌梗死的特征性改变(图 9-18);弓背向下型(也叫凹面向上)ST 段抬高多见于急性心包炎(图 9-19)。

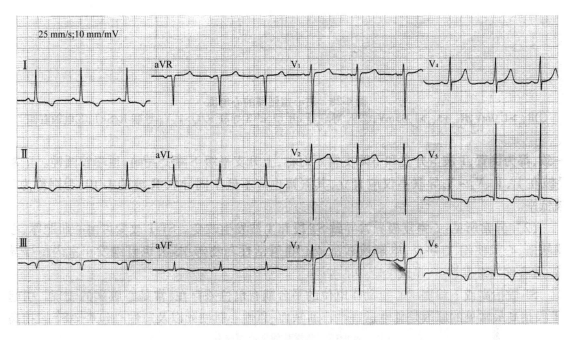

图 9-16 左心室肥厚的心电图

注 ①$R_{V_5}>2.5$ mV,$R_{V_5}+S_{V_1}>4.0$ mV。②ST_{I,aVL,V_6} 下移≥0.05 mV,T_{I,II,aVL,V_5,V_6} 倒置。

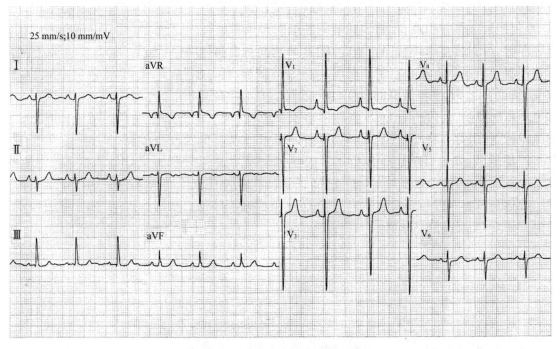

图 9-17 右心室肥厚的心电图

注 ①$R_{V_1}>1.0$ mV,$R_{V_1}+S_{V_5}>1.05$ mV。②V_1 导联呈 qR 型,aVR 导联 R/Q>1,V_5 导联 R/S<1。③电轴右偏。

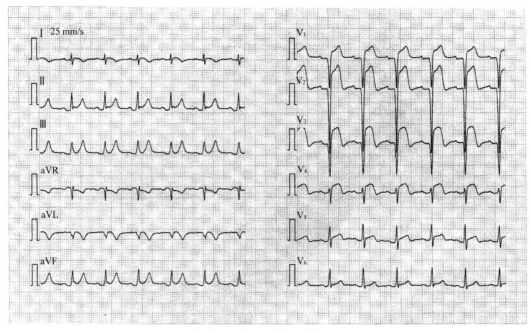

图 9-18　急性前间壁心肌梗死

注　$V_1 \sim V_5$ 导联 ST 段弓背向上型显著抬高，$V_1 \sim V_3$ 导联 QRS 波群呈 QS 型。

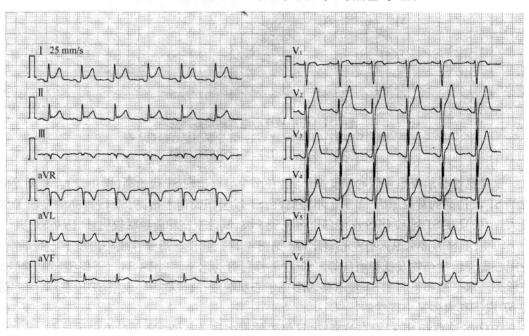

图 9-19　急性心包炎时的心电图表现

注　Ⅰ、Ⅱ、aVL、aVF、$V_4 \sim V_6$ 导联 ST 段弓背向下型抬高 $\geqslant 0.1 \, \mathrm{mV}$。

急性心肌缺血或梗死时，缺血区和非缺血区交界部位的电位梯度差导致电流（又称为损伤电流）的产生，该损伤电流使面对缺血区的导联出现损伤型 ST 段抬高。急性心肌梗死心电图除表现有 ST 段抬高外，还可见到坏死型 Q 波和缺血型 T 波改变。坏死型 Q 波的形成意味着缺血区域心肌细胞丧失了电活动能力,是心肌坏死的标志,心电图也是依据坏死型 Q 波出现在哪些导联来对心肌梗死做出定位诊断。T 波高耸常常是急性透壁性心肌缺血最早的心电图表现,但多为一过性。急性心肌梗死时出现的损伤型 ST 段抬高、坏死型 Q 波及缺血型 T 波心电图改变,随病情的发展和恢复呈现规律性变化,称为心肌梗死心电图动态演变规律(图 9-20)。对于这些变化的识别有助于早期诊断和及时治疗,包括溶栓治疗和经皮冠状动脉血运重建,以此逆转心肌缺血、预防心肌细胞的丢失和后遗症的发生。

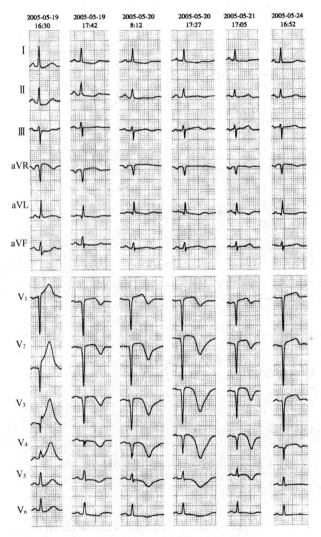

图 9-20　心肌梗死心电图的动态演变

注　"2005 年 5 月 19 日 17:42"及其之后的 12 导联图是在给患者行冠状动脉介入治疗后所记录的心电图。

重症急性心肌炎也可因心肌受损严重,在多个导联出现 ST 段抬高(图 9-21)。早期复极也是 ST 段抬高的常见原因,多见于年轻男性,ST 段呈凹面向上抬高,ST 段抬高的导联 T 波高大直立且在 ST 段和 QRS 连接部位可见到 J 波,其改变在胸前导联较明显(图 9-22)。

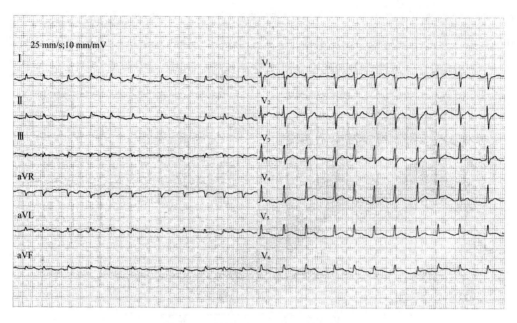

图 9-21 急性心肌炎时的心电图表现

注 心电图显示心房颤动、肢体导联低电压和多个导联 ST 段抬高。

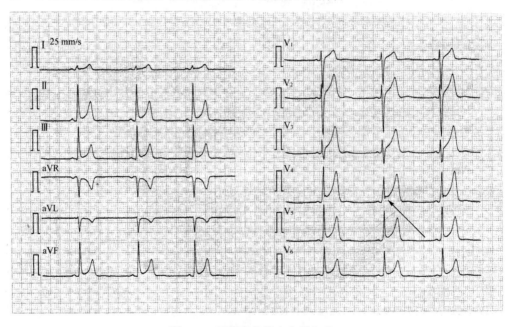

图 9-22 早期复极的心电图表现

注 Ⅱ、Ⅲ、aVF、$V_4 \sim V_5$ 导联 ST 段凹面向上抬高或可见 J 波(箭头所指),T 波高耸。

ST 段下移的常见原因有左心室肥厚、急性非透壁性或心内膜下心肌缺血、应用心血管活性药物及低钾血症等。ST 段下移可分为水平型(图 9-23)、下斜型和上斜型 3 种形态。水平型和下斜型 ST 段下移因多见于心肌缺血,故被称为缺血型 ST 段下移,而上斜型 ST 段下移大多是生理性的。

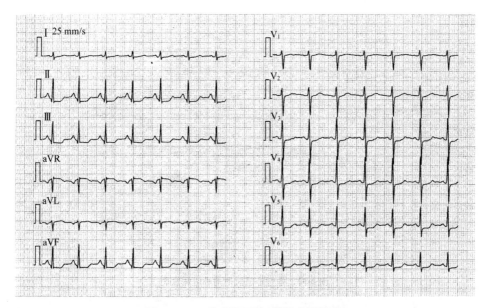

图 9-23 ST 段水平下移（提示心肌缺血）

在 QRS 波群和 ST 段没有改变时，仅仅 T 波发生改变是最难解释的心电图异常，因为它大多是非特异性的，可由许多病理性和非病理性原因引起。一般来说，I 导联 T 波倒置是异常的，常提示有心脏疾患。双肢对称、呈箭头样深倒置的 T 波因常见于冠心病而被为冠状 T 波（图 9-24），反映心外膜下心肌缺血或有透壁性心肌缺血。轻微的 T 波变化，如 T 波低平或轻微的倒置，特别是出现在没有心脏异常或在心脏病低危人群中，常常是非特异性和非病理性的。T 波低平或倒置常发生于快速心室率，此时如没有其他心电图波形和时限的改变，往往是非特异性的，不提示有潜在的心脏病。高钾血症患者心电图中的 T 波常常出现特征性改变，即双肢对称、直立增高、顶端尖锐、基底部变窄呈帐篷状 T 波，以胸前导联尤为明显（图 9-25）。

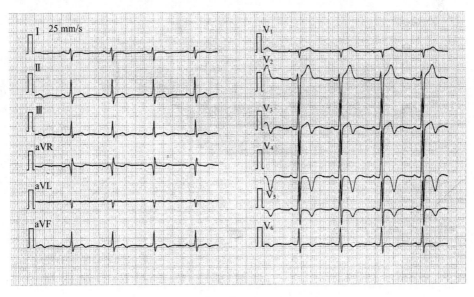

图 9-24 冠状 T 波（V4、V5 导联）

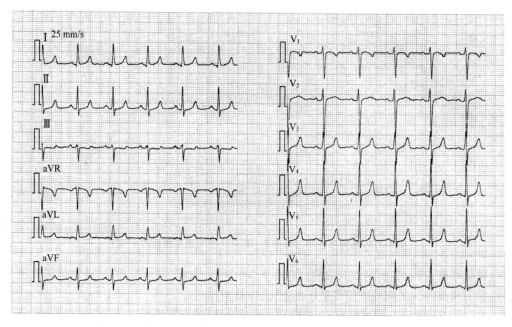

图 9-25 高钾血症时的心电图（$V_3 \sim V_6$ 导联 T 波呈帐篷状改变）

5.U 波

（1）正常范围：U 波代表心室的后继电位，其形成机制尚未完全清楚。正常心电图可不出现 U 波或有振幅较小的 U 波。U 波常出现于 T 波之后 0.20 秒，多在 $V_2 \sim V_4$ 导联容易看到。正常 U 波的方向应与 T 波方向一致，其振幅也与 T 波振幅相关，一般不超过 T 波的一半。

（2）异常所见：U 波幅度增高常见于低钾血症的心电图中（图 9-26）。此外还可见于应用洋地黄、胺碘酮等药物，脑血管意外及先天性长 QT 综合征等。

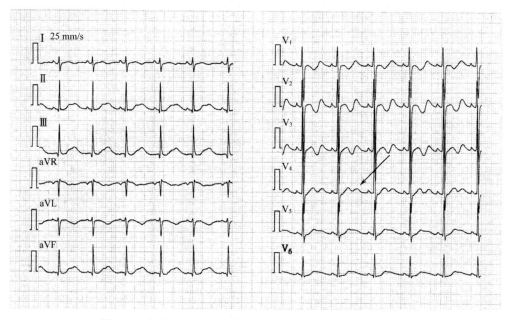

图 9-26 低钾血症时的心电图（箭头所指为直立高大的 U 波）

6.QT 间期

(1)正常范围:QT 间期是指从 QRS 波群起点到 T 波终点的一段时间,代表心室除极和复极全过程所用的时间。QRS 波群、ST 段和(或)T 波时限的变化都可改变 QT 间期的长度。正常人 QT 间期的长短因心率的变化而变化。男女的差别及年龄的大小而不同,尤其受心率影响最大,心率增快时,心肌复极时间缩短,QT 间期变短;心率减慢时,心肌复极时间延长,QT 间期延长。为消除心率对 QT 间期的影响,须将实测的 QT 间期经心率校正。经心率校正后的 QT 间期称为 QTc。

(2)异常所见:QT 间期虽代表的是心室除极和复极的总时程,但其改变更多的是受心室复极的影响,故凡能引起心室复极发生改变的因素均可引起 QT 间期发生改变。QT 间期延长可见于低钾血症、低钙血症、心肌缺血、心肌炎、长 QT 间期综合征、脑血管意外、药物作用及迷走神经张力增高等;QT 间期缩短可见于高钙血症、洋地黄作用时。

临床上有许多药物通过延长 ST 段或 T 波的时限使 QT 间期延长。当应用这些药物时有必要监测心电图,以防由于 QT 间期延长导致一种特殊类型的室性心动过速(尖端扭转型室速)发生的可能。低钾血症和低钙血症都可引起 QT 间期延长,但它们的心电图各有其特征,低钾血症心电图可表现有 ST 段压低、T 波低平或倒置、U 波增高、TU 融合或呈双峰形态及 QT 间期延长等;而低钙血症心电图的主要改变为 ST 段平直延长、QT 间期延长(图 9-27)。相反,血钾和血钙增高可通过使 ST 段缩短而使 QT 间期缩短。一种与调节复极电流基因异常有关的先天性长 QT 间期综合征,可因反复出现多形性或尖端扭转型室速(图 9-28)甚至室颤而导致晕厥或猝死。

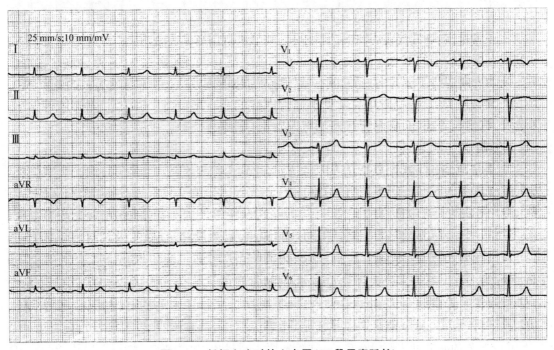

图 9-27　低钙血症时的心电图(ST 段平直延长)

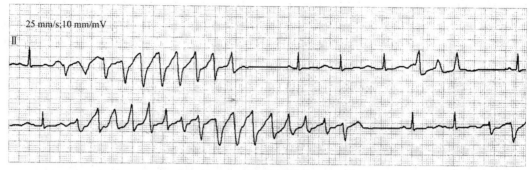

图 9-28　尖端扭转型室性心动过速

　　QT 间期显著延长和 T 波倒置可见于急性心肌梗死后的最初几天,特别是冠状动脉左前降支闭塞引起的心肌梗死。QT 间期延长通常 1～2 天后消失,而 T 波倒置可持续较长时间。类似的 T 波和 QT 间期的变化也可发生于急性心肌缺血但没有心肌梗死的胸导联,提示左前降支近段严重狭窄但尚未完全阻塞。T 波倒置和 QT 间期显著延长还见于某些神经系统疾病,特别是颅内出血(图 9-29)和颅内压增高。当出现这种比较特异的心电图改变时称为脑血管意外形态,此被认为与交感神经张力不平衡有关,该心电图改变通常在几天内消失。

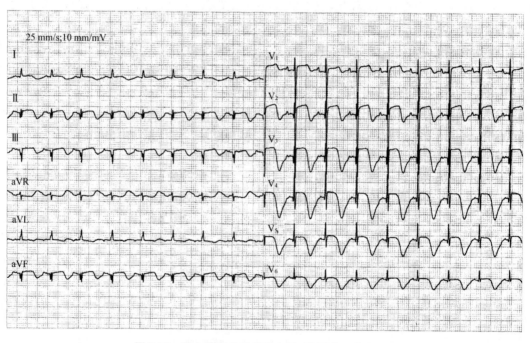

图 9-29　脑血管意外时的心电图(蛛网膜下腔出血)

　　注　Ⅱ、Ⅲ、aVF、V_2～V_4 导联可见异常 Q 波、ST 段抬高及 T 波倒置,酷似急性心肌梗死。冠状动脉造影示回旋支仅 30% 狭窄。

(二)心律失常

　　心律失常是指心脏激动的起源异常(包括起源部位、频率及节律)和(或)传导异常。心率>100 次/分的心动过速原因有多种,包括窦性心动过速、房性心动过速、心房扑动、心房颤动、由折返引起的室上性心动过速和室性心动过速等,根据 P 波的频率和形态、P 波与 QRS 波群的关系以及 QRS 波群的形态和时间可以做出诊断。心率的异常缓慢(<50 次/分)也有多种原因,包括窦性心动过缓、窦房或房室传导阻滞等,同样可以根据 P 波和 QRS 波群的频率、形态、P 波与 QRS 波群的关系等明确诊断。心律不齐可能由房性期前收缩、室性期前收缩、心房颤动、不完全性(二度)窦房或房室传导阻滞等引起。

第二节　运动心电图

一、引言

(1)运动心电图检查不断进展变化,之前数十年的研究显示运动激发试验(又称为运动心电图检查)通过对比受试对象运动前后心电图 ST 段改变来评估冠心病(CAD)的敏感性和特异性均较低,不能很好地预测其预后风险。这可能是因为某些患者为稳定斑块,不如不稳定斑块与心肌梗死(MI)和心源性猝死的关系那么密切。目前 CAD 的筛查更多依赖于影像学,但很多在运动时测定功能学指标正逐渐成为评估预后的重要依据。因此运动激发试验应可被用于 CAD 的预后评估及进一步进行其他影像学检查之前的筛查,而单独运动激发试验主要用于中等风险 CAD 患者的诊断,并应充分了解其局限性。

1)运动激发试验的优势:运动激发试验能够提供很多用于评估预后的重要信息。其中功能储备最为重要。这是因为其检查简便,无须住院,相对比较安全且成本不高,并能够很好地预测死亡风险。尤其是对于瓣膜性心脏病和先天性心脏病患者,因为其心脏功能受限情况很难通过病史获取。

2)运动激发试验的局限性:不建议用于筛查无症状的 CAD 患者,由于其敏感性和特异性较低,对 CAD 的诊断无太大帮助。可通过仔细选择受试患者人群来增加敏感性和特异性。

(2)次极量运动激发试验(运动强度达到目标心率,稍后讨论)是心肌梗死患者出院前的重要评估检查。其优势如下。

1)可进一步保证患者的安全(指导院外活动),使患者及其家属不至于过分承担试验的风险。

2)能够帮助医生优化患者的药物治疗方案,决定患者后续检查和管理的强度,并及时发现患者运动可能诱发的心肌缺血和心律失常。

3)对于已接受再灌注治疗且无并发症的心肌梗死患者,在其心肌梗死 3 天后即可进行次极量运动激发试验,在 3~6 周后进行最极量运动激发试验。

二、适应证

是否接受运动激发试验主要取决于患者的患病概率和已确诊疾病的严重程度,可用于瓣膜性心脏病和先天性心脏病患者(表 9-1)。

表 9-1　运动激发试验的 ACC/AHA 指南

运动激发试验可用于诊断阻塞性冠心病

Class I a：根据年龄、性别、症状等提示中危风险的成年冠心病患者（包括右束支传导阻滞或 ST 基线下移＜1 mm 的患者）

Class II a：因冠脉痉挛而出现变异型心绞痛的患者

Class II b：根据年龄、性别、症状等提示高危风险的成年冠心病患者

　　根据年龄、性别、症状等提示低危风险的成年冠心病患者

　　服用地高辛且 ST 段基线下移＜1 mm 的患者

　　心电图提示左心室肥大且 ST 段基线下移＜1 mm 的患者

Class III：基础心电图异常的患者

　　预激综合征

　　心室起搏心电图

　　静息状态 ST 段下移＜1 mm

　　完全性左束支传导阻滞

有心肌梗死病史或曾经冠脉造影明确诊断冠心病的患者（可进一步明确缺血程度和预后风险）

运动激发试验可用于判断有症状或有冠心病病史患者的风险和预后评估

Class I

　　作为疑似或已诊冠心病患者（Class II b 所列除外）的首选评估，包括完全性右束支传导阻滞或静息状态 ST 段下移＜1 mm 的患者

　　疑似或已诊冠心病患者之前经过评估，但临床表现发生明显变化的患者

　　低危风险不稳定型心绞痛症状出现 8～12 小时，之前无活动缺血或心力衰竭症状的患者

　　中危风险不稳定型心绞痛症状出现 2～3 天，之前无活动缺血或心力衰竭症状的患者

Class II a

　　中危风险不稳定型心绞痛患者，早期和症状出 6～12 小时后心肌血清学检查均正常，心电图复查无明显变化且观察期间无缺血证据

Class II b

　　基础心电图异常的患者

　　预激综合征

　　心室起搏心电图

　　静息状态 ST 段下移≥1 mm

　　完全性左束支传导阻滞或 QRS 间期＞120 毫秒的室内传导阻滞

　　临床表现稳定的患者定期检查以指导治疗

Class III

　　有其他可能缩短寿命的严重并发症患者或准备接受血供重建的患者

高危风险的不稳定型心绞痛患者

急性心肌梗死后

Class Ⅰ

出院前检查评估预后,指导院外活动和(或)药物治疗(在心肌梗死后 4～6 天行次极量运动激发试验)

出院前未进行接受运动激发试验的患者(症状所限),应在出院后近期完成检查以评估预后和心脏恢复情况(在心肌梗死后 14～21 天进行)

出院早期仅接受次极量运动激发试验的患者(症状所限),应在出院后稍晚进行极量运动激发试验检查以评估预后,指导院外活动和药物治疗(在心肌梗死后 3～6 周进行)

Class Ⅱ a

已接受冠状动脉血供重建,心脏恢复过程中需院外活动量或运动训练指导的患者

Class Ⅱ b

心电图异常患者

完全性左束支传导阻滞

预激综合征

左心室肥大

服用地高辛

心室起搏心电图

静息 ST 段下移＞1 mm

正在接受运动训练或者心脏康复治疗患者的定期检查

Class Ⅲ

患有严重影响寿命疾病的患者或可能会接受冠脉血供重建的患者

患有急性心肌梗死、失代偿性充血性心力衰竭或心律失常或因非心源性疾病而严重运动受限的患者

出院前准备接受或已经接受介入治疗的患者(建议接受负荷心肌显像检查)

无症状或冠心病病史的检查

Class Ⅰ

无

Class Ⅱ a

无症状的糖尿病患者准备进行剧烈运动

Class Ⅱ b

有多个危险因素

45 岁以上的男性或 55 岁以上的女性无症状

准备进行激烈运动(尤其是之前久坐不动)

特定职业(如心肌缺血会影响公共安全)

因并发症具有冠心病高危风险

Class Ⅲ

常规筛查无症状的男女受试者

瓣膜性心脏病患者的运动激发试验

Class Ⅰ

无

Class Ⅱa

慢性主动脉瓣反流(AR)但症状不典型的患者通过检查评估功能储备和可能诱发的症状

Class Ⅱb

对于无症状的主动脉瓣狭窄(AS)患者,通过运动激发试验诱发相应症状和异常血压变化

有或无症状的慢性 AR 患者,可结合放射性核素显像来评估左心室功能

Class Ⅲ

运动激发试验不能用于有症状的 AS 患者

先天性心脏病患者的运动激发试验

Class Ⅰ

无

Class Ⅱa

无症状且年龄<30 岁的成年患者,可用于检查其运动耐量、症状和血压变化

超声多普勒测定平均压差>30 mmHg 或最大压差>50 mmHg 的青少年或年轻 AS 患者,如果其有意进行运动锻炼或临床表现和多普勒检查不符

无症状且超声多普勒平均压差>40 mmHg 或最大压差>64 mmHg 的年轻患者,如果其有意进行运动锻炼或准备怀孕

三尖瓣反流(TR)的年轻患者,可作为评估其心脏功能检查的一部分,间隔 1~3 年

有症状的房间隔缺损患者.与临床体征不符或为明确合并轻中度肺动脉高压患者运动后血氧饱和度的变化情况

瓣下型 AS 患者进行检查以明确其运动耐量、症状、心电图改变、心律失常或左心室流出道(LVOT)压差变化

瓣上型 AS 的患者用于评估心肌灌注(结合其他显像检查)

Class Ⅱb

主动脉狭窄患者可根据地方 ACHD 中心医师的建议定期进行

Class Ⅲ

伴有严重肺动脉高压的房间隔缺损或动脉导管未闭患者

有症状的 AS 或心电图提示复极异常及超声提示收缩功能异常的患者

三、禁忌证

运动激发试验的禁忌证分为绝对禁忌证和相对禁忌证,详见表 9-2。

表 9-2　运动激发试验的禁忌证

绝对禁忌证	相对禁忌证
急性心肌梗死(2 天内)	左主干狭窄或同等严重程度的类似病变
高危不稳定型心绞痛	具有中度狭窄的瓣膜性心脏病
未得到控制的伴有症状或血流动力学改变的心律失常	静息舒张压>110 mmHg 或静息收缩压>200 mmHg
	电解质紊乱(如低钾血症或低镁血症)
有症状的严重性主动脉瓣狭窄	置入有固定频率的起搏器
未得到控制的有症状的心力衰竭	高度房室传导阻滞
急性肺动脉栓塞或肺梗死	频发或多形性的室性异位心律
怀疑或已知患有主动脉夹层	室壁瘤
活动性或怀疑具有心肌炎、心包炎、心内膜炎	未得到控制的代谢性疾病(如糖尿病、甲状腺毒症和黏液性水肿)
	慢性传染病(如单核细胞增多症、肝炎和获得性免疫缺陷综合征)
受试者合并急性非心脏疾病可能会影响运动表现或会因运动加重(如感染、肾衰竭或甲状腺毒症)	可能因运动而加重其病情的神经肌肉性、肌肉骨骼性或类风湿疾病
	妊娠晚期或合并并发症的妊娠患者
受试者患有一定程度的情感障碍(如精神病患者)	肥厚型心肌病和其他心室流出道梗阻性疾病
	因患有心理疾病而不能充分配合的受试者

四、运动激发试验的局限性

在建议患者进行运动激发试验之前,医生应充分了解贝叶斯定理和该检查的局限性。

(一)贝叶斯定理

贝叶斯定理认为,接受某试验的个体出现阳性结果的概率取决于接受该试验的人群整体出现阳性结果的概率。因此,在某个体受试者接受该试验之前,整个人群的阳性率越高,该受试者得到阳性结果且是真实结果的可能性越高。整个人群获得阳性结果的概率可以根据症状、年龄、性别及危险因素确定,并可以据此进行分层,如极低危、低危、中危和高危。

(二)敏感性和特异性

敏感性和特异性与年轻且不伴有危险因素的受试者相比,运动激发试验对于年龄较大且具有多个危险因素的患者更为敏感。敏感性和特异性因受试人群的不同而不同。

(1)运动激发试验是评估具有中等危险因素但病史不典型患者或具有低危因素但有典型病史患者最常用的检查。

(2)对于一般人群,该检查的敏感度和特异度分别为 68% 和 70%。对于低危人群,该检查敏感性和特异性更低。

(3)对于高危人群,运动激发试验具有较高的敏感性和特异性。然而对于这些患者,侵入性检查更为适宜,因为侵入性检查不仅能够明确诊断,同时可以对病变进行干预。对于得到阳性结果的患者,应排除其是否患有左心室肥大或静息状态 ST 段下移。服用地高辛可以提高该检查的敏感性和特异性。

(三)阳性预测价值(PPV)

在得知群体获得阳性结果的概率、敏感性和特异性的前提下,可以据此计算 PPV。PPV 是用于评价某受试者获得阳性结果为真实结果可能性的指标。PPV 的大小取决于疾病在该人群中的流行情况。如在低危人群中,运动激发试验的 PPV 仅为 21%;而在高危人群中运动激发试验的 PPV 可上升至 83%。

五、患者准备

(一)说明

常规受试前准备详见表 9-3。

表 9-3　患者准备

受试者应在受试前 3 小时避免进食、饮酒、喝咖啡或吸烟
受试者应在受试前适当休息,并避免在受试当日进行剧烈运动
受试者应该身着适合运动的服装,如穿运动鞋,宽松的短袖 T 恤衫等,并避免穿着紧身衣
门诊患者应注意该试验会导致受试者疲劳,因此最好有亲属陪同,以便帮助患者离开
如果接受该检查是为了明确诊断,那么受试者最好在与主管医生协商后,在受试前停用相关心血管药物抗心绞痛药物能够改变受试者血流动力学特点,可能大大降低运动激发试验检查冠脉缺血的敏感性。服用 β 受体阻滞药的患者应该在受试前 2~4 天逐渐减少用药量,以免产生戒断反应
如果接受该检查的目的是功能检查,那么受试者应该继续服用其平日服用的药物,以便评估运动训练和药物治疗的效果
检查时受试者应携带正在服用和刚刚停用药物的清单

(二)药物

(1)接受运动激发试验前,应在医生的指导和判断下暂停使用心血管药物,这样能够大大增加试验的敏感性。

1)β 受体阻滞药常会影响试验效果。服用 β 受体阻滞药的患者的心率常不能达到激发试验所需的目标心率。不建议突然停用 β 受体阻滞药,否则会引发反跳性心动过速。如果运动激发试验是为了诊断病情,则最好在接受试验之前数日内逐渐减少 β 受体阻滞药的剂量。由于时间限制或服药必要性,不是所有患者都能停用 β 受体阻滞药。对于这类患者,应该在受试时标明正在服用 β 受体阻滞药。

2)地高辛的服用可能会影响试验结果的准确性。因此,应该在接受试验 2 周前停用地高辛。

(2)如果患者平时还服用其他治疗非心脏病的药物,那么在受试当天也应该照常服用这些药物,以获得更加接近真实生活的试验结果。

六、运动激发试验的实施方法

每一种运动方案均各有利弊。选择何种方案取决于患者的特点、试验设备及操作人员的熟练程度和个人好恶。

(一)最佳方案

能够使患者达到最大试验负荷,最大程度提高试验的敏感性和特异性。

1.试验负荷

最佳的试验方法是患者逐渐增加负荷量,从而能够检查到患者最大运动耐量。如果试验负荷增加过快,最大氧耗可能会位于两个阶段之间,而无法获取准确值。此外,逐渐增加负荷量也有利于患者更好地适应运动强度。

2.试验时长

最佳运动试验时长为8~12分钟。超过这个范围,更多反映的是肌肉持久力而不是心血管系统的健康状态。小于这个范围,则患者可能刚刚开始适应,而达不到试验所必需的最大负荷。

3.阶段时长

在试验给定的负荷下,2分钟便可达到平稳氧耗期。因此最好将每个阶段的时长设置在2~3分钟。

4.运动方案

尽管骑自行车是更好的检查方式,但在美国活动平板是最常用的。骑自行车的最大优势是可以直接将负荷转化成瓦特(Watts)。相比之下,活动平板只能估计受试者的负荷,因为跑步的做功取决于体重和动作等多种因素。骑自行车的另一大优势是其能够稳定地测量血压和记录心电图。此外其占用空间和噪声产生更小,器材更加便宜。

(二)运动试验方案

1.优势

Bruce试验方案使用广泛,是之前众多研究所采用的评价方案。因此使用其得到的结果较容易与其他研究的结果进行比较。此外Bruce试验方案的最后一个阶段常无法被完成,因此该方法可用于运动能力较好的受试者。

2.劣势

(1)各个阶段之间负荷的增加量较大是Bruce试验方案的主要缺点。如果负荷的增加量过大,则会导致最大负荷量位于两个阶段之间,而无法获取准确值。这可能会影响对心脏功能储备的评估,并降低运动激发试验的敏感性。

(2)Bruce试验方案的第四个阶段比较尴尬,因为受试者可以选择跑也可以选择走,使该阶段氧耗和运动负荷出现不同。

3.改良的Bruce试验方案

改良的Bruce试验方案是为运动能力较差的受试者而产生的检查方案。该方法增加了0和1/2两个阶段。在这两个阶段里,速度被设定为1.7 mph(2.7 km/h),而坡度则被分别设定为0和5%。这种低负荷的设定有利于心脏功能较差的患者进行检查。即便如此,对于某些极度衰弱的患者,这种设定依然会导致其提前出现疲劳而无法完成。

4.其他试验方案

多种优于 Bruce 试验方案逐渐出现。这些测试法的负荷增加更加平缓且能够个体化调整,以适用于不同特点的受试对象。

（1）Naughton 试验方案：适用于年龄较大或极度虚弱的受试者。能够逐渐增加负荷量。

（2）Balke 试验方案：适用于年轻健壮的受试者。该测试保持 3 mph、3.5 mph 或 4 mph（1.8 km/h、5.6 km/h 或 6.4 km/h）的速度,并以每 2 分钟的频率增加一定的坡度。

（3）Cornell 试验方案：可通过调节初始坡度,应用于不同健康和身体状态的人群。它可以逐渐增加坡度和速度,并可以根据受试者健康和身体状态,选择从 0、5% 或 10% 的坡度开始测试。

（4）Ramp 试验方案：该方法通过电脑实时调控负荷量,直至受试者达到最大测试负荷。但该方案不能测定固定负荷下受试者的稳定氧耗水平。

七、数 据

（一）心电图数据

心电图数据是运动激发试验最重要的数据。心电图数据中,ST 段改变对缺血状态最为敏感。缺血引发心肌细胞电流改变,进而导致整个心脏心电向量改变是出现心电图 ST 段改变的病理生理机制。评估 TP 段对于静息心电图十分重要,但是在运动过程中 TP 段会缩短或消失。

1.ST 段改变

（1）测量 ST 段：对于如何准确测量 ST 段尚无明确的共识。一般来说,研究者普遍测量 J 点后的 80 毫秒处。但是某些学者也建议测量 J 点或者 ST 段的中间点（以 T 波或者 T 波波尖为 ST 段的终点）。

（2）ST 段改变：ST 段测量应以 PR 段为基线进行判定。如果静息期 ST 段抬高,那么运动时仍然以等电位基线判断 ST 段压低;在静息期 ST 段早期复极是正常的。但是如果静息期 ST 段是压低的,那么此后的压低须以 ST 段基线为标准进行对比。

（3）正常反应：极量运动出现 J 点下降是正常的,J 点后 80 毫秒 ST 段出现上斜性压低 < 1 mm 应视为正常。

（4）ST 段压低并不能定位缺血部位。

1）ST 段水平或下斜性压低 > 1 mm 为异常,ST 段上斜性压低 > 2.0 mm 为异常。

2）运动前已存在 ST 段基线异常者,运动诱发 ST 的压低不特异,应该将 ST 段压低峰值减去 ST 段基线。

3）发生改变的导联数目有助于诊断心肌缺血（如导联发生改变的数目越多,则缺血发生的概率越大）,ST 段压低的程度（即 ST 段越低,则缺血的可能性越高）,压低的角度（如下斜性压低比水平压低更危险）,ST 段压低变化量除以心率变化量（ST/HR 指数）,ST 段正常化之前恢复时间（即更长的恢复时间说明更有可能缺血）。侧壁导联的变化,尤其 V_5 导联,比其他导联意义更大。单纯出现下壁导联的变化可能为假阳性结果。

（5）ST 段抬高的意义取决于既往心肌梗死患者有无 Q 波。

1）陈旧性心肌梗死患者通常 ST 段抬高与病理性 Q 波共同存在。50% 的前壁心肌梗死患者和 15％的下壁心肌梗死患者可出现 ST 段抬高与病理性 Q 波共存,但是它并非局部缺血引起的,可由心肌运动障碍或室壁瘤引起。甚至也可能出现 ST 段压低,患者合并明显的 Q 波将更可能 ST 段抬高,这些患者通常射血分数较低。这些变化并不表示心肌缺血,可诊断为正常。

2)无病理性 Q 波的 ST 段抬高代表透壁性心肌缺血。ST 段抬高还可定位心肌缺血,应诊断为异常。

(6)ST 正常化或在运动时未出现 ST 段改变,也可能是心肌缺血。这种现象发生在缺血性 ST 段压低和 ST 段抬高互相抵消时。这种情况较为罕见,在没有心电图变化,但高度怀疑 CAD 患者中应考虑这种情况。

2.在运动过程中 R 波振幅

可能会发生改变,但没有诊断价值。

3.T 波和 U 波的改变

(1)T 波通常在早期运动时逐渐下降,并开始在极量运动时幅度增加。恢复后 1 分钟,T 波应该回到基线。T 波倒置不能特异性诊断心肌缺血,可出现于正常受试者。

(2)如果 U 波在基线时是直立的,那么 U 波倒置可能与心肌缺血、左心室肥厚或瓣膜病有关。

4.心律失常

运动时异位心房和心室搏动并不能提示预后,但在恢复期间心室异位搏动提示预后不良。持续性室性心动过速和心室颤动的出现是不正常的,但较为罕见。

5.恢复时间

心电图恢复正常的时间越长,那么心电图改变的意义越大。快速恢复(＜1 分钟)表明患病可能性较小或者疾病不严重。

6.束支传导阻滞或传导延迟

运动性左束支传导阻滞提示预后不良。

(二)根据年龄确定最大心率(APMHR)

许多公式被用来预测最大心率(MHR),其根据样本群体和与回归线相关的影响心率的因素建立。在回归线的两侧有大量的散点,而线的拟合度很少 r 值＞0.9。MHR 随年龄的增长而减小。最常用的两个计算公式如下。

$$APMHR=220-年龄$$
$$APMHR=200-1/2 年龄$$

APMHR 可能比患者的实际 MHR 低得多或高得多。除非次极量检查,心率不应被用作极量运动的指标或决定终止测试的指标。如果在测试过程中 MHR 不超过 APMHR 的 85％且无明确的心电图改变,通常认为没有诊断意义。如果有大量的心电图改变,无论心率是否达到 MHR,则结果应被视为异常。

(三)运动感知分级(RPE)是一个更好地评价极量运动水平的指标

(1)RPE 量表评分是评定运动量百分比的有力指标。这是一个主观指标,用来评定受试者在运动过程中自觉耗费的体力。应评估受试者的整体感受,而不应该根据某个因素,如腿疲劳来评价。这个指标尽管是主观的,但已被证明具有可重复性,并且与极量运动的相关性良好。

1)Borg 量表是最常用的评分量表。评分范围为 6～20 分,对应于运动时心率增加为 60～200 次/分。

2)改良 Borg 量表评分范围为 0～110 分,这个量表包括文字说明,这对运动强度的准确评估非常重要。这个量表不是线性的,强度负荷越高,RPE 的改变更加集中。

(2)极量运动表现为得分＞18 分(Brog 量表)或 9 分(改良 Borg 量表),呼吸指数＞1.1(如果监测二氧化碳)和患者的整体表现。

（四）除了心电监测,血压监测也是运动试验的安全保障和诊断 CAD 的重要指标

应该在每个行走阶段进行血压监测,虽然当受试者正在跑步时检测血压不太实际。

(1)在运动过程中收缩压(SBP)通常上升。随着运动量的增加,SBP 不升高或收缩压下降通常表明存在 CAD,同时也是终止测试的指标。

(2)运动时舒张压降低,剧烈活动时可能会下降到 0。与收缩压不同,舒张压不用来作为诊断 CAD 或安全监护的指标。

（五）症状

症状的有无及其随时间的变化应详细描述于最后报道中。

（六）功能储备

功能检查是预后相关的重要指标。无论心电图改变,代谢当量＞6 的患者比达不到这一运动量的患者病死率低。基于年龄和运动量的不同,功能储备可分为五级。在某医院对 3400 例没有确诊 CAD 史的患者进行运动试验显示,达到平均或更好功能储备分级的患者 2.5 年病死率＜2%,而达到一般功能储备分级的患者 2.5 年病死率为 6%,较差分级的患者 2.5 年病死率为 14%。功能储备一般或较差的患者调整后的相对危险度接近 4。

八、终止运动试验

美国心脏协会(AHA)和美国运动医学会(ACSM)已经研究出运动试验的终止指标。何时终止取决于专业的指标和临床表现。

(1)绝对适应证是指出现任何严重结果。随着运动量增加收缩压反而降低提示不良,通常出现于严重冠心病患者,但并非特异。

(2)终止试验的相对适应证在很大程度上基于检查人员的判断,应对是否继续做出慎重的判断。

(3)次极量运动试验的终止适应证。

1)缺血症状或体征。

2)运动量的代谢当量(MET)达到 6。

3)达到年龄预测最大心率(APMHR)的 85%。

4)服用 β 受体阻滞药的患者心率 110 次/分。

5)Brog 量表为 17 分或改良 Brog 量表为 7 分。

(4)运动后恢复。

1) 在所有常规运动试验中, 运动恢复期增加了检查安全性。其时常根据不同的受试者可以是 30 秒到几分钟不等。一般情况下, 要有足够的时间使心率下降到<110 次/分。如果运动恢复期时间较短, 由于静脉回流增加, 会增加运动心电图检查的敏感性, 而仰卧位时会增加室壁张力, 均会增加检查风险。

2) 运动超声心动图无须监测运动恢复期, 因其需要在受试者接近最大心率 (MHR) 成像。

九、解读数据

有经验的临床医师必须能够解读运动心电图。虽然我们经常用到阳性和阴性这样的术语, 但是应该尽量避免用不准确的术语去描述一个运动心电图的检查结果。运动心电图报告中应包括以下内容, 见表 9-4。

表 9-4　运动心电图检查报告应包括的内容

采用的运动方案, 运动持续时间, 跑步机的峰值速度和档次, 最大心率和年龄预测最大心率达到程度, 静息和峰值的血压和症状

描述 ST 段运动前、时、后改变, 描述 ST 段形态改变, 记录 ST 段改变与症状的关系

"ST/HR 指数≤1.6 μV/(次·分)提示不存在阻塞性冠状动脉疾病""ST/HR 指数>1.6 μV/(次·分)提示阻塞性冠状动脉疾病的存在以及预测心血管风险增加功能能力(X 代谢当量)的评估预测全因死亡(高/低)风险

杜克平板分数(X)预测五年心脏病死率为(X%), 这意味着一个(低/中/高)的风险与杜克平板分数相比, 变时性指数(0, XX)预测(增加/减少)死亡风险。对于不服用 β 受体阻滞药的患者, ≤0.80 引起关注；服用 β 受体阻滞药的患者, ≤0.62 为异常心率恢复(×次/分)提示(增加/减少)死亡风险

在恢复期有/无频繁的室性心律失常提示增加/减少死亡风险

(1) 运动心电图检查结果可以是正常、不正常或无诊断意义。如果在检查过程中 MHR 不超过 APMHR 的 85%, 并且无明确心电图的变化, 通常认为无诊断意义。

(2) 预后。

1) 杜克大学的列线图是一个简单的图表, 根据 ST 段改变, 在运动过程中发生心绞痛的频率和运动能力等因素, 估计 5 年生存率和平均每年的病死率。此列线图是通过回归分析的手段, 并且可以作为判断预后和是否侵入性治疗的工具。杜克大学平板分数(DTS)是列线图的数值形式, 并已在数个研究中作为死亡的重要预测因子得到证实。

$$DTS = 持续时间运动(分钟) - (5 × 最大 ST 段改变) - (4 × 心绞痛分数)$$

式中, 0=无心绞痛；1=不影响运动心电图检查进行的心绞痛；2=不影响运动的心绞痛。

低危：DTS≥+5。

中危：DTS -10～5。

高危：DTS<-10。

2) 心率恢复速度：定义为最大运动负荷时与运动停止 1 分钟后的心率之差。该数值具有重要的预后预测价值。若受试者直立休息, 心率恢复速度<12 次/分以下则为异常。若受试者平卧休息(如测量运动后心电图时), 心率恢复速度<18 次/分以下则为异常。

3) 变时反应指数(CRI)：用来衡量 MHR 与变时储存之间的关系。CRI>0.8(或使用 β 受

体阻滞药患者的 CRI＞0.62)则为异常。

4)恢复期室性期前收缩：频发的室性异位心率(＞7 次/分)，期前收缩，二联律，三联律，室性心动过速，心室颤动可预测全因死亡。与运动期相比，上述心电图表现在恢复期出现时，预测死亡的价值更大。

5)已经发表的数据证实疑似冠心病且心电图正常患者行活动平板检查时的临床表现和检查指标可以预测死亡。

十、潜在的并发症

运动心电图检查的并发症较为罕见。无 CAD 的健康受试者很少出现心脏相关的并发症。有 CAD 风险的患者更容易出现心脏相关的并发症。以下汇总了多个大规模临床研究的实验所得出的关于并发症风险的结论。

(1)心搏骤停。

1)一般人群：每运动 565 000 人时，约 1 人出现心搏骤停。

2)CAD 确诊人群：每运动 59 000 人时，约 1 人出现心搏骤停。运动心电图检测可能诱发 ACS。每 10 000 次运动心电图检测，约有 1.4 人出现急性心肌梗死。

3)CAD 低危人群。心搏骤停的发生率较低。有一项研究表明，380 000 次运动心电图检测，并未出现 1 例急性心肌梗死。

(2)心律失常。心律失常是运动心电图检查的常见并发症。心律失常最常出现在既往有心律失常病史的受试者中。在一般人群中，运动并发心律失常发生率为 0.1%，而在有心律失常病史的人群中，运动并发心律失常的发生率为 9%。

1)心房颤动：是最常见的心律失常并发症。每 10 000 次检查约出现 9.5 次。

2)室性心动过速：略少见。每 10 000 次检查约出现 5.8 次。

3)心室颤动：更少见。每 10 000 次检查约出现 0.67 次。

(3)如果监护得当，运动心电图检查很少导致患者在检查过程中死亡。每 25 000 次检查约出现 1 次。如果出现死亡，则常是由心脏性猝死或心肌梗死导致。

第三节　先天性心脏病的心电图表现

先天性心脏病(先心病)的诊断主要依靠病史、体检和超声心动图检查，个别复杂病例须进行心血管造影。一般情况下，心电图对先心病仅有辅助诊断价值，但对某些先心病心电图可有确诊价值。

一、房间隔缺损(房缺)

房缺为临床比较常见的左至右分流先心病。绝大多数患者可活至成年期。40 岁以前多为窦性心律，40 岁以后可出现心房纤颤，成为心房纤颤重要病因之一。房缺按发生的部位可分为原发孔缺损和继发孔缺损，后者更为多见。

（一）继发孔缺损

房缺患者舒张期血液由左心房分流至右心房，由于血流量增多引起右心房、右心室、肺动脉逐渐扩大，经过相当时间后引起肺动内膜增厚变窄，导致肺动脉高压。继发孔缺损（缺损直径通常为2～4 cm）的主要血流动力学变化是右心房、右心室容量负荷增加。当缺损直径<0.5 cm时可无明显的血流动力学变化，房缺的常见心电图改变如下。

（1）右心室肥大（舒张期负荷过重型）：V_1 导联出现 rSR′型，QRS 时间通常<0.12 秒，也可以>0.12 秒，V_1 导联 R′ 波常>10 mm（图 9-30）。

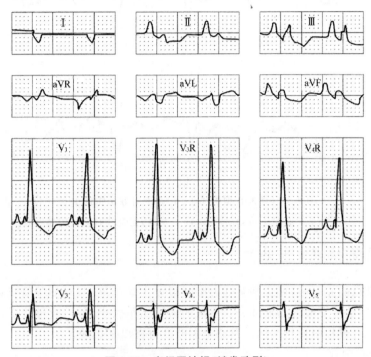

图 9-30 房间隔缺损（继发孔型）

注 V_1 导联呈 rSR′型，QRS 时间>0.12 秒，R_{V_1}>10 mm，QRS 电轴右偏，右心房肥大。

（2）额面 QRS 电轴右偏。

（3）可出现右心房肥大图形。

（4）钩形 R 波：Ⅱ、Ⅲ、aVF 3 个导联或其中 1～2 个导联在 R 波的升支或顶峰出现切迹称为钩形 R 波，常伴有完全性或不完全性右束支传导阻滞。钩形 R 波在继发孔型房缺的发生率为 73.1%，为诊断的重要依据。手术修补房缺后，钩形 R 波早期消失。反映其发生机制与右心压力容量负荷有关（图 9-31）。

（5）随着心房负荷逐渐增加，40 岁以后患者常出现心房纤颤。

（6）小房缺心电图可完全正常。

（二）原发孔缺损

原发孔缺损常见的类型为房间隔下部缺损伴二尖瓣裂缺，形成二尖瓣关闭不全，可能引起左心室负荷过重。心电图改变除不完全性右束支传导阻滞、右心室肥大外，还可能有以下改变。

（1）电轴左偏：常在 −60°以左，类似左前分支传导阻滞。

（2）PR 间期延长：反映房室结、希氏束传导延缓。

（3）左心室负荷过重：合并二尖瓣关闭不全者可出现左心室舒张期负荷过重图形。

（4）晚期可出现心房纤颤等房性心律失常。

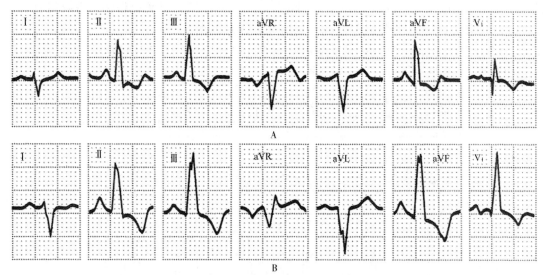

图 9-31　继发孔型房缺 Ⅱ、Ⅲ、aVF 导联呈钩形 R 波

注　A.11 岁女性、不完全性右束支传导阻滞；B.44 岁女性，完全性右束支传导阻滞。

二、室间隔缺损（室缺）

室缺为最常见的先心病，可合并其他心脏畸形如主动脉缩窄、动脉导管未闭等，也可能为法洛四联症，永存动脉干等的组成部分。室缺的缺损面积大小不一，直径从 1 mm 到 2.5 cm。缺损小者常于发育过程中自行关闭。其心电图改变可有以下表现。

（一）正常心电图

缺损小者（杂音可很响亮）分流量小，不引起明显血流动力学改变，心电图可完全正常。

（二）左心室肥大（舒张期负荷过重型）

中度以上室缺左至右分流量增大，由于左心室分流到右心室的血液直接通过右心室流出道流向肺动脉，故右心室血容量无明显增加。肺循环、左心房、左心室血容量负荷增加。心电图可出现左心室肥大（舒张期负荷过重型），左胸导联 R 波增高，出现深而窄的 Q 波，ST 段无压低或轻度抬高，凹面向上，T 波高耸，有时可出现左心房肥大图形。

（三）双侧心室肥大

长期肺血流量增多，肺小动脉发生器质性狭窄，导致肺动脉高压，引起右心室肥大。心电图可出现双侧心室肥大图形，V_3、V_4 导联可出现高大的 RS 型双向（相）波（图 9-32）。

（四）右心室肥大为主

长期肺动脉高压引起右心室肥大，发生右至左分流或双向分流。心电图可能以右心室肥大为主。反映病变已届晚期，出现艾森曼格综合征。

（五）圆顶尖角型 T 波

此型 T 波常出现于右胸导联，心电图显示第一波峰呈圆顶状，第二波峰呈尖角状（图 9-33）。

第一波峰反映左心室复极波,由左后朝向右前,但因 T 向量振幅不大,故呈圆顶状;第二波峰反映右心室复极波,右心室肥大产生的复极向量向右前增大,故呈尖角形。由于右心室复极时间不延长,故 T 波时限无增宽。圆顶尖角型 T 波的出现反映室缺已累及右心室,另外,此型 T 波有时被误诊为 R-on-T 的房性期前收缩。室缺封堵后此型 T 波可能消失。

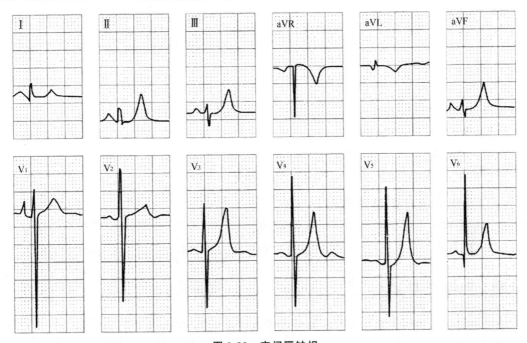

图 9-32　室间隔缺损

注　V_3、V_4 导联呈 RS 型,R+S>2.5 mV。R_{V_5}>2.5 mV,R_{V_5}+S_{V_1}>4.0 mV,V_5、V_6 导联 T 波高耸。

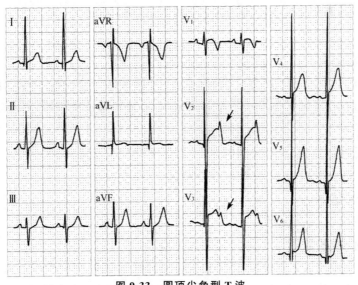

图 9-33　圆顶尖角型 T 波

注　6 岁患儿,患先心病室缺,V_2、V_3 导联出现圆顶尖角型 T 波,V_5、V_6 导联 R 波增高,T 波高耸,V_2、V_3 导联 R+S>2.5 mV(Katz -Wachtel 征)提示双心室肥大。

如上所述,室缺并无特异心电图改变,但根据心电图改变结合临床,可对室缺的血流动力学改变做出评估。

三、动脉导管未闭

胎儿期的动脉导管于出生后4～7天自行闭合,少数婴儿动脉导管持续开放,形成主动脉与肺动脉之间不应有的通道,引起持续性主动脉到肺动脉的分流。由于分流量大小不同和肺动脉压力的改变,心电图可出现以下3种改变。

(一)正常心电图

动脉导管较细,分流量少,不引起明显血流动力学改变,心电图可完全正常。

(二)单纯左心室肥大

动脉导管中度,分流量较大,由肺动脉回至左心房、左心室的血流量也增大。心电图出现左心室舒张期负荷过重图形,也可能出现左心房肥大改变。

(三)双侧心室负荷过重图形

由于肺动脉压力明显增高,出现右心室收缩期负荷过重图形。左心室舒张期负荷过重仍存在,可出现双侧心室负荷过重图形。显著右心室肥大可能部分抵消左心室肥大的图形。

四、法洛四联症

法洛四联症是婴幼儿期最常见的发绀型先天性心脏病,如不进行外科手术治疗,仅11%的患者可活至20岁。法洛四联症包括:①室间隔缺损;②肺动脉口狭窄(漏斗部狭窄最为多见);③主动脉骑跨;④右心室肥厚。由于肺动脉口狭窄,血液进入肺循环受阻,引起右心室代偿性肥大,右心房也可发生肥大。由于右心室压力与左心室压力相近,通过室缺可发生双向分流。常见的心电图改变如下。

(一)右心室肥大

V_1 导联出现 Rs 型或 qR 型,R>10 mm。V_2 导联常呈 rS 型,V_2 导联以左的导联也常呈 rS 型。这可能与右心室血液大部分进入主动脉,左心室容量负荷下降,左心室发育不全和心脏顺钟向转位有关。

(二)T 波改变

V_1 导联 T 波倒置,V_2～V_4 导联 T 波常呈直立(图 9-34)。

(三)其他改变

QRS 电轴右偏,右心房肥大。

(四)术后心电图复查

法洛四联症手术效果比较理想,但少数术后患者可能发生猝死,发生机制与室性心律失常有关。术后患者应每年进行全面检查,包括多普勒超声心动图和心电图检查。心电图检查应注意 PR 间期、QRS 时间和 QT 间期,QT 间期延长者应测定 QTd。QRS 时间>180 毫秒,QTd>60 毫秒提示患者有可能发生室性心律失常,应进一步做心脏电生理检查。

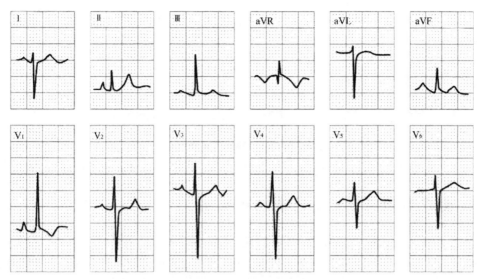

图 9-34　法洛四联症

注　V_1 导联呈 R 型,其他胸导联均以 S 波占优势;V_1 导联 T 波倒置,其他胸导联 T 波直立;额面 QRS 电轴明显右偏。

五、肺动脉口狭窄(肺狭)

肺动脉口狭窄的部位可能位于肺动脉瓣、漏斗部、肺动脉主干及其分支,以肺动脉瓣狭窄最为多见。肺动脉口狭窄的主要血流动力学变化为右心室排血受阻,发生代偿性肥大,逐渐地右心房内压增高也可引起右心房肥大。其心电图改变与血流动力学密切相关。

(一)轻度肺动脉狭窄

轻度肺动脉狭窄患者跨瓣压力梯差＜50 mmHg,右心室收缩压＜75 mmHg,血流动力学改变轻微,心电图可正常。

(二)中度肺动脉狭窄

中度肺动脉狭窄患者跨瓣压力梯差 50～75 mmHg,右心室收缩压 75～100 mmHg,血流动力学改变比较明显,心电图出现右心室肥大改变,V_1 导联出现 Rs 型或 Rsr' 型,$R(R')$ 波＞10 mm,V_1 导联 T 波倒置,V_2 导联 T 波直立。QRS 电轴右偏。

(三)重度肺动脉狭窄

重度肺动脉狭窄患者跨瓣压力梯差＞80 mmHg,右心室收缩压＞100 mmHg,血流动力学改变十分明显。心电图出现显著右心室肥大的改变,V_1 导联出现 R 型、qR 型、R 波常≥20 mm,$V_1 \sim V_4$ 导联均呈 R 型或 Rs 型(R 波占优势),T 波倒置,QRS 电轴明显右偏。常可出现右心房肥大图形(图 9-35)。

根据 $V_1 \sim V_4$ 导联 QRS-T 改变有助于鉴别肺动脉狭窄和法洛四联症。重度肺狭 $V_1 \sim V_4$ 导联 R 波均占优势(Rs 型、R 型或 qR 型),T 波倒置,而法洛四联症从 V_2 导联(至少从 V_3 导联)开始,S 波占优势,T 波直立。

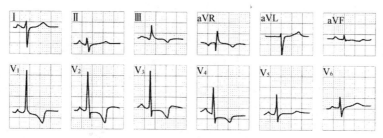

图 9-35 肺动脉狭窄

注 V_1～V_5 导联均以 R 波占优势；V_1～V_4 导联均出现继发性 ST-T 段改变；额面 QRS 电轴明显右偏。

六、埃布斯坦畸形(三尖瓣下移畸形)

埃布斯坦畸形为比较少见的先天性心脏病,但其心电图可能有特征性改变。三尖瓣的隔瓣和后瓣由三尖瓣环下移至右心室。三尖瓣下移后,右心室被分成两部分:①位于瓣膜上方的原右心室流入道,称为"心房化右心室",其壁变薄,与右心房构成一巨大心腔;②瓣膜以下心腔包括心尖和流出道,称为"功能性右心室"。右心室发育异常影响到传导系统,房室结受压,房室束穿越三尖瓣的通道也可能异常,右束支发育不全或发生纤维化。由于以上的病理改变可产生以下心电图表现(图 9-36)。

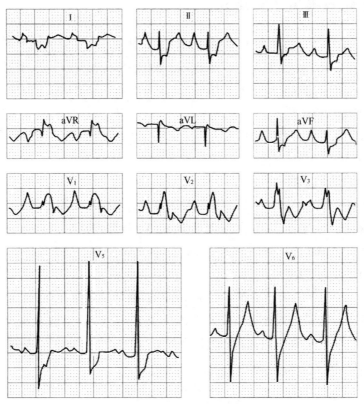

图 9-36 埃布斯坦畸形

注 各导联 P 波均高大、直立,Ⅱ、V_1 导联 P 波＞0.5 mV,V_1、V_2 导联呈 rSR′型,QRS 终末向量明显迟缓。

（1）巨大的 P 波（"喜马拉雅 P 波"）出现于 Ⅱ、Ⅲ、aVF、V_1、V_2 导联，PR 间期延长。

（2）右束支传导阻滞，QRS 终末向量明显延长。

（3）25％的病例可出现 B 型预激综合征（右侧旁路）。

（4）25％～30％的病例可出现房性心律失常，如心房纤颤或心房扑动。

（5）V_1～V_4、Ⅱ、Ⅲ、aVF 导联可出现深 Q 波，酷似陈旧性前壁或下壁心肌梗死。

七、冠状动脉起源异常

冠状动脉起源异常以左冠状动脉起源于肺动脉较为多见。患者的临床表现及经过取决于左右冠状动脉之间的侧支循环发展情况。侧支循环充分，患者可活至成人而无明显症状；如侧支循环发育不良，左心室缺血、坏死、纤维化，出生后数周即出现发作性啼哭、气急、冷汗等心绞痛表现，心电图可出现前壁、前侧壁心肌梗死图形，Ⅰ、aVL、V_5、V_6 导联出现病理性 Q 波，ST 段抬高，T 波倒置。

八、先天性矫正型大血管转位

先天性矫正型大血管转位为少见的先天性心脏病，如不伴有其他的严重心血管畸形，不出现任何症状，但本病心电图改变类似心肌梗死，常可被误诊，故在此做简单介绍。

先天性矫正型大血管转位的主要病理变化为大动脉转位，升主动脉与肺动脉平行排列，升主动脉位于左前方，肺主动脉位于右后方，同时左右心室发生转位，形态学上的左心室位于右侧，形态学上的右心室位于左侧，室间隔除极向量由正常的朝向右前改为朝向左后上，因而在右胸导联、下壁导联出现异常 Q 波。

28 岁女性，于睡眠中突发头晕、恶心、呕吐 1 小时住院。心电图示 Ⅱ 导联呈 qRsr′型，Ⅲ、aVF、V_1 导联均出现异常 Q 波，ST 段抬高＞0.1 mV，初诊为急性心肌梗死收住院（图 9-37）。次日超声心动图诊断矫正型大血管转位、室间隔缺损。临床诊断为一氧化碳中毒，经对症处理好转，复查心电图无动态变化。

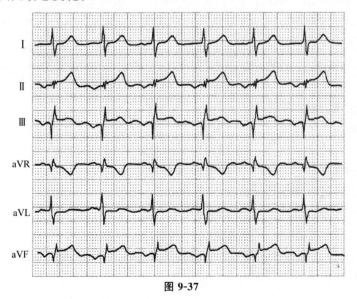

图 9-37

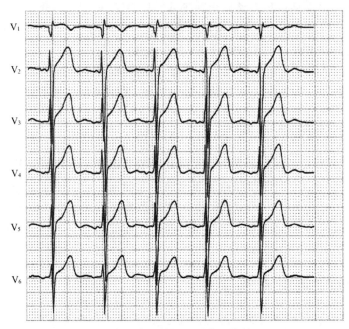

图 9-37　先天性矫正型大血管转位

九、右位心

(一)镜像右位心(真性右位心)

右位心伴有全内脏转位称为真性右位心。左右心房室反位,其心房、心室和大血管的位置宛如正常心脏的镜中像。常见的心电图改变如下。

(1)Ⅰ导联 P、T 波均呈倒置,QRS 波群以负向波为主。

(2)Ⅱ与Ⅲ导联图形互换,aVR 与 aVL 导联图形互换。

(3)$V_1 \sim V_5$ 导联 R 波逐渐降低,S 波逐渐增深,R/S 比例逐渐减小。

(4)左右上肢导联线反接,肢体导联图形可恢复正常,描记 V_2、V_{3R}、V_{5R} 导联,可出现正常 V_1、V_3、V_5 导联图形。

(5)若合并左右心室肥大,束支传导阻滞,按上述的描记方法使图形复原后,再按诊断标准进行判断(图 9-38)。

(二)右旋心(孤立性右位心)

右旋心为心脏沿长轴做逆时针转位右移,左心房、左心室仍位于左侧,右心房、右心室仍位于右侧,但偏后,心尖指向右前方,室间隔与额面呈垂直关系。右旋心不伴有全内脏转位,但常伴有先天性心脏病如室缺、房缺等。其心电图改变如下。

(1)胸导联 QRS 波群变化如同镜像右位心。

(2)肢体导联Ⅰ导联 P 波直立、aVR 导联 P 波倒置(与镜像右位心不同)。

(3)校正方法:$V_1 \sim V_6$ 导联依次位于 $V_{6R} \sim V_{3R}$、V_1、V_2。

(4)如伴有先天性心脏病可有其他心电图改变。如本例伴有室缺,V_{4R}、V_{5R} 显示双相 R 波(Katz -Wachtel 征)(图 9-39)。

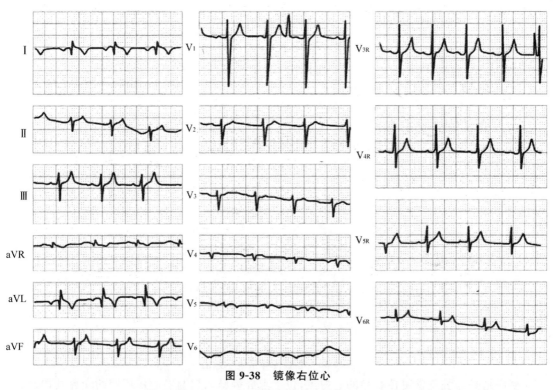

图 9-38 镜像右位心

注 Ⅰ 导联 P、QRS、T 波均呈倒置,aVL 导联图形与 aVR 导联相似,$V_4 \sim V_6$ 导联 QRS 波群十分微小,描记 $V_{3R} \sim V_{6R}$ 导联,R/S 比例逐渐增大。

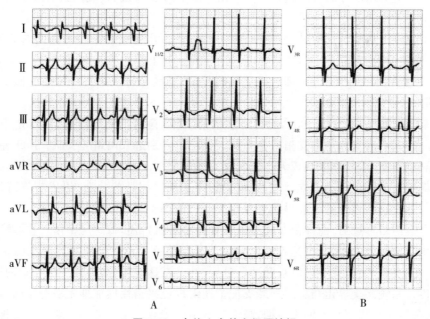

A   B

图 9-39 右旋心合并室间隔缺损

注 A.常规方法描记;B.描记 V_{4R}、V_{5R} 导联,显示双侧心室肥大。患者为先天性心脏病室间隔缺损。注意 Ⅰ 导联 P 波直立。

第四节 心律失常的心电图表现

一、概述

(一)心脏传导系统的解剖

心脏传导系统由负责正常心电冲动形成与传导的特殊心肌组成。它包括窦房结、结间束、房室结、希氏束、左束支、右束支和浦肯野纤维网(图9-40)。

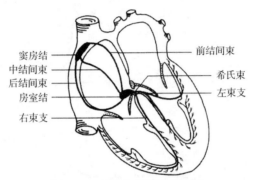

窦房结
中结间束
后结间束
房室结
右束支

前结间束
希氏束
左束支

图9-40 心脏传导系统示意图

窦房结是心脏正常窦性心律的起搏点,位于上腔静脉入口与右心房后壁的交界处,长10～20 mm,宽2～3 mm。主要由P(起搏)细胞与T(移行)细胞组成。冲动在P细胞形成后,通过T细胞传导至窦房结以外的心房组织。窦房结动脉起源于右冠状动脉者占60%,起源于左冠状动脉回旋支者占40%。

结间束连接窦房结与房室结,分成前、中与后三束。房室结位于房间隔的右后下部、冠状窦开口前、三尖瓣附着部的上方,长7 mm,宽4 mm。其上部为移行细胞区,与心房肌接续;中部为致密部,肌纤维交织排列;下部纤维呈纵向行走,延续至希氏束。房室结的血供通常来自右冠状动脉。

希氏束为索状结构,长15 mm,起自房室结前下缘,穿越中央纤维体后,行走于室间隔嵴上,然后分成左、右束支。左束支稍后分为前、后分支,分别进入两组乳头肌。由于左束支最先抵达室间隔左室面,遂使该区域成为心脏最早的激动部位。右束支沿室间隔右侧面行进,至前乳头肌根部再分成许多细小分支。左、右束支的终末部呈树枝状分布,组成浦肯野纤维网,潜行于心内膜下。这些组织的血液供应来自冠状动脉前降支与后降支。

冲动在窦房结形成后,随即由结间通道和普通心房肌传递,抵达房室结及左心房。冲动在房室结内传导速度极为缓慢,抵达希氏束后传导再度加速。束支与浦肯野纤维的传导速度均极为快捷,使全部心室肌几乎同时被激动。最后,冲动抵达心外膜,完成一次心动周期。

心脏传导系统接受迷走与交感神经支配。迷走神经兴奋性增加抑制窦房结的自律性与传导性,延长窦房结与周围组织的不应期,减慢房室结的传导并延长其不应期。交感神经的作用与迷走神经相反。

(二)心律失常的分类

心律失常是指心脏冲动的频率、节律、起源部位、传导速度或激动次序的异常。按其发生原理,可分为冲动形成异常和冲动传导异常两大类。按照心律失常发生时心率的快慢,可分为快速性与缓慢性心律失常两大类。

1.冲动形成异常

(1)窦性心律失常:①窦性心动过速;②窦性心动过缓;③窦性心律不齐;④窦性停搏。

(2)异位心律失常。

1)被动性异位心律:①房性逸搏及房性逸搏心律;②交界区逸搏及交界区逸搏心律;③室性逸搏及室性逸搏心律。

2)主动性异位心律:①期前收缩(房性、房室交界性、室性);②阵发性心动过速(房性、房室交界性、房室折返性、室性);③心房扑动、心房颤动;④心室扑动、心室颤动。

2.冲动传导异常

(1)生理性:干扰及干扰性房室分离。

(2)病理性。

1)心脏传导阻滞:①窦房传导阻滞;②房内传导阻滞;③房室传导阻滞(一度、二度和三度房室阻滞);④束支或分支阻滞(左、右束支及左束支分支传导阻滞)或室内阻滞。

2)折返性心律:阵发性心动过速(常见房室结折返、房室折返和心室内折返)。

(3)房室间传导途径异常:预激综合征。

(三)心律失常发生机制

心律失常的发生机制包括冲动形成的异常和(或)冲动传导的异常。

1.冲动形成异常

窦房结、结间束、冠状窦口附近、房室结的远端和希—浦系统等处的心肌细胞均具有自律性。自主神经系统兴奋性改变或其内在病变,均可导致不适当的冲动发放。此外,原来无自律性的心肌细胞,如心房、心室肌细胞,也可在病理状态下出现异常自律性,诸如心肌缺血、药物、电解质紊乱、儿茶酚胺增多等均可导致自律性异常增高而形成各种快速性心律失常。

触发活动是指心房、心室与希—浦系统在动作电位后产生除极活动,称为后除极。若后除极的振幅增高并达到阈值,便可引起反复激动,持续的反复激动即构成快速性心律失常。它可见于局部出现儿茶酚胺浓度增高、心肌缺血再灌注、低钾血症、高钙血症及洋地黄中毒时。

2.冲动传导异常

折返是快速心律失常的最常见发生机制。产生折返的基本条件是传导异常,它包括:①心脏两个或多个部位的传导性与不应期各不相同,相互连接形成一个闭合环;②其中一条通道发生单向传导阻滞;③另一通道传导缓慢,使原先发生阻滞的通道有足够时间恢复兴奋性;④原先阻滞的通道再次激动,从而完成一次折返激动。冲动在环内反复循环,产生持续而快速的心律失常(图9-41)。

冲动传导至某处心肌,如适逢生理性不应期,可形成生理性阻滞或干扰现象。传导障碍并非由于生理性不应期所致者,称为病理性传导阻滞。

二、窦性心律失常

窦房结位于上腔静脉与右心房交接处界沟附近的心外膜下,是心脏的最高起搏点,它通过

"抢先占领"和"超速抑制"来实现对下级潜在起搏点的控制。正常时,窦房结发放频率为60~100次/分,PP间期互差<0.16秒。

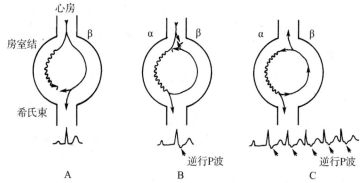

图9-41 房室结内折返示意图

注 图示房室结内α与β路径,α路径传导速度慢,不应期短;β路径传导速度快,不应期长。A.窦性心律时冲动沿β路径前传至心室,PR间期正常,冲动同时循α路径前传,但遭遇不应期未能抵达希氏束。B.房性期前收缩受阻于β路径,由α路径缓慢传导至心室,PR间期延长,由于传导缓慢,β路径有足够时间恢复兴奋性,冲动经β路径逆向传导返回心房,完成单次折返,产生一个心房回波。C.心房回波再循α路径前传,折返持续,引起房室结内折返性心动过速。

(一)窦性心动过缓

1.心电图特征

(1)窦性P波频率<60次/分,一般为45~59次/分。当窦性P波频率<45次/分时,属显著的窦性心动过缓,有可能是病态窦房结综合征的最早期表现。当白天窦性P波频率<40次/分,夜间<30次/分时,要关注是否存在持续性2:1窦房传导阻滞。

(2)可伴有窦性心律不齐、房室交界性逸搏出现(图9-42)。

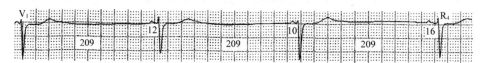

图9-42 显著的窦性心动过缓、过缓的房室交界性逸搏心律

注 男性,68岁,病态窦房结综合征。V_1导联显示窦性PP间期2.06~2.13秒,频率28~29次/分;PR间期长短不一,而RR间期固定2.09秒,频率29次/分,表明P波与QRS波群无关,QRS波形正常。心电图诊断:①显著的窦性心动过缓(28~29次/分),不能排除2:1窦房传导阻滞所致;②过缓的房室交界性逸搏心律(29次/分);③完全性干扰性房室分离;④提示双结病,建议植入双腔起搏器。

2.鉴别诊断

(1)2:1窦房传导阻滞:当白天窦性P波频率<40次/分时,应疑存在2:1窦房传导阻滞(图9-43),嘱患者起卧活动或静脉注射阿托品1.0~2.0mg后,其心率可成倍增加。

(2)未下传房性期前收缩二联律:当房性期前收缩P′波重叠在T波上而未下传时,若不注意识别,则易误诊为窦性心动过缓,需要特别关注T波形态有无变形(图9-44)。

3.常见原因

(1)生理性因素:多见于正常人安静睡眠时、迷走神经张力过高者(运动员、体力劳动者等)。

(2)病理性因素:窦房结功能低下、抗心律失常药物影响、颅内压增高及黄疸患者等。

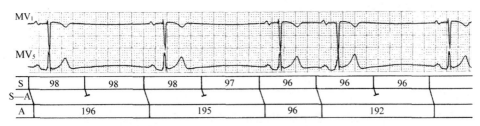

图 9-43 2∶1 窦房传导阻滞引发缓慢心室率

注 男性,66 岁,病态窦房结综合征。MV₁、MV₅ 导联同步记录,显示窦性 PP 间期呈 0.96、1.92～1.96 秒短长两种,长 PP 间期为短 PP 间期的 2 倍,频率 31～62 次/分,期间未见各种逸搏出现;PR 间期 0.23 秒,QRS 波形正常。心电图诊断:①窦性心律;②频发二度窦房传导阻滞引发缓慢心室率(31 次/分),窦房多呈 2∶1 传导;③一度房室阻滞;④下级起搏点功能低下,提示双结病;⑤建议植入双腔起搏器。

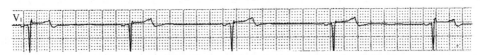

图 9-44 未下传房性期前收缩二联律引发缓慢心室率(39 次/分)

注 T 波顶峰上有 P′波重叠。

(二)窦性心动过速

1.心电图特征

(1)窦性 P 波频率＞100 次/分,一般不超过 160 次/分,极量活动时可达 180～200 次/分。

(2)多表现为"P-T 分离"现象(图 9-45),通常 P 波不会重叠在前一搏动 T 波顶峰上。

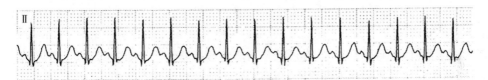

图 9-45 甲状腺功能亢进患者出现窦性心动过速(182 次/分)及"P-T 分离"现象

2.常见类型

(1)一般性窦性心动过速:频率多在 101～160 次/分,有引起窦性心动过速的原因可查。

(2)不恰当性窦性心动过速:又称为持续性窦性心动过速或特发性窦性心动过速。其心电图和临床特征:①轻微活动便可引起过度的心率增快,常＞140 次/分;②无引起窦性心动过速的原因可查;③病程长达数年,以年轻女性最为常见,约占 90%。

(3)体位性窦性心动过速:①平卧位时心率正常,为 60～100 次/分;②直立位时心率增快,可达 150 次/分;③倾斜试验开始 10 分钟内心率可较平卧位时增加 40～60 次/分或＞120 次/分,但无低血压表现;④多发生于无器质性心脏病的年轻女性患者。

3.常见原因

(1)生理性因素:多由交感神经兴奋性增高所致,如运动、紧张、兴奋及饮酒等。

(2)药物性因素:如使用阿托品、肾上腺素等药物。

(3)病理性因素:①心脏疾病(如心肌炎、心力衰竭等)、发热、感染、休克及甲状腺功能亢进等,病因消除后,心率将恢复正常;②少数不恰当性窦性心动过速病程可长达数年,以年轻女性多见,与自主神经调节功能失调及窦房结功能异常有关。

(三)窦性心律不齐

1.心电图特征

窦性 PP 间期互差≥0.16 秒;若互差≥0.40 秒,则称为显著不齐,反映了窦房结电活动的不稳定。

2.类型

(1)呼吸性窦性心律不齐:①心率的快慢与呼吸有关,吸气时(交感神经张力增高)心率增快,呼气时(迷走神经张力增高)心率减慢,其 PP 间期互差≥0.16 秒;②屏气时 PP 间期转为规则;③多见于儿童及年轻人,是一种生理性表现。

(2)非呼吸性窦性心律不齐:心率的快慢与呼吸无关,多见于老年人、心脏病患者等。

(3)室相性窦性心律不齐:多见于二度至三度房室阻滞及室性期前收缩时,表现为夹有 QRS 波群的 PP 间期与无 QRS 波群的 PP 间期互差≥0.16 秒,与心室收缩使窦房结供血改善、自律性增高等有关。

(4)房性期前收缩诱发窦性心律不齐:房性期前收缩逆传窦房结使其节律重整后,可诱发窦性激动延迟发放(抑制)或提早发放(促进)而出现一过性窦性心律不齐(图 9-46)。

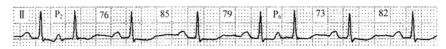

图 9-46 房性期前收缩促进窦性节律提早发放

注 男性,24 岁,病毒性心肌炎。Ⅱ导联显示窦性 PP 间期 0.79~0.85 秒,P_2、P_6 为房性期前收缩,其后代偿间歇分别为 0.76 秒、0.73 秒,小于窦性 PP 间期而呈次等周期代偿间歇;ST 段呈水平型压低≤0.05 mV。心电图诊断:①窦性心律;②房性期前收缩出现次等周期代偿间歇;③提示房性期前收缩促进窦性节律提早发放。

3.临床意义

多无临床价值,但显著不齐时,有可能是病态窦房结综合征早期表现之一。窦性节律绝对规则,反而属于少见的异常电生理现象,与心脏自主神经功能受损有关。

(四)窦房结内游走心律

1.基本概念

窦房结内游走心律是指窦性起搏点在窦房结头部、体部及尾部之间来回发放冲动。头部的自律性高、频率快,Ⅱ导联 P 波振幅高。而尾部自律性低、频率慢,Ⅱ导联 P 波低平。若发自体部,则其自律性、频率、P 波振幅介于头部和尾部之间。

2.心电图特征

(1)P 波极性一致,振幅由高到低或由低到高出现周期性改变。

(2)PP 间期互差可≥0.16 秒,P 波振幅较高时,其 PP 间期较短;随着 P 波振幅的逐渐减低,其 PP 间期又逐渐延长(图 9-47)。

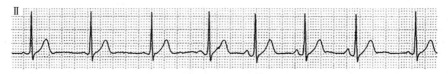

图 9-47 窦房结内游走心律

(3)P波时间正常。

3.鉴别诊断

主要与非阵发性房性心动过速伴房性融合波相鉴别。后者虽然P波形态多变,但其PP间期基本一致。

4.临床意义

与自主神经功能性改变有关,多无临床意义。

(五)窦性停搏

1.基本概念

窦性停搏是指窦房结一过性或永久性丧失了自律性而不能及时地发放冲动。

2.常见原因

(1)原发性窦性停搏:见于各种器质性心脏病引发的窦房结本身病变,即病态窦房结综合征。

(2)继发性窦性停搏:见于迷走神经张力显著增高、抗心律失常药物影响及高钾血症等,极少数见于快速性心律失常终止后,如快慢综合征。

3.心电图特征

(1)出现长短不一的长PP间期且与短PP间期不呈倍数关系。

(2)长PP间期>1.8或2.0秒(白天>1.8秒,夜间>2.0秒。有学者认为>3.0秒)或长PP间期>短PP间期的1.5倍(有学者认为大于2倍)。

(3)可有房性、房室交界性或室性逸搏出现(图9-48)。

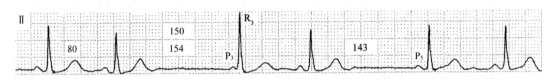

图9-48 窦性停搏引发房性逸搏、房室交界性逸搏

注 男性,65岁,病态窦房结综合征。Ⅱ导联显示窦性PP间期0.80秒,P_3、P_5延迟出现,呈两种形态且较低平,逸搏周期分别为1.54秒、1.43秒,频率39、42次/分,提示为过缓的双源性房性逸搏;R_3搏动也延迟出现,其前虽有P_3波,但P_3R间期仅0.09秒,表明两者无关,R_3波幅增高,逸搏周期1.50秒,频率40次/分。心电图诊断:①成对的窦性搏动;②提示窦性停搏;③过缓的双源性房性逸搏(39~42次/分);④房室交界性逸搏伴非时相性心室内差异性传导。

4.鉴别诊断

(1)显著的窦性心律不齐:两者较难鉴别。

(2)二度Ⅱ型窦房传导阻滞:存在窦性心律不齐时,两者也较难鉴别。若前后近邻的两个长短PP间期之和与最长PP间期相等或接近,则优先考虑为二度Ⅱ型窦房传导阻滞。

(3)未下传房性期前收缩:对于突然出现长PP间期,要特别关注T波形态有无变形,即有无房性期前收缩P'波重叠在T波上而未下传;若不注意识别,则易误诊为窦性停搏。

(六)二度Ⅰ型窦房传导阻滞

二度Ⅰ型窦房传导阻滞又称为窦房文氏现象、文氏型窦房传导阻滞,有典型和不典型之分。

1.典型的窦房文氏现象心电图特征

(1)PP 间期逐搏缩短直至出现 1 个长 PP 间期。

(2)长 PP 间期<任何短 PP 间期的 2 倍。

(3)上述现象至少重复出现 2 个文氏周期。

其 PP 间期改变可用"渐短突长,周而复始"概括(图 9-49)。根据一组文氏周期(各脱漏后的第 1 个 P 波之间的距离)的长度可推算出窦性节律的基本周期:文氏周期长度÷文氏周期内P 波的个数。

2.不典型的窦房文氏现象心电图特征

(1)PP 间期逐搏延长直至出现 1 个长 PP 间期。

(2)长 PP 间期<任何短 PP 间期的 2 倍。

(3)上述现象至少重复出现 2 个文氏周期。

其 PP 间期改变可用"渐长突长,周而复始"概括。部分不典型的窦房文氏现象有时与窦性心律不齐较难鉴别。

3.常见原因

多见于迷走神经张力过高、抗心律失常药物影响、血钾异常及部分病态窦房结综合征患者等。

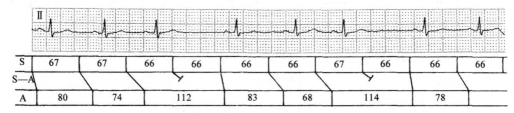

图 9-49　4∶3 窦房文氏现象

注　女性,54 岁,心律不齐待查。Ⅱ导联显示窦性 PP 间期由 0.80 秒→0.74 秒→1.12 秒或由 0.83 秒→0.68 秒→1.14 秒渐短突长,呈现 4∶3 窦房文氏现象,其窦性基本周期为(0.80+0.74+1.12)÷4≈0.67 秒,频率 90 次/分。心电图诊断:①窦性心律;②4∶3 窦房文氏现象。

(七)二度Ⅱ型窦房传导阻滞

长 PP 间期为短 PP 间期的 2 倍(图 9-50)。多见于病态窦房结综合征、抗心律失常药物影响、血钾异常等。

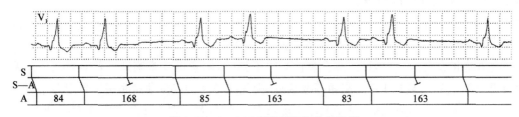

图 9-50　3∶2 二度Ⅱ型窦房传导阻滞

注　男性,59 岁,冠心病。V_1 导联显示 P 波形态一致,其 PP 间期呈 0.83～0.85 秒、1.63～1.68 秒短长交替出现,长 PP 间期为短 PP 间期的 2 倍,期间未见各种逸搏出现;QRS 波群呈 qR 型,时间 0.20 秒,平均心室率 50 次/分。心电图诊断:①窦性心律;②频发二度Ⅱ型窦房传导阻滞引发缓慢心室率(平均 50 次/分),窦房呈 3∶2 传导;③完全性右束支阻滞;④提示下级起搏点功能低下,双结病待排。

（八）高度、几乎完全性窦房传导阻滞

1.心电图特征

（1）高度窦房传导阻滞是指连续 2 个窦性激动不能下传心房（图 9-51），即长 PP 间期≥3 倍的短 PP 间期，常呈 3∶1、4∶1、5∶1 传导。

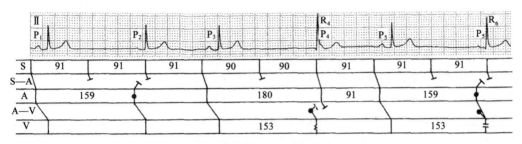

图 9-51　二度Ⅱ型至高度窦房传导阻滞

注　男性，72 岁，病态窦房结综合征。Ⅱ导联显示 P_4-P_5 间期 0.91 秒为窦性基本周期，窦性的长 PP 间期（P_1P_3 间期 2.73 秒、P_3P_4 间期 1.80 秒）为基本 PP 间期的 3、2 倍；低平的 P_2、P_6 延迟出现，为房性逸搏，其逸搏周期 1.59 秒，频率 38 次/分；R_4 搏动延迟出现，其前无 P 波，QRS 波幅增高，为房室交界性逸搏伴非时相性心室内差异性传导，其逸搏周期 1.53 秒，频率 39 次/分，平均心室率 50 次/分；R_6 搏动前有相关 P'波，但其形态介于窦性与房室交界性逸搏之间，为房性逸搏与房室交界性逸搏所形成的室性融合波。心电图诊断：①窦性心律；②二度Ⅱ型至高度窦房传导阻滞引发缓慢心室率（平均 50 次/分）；③过缓的房性逸搏（38 次/分）；④房室交界性逸搏伴非时相性心室内差异性传导；⑤房性逸搏与房室交界性逸搏所形成的室性融合波。

（2）几乎完全性窦房传导阻滞是指绝大多数的窦性激动不能下传心房，通常连续出现 5 个或 5 个以上的窦性激动不能下传心房，即长 PP 间期≥6 倍的短 PP 间期（图 9-52）。

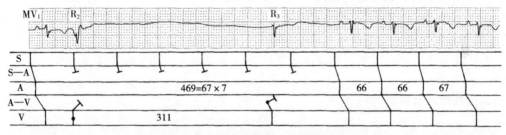

图 9-52　一过性几乎完全性窦房传导阻滞

注　男性，62 岁，晕厥待查。MV_1 导联显示窦性基本 PP 间期 0.66～0.67 秒，长 PP 间期 4.69 秒，为基本 PP 间期的 7 倍；R_2 搏动为提早出现宽大畸形 QRS-T 波群；R_3 搏动系延迟出现呈正常形态 QRS-T 波群，其逸搏周期 3.11 秒，频率 19 次/分。心电图诊断：①窦性心律；②一过性几乎完全性窦房传导阻滞，窦房呈 7∶1 传导；③室性期前收缩；④极缓慢的房室交界性逸搏（19 次/分）；⑤短暂性全心停搏（3.11 秒）；⑥下级起搏点功能低下，提示双结病；⑦建议植入双腔起搏器。

2.常见原因

多见于病态窦房结综合征、抗心律失常药物影响、血钾异常等。

（九）窦性期前收缩

（1）提早出现的 P'波形态与窦性 P 波一致。

（2）呈等周期代偿间歇（图 9-53）。

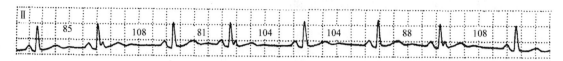

图 9-53　频发窦性期前收缩

　　注　男性,54 岁,高血压。Ⅱ导联显示基本的窦性 PP 间期 1.04 秒,频率 58 次/分,QRS 波形正常;可见提早出现 P′-QRS-T 波群,P′形态与窦性 P 波一致,偶联间期 0.81～0.88 秒,其后代偿间歇 1.04～1.08 秒,与窦性基本周期相等或接近,下传 QRS 波群呈右束支阻滞图形,时间 0.13 秒。心电图诊断:①窦性心动过缓(58 次/分);②频发窦性期前收缩伴快频率依赖性完全性右束支阻滞。

(十)窦性逸搏

　　窦性逸搏是指在两阵快速或较快速异位性心动过速终止后间歇期内,延迟出现 1～2 次窦性搏动,其 P 波形态与正常窦性 P 波完全相同。当逸搏周期>1.0 秒,频率<60 次/分时,便称为过缓的窦性逸搏(图 9-54)。

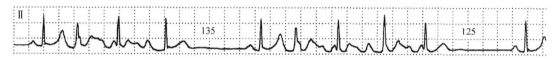

图 9-54　短阵性不纯性心房扑动终止后出现过缓的窦性逸搏

　　注　男性,75 岁,病态窦房结综合征。Ⅱ导联显示落在 T 波顶峰上的房性期前收缩诱发了短阵性不纯性心房扑动,其终止后出现了过缓的窦性搏动(44～48 次/分)。心电图诊断:①过缓的窦性搏动(窦性逸搏);②房性期前收缩诱发了短阵性不纯性心房扑动。

(十一)窦房交接性期前收缩

　　(1)提早出现的 P′波形态与窦性 P 波一致或略异。

　　(2)可呈次等周期、等周期代偿或不完全性代偿间歇,后两种情况须与窦性期前收缩、房性期前收缩相鉴别。

　　(3)P′波下传的 P′R 间期正常或伴干扰性 P′R 间期延长,QRS 波形正常或伴心室内差异性传导。

　　(4)偶联间期多固定(图 9-55)。

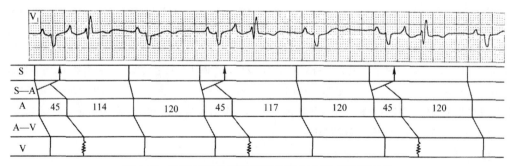

图 9-55　窦房交接性期前收缩三联律伴房室干扰现象

　　注　男性,65 岁,病态窦房结综合征。V₁导联显示窦性 PP 间期 1.20 秒,频率 50 次/分,提早出现的 P′波落在 T 波顶峰上,其形态与窦性 P 波略异,下传的 P′R 间期 0.31 秒,QRS 波呈 rsR′型,偶联间期相等,呈次等周期或等周期代偿,呈三联律。心电图诊断:①过缓的成对窦性搏动(50 次/分);②频发窦房交接区折返性期前收缩三联律伴房室干扰现象(干扰性 P′R 间期延长、心室内差异性传导)。

（十二）窦性二联律的诊断与鉴别诊断

1.基本概念

窦性二联律是指两个形态一致的窦性 P 波接连出现形成联律,其后伴有一较长的间歇,即 PP 间期呈短长有规律地交替出现。窦性二联律临床上并不少见,因无窦性基本周期作比较,明确诊断有时较困难。

2.常见类型

(1)窦性期前收缩二联律:提早出现的 P′波形态与窦性 P 波一致,P′P 间期等于窦性 PP 间期,即呈等周期代偿(图 9-56)。

(2)3：2 窦房文氏现象:P 波形态一致,按照 Schamroth 意见,若窦性二联律消失时所显现的窦性心律的 PP 间期与二联律时的长 PP 间期相等,则此二联律为窦性期前收缩二联律;若小于二联律时的短 PP 间期,则为 3：2 窦房文氏现象(图 9-57)。

(3)窦房交接区快、慢径路交替传导:P 波形态一致,二联律时长短 PP 间期之和为二联律消失时所显现的窦性基本 PP 间期的 2 倍(图 9-58)。

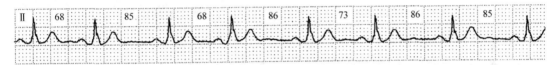

图 9-56　窦性二联律——窦性期前收缩二联律

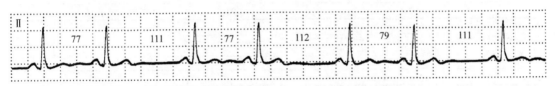

图 9-57　窦性二联律——3：2 窦房文氏现象

注　男性,20 岁,心律不齐待查。Ⅱ导联显示 P 波形态一致,其 PP 间期呈 0.77～0.79 秒、1.11～1.12 秒短长交替出现,提示为 3：2 窦房文氏现象所致,窦性基本周期为 0.63 秒,即(77＋112)÷3－63。心电图诊断:窦性二联律,提示 3：2 窦房文氏现象所致。

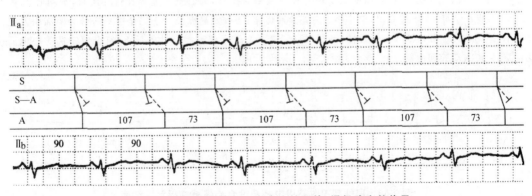

图 9-58　窦性二联律——窦房交接区快、慢径路交替传导

注　临床资料不详。Ⅱa 导联显示 P 波形态一致,其 PP 间期呈 0.73 秒、1.07 秒短长交替出现;Ⅱb 导联系患者静卧片刻后记录,显示 PP 间期 0.90 秒。Ⅱa 导联短长 PP 间期之和(0.73＋1.07＝1.80)刚好为Ⅱb 导联 PP 间期的 2 倍,提示前者系窦房交接区快、慢径路交替传导所致。即经快径路下传时呈现短 PP 间期,循慢径路下传时出现长 PP 间期。心电图诊断:窦性二联律,提示窦房交接区快、慢径路交替传导所致。

（十三）病态窦房结综合征

1.基本概念

病态窦房结综合征（简称为病态窦房结综合征）是指窦房结器质性病变导致激动形成或（和）传导功能异常，从而引发各种心律失常、血流动力学障碍和心脏功能受损的一组综合征，严重者可发生阿—斯综合征，甚至猝死。

2.心电图特征

（1）显著而持久的窦性心动过缓：该心动过缓不能用其他原因解释，为病态窦房结综合征最早期、最常见的表现（占60%～80%）。频率高<50次/分，尤其是<40次/分，伴有黑矇、晕厥者，应高度怀疑病态窦房结综合征。

（2）显著的窦性节律不齐：PP间期互差≥0.40秒，反映了窦房结电活动的不稳定。

（3）频发二度Ⅱ型至高度窦房传导阻滞（图9-59）：约占20%，与药物无关。

（4）频发窦性停搏。

（5）心脏复律后窦性节律恢复不良：房性期前收缩、短阵性房性心动过速、阵发性室上性心动过速、心房颤动或扑动等发作终止后，出现较长的PP间期或RR间期（图9-60）。

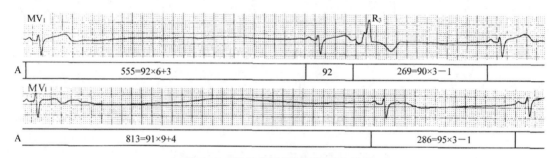

图9-59　双结病引发短暂性全心停搏

注　男性，80岁，病态窦房结综合征、晕厥原因待查。上、下两行 MV_1 连续记录，显示窦性基本PP间期0.92秒，分别出现5.55秒、2.69秒、8.13秒、2.86秒长PP间期，为基本PP间期的6、3、9、3倍，但期间始终未见各种逸搏出现；R_3 搏动为长短周期后出现呈右束支阻滞图形，为心室内差异性传导所致，平均心室率24次/分。心电图诊断：①窦性心律，偶伴心室内差异性传导；②频发高度至几乎完全性窦房传导阻滞引发缓慢心室率（平均24次/分）；③频发短暂性全心停搏（8.13秒）；④下级起搏点功能低下，符合双结病的心电图改变；⑤建议植入双腔起搏器。

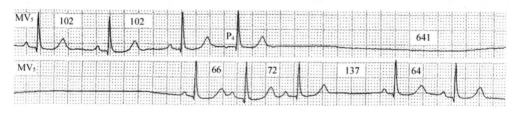

图9-60　房性期前收缩引发短暂性全心停搏并揭示双结病

注　女性，66岁，病态窦房结综合征。上、下两行 MV_5 导联连续记录，显示窦性PP间期0.64～1.37秒，长PP间期与短PP间期之间无倍数关系；P_4 为提早出现 P'-QRS-T 波群，为房性期前收缩，其后代偿间歇长达6.41秒，未见下级起搏点发放冲动。心电图诊断：①窦性心律不齐；②窦性停搏；③房性期前收缩引发短暂性全心停搏（6.41秒）；④下级起搏点功能低下；⑤符合双结病的心电图表现；⑥建议植入双腔起搏器。

3.窦房结功能检测方法

有以下表现之一者,可提示窦房结功能低下。

(1)24 小时动态心电图:最长 RR 间期或 PP 间期≥3.0 秒。

(2)阿托品试验:静脉注射 1～2 mg 或 0.02 mg/kg,若窦性最快频率<90 次/分,则为阳性。

(3)窦房结恢复时间(SNRT)>2.0 秒(正常值<1.4 秒),校正的窦房结恢复时间(SNRTc)>0.55 秒(正常值≤0.55 秒)。

4.预后及临床意义

病态窦房结综合征为慢性渐进性疾病,有时可呈间歇性发病的特点。永久性或持续性心房颤动可能是病态窦房结综合征发展的最后阶段,是窦房结严重病变及右心房广泛性病变的结果。病态窦房结综合征患者 5 年生存率为 62％～65％;植入起搏器,能缓解头晕、黑矇或晕厥等症状,提高生活质量。

(十四)双结病

1.基本概念

双结病是指在病态窦房结综合征基础上,同时合并房室交界区起搏功能低下或(和)传导功能异常,表现为窦房结和房室结同时受累现象。

2.心电图特征

(1)符合上述病态窦房结综合征的心电图特征。

(2)出现慢快综合征:又称为心动过缓—过速综合征,是指窦房结及其周围组织器质性病变引起各种缓慢性心律失常(显著的窦性心动过缓、二度Ⅱ型以上窦房传导阻滞、窦性停搏)的基础上,出现阵发性心房颤动、扑动或房性心动过速等快速性心律失常,两者常呈间歇性或交替性出现(图 9-61、图 9-62)。

(3)缓慢而不规则的房室交界性逸搏,频率<35 次/分或出现房室交界性停搏。

(4)伴有特别缓慢心室率的慢性心房颤动或扑动:心室率 30～50 次/分,与药物治疗无关。表明病变累及房室结引起房室阻滞,是慢快综合征、双结病的特殊类型。

(5)可发生整个传导系统阻滞(如窦房传导阻滞合并心房内、房室阻滞或心室内阻滞)、下级起搏点功能低下引发的全心停搏。

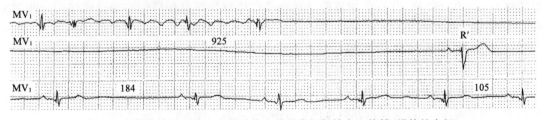

图 9-61　阵发性不纯性心房颤动终止后引发短暂性全心停搏(慢快综合征)

　　注　男性,72 岁,病态窦房结综合征。上、中、下三行 MV₁ 导联连续记录,显示阵发性不纯性心房颤动终止后,在长达 9.52 秒才恢复复性节律;窦性 PP 间期 1.05～1.84 秒,频率 33～57 次/分;PR 间期 0.19 秒,QRS 波群呈 qrs 或 Qrs 型,时间 0.09 秒;中行 R′波的 PR′间期 0.19 秒与窦性一致,但其形态与窦性不一致,时间0.09 秒,提示为室性融合波。心电图诊断:①阵发性不纯性心房颤动终止后引发短暂性全心停搏(9.52 秒);②窦性心动过缓伴显著不齐(33～57 次/分);③窦性停搏;④下级起搏点功能低下;⑤符合慢快综合征及双结病的心电图表现;⑥极缓慢的室性逸搏伴室性融合波;⑦建议植入双腔起搏器。

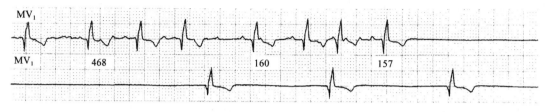

图 9-62　慢快综合征引发短暂性全心停搏

　　注　男性,57 岁,病态窦房结综合征。上、下两行 MV₁ 导联连续记录,显示窦性 P 波消失,代之以 f、F 波,RR 间期不规则,房室呈 2∶1～4∶1 传导,QRS 波群呈 QR 型,时间 0.11 秒;当 F 波终止后,始终未见窦性 P 波,并出现 4.68 秒长 RR 间期,其后出现 1.57～1.60 秒的 RR 间期,频率 37～38 次/分,QRS 波形与 F 波下传一致。心电图诊断:①阵发性不纯性心房扑动终止后引发短暂性全心停搏(4.68 秒);②不完全性右束支阻滞;③过缓的房室交界性逸搏心律(37～38 次/分);④符合慢快综合征及双结病的心电图改变;⑤建议植入双腔起搏器。

　　3.预后及临床意义

　　双结病会出现明显的血流动力学紊乱,可引起严重的临床症状,如心力衰竭、心绞痛,甚至猝死等,为植入双腔起搏器工类指征。

(十五)心室停搏、全心停搏

　　(1)心室停搏:是指长 RR 间期≥3.0 秒,期间有各种心房波(P、P'、F、f 波)出现。多见于阵发性三度房室阻滞、心肺复苏时及临终期等。

　　(2)全心停搏:是指长 RR 间期≥3.0 秒,期间未见各种心房波出现。多见于双结病、慢快综合征、快慢综合征、心肺复苏时及临终期等。

三、房性心律失常

(一)房性心律失常的诊断名词

　　心房内传导组织(结间束、房间束)的起搏点发放频率为 50～60 次/分。若自律性轻度增高,则呈现加速的房性逸搏或心律;若自律性中度增高,则呈现房性期前收缩或房性心动过速;若自律性重度或极重度增高,则呈现心房扑动或颤动。根据频率的高低,房性异位心律(连续出现 3 次或 3 次以上 P'波)的诊断名词有所不同:①过缓的房性逸搏心律(<50 次/分);②房性逸搏心律(50～60 次/分);③加速的房性逸搏心律或非阵发性房性心动过速(61～100 次/分);④房性心动过速(>100 次/分);⑤心房扑动;⑥心房颤动。

(二)房性 P'波形态面面观

　　起源于不同部位的房性异位搏动或心律,依据Ⅱ导联 P'波形态,可归纳为以下 5 种。

　　(1)倒置型 P'波(逆行 P⁻波):若Ⅱ导联 P'波倒置,aVR 导联直立,P'R 间期≥0.12 秒或与窦性 PR 间期基本一致,则异位起搏点位于心房下部(图 9-63)。

　　(2)负正双相型 P'波:Ⅱ导联 P'波呈负正双相,aVR 导联呈正负双相,Ⅰ、aVL 导联呈低平、正负双相或直立(图 9-64)。

　　(3)正负双相型 P'波:Ⅱ导联 P'波呈正负双相,aVR 导联呈负正双相,Ⅰ、aVL 导联呈浅倒置、负正双相或低平(图 9-65)而有别于 P 电轴左偏型窦性心律。

　　(4)低平型 P'波:Ⅱ导联 P'波低平或平坦,Ⅲ、aVF 导联呈双相(正负双相或负正双相),aVR 导联呈双相(图 9-66)。

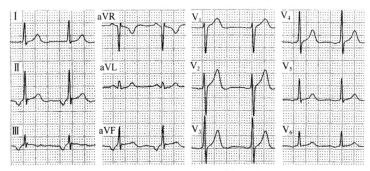

图 9-63 加速的房性逸搏心律(倒置型)

注 男性,34 岁,健康体检。常规心电图 $V_1 \sim V_6$ 导联定准电压 5 mm/mV,显示 $P'P'$ 间期0.70~0.77 秒,频率 78~86 次/分;P' 波在 I 导联平坦,II、III、aVF、$V_2 \sim V_6$ 导联倒置,aVR、aVL 导联直立,V_1 导联呈负正双相,时间 0.08 秒。$P'R$ 间期 0.12 秒,QRS 时间 0.07 秒。心电图诊断:加速的房性逸搏心律(78~86 次/分),提示起源于左心房前下壁。

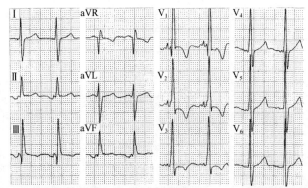

图 9-64 加速的房性逸搏心律(负正双相型,而 V_1、V_2 导联呈圆顶标枪型)

注 男性,43 岁,房间隔缺损修补术后。常规心电图显示 $P'P'$ 间期 0.69 秒,频率 87 次/分,P' 波时间 0.12 秒,在 I、V_6 导联平坦,II、III、aVF 导联呈负正双相,aVR、aVL 导联直立,V_1、V_2 导联呈圆顶标枪型,$V_3 \sim V_5$ 导联呈双峰切迹;$P'R$ 间期 0.15 秒,QRS 时间 0.12 秒,R_7 振幅高达 2.5 mV,V_5 导联 R 波振幅 2.8 mV。心电图诊断:①加速的房性逸搏心律(87 次/分);②完全性右束支阻滞;③提示右心室肥大;④左心室高电压。

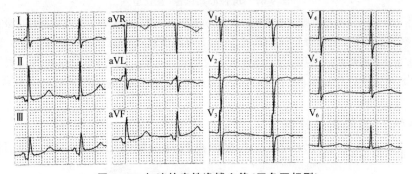

图 9-65 加速的房性逸搏心律(正负双相型)

注 女性,75 岁,冠心病。常规心电图显示 $P'P'$ 间期 0.76 秒,频率 79 次/分,P' 波时间 0.07 秒,在 I、aVL 导联倒置,II、III、aVF 导联呈正负双相以正相为主,aVR 导联负正双相以正相为主,$V_1 \sim V_6$ 导联直立低平;$P'R$ 间期 0.09 秒,QRS 时间 0.08 秒;V_4、V_5 导联 T 波低平。心电图诊断:①加速的房性逸搏心律(79 次/分),提示起源于左侧房间隔中部;②$P'R$ 间期缩短;③前壁轻度 T 波改变。

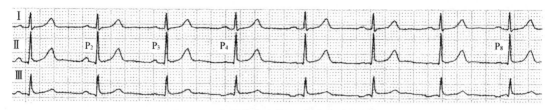

图 9-66 非阵发性房性心动过速（低平型）

注 女性,44 岁,健康体检。标准导联显示Ⅱ导联 P_2 直立为窦性搏动,其 PP 间期 0.94 秒,频率 64 次/分; $P_4 \sim P_8$ 低平,其 P'P'间期 0.94~0.98 秒,频率 61~64 次/分,为非阵发性房性心动过速;P_3 形态介于上述两者之间,为房性融合波;PR 间期 0.18 秒,QRS 时间 0.07 秒。心电图诊断:①窦性心律;②非阵发性房性心动过速(61~64 次/分);③房性融合波。

(5)直立型 P′波:①若 P′波在Ⅱ、Ⅲ、aVF 导联直立且其振幅为 P′$_Ⅲ$>P′$_{aVF}$>P′$_Ⅱ$,aVR 导联浅倒置,Ⅰ、aVL 导联倒置或负正双相,则异位起搏点位于左心房上部(图 9-67),此型 P′波极易误诊为镜像右位心、左右手导联线反接或 P 电轴左偏型窦性心律;②若起源于右心房上部的房性异位心律,其 P′波极性与窦性 P 波一致,则极易误诊为窦性节律,需要结合临床病史和 P′波频率高低予以鉴别(图 9-68)。

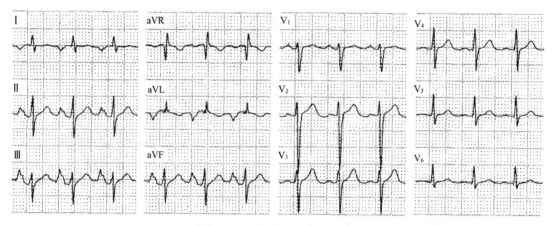

图 9-67 房性心动过速（直立型）

注 男性,39 岁,心房颤动射频消融术后。常规心电图为射频消融术后 1 个月复查时记录,显示 P′P′间期 0.51 秒,频率 118 次/分,P′波时间 0.10 秒,在Ⅰ、aVL 导联倒置,Ⅱ、Ⅲ、aVF 导联直立且其振幅为 P′$_Ⅲ$>P′$_{aVF}$>P′$_Ⅱ$,aVR 导联浅倒置,$V_1 \sim V_6$ 导联均直立;P′R 间期 0.16 秒,QRS 时间 0.08 秒,V_5、V_6 导联 QRS 波幅<1.0 mV。心电图诊断:①房性心动过速(118 次/分),提示起源于左心房后壁上部;②左胸导联 QRS 波群低电压。

(三)房性 P′波的定位诊断

通过对房性 P′波形态的分析可对其起源点进行大致的定位,有助于制订射频消融术方案。

1.基本原则

(1)依据 V_1、Ⅰ(aVL)导联 P′波极性定左、右:①若 V_1 导联 P′波直立,则起源于左心房;②若Ⅰ导联 P′波直立,则来自右心房。

(2)依据下壁导联(Ⅱ、Ⅲ、aVF)P′波极性定上、下:①若 P′波直立,则来自心房上部;②若

P′波倒置,则起源于心房下部。

(3)依据胸前导联(V₁～V₆)P′波极性定前、后:①若 P′波直立,则来自心房后壁;②若 P′波倒置,则起源于心房前壁。

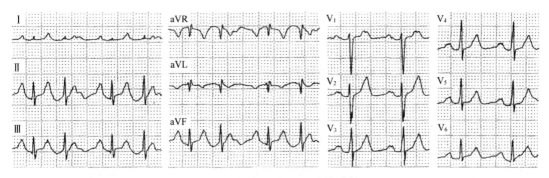

图 9-68　房性心动过速(直立型)

注　男性,39 岁,突发心动过速 1 小时。常规心电图显示 PP 间期 0.34 秒,频率 176 次/分,Ⅱ、Ⅲ、aVF 导联 P 波高尖,振幅 0.28～0.32 mV 且 $P_{Ⅱ} > P_{aVF} > P_{Ⅲ}$,时间 0.10 秒;Ⅰ、V₁～V₆ 导联均直立,aVR、aVL 导联倒置。PR 间期由 0.16 秒→0.26 秒→P 波下传受阻,QRS 波群脱漏,房室呈 2∶1～3∶2 文氏现象;QRS 波形正常。心电图诊断:①阵发性房性心动过速(176 次/分),提示起源于右心房上部(右上肺静脉附近);②干扰性 2∶1～3∶2 房室文氏现象。

2.简易定位法

(1)起源于右心房上部:P′波极性与窦性 P 波一致,即在Ⅰ、Ⅱ、Ⅲ、aVF、V₄～V₆ 导联 P′波直立,aVR 导联 P′波倒置。

(2)起源于右心房下部:因其心房除极向量指向左上方,故在Ⅰ、aVL、V₄～V₆ 导联 P′波直立,而Ⅱ、Ⅲ、aVF 导联 P′波倒置。

(3)起源于左心房上部:Ⅰ、aVL、V₄～V₆ 导联 P′波倒置,Ⅱ、Ⅲ、aVF 导联 P′波直立。若 V₁ 导联 P′波呈圆顶标枪型,起源于左心房后壁;若 V₁ 导联 P′波倒置,则起源于左心房前壁。

(4)起源于左心房下部:P′波为逆行 P⁻波,在Ⅰ、aVL、V₄～V₆、Ⅱ、Ⅲ、aVF 导联 P′波倒置,aVR 导联 P′波直立,再根据 V₁ 导联 P′波形态区别起源于左心房前壁或后壁。

3.特殊 P 波定位法

(1)若Ⅱ、Ⅲ、aVF 导联 P′波时间较窦性 P 波窄、低小,则提示起源于右心房前间隔部(Koch 三角顶部)或主动脉根部的无冠窦。

(2)若Ⅱ、Ⅲ、aVF 导联 P′波正负双相,时间较窄,则提示起源于房间隔中部。再根据Ⅰ导联 P′波正相,在排除电轴左偏型窦性 P 波后,可提示起源于右侧房间隔中部;若Ⅰ导联 P′波负相,则提示起源于左侧房间隔中部。

(3)若Ⅱ、Ⅲ、aVF 导联 P′波振幅较高且超过窦性 P 波,则提示起源于上肺静脉;再根据Ⅰ导联 P′波正相,V₁ 导联 P′波单峰,可提示起源于右上肺静脉;若Ⅰ导联 P′波呈等电位线,V₁ 导联 P′波双峰,则提示起源于左上肺静脉。

(四)房性期前收缩

1.相关名词

(1)偶联间期:又称为联律间期、配对间期,是指提早出现的 P′波与其前 P 波的时距。

（2）代偿间歇：习惯上将夹有房性期前收缩的前后两个基本心搏的时距，与基本心动周期的 2 倍进行比较来判断代偿间歇是否完全。若两者刚好相等，则代偿间歇完全；若前者小于后者，则代偿间歇不完全。

2.心电图特征

（1）提早出现的 P′波形态与窦性 P 波不一致，有时 P′波重叠在 T 波上使 T 波变形。不论其后是否跟随 QRS 波群，均可诊断为房性期前收缩。

（2）多呈不完全性代偿间歇，但舒张晚期的房性期前收缩可出现完全性代偿间歇。

（3）发生在收缩中期（J 点至 T 波顶峰）、晚期（T 波顶峰至 T 波末尾）及少数舒张早期（T 波末尾至 U 波末尾）的房性期前收缩，将出现各种房室干扰现象，如呈阻滞型、房室结内隐匿性传导、干扰性 P′R 间期延长及心室内差异性传导（图 9-69），其中前两者称为房性期前收缩未下传。

（4）若 P′波形态不一致而偶联间期相等，则为双形性或多形性房性期前收缩（图 9-70）；若 P′波形态及偶联间期均不相同，则为双源性或多源性房性期前收缩（图 9-71）。

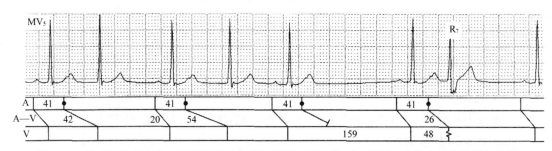

图 9-69　房性期前收缩伴房室干扰现象（P′波未下传、干扰性 P′R 间期延长及心室内差异性传导）

注　男性，68 岁，高血压病。MV₅ 导联显示每隔 1 个窦性搏动提早出现 1 个重叠在 T 波升支上的 P′波，下传的 P′R 间期 0.26～0.54 秒，偶尔 P′波未能下传心室，长短周期后 P′波下传的 P′R 间期明显短缩（0.26 秒），QRS 波群呈右束支阻滞图形，如 R₇ 搏动，这与其前 RR 间期较长致房室结不应期缩短、遇及右束支相对不应期有关。心电图诊断：①窦性搏动；②频发房性期前收缩伴房室干扰现象（P′波未下传、干扰性 P′R 间期延长及心室内差异性传导），呈二联律；③房性期前收缩下传的 P′R 间期长短不一，与其前 RR 间期长短不一或由房室结慢径路下传有关。

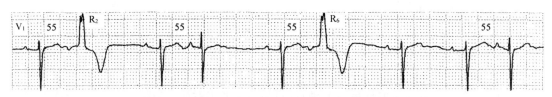

图 9-70　双形性房性期前收缩，时伴心室内差异性传导

注　女性，21 岁，心肌炎后遗症。V₁ 导联显示窦性 PP 间期 0.80 秒，频率 75 次/分；每隔 1～2 个窦性搏动提早出现 1 个 P-QRS-T 波群，其偶联间期均为 0.55 秒，P′波形态呈倒置和直立两种；部分 P′波下传 QRS 波群呈右束支阻滞图形（R₂、R₆）。心电图诊断：①窦性搏动；②频发双形性房性期前收缩，时呈二联律及心室内差异性传导。

3.房性期前收缩三联律的表现形式

（1）每 2 个窦性搏动后出现 1 次房性期前收缩，周而复始（图 9-72）。心电图诊断：①成对的窦性搏动；②频发房性期前收缩，呈三联律。

（2）每1个窦性搏动后出现2次连发的房性期前收缩，周而复始（图9-73）。心电图诊断：①窦性搏动；②频发成对房性期前收缩，呈三联律。

房性期前收缩呈二、三联律时，不能诊断为窦性心律，这一点要特别注意，只有连续出现3个或3个以上窦性或异位搏动者，方能诊断为窦性心律或异位心律。

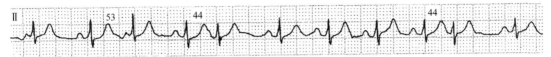

图9-71　双源性房性期前收缩

注　女性，57岁，心悸待查。Ⅱ导联显示窦性PP间期0.58～0.62秒，频率97～103次/分；提早出现P′-QRS-T波群，其偶联间期不等（0.44秒、0.53秒），P′波形态两种。心电图诊断：①窦性心律；②频发双源性房性期前收缩。

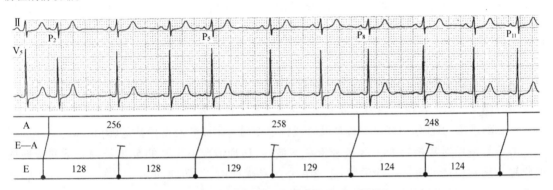

图9-72　并行心律型房性期前收缩三联律

注　男性，17岁，心肌炎后遗症。Ⅱ、V₅导联同步记录，显示每隔2个窦性搏动提早出现1次P′-QRS-T波群，如P₂、P₅、P₈、P₁₁，其形态一致而偶联间期不等，两异位搏动之间为1.24～1.29秒的2倍。心电图诊断：①成对的窦性搏动；②频发房性期前收缩，呈三联律，为房性并行心律。

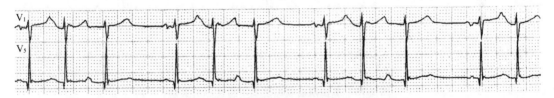

图9-73　折返型成对房性期前收缩，呈三联律

（3）并行心律。单源性心房内并行节律点的心电图特征：①P′波形态一致；②偶联间期不等；③两异位搏动之间相等或有一最大公约数，其均值变异范围≤±5％；④常有房性融合波出现。

4.房性期前收缩形成的机制

（1）折返。传导组织与心肌细胞所构成的微折返是产生期前收缩主要的电生理机制。心电图特征为期前收缩的偶联间期一致，极少数可出现偶联间期呈文氏现象或双径路传导（图9-74）。

（2）异位起搏点自律性增高。单源性心房内异位起搏点自律性增高的心电图特征：①P′波形态一致；②偶联间期不等；③两异位搏动之间无倍数关系；④可有房性融合波出现。

（3）触发活动。多源性房性心动过速（紊乱性房性心动过速）经维拉帕米治疗有效者，提示该心动过速与触发活动有关。

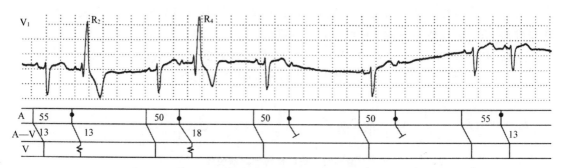

图 9-74　房性期前收缩二联律伴心房折返径路内双径路传导

　　注　女性,31岁,心悸待查。V₁导联显示每隔1个窦性搏动提早出现1个 P′波,其形态一致,而偶联间期呈0.50秒、0.55秒短长两种;下传的 P′R 间期0.13秒、0.18秒,部分 P′波未下传心室,部分下传 QRS 波群呈右束支阻滞图形(R₂、R₄)。心电图诊断:①窦性搏动;②频发房性期前收缩伴房室干扰现象(P′波未下传、干扰性 P′R 间期延长及心室内差异性传导),呈二联律;③偶联间期呈短长两种,提示心房折返径路内存在双径路传导。

　　5.关注房性期前收缩的危害性

　　通常认为绝大多数房性期前收缩不具有严重的危害性,但少数房性期前收缩可诱发快速型、缓慢型心律失常而引发血流动力学改变,甚至阿—斯综合征发作,如心房扑动或颤动(图9-75)、室上性心动过速、窦性停搏或全心停搏及阵发性三度房室阻滞伴心室停搏等(图9-76)。

　　心房易颤期通常相当于在 R 波降支和 S 波内,病理情况下可延伸至 T 波内。下列房性期前收缩易诱发快速型房性心律失常:①落在心房易颤期内;②偶联间期0.20～0.30秒;③偶联指数<0.50时(偶联指数计算方法为偶联间期÷紧邻房性期前收缩前的窦性 PP 间期)。据学者所观察到的病例,发现 P′波落在 T 波上升支或顶峰上也易引发阵发性心房扑动或颤动(图9-77)。

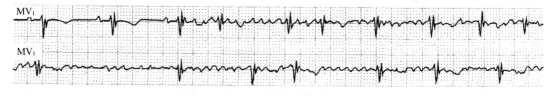

图 9-75　房性期前收缩诱发不纯性心房颤动

　　注　男性,77岁,冠心病。上、下两行 MV₁导联连续记录,显示前3个搏动为窦性搏动,其 PP 间期0.91秒,频率66次/分,PR 间期0.16秒,QRS 时间0.10秒;第3个搏动 QRS 终末部有 P′波重叠,并引发了不纯性心房颤动及出现1次1.90秒长 RR 间期,平均心室率75次/分。心电图诊断:①窦性心律;②房性期前收缩诱发不纯性心房颤动伴正常心室率(平均75次/分);③可见1次长 RR 间期(1.90秒)。

　　6.常见原因及临床意义

　　(1)神经功能性因素:由心外因素所致,如自主神经功能失调、过度劳累、情绪激动、吸烟饮酒或饮浓茶、咖啡等均可诱发期前收缩。

　　(2)器质性心脏病:由各种器质性心脏病所致,如心肌炎及其后遗症、冠心病、心肌病、高血压心脏病、风湿性心脏病、先天性心脏病、肺源性心脏病及甲亢性心脏病等器质性心脏病均为期前收缩的常见病因,特别是伴有心力衰竭时,期前收缩更为常见。

（3）各种药物性过量或中毒：由各种药物过量或不良反应所致。

（4）电解质紊乱或酸碱平衡失调：低钾血症、高钾血症、低钙血症或低镁血症等电解质紊乱和代谢性酸中毒、碱中毒等均可诱发期前收缩。

（5）低氧血症：各类休克、呼吸衰竭引起的低氧血症，也会出现期前收缩。

（6）心肌的直接机械性刺激：如心脏手术、心导管检查、心脏外伤等均可出现期前收缩。

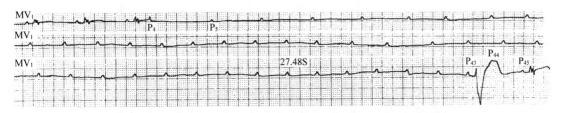

图 9-76　房性期前收缩诱发阵发性三度房室阻滞伴心室停搏现象

注　男性，70 岁，冠心病。上、中、下三行 MV$_1$ 导联连续记录，显示窦性 PP 间期 0.50～0.97 秒，频率 62～120 次/分，PR 间期 0.17 秒，QRS 时间 0.10 秒；P$_4$ 系提早出现 P′波，落在前一搏动 T 波上，其后连续出现 40 个窦性 P 波下传受阻，在长达 27.48 秒后出现 1 次呈左束支阻滞型 QRS-T 波群，其 PR 间期 0.17 秒，提示该 QRS 波群为窦性下传伴 4 相左束支阻滞或者是室性逸搏。若是室性逸搏，则通过房室交界区的韦金斯基现象恢复了正常的房室传导。心电图诊断：①窦性心律伴显著不齐；②房性期前收缩未下传引发阵发性三度房室阻滞伴心室停搏（27.48 秒）；③4 相（慢频率依赖性）完全性左束支阻滞或极缓慢室性逸搏诱发房室交界区韦金斯基现象；④下级起搏点功能低下；⑤建议植入双腔起搏器。

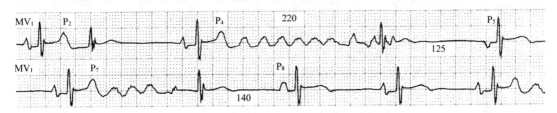

图 9-77　房性期前收缩诱发短阵性心房扑动、双源性房性逸搏

注　女性，68 岁，心房颤动射频消融术后。上、下两行 MV$_1$ 导联连续记录，窦性 P 波呈正负双相，其正相波振幅 0.2 mV，PP 间期 1.25 秒，频率 48 次/分，PR 间期 0.20 秒；P$_2$、P$_4$、P$_7$ 为提早出现 P′波落在前一搏动的 T 波上，后两者引发了短阵性心房扑动，多数 F 波未能下传心室出现 2.20 秒长 RR 间期；P$_5$、P$_8$ 为延迟出现 P′波，其形态不一致，逸搏周期分别为 1.25 秒、1.40 秒，频率 48、43 次/分。心电图诊断：①过缓的窦性搏动，时呈成对出现；②频发房性期前收缩伴房室干扰现象（未下传、干扰性 P′R 间期延长），部分引发短阵性心房扑动伴长 RR 间期（2.20 秒）；③双源性过缓的房性逸搏（43～48 次/分）。

（五）房性逸搏及其心律

1.心电图特征

（1）延迟出现 1～2 次 P′波或 P′-QRS-T 波群，P′波形态与窦性 P 波不同。若 P′波形态一致，则为单源性房性逸搏；呈两种形态者，为双源性房性逸搏；呈 3 种或 3 种以上形态者，为多源性房性逸搏。

（2）若逸搏周期 1.0～1.20 秒，频率 50～60 次/分，则称为房性逸搏；若逸搏周期＞1.20 秒，频率＜50 次/分，则称为过缓的房性逸搏。

(3)有时可见延迟出现的 P′波与窦性 P 波相融合而成为房性融合波(图 9-78)。

(4)若 P′波连续延迟出现 3 次或 3 次以上,频率 50～60 次/分,则称为房性逸搏心律(图 9-79)。

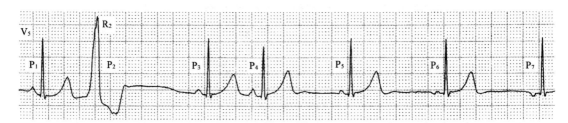

图 9-78　房性期前收缩后出现房性逸搏心律及房性融合波

　　注　男性,72 岁,病态窦房结综合征。V_5 导联显示 P_1～P_3 为窦性 P 波,其 PP 间期 1.06 秒,频率 57 次/分;P_4 为提早出现 P′-QRS-T 波群,为房性期前收缩,代偿间歇后 P_5、P_6、P_7 形态均不一致,其 P′P′间期 1.12～1.23 秒,频率 49～54 次/分,P_5、P_6 为房性融合波,P_7 为房性逸搏;R_2 搏动为室性期前收缩。心电图诊断:①窦性心动过缓(57 次/分);②房性期前收缩;③室性期前收缩;④房性逸搏心律(49～54 次/分)伴房性融合波。

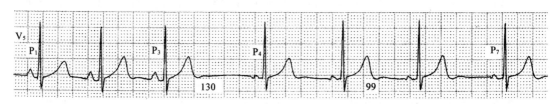

图 9-79　窦性停搏后出现房性逸搏心律

　　注　女性,53 岁,病态窦房结综合征。V_5 导联显示 P_1～P_3 为窦性 P 波,其 PP 间期 0.78～0.85 秒,频率 71～77 次/分;P_4～P_7 为延迟出现 P′-QRS-T 波群,为房性逸搏心律,其逸搏周期 0.99～1.30 秒,频率 46～61 次/分。心电图诊断:①窦性心律;②提示窦性停搏;③房性逸搏心律伴不齐(46～61 次/分)。

　　2.发生机制

　　当窦房结自律性降低(窦性心动过缓、窦性停搏)、二度以上窦房传导阻滞或长间歇后(期前收缩代偿间歇、阵发性心动过速终止后),心房起搏点就有可能被动地发放冲动形成房性逸搏或逸搏心律。

　　3.临床意义

　　房性逸搏及其逸搏心律具有代偿意义,是免遭心脏较长时间停搏影响的一种保护性机制。它的出现表明心房传导组织具有潜在的起搏能力,其本身并无重要临床意义,主要取决于原发性心律失常的性质。

(六)加速的房性逸搏及其心律

　　1.心电图特征

　　(1)略提早出现 1～2 次 P′波或 P′-QRS-T 波群,其频率 61～100 次/分,P′波形态与窦性 P 波不同。

　　(2)所记录的心电图上始终未见窦性 P 波,仅出现单一的房性 P′波,频率 61～100 次/分,便称为加速的房性逸搏心律(图 9-80)。

2.发生机制

为心房起搏点自律性轻度增高所致。

3.临床意义

出现加速的房性逸搏心律,可见于心肌炎、急性心肌梗死、洋地黄中毒、心脏手术、低钾血症及无器质性心脏病患者。故需要结合临床加以判断。

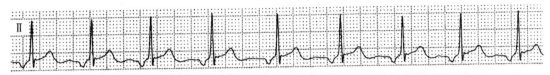

图 9-80　加速的房性逸搏心律(P⁻R 间期 0.12 秒,频率 77～87 次/分)

(七)非阵发性房性心动过速

1.心电图特征

房性 P'波频率(61～100 次/分)与窦性 P 波频率接近,两者竞争性地控制心房且连续出现 3 次或 3 次以上,可见房性融合波(图 9-81)。

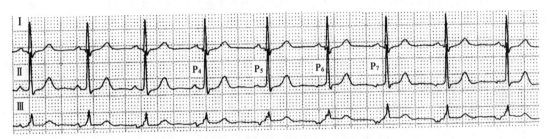

图 9-81　非阵发性房性心动过速伴房性融合波

注　女性,28 岁,病毒性心肌炎待排。Ⅱ导联显示 P 波形态有 3 种:①P_4 直立,为窦性 P 波,其 PP 间期 0.73 秒,频率 82 次/分;②P_7 呈负正双相,为房性异位 P'波,其 P'P'间期 0.73～0.76 秒,频率 79～82 次/分;③P_5、P_6 形态介于上述两者之间,为房性融合波。心电图诊断:①窦性心律;②非阵发性房性心动过速(79～82 次/分)伴房性融合波。

2.鉴别诊断

当房性 P'波直立合并房性融合波时,须与窦房结内游走节律相鉴别。前者 P 波形态改变时其 PP 间期接近,而后者 P 波形态改变时其 PP 间期会有较明显的变化。

3.临床意义

非阵发性房性心动过速多见于心肌炎、急性心肌梗死、洋地黄中毒及心脏手术等。

(八)房性心动过速

1.心电图特征

(1)连续出现 3 个或 3 个以上 P'波或 P'-QRS-T 波群,频率>100 次/分。

(2)P'波可呈未下传或下传的 P'R 间期,呈不同程度干扰性延长,QRS 波形可呈心室内差异性传导。

(3)依据其持续时间长短,可呈短阵性、阵发性或持续性发作,各阵心动过速的偶联间期和 P'P'间期固定或不等。

2.常见类型

(1)折返型房性心动过速:①多为短阵性或阵发性,每次发作的偶联间期固定;②若 P' 波重叠在 T 波上,则下传时可出现各种房室干扰现象(图9-82);③频率101~150 次/分,少数可达 250 次/分;④等速折返时心动过速的 $P'P'$ 间期规则,若折返径路内发生递减性传导,则 $P'P'$ 间期逐渐延长;⑤心动过速可由适时的房性期前收缩或调搏所诱发或终止;⑥刺激迷走神经方法可减慢心室率,但不能终止心动过速。

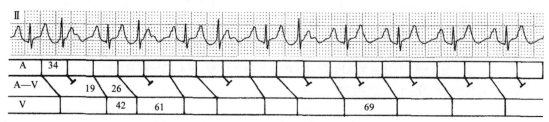

图9-82 阵发性房性心动过速伴干扰性房室文氏现象

注 男性,39岁,突发心动过速1小时。Ⅱ导联显示 P 波高尖,振幅0.28~0.32 mV,PP 间期0.34秒,频率176 次/分;PR 间期由 0.19 秒→0.26 秒→P 波下传受阻,QRS 波群脱漏,房室呈 2:1~3:2 文氏现象。心电图诊断:①阵发性房性心动过速(176 次/分);②干扰性房室文氏现象,房室呈 2:1~3:2 传导。

(2)自律性增高型房性心动过速:①多呈短阵性反复发作;②若 P' 波重叠在 T 波上,则下传时可以出现各种房室干扰现象;③频率易变,在 101~250 次/分,常在 150 次/分左右(图9-83);④心动过速发作时可有起步现象($P'P'$ 间期逐渐缩短),终止前可有冷却现象($P'P'$ 间期逐渐延长);⑤刺激迷走神经、期前收缩、调搏均不能使心动过速终止。

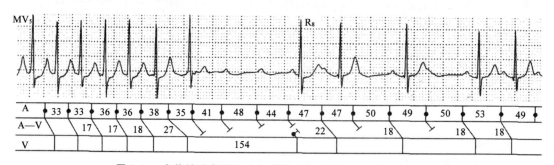

图9-83 自律性增高型房性心动过速伴干扰性二度Ⅰ型房室阻滞

注 男性,71岁,反复发作心动过速1周。MV_5 导联显示 $P'P'$ 间期0.33~0.50秒,频率120~182 次/分,下传的 $P'R$ 间期由 0.17 秒→0.18 秒→0.27 秒→连续 4 个 P' 波下传受阻或 0.22 秒、0.18 秒,R_8 搏动之前的 $P'R$间期缩短为 0.11秒,表明该 P' 波未能下传,R_8 搏动为房室交界性逸搏,频率39 次/分。心电图诊断:①自律性增高型房性心动过速(120~182 次/分);②可见干扰性二度Ⅰ型房室阻滞伴房室结内隐匿性传导;③房室交界性逸搏。

(3)多源性房性心动过速(紊乱性房性心动过速):①提早出现的 P' 波形态有 3 种或 3 种以上(不含房性融合波);② $P'P'$ 间期长短不一,有等电位线,频率101~250 次/分;③ $P'R$ 间期长短不一;④心室率快而不规则,常合并不同程度的房室阻滞。

3.临床意义

(1)病理性:常见于器质性心脏病患者(如冠心病、风心病、肺心病等)、洋地黄中毒及低钾血症等。紊乱性房性心动过速则多见于慢性阻塞性肺气肿、肺心病患者,常为心房颤动的前奏。

（2）功能性：也可见于健康人。

（九）心房扑动

心房扑动是介于房性心动过速与心房颤动之间的一种快速而规则的房性心律失常。其心房波表现为形态、方向、振幅和间距完全一致类似三角形锯齿波或波浪样的扑动波，波间无等电位线，频率多在 251～350 次/分，有时可慢至 180 次/分或快至 430 次/分，称为 F 波。

1.发生机制

（1）心房内折返：典型的心房扑动是由右心房内的大折返激动所致，不典型的心房扑动由心房内多部位的微折返所致。

（2）心房内异位起搏点自律性重度增高：若起搏点单一，则 F 波形态一致，频率多不等（图 9-84）；若起搏点多个，则 F 波形态、频率多变（图 9-85）。

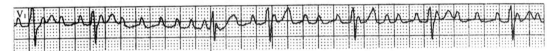

图 9-84　自律性增高型心房扑动（频率 240～402 次/分）、房室呈 3∶1～7∶1 传导

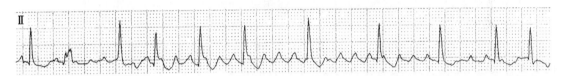

图 9-85　房性期前收缩（伴心室内差异性传导）诱发心房内多个起搏点自律性增高型心房扑动

2.分型

（1）典型的心房扑动（Ⅰ型）：又称为峡部依赖性心房扑动。根据下壁导联 F 波极性分为：①顺钟向型心房扑动（呈圆钝状正相锯齿波）（图 9-86）；②逆钟向型心房扑动（呈尖端向下负相锯齿波）（图 9-87）。此外，尚有双相型心房扑动（呈负正双相型锯齿波）（图 9-88）。F 波形态、频率一致，多在 251～350 次/分，射频消融术能有效终止心房扑动的发作。

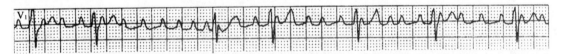

图 9-86　典型的心房扑动（顺钟向型），F 波频率 316 次/分，房室呈 4∶1 传导

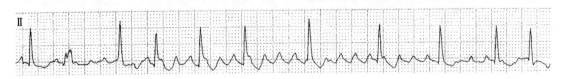

图 9-87　典型的心房扑动（逆钟向型），F 波频率 273 次/分，房室呈 4∶1 传导

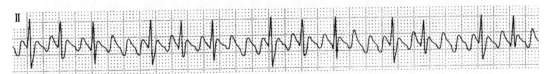

图 9-88　典型的心房扑动（负正双相型），F 波频率 316 次/分，房室呈 2∶1～4∶1 传导

（2）非典型的心房扑动（Ⅱ型）：又称为非峡部依赖性心房扑动，F 波形态多变，频率不等，多在 350～430 次/分，如尖端扭转型心房扑动（F 波尖端方向围绕基线反复扭转）（图 9-89）、不纯性心房扑动（F 波之间夹有少量的 f 波）（图 9-90）等，射频消融术效果不理想。

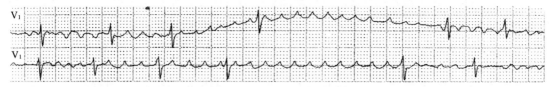

图 9-89 非典型的心房扑动（尖端扭转型）伴长 RR 间期（2.22 秒、2.36 秒），房室呈 4∶1～12∶1 传导

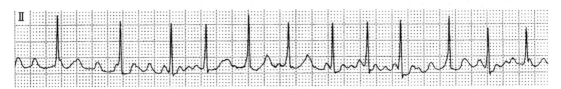

图 9-90 非典型的心房扑动（不纯性心房扑动），房室呈 2∶1～4∶1 传导

3.心电图特征

（1）P 波消失，代之以一系列形状相同、波幅相等、间期匀齐、波间无等电位线呈三角形的锯齿波或波浪样的 F 波。以Ⅱ、Ⅲ、aVF 导联或 V₁ 导联最为清晰。

（2）F 波频率多为 251～350 次/分，偶尔快至 430 次/分或慢至 180～200 次/分（图 9-91）。前者称为快速型心房扑动，后者称为缓慢型心房扑动。

（3）FR 间期大多固定且常比窦性心律时的 PR 间期长。

（4）QRS 波形正常，长短周期后可伴有心室内差异性传导。

（5）房室传导比例固定或不等，致 RR 间期规则或不规则，心室率多在 70～180 次/分。

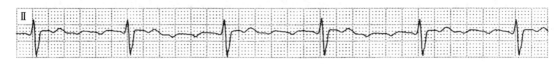

图 9-91 缓慢型心房扑动伴缓慢心室率

注 男性，86 岁，冠心病、脑血栓形成。Ⅱ导联显示 P 波消失，代之以 F 波，FF 间期 0.30 秒，频率 200 次/分；Ⅱ导联 FR 间期 0.35 秒，房室呈 4∶1 传导，心室率 50 次/分；电轴－46°，QRS 时间 0.14 秒。心电图诊断：①缓慢型心房扑动（200 次/分）伴缓慢心室率（50 次/分），房室呈 4∶1 传导；②提示二度房室阻滞；③左前分支阻滞；④非特异性心室内阻滞（后两条是依据 12 导联心电图特征诊断的）。

4.鉴别诊断

（1）2∶1 心房扑动与阵发性室上性心动过速的鉴别：当其中 1 个 F 波埋于 QRS 波群之中时，极易误诊为阵发性房性心动过速；若 1 个 F 波埋于 QRS 波群中，另一个埋于 T 波中，则须与阵发性房室交界性心动过速相鉴别。两者的鉴别主要是采用刺激迷走神经方法借以改变房室传导比例，若心室率突然减少一半或心室率从规则转为不规则，则可清楚地显示出 F 波而明确诊断；若心动过速突然终止恢复窦性节律，则为阵发性室上性心动过速。

（2）慢频率心房扑动与窦性或房性心动过速的鉴别：心房扑动经抗心律失常药物治疗后，其频率可明显地减慢，甚至慢到 180 次/分左右。此时须与窦性或房性心动过速相鉴别。一般说来,心房扑动的心房波呈锯齿状或波浪样,波间无等电位线,房室传导比例不等,多呈2:1～4:1传导;而后两者肯定有等电位线,房室多呈1:1传导,偶尔呈2:1传导且引起窦性心动过速者有因可查。

(3)心房扑动伴连续的心室内差异性传导与阵发性室性心动过速的鉴别:前者QRS波形多呈右束支阻滞型,刺激迷走神经后,可使心室率减慢而显示出F波或QRS波群变窄而确诊。后者常有房室分离、心室夺获或室性融合波,若出现其中之一,则可明确诊断。若宽大畸形QRS波群既不符合右束支阻滞图形,也不符合左束支阻滞图形或预激图形,则考虑为阵发性室性心动过速。

5.临床意义

心房扑动多见于器质性心脏病患者,尤以风湿性心脏病二尖瓣狭窄最为多见,其次为冠心病、高血压心脏病、心肌病、病态窦房结综合征及预激综合征等,偶见于健康人。

(十)心房颤动

心房颤动是一种极速型房性心律失常,为最常见的心律失常之一。其心房波表现为形态不一、波幅不等、时距不等、方向各异、波间无等电位线,频率达350～600次/分,称为f波。心房颤动是慢性心律失常中最具有严重危害性的异位心律,主要表现为快速而不规则的心室率造成血流动力学障碍、增加发生血栓栓塞的机会及心房肌的电重构。

1.发生机制

(1)病理生理学基础:各种病因所致的心房内传导组织和(或)心房肌缺血、炎症或心房肥大、压力增高等是产生心房颤动的病理生理学基础。

(2)心房电生理异常:①心房内传导延缓或不完全性心房内阻滞,易产生多环路微折返形成心房颤动;②心房肌不应期缩短,有利于快速冲动的形成;③单向阻滞及各异向性传导,有利于多环路微折返的形成;④心房或肺静脉内异位起搏点自律性极度增高;⑤心房肌的颤动阈值下降。

(3)产生心房颤动的4种学说:心房颤动的发生机制尚未明了,有心房重构现象、环形运动学说、多发性折返学说、单源快速激动学说及多源快速激动学说等。其中心房重构现象是目前公认的发生心房颤动的主要机制。

(4)心房重构现象:根据心房颤动病理生理特征,可以将其分为电重构、收缩功能重构及结构重构3种形式。①心房电重构:是指心房颤动时心房有效不应期进行性缩短、心房不同区域内不应期的离散度增加及其正常生理性频率适应性缺失,增强了心房对功能性折返激动的易感性,形成心房颤动的连缀现象,即心房颤动引起心房颤动现象。故心房电重构是心房颤动发生和维持的重要环节,其基本病理生理机制是细胞内Ca^{2+}超载所致。②心房收缩功能重构:心房颤动复律后,心房压力曲线A波消失,表明存在心房肌收缩功能不全,提示L型Ca^{2+}内流下降是心房收缩功能重构的主要机制,其次是心房颤动时心房肌细胞溶解。③心房结构重构:是指心房肌细胞的超微结构改变,以心肌细胞纤维化、脂肪变性、细胞体积增大及肌原纤维溶解为主。

(5)心房颤动的诱发和维持的相关因素:心房颤动的诱发和维持与心房大小、心房不应期的长短、传导速度的快慢、折返波的长度(波长)及子波数量的多少等因素有关。波长(cm)等于有效不应期(S)与折返速度(cm/s)的乘积。较短的波长(<8 cm)、较多的子波数量(≥4个)

及心房结构异常者,有利于心房颤动的诱发和维持。

2.心电图特征

(1)P 波消失,代之以 f 波,在 V_1 导联波幅最高、最清晰,有时 f 波纤细到难以辨认。

(2)RR 间期绝对不规则,未经治疗时,其平均心室率>100 次/分。

(3)QRS 波形正常,长短周期后可伴有心室内差异性传导或(和)蝉联现象(图 9-92),须与室性期前收缩或短阵性室性心动过速相鉴别(图 9-93)。

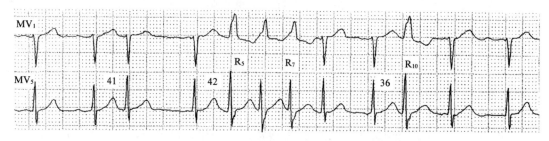

图 9-92　心房颤动伴心室内差异性传导及右束支内蝉联现象

注　男性,78 岁,冠心病。MV_1、MV_5 导联同步记录,显示 P 波消失,代之 f 波,RR 间期绝对不规则,平均心室率 120 次/分,长短周期后出现 1~3 个呈不同程度右束支阻滞型 QRS-T 波群(R_5~R_7、R_{10}),偶联间期不等,其后无类代偿间歇。心电图诊断:①心房颤动(细颤型)伴快速心室率(平均 120 次/分);②心室内差异性传导,时呈右束支内蝉联现象。

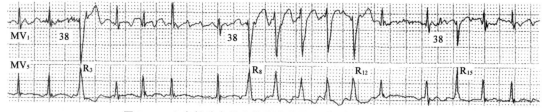

图 9-93　心房颤动合并室性期前收缩、短阵性室性心动过速

注　女性,59 岁,冠心病。MV_1、MV_5 导联同步记录,显示 P 波消失,代之 f 波,RR 间期绝对不规则,平均心室率 170 次/分;可见提早出现 1~5 个类似左束支阻滞型 QRS-T 波群(R_3、R_3~R_{12}、R_{15}),$R'R'$ 间期 0.34 秒,频率 176 次/分,但 MV_5 导联 R' 波峰尖锐,而非宽钝切迹,R_{15} 形态介于 R_3 搏动与 f 波下传 QRS 波群之间,偶联间期相等;MV_5 导联 T 波低平。心电图诊断:①心房颤动(细颤型)伴快速心室率(平均 170 次/分);②室性期前收缩、室性融合波及短阵性室性心动过速(176 次/分);③轻度 T 波改变。

3.分型

心房颤动可根据颤动波的粗细、心室率的快慢和发作持续时间的长短等进行分型,有助于鉴别病因、判断预后和指导治疗。对心房颤动病例应尽可能根据这三方面同时分型。

(1)根据 f 波粗、细分为 2 种类型。①粗波型心房颤动:凡 f 波振幅>0.1 mV 者,称为粗波型心房颤动。见于风湿性心脏病、甲状腺功能亢进、在心房颤动与心房扑动转变过程中或新近发生的心房颤动。②细波型心房颤动:凡 f 波振幅≤0.1 mV 者,称为细波型心房颤动。有时 f 波纤细到难以辨认,仅根据 RR 间期绝对不规则来诊断心房颤动,多见于冠心病及病程较久的慢性心房颤动。

(2)根据心室率的快、慢分为 4 种类型。①心房颤动伴缓慢心室率:又称为缓慢型心房颤动,平均心室率<60 次/分,须注意有无合并房室阻滞。②心房颤动伴正常心室率:平均心室

率 60~100 次/分。③心房颤动伴快速心室率：又称为快速型心房颤动，平均心室率 101~180 次/分，见于新近发生未经治疗的心房颤动。④心房颤动伴极速心室率：又称为极速型心房颤动，平均心室率＞180 次/分，多见于心房颤动合并预激综合征，当最短 RR 间期≤0.25 秒时，易诱发心室颤动。

(3)根据发作持续时间的长短分为 3 种类型。①阵发性心房颤动：是指发作能够自行终止的心房颤动，多数持续数秒钟至数天(＜1 周)。起止多突然，见于持续性心房颤动的前奏、隐匿性旁道诱发的心房颤动或特发性心房颤动等。②持续性心房颤动：是指发作后不能自行终止，但经过药物治疗或电击复律治疗能够恢复窦性心律的心房颤动。一般持续时间＞1 周，多见于有器质性心脏病的患者。③永久性心房颤动：是指用各种治疗手段均不能终止发作的心房颤动，又称为慢性心房颤动，部分是病态窦房结综合征终末表现，多见于有器质性心脏病的患者。

(4)根据 f 波、F 波多少分为 3 种类型。①不纯性心房颤动：以 f 波为主的颤动波之间夹有少量的 F 波。②不纯性心房扑动：以 F 波为主的扑动波之间夹有少量的 f 波。③心房颤动—心房扑动：f 波与 F 波持续时间大致相等。

4.心房颤动伴心室内差异性传导与心房颤动伴室性期前收缩的鉴别

心房颤动易伴发心室内差异性传导，也常合并室性期前收缩，有时两者会同时发生(图 9-94)。对两者的鉴别诊断具有重要意义，但有时又较难鉴别。

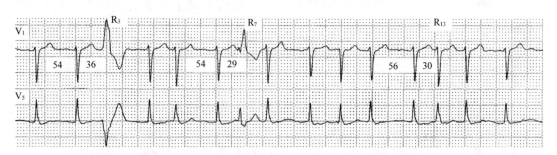

图 9-94　心房颤动伴心室内差异性传导及室性期前收缩

注　男性，59 岁，冠心病。V_1、V_5 导联同步记录，显示 P 波消失，代之 f 波，RR 间期绝对不规则，平均心室率 140 次/分；R_3 搏动提早出现呈左突耳征 QRS-T 波群，其后有类代偿间歇，为室性期前收缩；R_7 搏动发生在长短周期后呈右束支阻滞图形，其后无类代偿间歇，为心室内差异性传导，V_5 导联 T 波低平。心电图诊断：①心房颤动(细颤型)伴快速心室率(平均 140 次/分)及心室内差异性传导；②室性期前收缩；③轻度 T 波改变。

5.心房颤动伴连续出现快速宽大畸形 QRS-T 波群的鉴别诊断

心房颤动伴束支阻滞、预激(图 9-95)、束支内蝉联现象及室性心动过速的鉴别诊断极其重要，因为它们在治疗和预后上均迥然不同。

(十一)心房内阻滞

1.概述

(1)基本概念：心房内阻滞是指发生在心房内传导组织(结间束、房间束)或心房肌的传导障碍。前者通常是指不完全性心房内阻滞引起 P 波形态、时间及振幅的改变，而不能用左心房或右心房肥大、负荷过重或房性异位搏动来解释者，是本文着重阐述的内容。

(2)病理生理基础：心房内压力增高、心房肥大、心房内传导组织及心房肌缺血、纤维化、电解质异常等。

（3）电生理基础：心房内传导组织和心房肌不应期延长，传导速度减慢或阻滞。

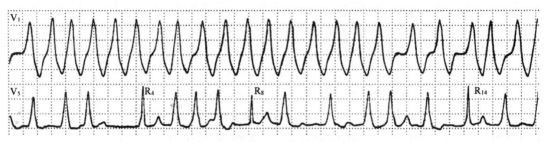

图 9-95　心房颤动合并 A 型预激综合征

注　男性，38 岁，突发心动过速 1 小时。V_1、V_5 导联系同时非连续记录，显示未见 P 波，f 波也不明显，但 RR 间期绝对不规则，平均心室率 170 次/分；QRS 波群在 V_1 导联宽大畸形呈 R 型，在 V_5 导联呈现 3 种形态：正常（R_8）、不完全性预激（R_4、R_{14}）及完全性预激图形。心电图诊断：①心房颤动（细颤型）伴快速心室率（平均 170 次/分）；②提示 A 型预激综合征。

2.心电图特征

（1）心房内阻滞：右心房内阻滞表现为 P 波高尖，左心房内阻滞表现为 P 波增宽伴切迹，房间隔完全阻滞表现为 P 波呈正负双相型伴时间≥0.11 秒。间歇性出现时较易诊断，持续性出现时须与右、左心房肥大相鉴别，有时会在心房肥大基础上合并心房内阻滞（图 9-96、图 9-97）。

（2）心房肌传导障碍：高钾血症时出现心房肌麻痹而引发的窦室传导、心房分离（又称为完全性心房内阻滞）。

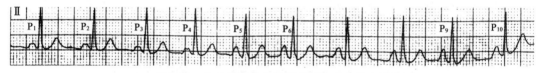

图 9-96　左心房肥大合并间歇性右心房内阻滞

注　男性，21 岁，风心病、二尖瓣狭窄伴关闭不全。心脏超声、心脏三位片检查及二尖瓣置换术证实为左心房、左心室肥大。Ⅱ导联显示窦性 PP 间期 0.60～0.70 秒，频率 86～100 次/分；窦性 P 波形态多变：①P_1、P_3 形态类似，时间 0.11 秒，振幅 0.12 mV；②P_2、P_4 形态类似，呈宽而切迹，时间 0.11～0.12 秒，两峰距 0.04 秒，振幅 0.18 mV；③P_6～P_{10} 高尖，振幅 0.32～0.35 mV，时间 0.11 秒；④P_5 也高尖，形态介于 P_4、P_6 之间，振幅 0.28 mV，时间 0.11 秒。P 波形态转变时其 PP 间期相等，如 P_3P_4 间期与 P_4P_5 间期均为 0.62 秒；P_1P_2 间期与 P_9P_{10} 间期均为 0.69 秒，P 波却呈宽而切迹和高尖两种形态。心电图诊断：①窦性心律；②P 波增宽伴切迹，符合左心房肥大的心电图改变；③间歇性 P 波高尖，提示间歇性不完全性右心房内阻滞所致；④一过性 P 波电交替现象。

3.临床意义

（1）心房内阻滞的出现意味着心房内传导组织或心房肌有病变，见于器质性心脏病、电解质紊乱（如低钾血症、高钾血症等）或药物影响等。

（2）易并发房性心律失常：如房性期前收缩、阵发性房性心动过速、心房扑动或颤动等。

（3）易误诊为心房肥大。

（4）易误诊为其他心律失常：如窦房结内游走心律、房性融合波或房性异位搏动等。

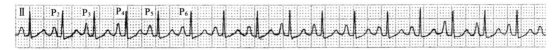

图 9-97 右心房肥大合并间歇性右心房内阻滞

注 女性,49 岁,肺动脉高压待查。胸片显示心胸比例 0.6,心影增大;心脏超声显示全心扩大、左心室收缩功能减退、二尖瓣和三尖瓣中度反流、重度肺动脉高压。Ⅱ 导联显示窦性 PP 间期 0.46~0.47 秒,频率 128~130 次/分;P 波呈 3 种形态:①P_2、P_6 高尖,振幅 0.25~0.28 mV,时间 0.10 秒;②P_3、P_4 更高尖,振幅达 0.40 mV,时间 0.10 秒;③P_5 也高尖,形态介于 P_4、P_6 之间,振幅 0.31 mV,时间 0.10 秒。上述 3 种 P 波形态转变时其 PP 间期固定且周而复始。心电图诊断:①窦性心动过速(128~130 次/分);②P 波高尖及其间歇性改变,符合右心房肥大合并间歇性不完全性右心房内阻滞(可能存在有心房内反向文氏现象)。

4.右心房内阻滞

其阻滞部位发生在右心房内的传导组织或心房肌内。心电图表现为 P 波高尖,可呈频率依赖性、文氏型、间歇性或持续性形式出现。

(1)频率依赖性右心房内阻滞:①当心率增快时出现 P 波高尖,而当心率减慢时出现正常 P 波,就称为快频率依赖性右心房内阻滞(3 相阻滞);②当心率减慢时出现 P 波高尖,而当心率增快时出现正常 P 波,就称为慢频率依赖性右心房内阻滞(4 相阻滞)。上述 P 波改变不能用游走节律、房性期前收缩或房性异位心律来解释者(图 9-98)。

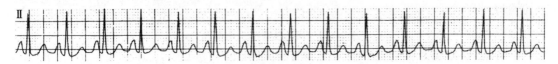

图 9-98 快频率依赖性右心房内阻滞

注 Ⅱ 导联与图 9-96 系同一患者同一时间起卧活动数次后记录,显示 PP 间期 0.53~0.58 秒,频率 103~113 次/分,P 波高尖,振幅 0.35~0.40 mV,时间 0.10~0.11 秒,与图 9-96 高尖 P 波形态一致,强烈提示为窦性 P 波,存在快频率依赖性右心房内阻滞。心电图诊断:①窦性心动过速(103~113 次/分);②P 波高尖,提示快频率依赖性右心房内阻滞。

(2)文氏型右心房内阻滞:PP 间期规则或基本规则,P 波由正常逐渐过渡到高尖或由 P 波高尖逐渐过渡到正常(属反向文氏现象),周而复始,而不能用游走心律或房性逸搏心律伴房性融合波来解释者(图 9-99)。

(3)间歇性右心房内阻滞:PP 间期规则或基本规则,出现两种 P 波形态,即正常 P 波和高尖 P 波,两者呈交替性或间歇性出现,而不能用游走心律或房性逸搏及其逸搏心律来解释者(图 9-100)。

(4)持续性右心房内阻滞:P 波形态持续地表现为高尖,而不能用右心房肥大、负荷过重或房性异位心律来解释者。

5.不完全性左心房内或房间隔阻滞

其阻滞部位发生在左心房内的传导组织、房间束(Bachmann 束)或前结间束。心电图表现为 P 波增宽伴切迹,可呈频率依赖性、文氏型、间歇性或持续性形式出现(图 9-101),而不能用游走心律、房性融合波或房性异位搏动来解释者。

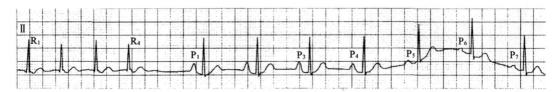

图 9-99　药物引发的一过性右心房内反向文氏现象

　　注　男性,70 岁,突发心动过速 1 小时。Ⅱ 导联为患者突发心动过速发作时静脉注射普罗帕酮过程中记录,显示 R₁~R₄ 搏动的基本节律为室上性心动过速,其 RR 间期呈 0.51 秒、0.55 秒短长交替出现,频率 109~118 次/分,QRS 波幅呈高低交替改变,ST 段上均有逆行 P⁻ 波跟随,其 RP⁻ 间期约 0.10 秒,P⁻R 间期呈 0.44 秒、0.48 秒,符合顺向型房室折返性心动过速的心电图特征。心动过速终止后,连续出现 3 次高尖 P 波,如 P₁~P₃,其振幅 0.3 mV;然后逐渐转为直立低平,如 P₄~P₇,相应的振幅由 0.2 mV→0.18 mV→0.1 mV 逐搏降低;P 波时间 0.08~0.10 秒,PP 间期 0.82~0.84 秒,频率 71~73 次/分;PR 间期均为 0.19 秒。心电图诊断:①顺向型房室折返性心动过速(109~118 次/分);②静脉注射普罗帕酮后恢复窦性心律;③一过性 P 波高尖,提示由药物引发的一过性右心房内反向文氏现象。

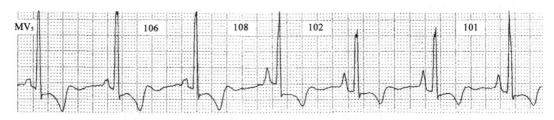

图 9-100　间歇性右心房内阻滞

　　注　男性,68 岁,冠心病、高血压病。MV₅ 导联显示窦性 PP 间期 1.01~1.08 秒,频率 56~59 次/分,P 波时间 0.10 秒,而形态呈正常(0.2 mV)和高尖(0.4~0.5 mV)两种,形态转换时其 PP 间期基本一致;PR 间期 0.16 秒;ST 段呈弓背向上型压低 0.1~0.3 mV,T 波倒置。心电图诊断:①窦性心动过缓(56~59 次/分);②间歇性出现 P 波高尖,提示间歇性右心房内阻滞所致;③ST-T 段改变。

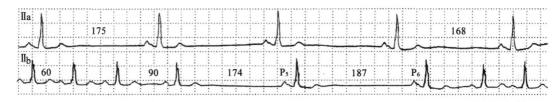

图 9-101　慢频率依赖性左心房内阻滞(4 相阻滞)

　　注　男性,72 岁,冠心病、病态窦房结综合征。Ⅱa 导联显示 P 波增宽伴切迹,时间 0.13 秒,两峰距 0.05 秒,PP 间期 1.68~1.75 秒,频率 34~36 次/分;ST 段呈水平型压低 0.05 mV。Ⅱb 导联为静脉注射阿托品 2 mg 后记录,显示 P 波形态两种:①直立低平,其 PP 间期 0.60~0.90 秒,频率 67~100 次/分;②P 波增宽伴切迹(P₅、P₆),延迟出现,其 PP 间期 1.74~1.87 秒,频率 32~34 次/分,接近部分短 PP 间期的 2 倍,强烈提示存在二度窦房传导阻滞及慢频率依赖性左心房内阻滞,期间未见房室交界性、室性逸搏出现;ST 段呈下斜型压低 0.05 mV。心电图诊断:①显著的窦性心动过缓(34~36 次/分),提示 2:1 二度窦房传导阻滞所致;②提示慢频率依赖性左心房内阻滞;③静脉注射阿托品后出现窦性心律不齐、二度 Ⅱ 型窦房传导阻滞、慢频率依赖性左心房内阻滞,提示阿托品试验阳性;④下级起搏点功能低下,提示双结病;⑤轻度 ST 段改变。

　　6. 完全性房间隔阻滞

　　完全性房间隔阻滞是一种特殊类型的心房内阻滞,表现为窦性冲动在左心房内除极不仅延缓,还从左心房下部向上部除极,形成终末负相 P 波。系上房间束(Bachmann 束)传导完全阻滞所致,形成正负双相型 P 波伴时间增宽。其心电图有以下表现:①Ⅱ、Ⅲ、aVF 导联 P 波呈正负双相;②P 波增宽,时间≥0.11 秒;③P 波前半部分与后半部分的 P 环电轴夹角常>90°;④心内电生理检查时,心房除极顺序为高位右心房→低位右心房→低位左心房→高位左心房。

7.左、右心房内阻滞并存

左、右心房内阻滞并存时,其心电图表现为 P 波既宽大又高尖,即 P 波时间≥0.11 秒,振幅≥0.25 mV,而不能用双心房肥大或房性异位心律来解释者(图 9-102)。

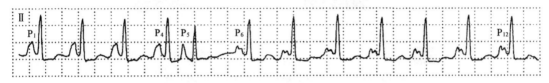

图 9-102　间歇性不完全性右心房合并左心房内阻滞

注　男性,73 岁,冠心病。心脏超声检查显示左心室舒张功能减退、二尖瓣轻度反流。Ⅱ导联显示窦性 PP 间期 0.52～0.54 秒,频率 111～115 次/分,PR 间期 0.14 秒;窦性 P 波基本上呈两种形态:①高尖 P 波,时间 0.12 秒,振幅 0.4 mV,如 P_1～P_4;②宽而切迹 P 波,时间 0.12～0.13 秒,两峰距 0.06 秒,振幅由 0.2 mV 逐渐增高至 0.35 mV,发生在房性期前收缩之后,如 P_6～P_{12}。P_5 为提早出现,其形态高尖,振幅达 0.5 mV,时间 0.08 秒,呈不完全性代偿间歇。ST 段呈水平型压低 0.15 mV。心电图诊断:①窦性心动过速(111～115 次/分);②间歇性 P 波改变(高尖、宽而切迹),系间歇性不完全性右心房合并左心房内阻滞所致;③房性期前收缩;④提示房性期前收缩诱发右心房内韦金斯基现象及文氏现象;⑤ST 段改变。

四、房室交界性心律失常

(一)房室交界区解剖特点和电生理特性

1.房室交界区所含心肌细胞的类型

房室交界区含有 P 细胞、移行细胞和浦肯野纤维细胞,其中移行细胞起着传导作用,P 细胞和浦肯野纤维细胞具有起搏功能,频率 40～60 次/分。若自律性轻度增高,则呈加速的房室交界性逸搏或心律;若自律性中、重度增高,则呈房室交界性期前收缩或心动过速。

2.房室交界区解剖特点和电生理特性

(1)房结区(A-N 区):位于结间束和房室结之间,属快反应细胞,含有起搏细胞,具有传导性和潜在的自律性。

(2)结区(N 区):属慢反应细胞,以移行细胞为主,夹有少量的 P 细胞和浦肯野纤维细胞,这些细胞交织成迷宫状形成迷路样结构,除了使窦性、房性冲动下传心室时出现生理性 0.05～0.10 秒传导延搁外,是最容易发生各种复杂心律失常的部位。

(3)结希区(N-H 区):位于房室结和希氏束之间,属快反应细胞,含有起搏细胞,主要是浦肯野纤维细胞,具有传导性和潜在的自律性。

3.房室交界区不应期与传导的关联性

当室上性激动下传时,若遇房室交界区的绝对不应期(图 9-103a),则出现传导中断;若遇相对不应期(图 9-103d),则出现传导延缓;若遇绝对不应期与相对不应期交接的临界期

（图 9-103b、图 9-103c），则发生不同程度的隐匿性传导，越靠近相对不应期，其隐匿程度越深（图 9-103c）。房室结不应期的长短在一定的范围内与其前的 RR 间期成反比关系。

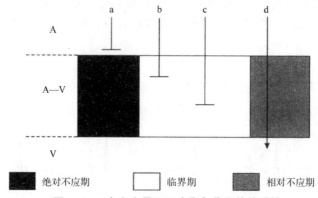

图 9-103 房室交界区不应期与传导的关联性

4.起源于房室交界区异位冲动的传导特性

房室交界区异位冲动具有双向传导特性，其顺向传导（顺传）产生 QRS 波群，逆向传导（逆传）产生逆行 P$^-$ 波。逆行 P$^-$ 波可位于：①QRS 波群之前，其 P$^-$R 间期<0.12 秒或较窦性 PR 间期短 0.04～0.05 秒；②重叠在 QRS 波群中；③落在 QRS 波群之后，其 RP$^-$ 间期<0.16 秒。这取决于起搏点位置、顺向和逆向传导功能及其冲动传至心室和心房的时间差。

5.房室交界区异位冲动出现逆行 P$^-$ 波及其所处位置的影响因素

（1）双向传导功能：①若逆向传导受阻而顺向传导正常，则无 P$^-$ 波出现，仅有 QRS 波群出现；②若逆向传导正常而顺向传导受阻，则仅有 P 波出现而无 QRS 波群跟随（图 9-104）；③若逆向、顺向传导均受阻，则形成隐匿性搏动，它所产生的不应期可影响下一个室上性激动的下传，会出现假性一度、二度房室阻滞（图 9-105）；④若逆向、顺向传导均正常，则 P 波、QRS 波群均会出现。

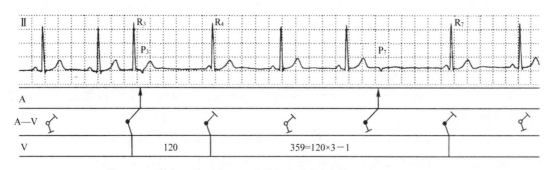

图 9-104 并行心律型房室交界性期前收缩、逸搏，时伴顺传心室受阻

注 男性，32 岁，病毒性心肌炎。Ⅱ导联显示 R$_3$ 搏动提早出现，其后有逆行 P$^-$ 波跟随，R$_3$P$_3$ 间期 0.14 秒，为房室交界性期前收缩；R$_4$、R$_7$ 搏动延迟出现为房室交界性逸搏；值得关注的是提早出现的 P′波，为逆行 P$^-$ 波，其形态与 P$_3$ 一致，其前、后均无 QRS 波群跟随，为房室交界性期前收缩顺传心室受阻所致；两异位搏动之间能以 1.20 秒测得倍数关系。心电图诊断：①窦性心律；②并行心律型房室交界性期前收缩、逸搏，时伴顺传心室受阻。

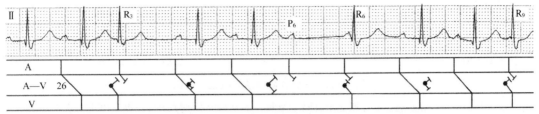

图 9-105 隐匿性房室交界性期前收缩引发假性二度房室阻滞

注 男性,75 岁,冠心病。Ⅱ 导联显示 PR 间期 0.26 秒,QRS 时间 0.13 秒,终末 s 波宽钝;R₃、R₉ 搏动提早出现,其形态与窦性 QRS 波群一致,为房室交界性期前收缩;R₆ 搏动延迟出现,为房室交界性逸搏;两异位搏动之间能以 1.04~1.07 秒测得倍数关系;值得关注的是 P₆ 突然出现下传受阻,为 P₆ 在房室交界区内遇隐匿性房室交界性期前收缩所产生的不应期所致。心电图诊断:①窦性心律;②一度房室阻滞;③并行心律型房室交界性期前收缩、逸搏;④隐匿性房室交界性期前收缩引发假性二度房室阻滞;⑤完全性右束支阻滞。

（2）异位起搏点位置:若顺向传导与逆向传导速度一致,则 P⁻ 波出现位置取决于起搏点的位置。若起源于房结区,则呈现 P⁻-QRS-T 序列;若起源于结希区,则呈现 QRS-P⁻-T 序列。

（3）激动顺传至心室与逆传至心房的时间差:若起搏点位置固定,顺向传导速度快,先传至心室,则出现 QRS-P⁻-T 序列;若逆向传导速度快,先传至心房,则出现 P⁻-QRS-T 序列;若顺向传导与逆向传导分别同时到达心室与心房,则 P⁻ 波重叠在 QRS 波群之中而较难识别。

（二）房室交界性心律失常的类型

房室交界区是室上性激动传向心室、心室异位激动传向心房的交通要道,同时兼具次级起搏点功能。因此,它会发生各种复杂心律失常。①主动性心律失常:期前收缩及心动过速;②被动性心律失常:逸搏及逸搏心律;③传导阻滞:一度至三度、双层或多层阻滞;④折返现象:反复搏动及反复性心动过速;⑤纵向分离:双径路或多径路传导;⑥隐匿性传导;⑦意外性传导:韦金斯基现象、超常期传导、空隙现象等。

（三）房室交界性期前收缩

1.心电图特征

（1）提早出现 P⁻-QRS-T 波群(P⁻R 间期<0.12 秒)、QRS-T 波群或 QRS-P⁻-T 波群(RP⁻ 间期<0.16 秒),其 QRS 波形与窦性一致或稍有差异(为非时相性心室内差异性传导所致,与起搏点的位置及下传途径有关)或伴心室内差异性传导(注意与室性期前收缩相鉴别)(图 9-106)。

（2）提早出现正常 QRS 波群的前、后可有窦性 P 波或房性融合波出现(图 9-107、图 9-108)。

（3）多呈完全性代偿间歇,少数可呈不完全性代偿间歇,这取决于 P 波有无逆传侵入窦房结使其节律重整。

（4）若偶联间期相等,则为折返型期前收缩;若偶联间期不等,两异位搏动之间无最大的公约数,则为自律性增高型期前收缩;若偶联间期不等,两异位搏动之间有最大的公约数,则为并行心律型期前收缩。

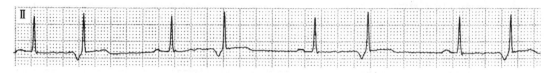

图 9-106 房室交界性期前收缩二联律

注 男性,66 岁,冠心病。Ⅱ 导联显示每隔 1 个窦性搏动(PR 间期 0.18 秒)提早出现 1 次 P-QRS-T 波群(P⁻R 间期 0.10～0.11 秒),偶联间期相等(0.67 秒),T 波低平。心电图诊断:①窦性搏动;②频发房室交界性期前收缩,呈二联律;③T 波改变。

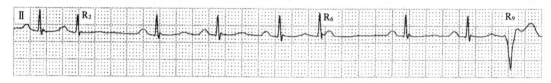

图 9-107 房性期前收缩、房室交界性期前收缩及室性期前收缩并存

注 男性,78 岁,冠心病。Ⅱ 导联显示 R_2 搏动为提早出现 P′-QRS-T 波群,呈不完全性代偿间歇;R_6 搏动为提早出现 QRS-T 波群,其形态与窦性 QRS 波群一致,呈完全性代偿间歇;R_9 搏动为提早出现宽大畸形 QRS-T 波群。心电图诊断:①窦性心律;②房性期前收缩;③房室交界性期前收缩;④室性期前收缩。

2.隐匿性房室交界性期前收缩

房室交界性期前收缩可同时出现逆传与顺传受阻而呈双向性阻滞,但由于它在房室交界区内发生隐匿性传导所产生新的不应期,可影响下一个窦性激动的下传而出现假性一度或二度房室阻滞。此时与真正的间歇性一度房室阻滞或房室结慢径路下传及二度Ⅱ型房室阻滞较难鉴别。诊断隐匿性房室交界性期前收缩需要同一份心电图中有显性的房室交界性期前收缩出现方能诊断或借助希氏束电图。多见于房室交界性并行心律。

3.鉴别诊断

(1)房室交界性期前收缩伴非时相性心室内差异性传导与高位室性期前收缩的鉴别:前者提早出现 QRS-T 波群的形态与窦性略异,时间正常,仅 QRS 波幅略有高低或起始向量不一致,这与起搏点起源部位及下传途径有关,如起源于交接区边缘部分、结希区及激动部分通过马海姆纤维下传心室(图 9-108)。若 QRS 波形差异较大和(或)时间略增宽(≤0.11 秒),尤其是未见相关的逆行 P⁻ 波时,诊断高位室性期前收缩较为妥当。

(2)房室交界性期前收缩伴心室内差异性传导与室性期前收缩的鉴别:只有 P 波位于 QRS 波群之前且 P⁻R 间期<0.12 秒或 P⁻ 波位于 QRS 波群之后且 RP⁻ 间期<0.16 秒,此时宽大畸形 QRS 波群方能诊断为房室交界性期前收缩伴心室内差异性传导(图 9-109、图 9-110)。若 P 波重叠于 QRS 波群之中不能识别或无 P⁻ 波,此时宽大畸形 QRS 波群宜诊断为室性期前收缩。

(3)房室交界性期前收缩伴干扰性 P⁻R 间期延长(≥0.12 秒)与心房下部期前收缩的鉴别:提早出现的 P⁻ 波多发生在收缩晚期或舒张早期,顺向传导遇房室交界区的相对不应期而出现传导延缓,产生干扰性 P⁻R 间期延长,此时与心房下部期前收缩难以区别。如同一份心电图上见到 P⁻R 间期<0.12 秒的室上性期前收缩,则有利于房室交界性期前收缩的诊断。

(4)房室交界性期前收缩伴顺传受阻与心房下部未下传期前收缩的鉴别:提早出现的 P⁻

波多发生在收缩中、晚期，其后未见 QRS-T 波群跟随。为该期前收缩顺传遇交接区组织的绝对不应期而未能下传，但能逆传心房产生 P⁻ 波。此时与心房下部未下传期前收缩难以鉴别，如同一份心电图上有下传的心房下部期前收缩或下传的房室交界性期前收缩，则有利于两者的区别。

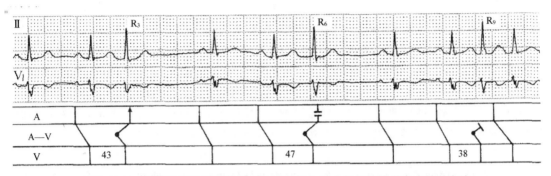

图 9-108　房室交界性期前收缩伴非时相性心室内差异性传导及房性融合波

注　女性，54 岁，心律不齐待查。Ⅱ、V₁ 导联同步记录，显示 R₃、R₆、R₉ 搏动提早出现，其形态与窦性 QRS 波群略异，偶联间期不等，两异位搏动之间无倍数关系，为自律性增高型房室交界性期前收缩伴非时相性心室内差异性传导，其中 R₃ 搏动 QRS 终末部有逆行 P 波重叠，R₆ 搏动 QRS 终末部有 P 波重叠，形态介于窦性 P 波与逆行 P⁻ 波之间，为房性融合波，R₉ 搏动介于两个窦性搏动之间。心电图诊断：①窦性心律；②频发自律性增高型房室交界性期前收缩伴非时相性心室内差异性传导，时呈间位型；③房性融合波。

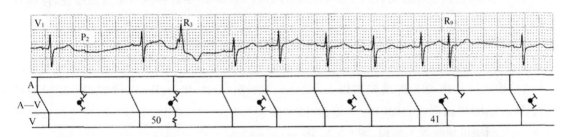

图 9-109　显性、隐匿性房室交界性期前收缩，时伴心室内差异性传导及假性二度房室阻滞

注　女性，65 岁，心律不齐待查。V₁ 导联显示 R₉ 搏动提早出现，其形态与窦性 QRS 波群一致，为房室交界性期前收缩；R₃ 搏动提早出现呈右束支阻滞图形，发生在长短周期之后，为房室交界性期前收缩伴心室内差异性传导；期前收缩的偶联间期不等，两异位搏动能以 1.28 秒测得倍数关系；值得关注的是 P₂ 下传受阻，貌似二度房室阻滞，实为 P₂ 在房室交界区内遇隐匿性房室交界性期前收缩所产生的不应期所致。心电图诊断：①窦性心律；②频发并行心律型房室交界性期前收缩，时伴心室内差异性传导；③提示隐匿性房室交界性期前收缩引发假性二度房室阻滞。

4.个人心得体会

当同一幅心电图中既有显性的房室交界性期前收缩，又有突然出现 PR 间期延长或 P 波下传受阻时，应高度怀疑该 PR 间期延长或 P 波下传受阻为隐匿性房室交界性期前收缩所致，不要轻易诊断为一度或二度房室阻滞。

（四）房室交界性心动过速

1.基本概念

当房室交界性异位起搏点连续发放 3 次或 3 次以上搏动，频率＞100 次/分时，便称为房室交界性心动过速。为异位起搏点自律性中、重度增高所致。

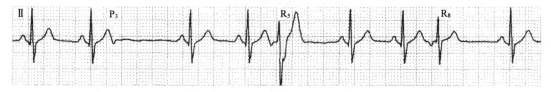

图 9-110　双源性房室交界性期前收缩三联律,时呈未下传及心室内差异性传导

　　注　男性,25 岁,病毒性心肌炎待排。Ⅱ导联显示窦性 PR 间期 0.14 秒,提早出现 P_3 波为逆行 P⁻波,落在前一搏动 T 波终末部而未下传心室;R_5 搏动为提早出现 P⁻-QRS-T 波群,其 P⁻R 间期 0.10 秒,QRS 波群宽大畸形,为房室交界性期前收缩伴心室内差异性传导;R_8 搏动为提早出现 P⁻-QRS-T 波群,P⁻R 间期 0.10 秒,QRS 波形正常;偶联间期两种(0.44 秒、0.51 秒),逆行 P 波形态两种。心电图诊断:①成对的窦性搏动;②频发双源性房室交界性期前收缩,呈三联律,时呈未下传及心室内差异性传导。

　　2.分型

　　(1)根据持续时间长短:分为短阵性、阵发性及持续性(无休止性房室交界性心动过速)3种。其中无休止性房室交界性心动过速,多为房室交界区异位起搏点自律性增高所致,它又分为 3 种类型。①儿童型:存在明显的遗传倾向,自幼发病,心动过速的频率高达 230 次/分,多呈无休止性发作,药物治疗效果差,易发生心动过速性心肌病,预后差,病死率高。②成年型:成年发病,心动过速的频率多在 101~150 次/分,药物治疗效果尚可,预后相对良好。③先心病外科手术型:发病于先心病外科手术后(如房间隔、室间隔缺损修补术),常为一过性,持续数天后可自行停止。

　　(2)根据发生机制:分为折返型、自律性增高型、并行心律型等。

　　3.心电图特征

　　(1)连续提早出现 3 次或 3 次以上、频率＞100 次/分的 P⁻-QRS-T 波群(P⁻R 间期＜0.12 秒)、QRS-T 波群或 QRS-P⁻-T 波群(RP⁻间期＜0.16 秒),QRS 波形与窦性一致或稍有差异,RR 间期可规则或不规则(图 9-111、图 9-112)。

　　(2)心动过速开始时可有起步现象,终止时可有冷却现象。

　　(3)刺激迷走神经、各种期前收缩、调搏均不能使心动过速终止。

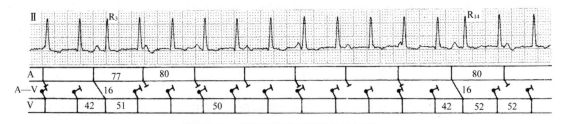

图 9-111　短阵性房室交界性心动过速

　　注　女性,41 岁,病毒性心肌炎。Ⅱ导联显示窦性 PP 间期 0.77~0.80 秒,R_3、R_{14} 搏动提早出现,其前有相关的窦性 P 波,PR 间期 0.16 秒,QRS 波形正常,为窦性夺获心室;其余 QRS 波群的 RR 间期 0.50~0.52 秒,频率 115~120 次/分,为房室交界性心动过速;窦性 P 波落在房室交界性 QRS-T 波群不同部位上形成干扰性房室分离;T 波负正双相。心电图诊断:①窦性心律;②短阵性房室交界性心动过速(115~120 次/分);③不完全性干扰性房室分离;④轻度 T 波改变。

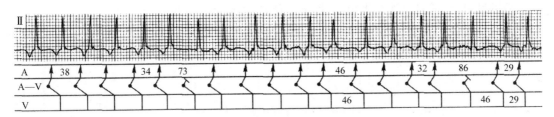

图 9-112　多源性房室交界性心动过速

注　男性,26 岁,病毒性心肌炎。Ⅱ导联显示 P 波倒置,其形态多变,提示多个起搏点发放冲动;P⁻P 间期呈 0.29～0.38 秒、0.73～0.86 秒短长两种,长 P⁻P 间期为部分短 P⁻P 间期的 2 倍;P⁻R 间期0.11 秒,QRS 波形正常,RR 间期 0.29～0.46 秒,频率130～207 次/分;T 波低平。心电图诊断:①多源性房室交界性心动过速(130～207 次/分);②间歇性结房逆传二度阻滞;③轻度 T 波改变。

4.临床意义

房室交界性心动过速常见于器质性心脏病(如急性心肌梗死、心肌缺血及心肌炎等)、洋地黄过量及低钾血症等患者。频率较快又持续出现者,易引发心动过速性心肌病。

(五)加速的房室交界性逸搏及其心律

1.基本概念

房室交界区异位起搏点自律性轻度增高(频率 61～100 次/分)出现 1～2 次搏动时,便称为加速的房室交界性逸搏(图 9-113);若连续出现 3 次或 3 次以上搏动,则称为加速的房室交界性逸搏心律(图 9-114)。

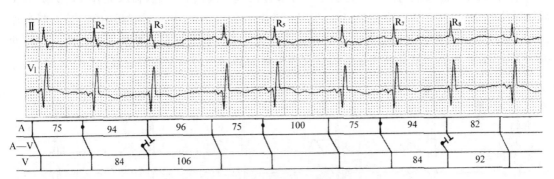

图 9-113　加速的房室交界性逸搏(R_3、R_8)

注　男性,55 岁,先心病、三尖瓣病变术后。Ⅱ、V_1 导联同步记录,显示窦性 PP 间期 0.82～0.96 秒,PR间期 0.14 秒,R_2、R_5、R_7 为提早出现 P'-QRS-T 波群,其 P' 波形态与窦性 P 波基本一致,偶联间期固定(0.75 秒),代偿间歇不完全;R_3、R_8 搏动略延迟出现,其周期固定 0.84 秒,频率 71 次/分,QRS 波形与窦性一致;V_1 导联 QRS 波群呈 rSR′型,时间 0.12 秒;Ⅱ导联 ST 段呈下斜型压低约 0.08 mV,T 波呈负正双相或浅倒置。心电图诊断:①单个、成对的窦性搏动;②频发房性期前收缩(提示起源于窦房结附近);③加速的房室交界性逸搏(71 次/分);④完全性右束支阻滞;⑤轻度 ST-T 段改变。

2.心电图特征

(1)略提早出现 P⁻-QRS-T 波群(P⁻R 间期＜0.12 秒)、QRS-T 波、QRS-P⁻-T 波群(RP间期＜0.16 秒),QRS 波形正常或伴非时相性心室内差异性传导。

(2)异位搏动的周期 0.6～1.0 秒(频率 61～100 次/分),可相等或不一致,其周期的长短代表异位起搏点自律性的高低。

（3）可呈单个、成对及连续出现，当连续出现时，可有起步现象。

（4）若心电图上始终未见窦性 P 波，仅出现单一的房室交界性异位节律，频率 61～100 次/分则称为加速的房室交界性逸搏心律（图 9-114）。

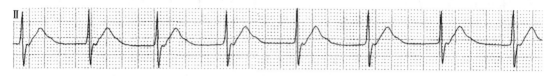

图 9-114　加速的房室交界性逸搏心律

注　男性，30 岁，低钾血症（血钾浓度 3.1 mmol/L）。Ⅱ导联未见窦性 P 波，QRS 波形正常，其后均有逆行 P⁻ 波跟随，RP 间期 0.10 秒，RR 间期 0.88～0.92 秒，频率 65～68 次/分。心电图诊断：加速的房室交界性逸搏心律（65～68 次/分）。

3.发生机制

为房室交界性异位起搏点自律性轻度增高，超过窦房结起搏点的频率所致。

4.临床意义

加速的房室交界性逸搏及其心律的出现，若不伴有窦性心律竞争者，则说明窦房结自律性降低，部分见于器质性心脏病，如冠心病、病态窦房结综合征等；部分则见于无器质性心脏病。

5.学术争鸣

加速的房室交界性逸搏一定是略提早出现，频率通常是 61～100 次/分；而房室交界性逸搏一定是延迟出现，其逸搏周期一定长于主导节律的基本周期。不过，临床上有时可见房室交界性异位搏动的 QRS 波群略提早出现，但其频率却＜61 次/分，此时，该异位搏动是诊断为加速的房室交界性逸搏还是诊断为房室交界性逸搏呢？学者认为还是诊断为加速的房室交界性逸搏为宜（图 9-115）。估计此类患者房室交界性逸搏起搏点的频率相对较慢。

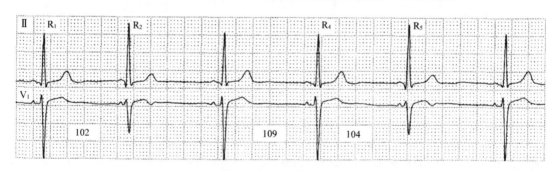

图 9-115　加速的房室交界性逸搏伴非时相性心室内差异性传导（R₂、R₅）

注　女性，44 岁，胆石症术前。Ⅱ、V₁ 导联同步记录，显示窦性 PP 间期 1.05～1.09 秒，频率 55～57 次/分，PR 间期 0.12 秒；R₂、R₅ 搏动略提早出现，R₁R₂、R₄R₅ 间期分别为 1.02 秒、1.04 秒，频率 58～59 次/分，其前虽有窦性 P 波，但 PR 间期缩短至 0.07～0.08 秒，QRS 波形与窦性略异，表明该 P 波与其后 QRS 波群无关。心电图诊断：①窦性心动过缓（55～57 次/分）；②加速的房室交界性逸搏伴非时相性心室内差异性传导。

（六）非阵发性房室交界性心动过速

1.心电图特征

（1）房室交界性异位节律的频率（61～100 次/分）轻度增高与窦性频率接近，两者竞争性地控制心室且异位搏动连续出现 3 次或 3 次以上，呈现干扰性房室分离（图 9-116）。

（2）若房室交界性异位节律逆传心房,则易与窦性激动在心房内产生房性融合波,两者竞争性地控制心房（图 9-116、图 9-117）。

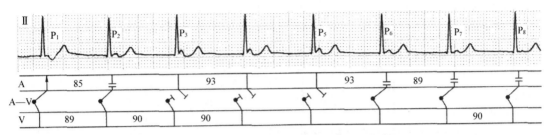

图 9-116　非阵发性房室交界性心动过速伴不同程度的房性融合波

注　女性,69 岁,冠心病。Ⅱ导联显示 P 波落在 ST 段上,其形态多变,PP 间期 0.85～0.93 秒,其中 P_1 倒置,为房室交界性异位搏动逆传心房;P_3～P_5 直立,为窦性 P 波;P_2、P_6～P_8 形态介于上述两者之间,为不同程度的房性融合波。RR 间期 0.89～0.90 秒,频率 67 次/分。心电图诊断:①窦性心律;②非阵发性房室交界性心动过速（67 次/分）伴不同程度的房性融合波;③不完全性干扰性房室分离。

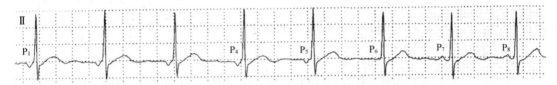

图 9-117　非阵发性房室交界性心动过速伴不同程度的房性融合波

注　病史不详。Ⅱ导联显示 P_7、P_8 直立为窦性 P 波（P_7 可能为房性融合波）,PP 间期 0.79 秒,频率 76 次/分,PR 间期 0.12 秒;P_1～P_4 倒置,P^-P^- 间期 0.84 秒,频率 71 次/分,PR 间期 0.09 秒,为非阵发性房室交界性心动过速;P_5、P_6 形态介于上述两者之间,为不同程度的房性融合波。心电图诊断:①窦性心律;②非阵发性房室交界性心动过速（71 次/分）伴不同程度的房性融合波。

2.临床意义

非阵发性房室交界性心动过速多见于心肌炎、急性心肌梗死、洋地黄中毒及心脏手术等。

（七）房室交界性逸搏及其心律

1.基本概念

当窦性节律发放频率过慢、停搏或发生窦房、房室阻滞或期前收缩后出现较长代偿间歇时,房室交界性逸搏起搏点将被动地发放冲动。若仅延迟出现 1～2 次搏动,则称为逸搏;若连续出现 3 次或 3 次以上搏动,则称为逸搏心律。

2.基本特征

（1）延迟出现:逸搏必然是延迟出现且逸搏周期一定大于主导节律的基本周期。

（2）逸搏周期固定:凡起源于同一起搏点的逸搏,无论是散在的,还是连续出现的逸搏心律,其逸搏周期大多是固定的。这一特征有助于发现散在的逸搏,特别在复杂的心律失常中,如心房颤动。

（3）可有起步现象或温醒现象:逸搏起搏点的节律通常是规则的,有时在开始建立逸搏心律时,起始几个搏动的频率略慢,而后逐搏加快直至固定,这种现象称为起步现象或温醒现象。

（4）无传入阻滞保护:逸搏或逸搏心律是由于主导节律的冲动形成或传导异常而引发下级起搏点被动地发放激动,一旦主导节律又能较快地发放冲动或下传时,逸搏或逸搏心律即可消失。

(5)房室交界性逸搏 QRS 波形与窦性可一致或略异(为非时相性心室内差异性传导所致),后者有助于识别心房颤动时的房室交界性逸搏(图 9-118)。

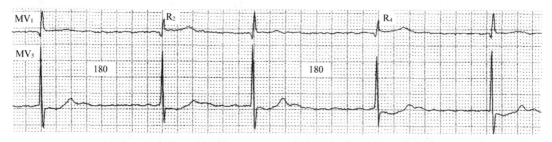

图 9-118　心房颤动、房室交界性逸搏伴非时相性心室内差异性传导(R_2、R_4)

　　注　男性,67 岁,风心病、二尖瓣狭窄伴关闭不全、长期服用地高辛片。MV_1、MV_5 导联同步记录,显示基本节律为心房颤动,平均心室率约 40 次/分;R_2、R_4 搏动延迟出现,其逸搏周期 1.80 秒,频率 33 次/分,QRS 波形略异;MV_5 导联 ST 段呈下斜型压低 0.1 mV。心电图诊断:①心房颤动伴缓慢心室率(平均 40 次/分);②提示二度房室阻滞;③过缓的房室交界性逸搏(33 次/分)伴非时相性心室内差异性传导;④ST 段改变;⑤提示洋地黄过量。

　　3.心电图特征

(1)延迟出现 1~2 次 QRS-T 波群,其形态与窦性 QRS-T 波群一致或略异,后者为伴有非时相性心室内差异性传导,有时可表现为逸搏—窦性夺获二联律(图 9-119)。

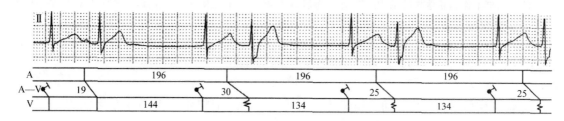

图 9-119　房室交界性逸搏—窦性夺获二联律伴房室干扰现象

　　注　男性,58 岁,病态窦房结综合征。Ⅱ导联显示窦性 PP 间期 1.96 秒,频率 31 次/分;P 波落在前一搏动 T 波终末部或顶峰上,下传的 PR 间期 0.19~0.30 秒,QRS 波群呈右束支阻滞图形;延迟出现 QRS 波形正常,为房室交界性逸搏,其逸搏周期 1.34~1.44 秒,频率 42~45 次/分。心电图诊断:①显著的窦性心动过缓(31 次/分),2∶1 窦房传导阻滞待排;②房室交界性逸搏—窦性夺获二联律伴房室干扰现象(干扰性 PR 间期延长及心室内差异性传导)。

(2)其 QRS 波群前、中、后可有逆行 P^- 波,其 P^-R 间期<0.12 秒、RP 间期<0.16 秒;或始终无逆行 P^- 波而出现窦性 P 波,但落在 QRS-T 波群不同部位上,表明 P 波被干扰而不能下传(图 9-120)。

(3)若逸搏周期 1.0~1.5 秒,频率 40~60 次/分,则称为房室交界性逸搏或逸搏心律(连续出现 3 次或 3 次以上);若逸搏周期>1.5 秒,频率<40 次/分,则称为过缓的房室交界性逸搏或逸搏心律。

(4)心房扑动、颤动时,延迟出现 QRS 波群其周期固定(图 9-118)且前者 FR 间期不固定。

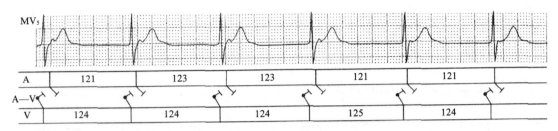

图 9-120　房室交界性逸搏心律

　　注　男性,70 岁,病态窦房结综合征。MV$_5$ 导联显示窦性 PP 间期 1.21～1.23 秒,频率 49～50 次/分,P 波落在 ST 段、J 点上;QRS 波形正常,RR 间期 1.24～1.25 秒,频率 48 次/分,表明 P 波与 QRS 波群无关,为房室交界性逸搏心律。心电图诊断:①窦性心动过缓(49～50 次/分);②房室交界性逸搏心律(48 次/分);③一过性完全性干扰性房室分离。

　　4.临床意义

　　逸搏和逸搏心律与房室超常期传导、韦金斯基现象使机体免遭心脏停搏过久影响的 3 种代偿机制,具有保护性意义。由于逸搏和逸搏心律都是继发性心律失常,故必须寻找发生逸搏和逸搏心律的始发原因,如心动过缓、停搏、传导阻滞等。逸搏的出现常使心电图改变复杂化,影响心律失常的分析和诊断。

　　正常频率的房室交界性逸搏及其心律本身是一种生理性保护机制,其预后则取决于形成逸搏的原因,如三度房室阻滞时出现的逸搏较窦性心动过缓时出现的逸搏要差;过缓的房室交界性逸搏及其心律,表明房室交界区起搏点受到抑制或自律性降低,可能需要植入起搏器;加速的房室交界性逸搏及其心律,表明房室交界区起搏点自律性增高,见于心肌炎、急性心肌梗死、洋地黄中毒及心脏手术等。

（八）房室交界区起搏点功能低下

　　房室交界区为次级起搏点,正常情况下其发放频率为 40～60 次/分。当其功能低下时,可表现为过缓的房室交界性逸搏、不齐及停搏等。

　　1.过缓的房室交界性逸搏及不齐

　　当房室交界性逸搏频率<40 次/分时,便称为过缓的房室交界性逸搏;若其 RR 间期互差≥0.16 秒,则称为房室交界性逸搏心律伴不齐(图 9-121)。

　　2.房室交界性起搏点停搏

　　当窦房结功能不良(窦性停搏)、二度Ⅱ型以上窦房传导阻滞、二度Ⅱ型至三度房室阻滞、快速性心律失常突然终止时,房室交界性起搏点不能按时发放激动而引发较长时间的全心停搏或心室停搏(图 9-122)。

五、室性心律失常

（一）室性心律失常的诊断名词

　　心室内传导组织(束支、分支、浦肯野纤维)的起搏点发放频率为 20～40 次/分。若自律性轻度增高,则为加速的室性逸搏或心律;若自律性中度增高,则为室性期前收缩或室性心动过速;若自律性重度或极重度增高,则属心室扑动或颤动。根据频率的高低,室性异位心律(连续出现 3 次或 3 次以上搏动)的诊断名词有所不同:①室性逸搏心律(20~40 次/分);②加速的室性逸搏心律或非阵发性室性心动过速(41~100 次/分);③室性心动过速(＞100 次/分);④心室扑动(180~250 次/分);⑤心室颤动(250~500 次/分)。

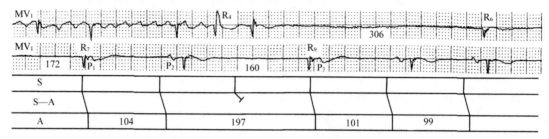

图 9-121　过缓的房室交界性逸搏伴不齐

　　注　男性,74 岁,病态窦房结综合征。上、下两行 MV₁ 导联连续记录,显示尖端扭转型心房扑动,房室呈 2∶1~7∶1 传导,R 搏动发生在长短周期之后,呈右束支阻滞图形,为心室内差异性传导;心房扑动终止后先出现 2 次房室交界性逸搏(R₆、R₇),其逸搏周期 3.06 秒、1.72 秒,频率 20 次/分、35 次/分,R₉ 搏动延迟出现,其前无 P 波,为房室交界性逸搏(逸搏周期 1.60 秒);而后在 4.86 秒后出现窦性 P 波,其 PP 间期 0.99~1.04 秒,P₂P₃ 间期 1.97 秒为部分短 PP 间期的 2 倍;PR 间期 0.19 秒。心电图诊断:①尖端扭转型心房扑动,房室呈 2∶1~7∶1 传导,时伴心室内差异性传导;②窦性心动过缓(平均 59 次/分)、窦性停搏、二度Ⅱ型窦房传导阻滞;③过缓的房室交界性逸搏伴不齐及停搏(20~35 次/分);④短暂性全心停搏(3.06 秒),符合双结病的心电图改变;⑤建议植入双腔起搏器。

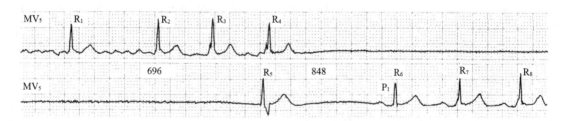

图 9-122　心房颤动终止后出现短暂性全心停搏

　　注　男性,74 岁,冠心病、马海姆纤维预激综合征、晕厥待查。常规 12 导联心电图显示马海姆纤维心室预激。上、下两行 MV₅ 导联连续记录,定准电压 5 mm/mV。R₁~R₄ 搏动为 f 波下传,当心房颤动终止后,出现了 6.96 秒(R₄R₅ 间期)全心停搏,而窦性停搏时间达 8.48 秒(R₄P₁ 间期),R₅ 搏动延迟出现呈右束支阻滞型,为极缓慢的室性逸搏(9 次/分);R₆~R₈ 搏动为窦性搏动,其 PP 间期 0.82 秒,频率 73 次/分,R 搏动的 PR 间期 0.23 秒;值得关注的是 R₃、R₄、R₇、R₈ 搏动,其起始部有 δ 波,QRS 波群畸形程度不等,R₇、R₈ 搏动的 PR 间期 0.22 秒,为马海姆纤维心室预激。心电图诊断:①阵发性心房颤动终止后引发短暂性全心停搏(6.96 秒);②窦性心律;③一度房室阻滞;④间歇性马海姆纤维心室预激;⑤心电图改变符合快慢综合征或慢快综合征,必要时请进一步检测窦房结功能。

(二)室性异位搏动的定位诊断

　　通过对室性 QRS′波形的分析可对其起源点进行初步的定位,有助于临床医生对室性期前收缩或室性心动过速消融术的难易程度进行预判及制订手术方案。

　　1.基本原则

　　(1)依据 V₁ 导联 QRS′主波方向定左、右:①若主波向上呈类似右束支阻滞图形,则起源于左心室;②若主波向下呈类似左束支阻滞图形,则起源于右心室。

（2）依据下壁导联（Ⅱ、Ⅲ、aVF）QRS′主波方向定上、下：①若主波向上，则来自流出道；②若主波向下，则来自心尖部。

（3）依据 V_1～V_6 导联 QRS′主波方向定前、后：①若主波均向下，则来自心室前壁；②若主波均向上，则来自心室后壁。

（4）对来自心室流出道者，依据 V_1 导联 R 波时间指数（R 波时间/QRS 时间）≥50%、R 波振幅指数（R 波振幅/S 波振幅）≥30%及胸前导联移行区（QRS′的 R 波振幅/s 波振幅＞1）在 V_2 导联进行判定。若符合上述条件，则起源于主动脉窦；反之，则起源于右心室流出道。

2.简易定位法

（1）起源于右心室流出道：较多见，QRS′波群在 V_1 导联呈类似左束支阻滞图形，下壁导联呈单相 R 波，aVL 导联负相为主，胸前导联移行区在 V_3 导联之后（图 9-123）。

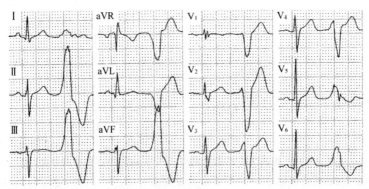

图 9-123　起源于右心室流出道室性期前收缩（V_1～V_6 导联定准电压 5 mm/mV）

（2）起源于左心室流出道：较少见，QRS′波群在 V_1 导联呈类似右束支阻滞图形，下壁导联呈单相 R 波（图 9-124）。

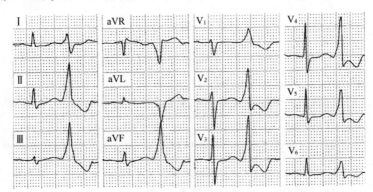

图 9-124　起源于左心室流出道室性期前收缩（V_1～V_6 导联定准电压 5 mm/mV）

（3）起源于右束支近端或右室心肌壁：前者 QRS′波群呈典型的左束支阻滞图形，而后者 QRS′波群呈类似左束支阻滞图形且特别宽大畸形（图 9-125）。

（4）起源于左束支近端或左室壁的心肌中：前者 QRS′波群呈典型的右束支阻滞图形，而后者 QRS′波群呈类似右束支阻滞图形且特别宽大畸形。

（5）起源于左前分支近端：QRS′波群呈右束支阻滞图形伴电轴右偏。

（6）起源于左后分支近端：QRS′波形呈右束支阻滞图形伴电轴左偏。

（7）起源于心尖部：QRS′波群在Ⅱ、Ⅲ、aVF 导联主波向下。

（8）起源于前壁部：$V_1 \sim V_6$ 导联 QRS′ 主波均向下。

（9）起源于后壁部：$V_1 \sim V_6$ 导联 QRS′ 主波均向上。

（10）起源于左心室侧壁部：$V_1 \sim V_3$ 导联 QRS′ 主波向上，V_5、V_6 导联 QRS′ 主波向下。

（11）高位室间隔部：起源于室间隔上部，希氏束分叉附近，QRS′ 波形与窦性略异。该异位搏动是诊断为高位室性还是诊断为房室交界性异位搏动伴非时相性心室内差异性传导很纠结，可根据各地习惯进行酌情取舍。

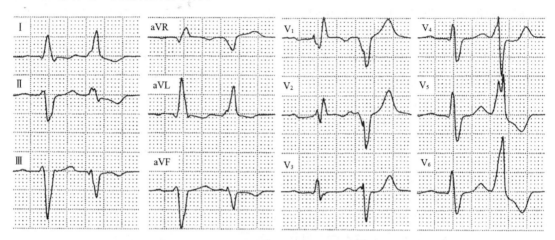

图 9-125　起源于右束支近端或右室心肌壁的室性期前收缩

注　男性，74 岁，冠心病。常规心电图 $V_1 \sim V_6$ 导联定准电压 5 mm/mV，窦性 PR 间期 0.26 秒，QRS 时间 0.16 秒，在 Ⅰ、aVL 导联呈 qRs 型，$R_{aVL} > R_1$，Ⅱ、Ⅲ、aVF 导联呈 rS 型，$S_Ⅲ > S_Ⅱ$，电轴 $-67°$，V_1 导联呈 rsR′ 型；室性期前收缩 QRS′ 波形呈类似左束支阻滞图形，时间 0.16 秒。心电图诊断：①窦性心律；②提示三分支阻滞（完全性右束支阻滞、左前分支阻滞、左后分支一度阻滞）；③提示起源于右束支近端或右室心肌壁的室性期前收缩。

3.特殊部位定位法

（1）起源于左冠状动脉窦：下壁导联呈单相 R 波，Ⅰ 导联呈 rs 型，胸前导联移行区在 V_1 或 V_1、V_2 导联之间（图 9-126）。

（2）起源于右冠状动脉窦：下壁导联呈单相 R 波，Ⅰ 导联多呈 R 型，胸前导联移行区在 V_2 或 V_3 导联。

（3）起源于左、右冠状动脉窦交接处：下壁导联呈单相 R 波，Ⅰ 导联呈 R 型或 Rs 型，胸前导联移行区在 V_1 或 V_1、V_2 导联之间，$V_1 \sim V_3$ 导联至少有一个导联呈 qrS 型，呈现左、右冠状动脉窦起源矛盾时，提示起源于左、右冠状动脉窦交接处。

4.起源于左心室外膜

起源于左心室外膜的室性异位搏动，其 QRS′ 波形具有以下特征。

（1）体表心电图的假性 δ 波时间 >34 毫秒。

（2）R 波波峰时间 >85 毫秒。

（3）RS 间期 >120 毫秒。

（4）Ⅱ、Ⅲ、aVF 导联的 Q 波更多起源于下壁心外膜部位的室性异位搏动。

（5）Ⅰ 导联室性 QRS′ 波群出现 Q(q) 波时，高度提示起源于心外膜。

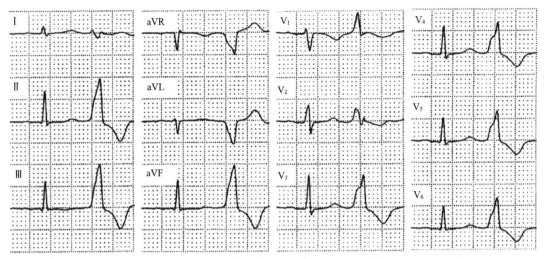

图 9-126　起源于左冠状动脉窦的室性期前收缩（定准电压 5 mm/mV）

（三）室性期前收缩

1.相关名词

（1）室性期前收缩负荷：24 小时动态心电图中室性期前收缩的次数占总记录心搏的百分比。

（2）心室易颤期：相当于在 T 波顶峰前 0.03～0.04 秒处，历时 0.06～0.08 秒，出现在易颤期的室性期前收缩，极易引发严重的室性心律失常。

（3）狭义的 R-on-T 现象：是指室性期前收缩 QRS′波群落在前一搏动的 T 波上并引发严重的室性心律失常。

（4）广义的 R-on-T 现象：是仅指室性期前收缩 QRS′波群落在前一搏动的 T 波上，但未引发严重的室性心律失常。

2.心电图特征

（1）提早出现宽大畸形 QRS-T 波群，时间≥0.12 秒，T 波方向与 QRS 主波方向相反。

（2）其前无相关的 P 波，其后偶有 P⁻ 波，RP⁻ 间期＜0.20 秒。

（3）多呈完全性代偿间歇，若有 P 波出现可呈不完全性代偿间歇（图 9-127），少数无代偿间歇而呈间位型。

（4）极少数发生在收缩中、晚期的室性期前收缩可发生心室内差异性传导，为遇浦肯野纤维或心室肌的相对不应期所致，其 QRS′波形较舒张期出现的室性期前收缩宽大畸形（图 9-128）。

3.发生机制

引发室性期前收缩的机制有折返（微折返多见）、自律性增高、并行心律及触发活动。

4.特殊类型的室性期前收缩

以下特殊类型室性期前收缩，均为病理性室性期前收缩：

（1）多源性室性期前收缩：是指同一导联中室性期前收缩 QRS′波形至少有 3 种且偶联间期不等（图 9-129）。若 QRS′波群呈两种形态且偶联间期不等，则称为双源性室性期前收缩。

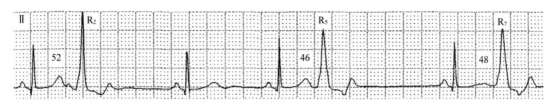

图 9-127　室性期前收缩伴逆传心房出现不完全性代偿间歇

　　注　男性,32 岁,心肌炎后遗症。Ⅱ导联显示窦性 PP 间期 1.03 秒,频率 58 次/分;R_2 搏动前有提早出现的 P′波,QRS 波群较 R_5、R_7 搏动略窄,提示房性期前收缩与室性期前收缩共同除极心室所形成的室性融合波;R_5、R_7 搏动提早出现且宽大畸形,其后有相关的逆行 P⁻ 波跟随,R′P⁻ 间期 0.23~0.25 秒,代偿间歇不完全。心电图诊断:①过缓的窦性搏动(58 次/分);②房性期前收缩与室性期前收缩形成的室性融合波;③频发室性期前收缩伴室房逆传一度阻滞。

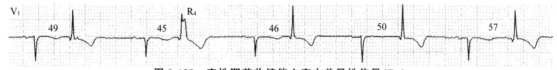

图 9-128　室性期前收缩伴心室内差异性传导(R_4)

　　注　男性,58 岁,冠心病。V_1 导联显示每隔 1 个窦性搏动提早出现 1 次呈 qR 型 QRS-T 波群,其偶联间期不等(0.45~0.57 秒),两异位搏动之间相等(1.40 秒),为并行心律,值得关注的是偶联间期较短的 R_4 搏动,其起始向量不变,而终末波宽钝,为长短周期后发生了心室内差异性传导所致。心电图诊断:①窦性心律;②频发并行心律型室性期前收缩,呈二联律,时伴心室内差异性传导。

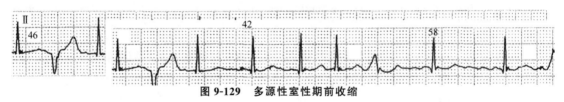

图 9-129　多源性室性期前收缩

　　注　男性,76 岁,冠心病、心房颤动。Ⅱ导联显示基本节律为心房颤动,可见 3 次提早出现形态不一致的宽大畸形 QRS-T 波群,其偶联间期不等,有类代偿间歇,平均心室率 100 次/分。心电图诊断:①心房颤动(细颤型)伴正常心室率(100 次/分);②频发多源性室性期前收缩。

　　(2)多形性室性期前收缩:是指同一导联中室性期前收缩 QRS′波形至少有 3 种,但偶联间期相等(图 9-130)。若 QRS′波群呈两种形态且偶联间期相等,则称为双形性室性期前收缩。

　　(3)特宽型室性期前收缩:是指室性期前收缩 QRS′波群时间≥0.16 秒。多见于严重的器质性心脏病。其 QRS′波群越宽,预后越差。

　　(4)特矮型室性期前收缩:是指所有导联室性期前收缩 QRS′波幅均＜1.0 mV。

　　(5)平顶型室性期前收缩:是指室性期前收缩 QRS′波形类似于左束支阻滞时 V_5、V_6 导联 QRS 波形的特征。

　　(6)特早型室性期前收缩:是指室性期前收缩的偶联间期＜0.43 秒,包括 T 波上室性期前收缩(R-on-T 现象),可伴有心室内差异性传导。当提早指数(RR′间期/QT 间期)＜0.90 秒时,易诱发严重的室性心律失常。

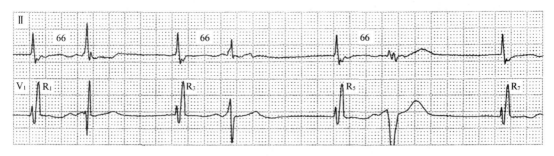

图 9-130　多形性室性期前收缩

注　女性,86 岁,冠心病、心力衰竭、右侧股骨颈骨折。Ⅱ、V_1 导联同步记录,未见明显的 P 波或 f 波,基本 QRS 波群呈右束支阻滞图形(时间 0.13 秒),如 R_1、R_3、R_6、R_7;提早出现 QRS-T 波形不一致,而偶联间期相等(0.66 秒),其后代偿间歇长短不一,平均心室率 70 次/分;Ⅱ 导联 T 波低平,QT 间期 0.58 秒。心电图诊断:①首先考虑心房颤动(细颤型)伴正常心室率(平均 70 次/分);②频发多形性室性期前收缩,呈二联律;③完全性右束支阻滞;④轻度 T 波改变;⑤QT 间期延长。

5.良性室性期前收缩与病理性室性期前收缩的鉴别

遇室性期前收缩时,最好能判断该期前收缩是良性的还是病理性的。若是病理性的,是器质性心脏病所致,还是体液性异常所致(如药物中毒、电解质紊乱、酸碱平衡失调、低氧血症等),以利于临床医生进一步诊治。

6.室性期前收缩的分级

Lown 等将监护病房心肌梗死患者所出现的室性期前收缩分为 5 级,认为 3~5 级具有警报意义,易发生严重的室性心律失常而猝死。

7.关注高风险的室性期前收缩

发生在下列情况的室性期前收缩,属高风险的期前收缩,须引起足够的重视。

(1)上述 6 种病理性室性期前收缩及 Lown 分级法中 4B 级、5 级。

(2)严重的器质性心脏病的室性期前收缩,如急性心肌梗死、各类心肌病及心力衰竭等。

(3)严重的电解质紊乱时,如低钾血症、高钾血症等。

(4)离子通道心肌病:长 QT 间期综合征、短 QT 间期综合征及 J 波综合征(Brugada 综合征、早复极综合征)。

(5)有 T 波电交替者。

(6)药物过量或中毒引起的室性期前收缩,如洋地黄中毒等。

8.室性期前收缩的危害性

(1)影响生活质量:发生室性期前收缩时,若有心悸、胸闷等自觉症状者,则会影响生活质量。

(2)特早型或落在 T 波上室性期前收缩,极易引发严重的室性心律失常而危及生命。

(3)特早型(偶联间期<0.43 秒)、高负荷室性期前收缩(>25%)引发室性期前收缩性心肌病概率明显增高。

9.引发室性期前收缩的常见原因

引发室性期前收缩的常见原因有神经功能性因素、各种器质性心脏病、各种药物过量或中毒、电解质紊乱或酸碱平衡失调、低氧血症、心肌的直接机械性刺激及原发性心电离子通道疾病等。

10.室性期前收缩的治疗原则

(1)消除诱因,积极治疗原发病。

(2)酌情选用抗心律失常药物:β受体阻滞药(美托洛尔)、膜稳定剂(美西律、普罗帕酮)及复极抑制剂(胺碘酮)。

(3)必要时行射频消融术:能根治70%～100%患者室性期前收缩,尤其对起源于右心室流出道的室性期前收缩效果更好。

(四)室性心动过速

1.基本概念

凡是起源于希氏束分叉部以下、连续出现3次或3次以上、频率＞100次/分的心动过速,就称为室性心动过速。

2.心电图特征

(1)绝大部分 QRS'波群宽大畸形,时间≥0.12秒;少部分 QRS'波形、时间均正常(如起源于希氏束分叉部附近)或 QRS'波形呈分支阻滞图形,时间≤0.12秒(如起源于左前分支、左后分支部位)。

(2)上述 QRS'波群连续出现3次或3次以上。

(3)频率101～250次/分,大多为150～200次/分,其 R'R'间期规则或稍不规则。

(4)存在干扰性房室分离(图9-131)。

(5)出现窦性夺获或室性融合波,具有诊断意义。

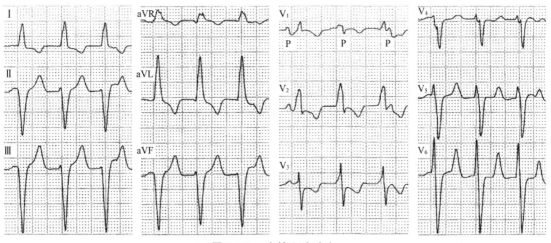

图9-131 室性心动过速

注 男性,35岁,突发心动过速2小时。常规心电图显示 V₁～V₃ 导联窦性 P 波落在 QRS-T 波群不同部位上,PP 间期0.68秒,频率88次/分;QRS 波群宽大畸形,其 R'R'间期0.55秒,频率109次/分。心电图诊断:①窦性心律;②阵发性室性心动过速(109次/分);③干扰性房室分离。

3.发生机制

引发室性心动过速的机制有折返型、自律性增高型、并行心律型及触发型4种。

4.分类

室性心动过速的分类繁多,通常按照持续时间的长短(短阵性、持续性及无休止性)、发病机制(折返型、自律性增高型、并行心律型及触发型)及 QRS′波形特征等进行分类。现根据 QRS′波形特征对室性心动过速的分类及其特征进行阐述。

(1)单形性或单源性室性心动过速:QRS′波形始终是一致的且与单个及成对室性期前收缩 QRS′波形相同(图 9-132)。

(2)双形性或双源性室性心动过速:QRS′波形两种,若其 R′R′间期相等,则提示为双形性;若 R′R′间期呈短长两种,则提示为双源性(图 9-133)。

(3)多形性室性心动过速:QT 间期正常时,其 QRS′波形呈连续性变化,频率多>250 次/分(图 9-134)。

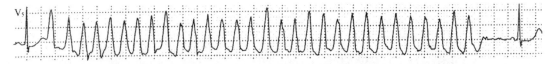

图 9-132　R-on-T 室性期前收缩诱发极速型单形性室性心动过速(300 次/分)

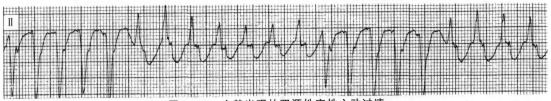

图 9-133　交替出现的双源性室性心动过速

注　男性,68 岁,冠心病、突发心动过速 1 小时。Ⅱ导联未见窦性 P 波,两种宽大畸形 QRS-T 波群呈交替出现,每种形态持续 5、7 个搏动,R′R′间期 0.30~0.35 秒,频率 171~200 次/分。心电图诊断:双源性极速型室性心动过速(171~200 次/分)。

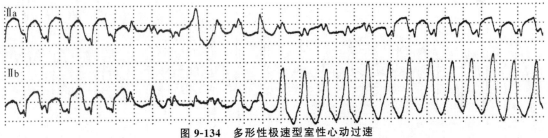

图 9-134　多形性极速型室性心动过速

注　男性,21 岁,晕厥待查。Ⅱa、Ⅱb 导联连续记录,未见窦性 P 波,QRS 波群宽大畸形,形态多变,R′R′间期 0.21~0.24 秒,频率 250~286 次/分。心电图诊断:多形性极速型室性心动过速(250~286 次/分)。

(4)尖端扭转型室性心动过速:QT 间期延长时,其 QRS′主波每隔 3~10 个搏动围绕基线进行扭转,常由 R-on-T 室性期前收缩所诱发(图 9-135)。

(5)双向性室性心动过速:由两种方向相反的 QRS′波群交替出现而组成(图 9-136)。

(6)多源性室性心动过速:QRS′波形 3 种或 3 种以上,其 R′R′间期不等。

(7)分支型室性心动过速:QRS′波形呈右束支阻滞合并左前分支阻滞(图 9-137)或左后分支阻滞图形(图 9-138),时间≤0.12 秒;多见于无器质性心脏病的年轻患者,维拉帕米治疗有效。

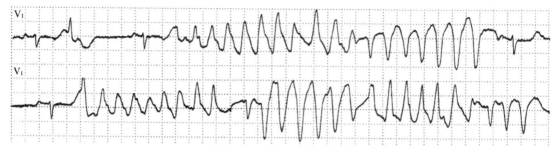

图 9-135　R-on-T 室性期前收缩诱发尖端扭转型室性心动过速

　　注　男性,33 岁,周期性瘫痪、低钾血症(血钾浓度 3.0 mmol/L)。上、下两行 V_1 导联连续记录,显示窦性 PP 间期 0.77 秒,频率 78 次/分;可见 R-on-T 多源性室性期前收缩并诱发短阵性室性心动过速,其 QRS′波形多变并围绕基线进行扭转,R′R′间期 0.23～0.28 秒,频率 214～261/分;QT 间期 0.50～0.54 秒。心电图诊断:①窦性心律;②多源性 R-on-T 室性期前收缩诱发尖端扭转型室性心动过速(214～261 次/分);③QT 间期延长。

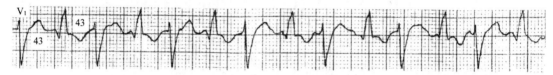

图 9-136　双向性室性心动过速

　　注　男性,75 岁,冠心病、心房颤动、长期服用地高辛。V_1 导联未见明显的窦性 P 波,似有 f 波,QRS 波群呈交替性类似左束支和右束支阻滞图形,其 R′R′间期 0.43 秒,频率 140 次/分。心电图诊断:①心房颤动(细颤型);②双向性室性心动过速(140 次/分);③完全性房室分离;④提示洋地黄中毒。

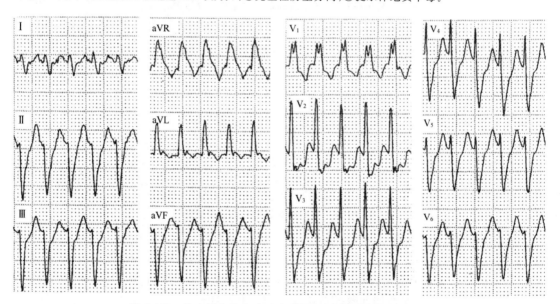

图 9-137　分支型室性心动过速(起源于左后分支或其附近)

　　注　女性,19 岁,突发心动过速 2 小时。常规心电图显示 QRS 波群宽大畸形(时间 0.12 秒),R′R′间期 0.27 秒,频率 222 次/分;Ⅰ、Ⅲ导联主波均向下,为无人区电轴,但 $S_Ⅲ > S_Ⅱ$,$R_{aVL} > R_Ⅰ$;aVR 导联呈 qR 型;V_1 导联呈 R 型,R 波挫折,V_6 导联呈 rS 型,r/S<1。心电图诊断:分支型室性心动过速(222 次/分),提示起源于左后分支附近。

5.常见病因

约 90% 的室性心动过速发生在器质性心脏病、电解质异常或药物中毒中,如急性心肌梗死、各类心肌病、急性心力衰竭、长 QT 间期综合征、低钾血症、洋地黄中毒等;约 10% 的室性心动过速发生在无明显器质性心脏病中(特发性室性心动过速)。

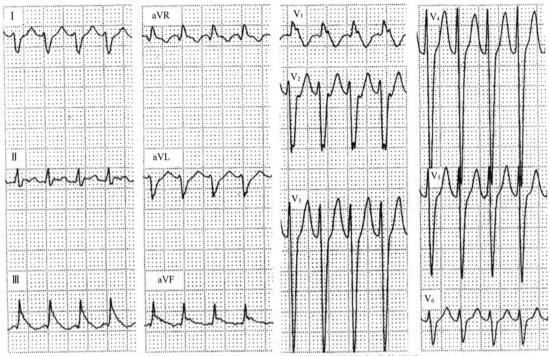

图 9-138　分支型室性心动过速(起源于左前分支或其附近)

注　男性,77 岁,突发心动过速 3 小时。常规心电图显示 QRS 波群宽大畸形(时间 0.12 秒),类似右束支和左后分支阻滞图形,R′R′间期 0.31 秒,频率 194 次/分;aVR 导联呈 Qr 型,Q 波时间 0.04～0.05 秒;V₁ 导联呈 R 型,V₆ 导联呈 rS 型,r/S<1;V₁、V₂ 导联 ST 段上似有逆行 P⁻ 波重叠。心电图诊断:分支型室性心动过速(194 次/分)可能伴 1∶1 室房逆传,提示起源于左前分支附近。

6.诊断时应注意的问题

(1)鉴别诊断:主要与室上性心动过速合并束支阻滞、心室内差异性传导、心室预激相鉴别。

(2)确定起源部位:根据 12 导联 QRS′波形特征,确定起源或折返部位。

(3)确定室性心动过速类型及其发生机制。

(4)尽量判定引发室性心动过速的病因及诱因。

7.临床意义

室性心动过速发作时,由于基础心脏病、心功能状态、心动过速频率高低及持续时间长短等不同情况,其临床表现及预后有很大的差异。持续性室性心动过速,尤其是多形性、尖端扭转型及频率较快者(>150 次/分)是一种严重的心律失常。室性心动过速绝大部分伴发于器质性心脏病患者,易导致血流动力学改变,不仅使心功能恶化,还可引发心电紊乱,出现心室扑动或颤动而猝死。故应进行标本兼治,在积极治疗室性心动过速的同时,也应积极治疗原发病。

8.持续性室性心动过速的紧急处理

有关持续性室性心动过速的紧急处理,2015年欧洲心脏病学会(ESC)在指南中提出了如下建议。

(1)若患者出现血流动力学不稳定(心源性休克),则应进行直接电复律。

(2)若患者低血压但尚有意识,则应在电复律前给予快速镇静。

(3)对血流动力学稳定的宽QRS心动过速患者,应首选电复律。

(4)对未发生严重的心力衰竭或非急性心肌梗死患者,选用药物治疗时可考虑静脉应用普鲁卡因胺或氟卡尼。

(5)对伴有心力衰竭或疑似心肌缺血患者,选用药物治疗时可考虑静脉应用胺碘酮。

(6)对单形性室性心动过速患者,静脉应用利多卡因效果一般。

(7)对起源于分支附近的室性心动过速(QRS′波形呈右束支阻滞型伴电轴左偏或右偏)患者,应静脉使用维拉帕米或β受体阻滞药。

(五)加速的室性逸搏及其心律

1.基本概念

当室性异位起搏点自律性轻度增高(频率41～100次/分)出现1～2次搏动时,便称为加速的室性逸搏;若连续出现3次或3次以上搏动,则称为加速的室性逸搏心律。

2.心电图特征

(1)宽大畸形QRS′波群的周期0.6～1.5秒(频率41～100次/分),可相等或不一致,其周期的长短代表异位起搏点自律性的高低。

(2)可呈单个、成对及连续出现(图9-139、图9-140),当连续出现时,可有起步现象。

(3)仅出现单一的室性异位节律,频率41～100次/分,就称为加速的室性逸搏心律(图9-141)。

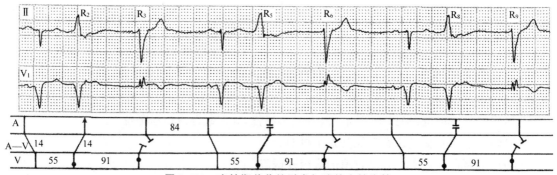

图9-139 室性期前收缩引发加速的室性逸搏

注 男性,70岁,冠心病。Ⅱ、V₁导联同步记录,定准电压5 mm/mV。显示窦性PP间期0.84秒,频率71次/分,PR间期0.14秒,电轴－48°;R₂、R₅、R₈搏动为提早出现宽大畸形QRS-T波群,偶联间期相等,其后有逆行P⁻波跟随,R′P⁻间期0.14秒,P⁻波形态不一致,R₅、R₈搏动后P⁻波为房性融合波,R₃、R₆、R₉搏动为延迟出现宽大畸形QRS-T波群,其逸搏周期0.91秒,频率66次/分,为加速的室性逸搏。心电图诊断:①窦性心律;②频发室性期前收缩伴逆传心房,时呈房性融合波;③频发加速的室性逸搏(66次/分);④电轴－48°。

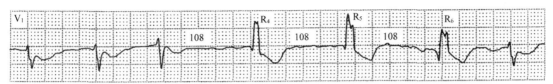

图 9-140　短阵性加速的室性逸搏心律伴室性融合波

　　注　男性,76 岁,心房颤动。V_1 导联显示基本节律为心房颤动,平均心室率 70 次/分;R_4、R_5、R_6 搏动为延迟出现宽大畸形 QRS-T 波群,其逸搏周期 1.08 秒,频率 56 次/分,形态不一致,考虑 R_4、R_5 搏动为室性融合波。心电图诊断:①心房颤动(细颤型)伴正常心室率(平均 70 次/分);②短阵性加速的室性逸搏心律伴室性融合波(56 次/分);③不完全性干扰性房室分离;④二度房室阻滞待排。

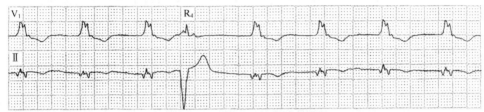

图 9-141　加速的室性逸搏心律

　　注　女性,84 岁,冠心病、慢性心房颤动。V_1、Ⅱ导联同步记录,定准电压 5 mm/mV。未见各种心房波(P、f 波),R_4 搏动为提早出现 QRS 波群宽大畸形,其余 QRS 波群在 V_1 导联呈左突耳征,$R'R'$ 间期规则 0.90 秒,频率 67 次/分。心电图诊断:①提示心房颤动(细颤型);②室性期前收缩;③加速的室性逸搏心律(67 次/分);④完全性房室分离,可能由三度房室阻滞所致,建议动态心电图检查。

　　3.发生机制

　　为室性异位起搏点自律性轻度增高超过窦房结、心房、房室交界区起搏点的频率或希氏束远端存在高度至三度阻滞所致(图 9-142、图 9-143)。

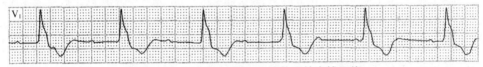

图 9-142　三度房室阻滞、加速的室性逸搏心律

　　注　男性,77 岁,冠心病。V_1 导联定准电压 5 mm/mV,显示窦性 PP 间期 0.54 秒,频率 111 次/分,PR 间期长短不一,QRS 波群宽大畸形呈左突耳征,其 $R'R'$ 间期 1.18 秒,频率 51 次/分。心电图诊断:①窦性心动过速(111 次/分);②三度房室阻滞;③加速的室性逸搏心律(51 次/分)。

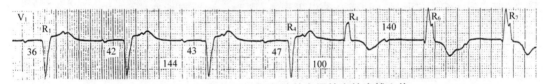

图 9-143　三度房室阻滞、加速的多源性室性逸搏心律

　　注　男性,58 岁,冠心病。V_1 导联定准电压 5 mm/mV,显示窦性 PP 间期 0.70 秒,频率 86 次/分,PR 间期长短不一,QRS 波群宽大畸形呈 4 种形态:①呈类似左束支阻滞型,如 R_1 搏动,其 $R'R'$ 间期 1.44 秒,频率 42 次/分;②呈类似右束支阻滞型,如 R 搏动,其 $R'R'$ 间期 1.0 秒,频率 60 次/分;③呈类似右束支阻滞型及左突耳征,如 R_6、R_7 搏动,其 $R'R'$ 间期 1.40 秒,频率 43 次/分;④呈类似左束支阻滞型但相对变窄,如 R_4 搏动,为室性融合波。心电图诊断:①窦性心律;②三度房室阻滞;③加速的多源性室性逸搏心律及室性融合波(42~43 次/分)。

4.临床意义

(1)加速的室性逸搏及其心律的出现,说明窦房结、心房或房室交界区起搏点自律性降低或希氏束远端存在高度至三度阻滞所致,见于急性心肌梗死、心肌炎、心肌病、低钾血症、洋地黄中毒、心脏手术及心肌再灌注损伤等。

(2)冠状动脉急性闭塞后再开通的瞬间最容易出现加速的室性逸搏心律,此心律失常被认为是冠状动脉再通的标志之一。

(六)非阵发性室性心动过速

室性异位心律的频率轻度增高(61~100 次/分)与窦性频率接近,两者竞争性地控制心室且连续出现 3 次或 3 次以上,呈现干扰性房室分离(图 9-144),可出现室性融合波。

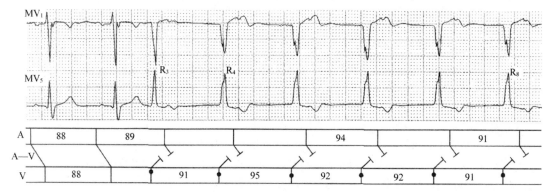

图 9-144 非阵发性室性心动过速(63~66 次/分)

注 男性,31 岁,病毒性心肌炎。MV_1、MV_5 导联同步记录,显示窦性 PP 间期 0.88~0.94 秒,频率 64~68 次/分,QRS 时间 0.13 秒;R_3 搏动为提早出现相对正常化 QRS-T 波群,R_4～R_8 搏动为延迟出现类似左束支阻滞型 QRS-T 波群,其 R'R'间期 0.91~0.95 秒,频率 63~66 次/分,窦性 P 波落在 ST 段、T 波不同部位上而呈现干扰性房室分离。心电图诊断:①窦性心律;②非特异性室内阻滞;③室性期前收缩;④非阵发性室性心动过速(63~66 次/分);⑤不完全性干扰性房室分离。

(七)室性逸搏及其心律

1.心电图特征

(1)延迟出现 1~2 次宽大畸形 QRS'波群,时间≥0.12 秒,T 波与 QRS'主波方向相反。若其 QRS'波形一致,则为单源性室性逸搏;若 QRS'波形呈两种形态,则为双源性室性逸搏(图 9-145);若 QRS'波形呈 3 种或 3 种以上形态,则为多源性室性逸搏。

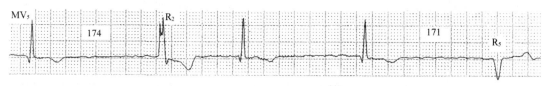

图 9-145 双源性室性逸搏

注 男性,71 岁,心房颤动、服用洋地黄。MV_5 导联显示基本节律为心房颤动,平均心室率 45 次/分;R_2、R_5 搏动为延迟出现宽大畸形 QRS-T 波群,逸搏周期分别为 1.74 秒、1.71 秒,频率 34 次/分、35 次/分;T 波浅倒置。心电图诊断:①心房颤动(细颤型)伴缓慢心室率(平均 45 次/分);②提示二度房室阻滞;③双源性室性逸搏(34 次/分、35 次/分);④提示洋地黄中毒,请结合临床;⑤T 波改变。

（2）其 QRS'波群前、中、后可有窦性 P 波,但 PR 间期<0.12 秒,表明 P 波被干扰而不能下传;QRS'波群后面偶有逆行 P⁻波跟随,其 R'P⁻间期<0.20 秒。

（3）若逸搏周期 1.5～3.0 秒,频率 20～40 次/分,则称为室性逸搏;若逸搏周期>3.0 秒,频率<20 次/分,则称为过缓的室性逸搏。

（4）若连续延迟出现 3 次或 3 次以上宽大畸形 QRS'波群,频率 20～40 次/分,则称为室性逸搏心律(图 9-146)。

（5）可出现室性融合波。

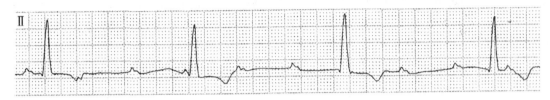

图 9-146　室性逸搏心律

注　男性,74 岁,冠心病。Ⅱ导联显示窦性 PP 间期 0.68 秒,频率 88 次/分,P 波时间 0.13 秒,呈双峰切迹,两峰距 0.06 秒;PR 间期长短不一,QRS 波群宽大畸形(时间 0.14 秒),R'R'间期 1.84～1.88 秒,频率32～33 次/分。心电图诊断:①窦性心律;②P 波增宽伴切迹,提示不完全性左心房内阻滞,请结合临床;③三度房室阻滞;④室性逸搏心律(32～33 次/分)。

2.临床意义

（1）出现室性逸搏及其心律,虽然其本身是一种生理性保护机制,但表明窦房结、心房、房室交接区起搏点均受到了抑制或出现希氏束远端高度至三度阻滞,多见于严重心脏病患者。

（2）因室性逸搏起搏点的自律性较低且极不稳定,易发生停搏而出现心室停搏,故属严重心律失常的范畴,应及时植入双腔起搏器。

（3）QRS'波群越宽大畸形,频率越慢者,提示其起搏点位置越低,是心脏停搏的先兆。

（八）混合性室性异位心律

混合性室性异位心律是指在一阵室性异位心律中,既有室性期前收缩,也有加速的室性逸搏及室性逸搏出现,其 QRS'波形多变或一致,R₇R'间期明显不等(图 9-147)。为心室内多个或单个异位起搏点自律性高低改变所致。心电图可诊断为"由室性期前收缩、加速的室性逸搏及室性逸搏组成的室性异位心律"。

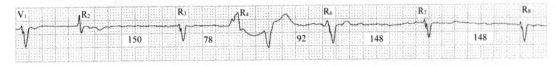

图 9-147　由室性逸搏、加速的室性逸搏及室性期前收缩组成的多源性混合性室性异位心律

注　男性,80 岁,冠心病、慢性心房颤动、服用洋地黄。V₁导联定准电压 5 mm//mV,显示基本节律为心房颤动,平均心室率 65 次/分;R₂形态正常,为 f 波下传心室;R₃、R₇、R₈为延迟出现宽大畸形 QRS-T 波群,逸搏周期 1.48～1.50 秒,频率 40～41 次/分,为室性逸搏;R₄～R₆形态不一,R'R'间期长短不一,为多源性室性期前收缩、加速的室性逸搏。心电图诊断:①心房颤动(细颤型)伴正常心室率(平均 65 次/分);②由室性逸搏、加速的室性逸搏及室性期前收缩组成的多源性混合性室性异位心律;③提示二度房室阻滞;④提示洋地黄中毒,请结合临床。

(九)心室扑动

心室扑动是介于室性心动过速与心室颤动之间的一种快速而规则严重的室性心律失常，表现为 QRS 波群和 T 波难以分辨，类似"正弦曲线"，频率可快可慢，多在 180～250 次/分（图 9-148）。

(十)心室颤动

心室颤动是一种极速型室性心律失常，表现为 QRS-T 波群消失，代之以波形、波幅及时距均不等的小圆钝波，频率 250～500 次/分。根据颤动波振幅的高低可分为粗大型心室颤动（波幅≥0.5 mV）和细小型心室颤动（波幅<0.5 mV）两种类型，前者除颤成功率高。根据病因不同可分为原发性、继发性及特发性心室颤动三种类型。①原发性心室颤动：是由心室肌存在具体的电生理异常所致且发作前无严重的血流动力学紊乱，冠心病为最常见的病因。②继发性心室颤动：是继发于心肌严重损害、心力衰竭而引发的心室颤动。③特发性心室颤动：是指经临床详尽检查未能发现心脏有结构异常、原因不明的自发性心室颤动。

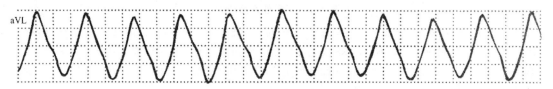

图 9-148　缓慢型心室扑动

注　糖尿病、酮症酸中毒、高钾血症（血钾浓度 8.6 mmol/L）患者出现 QRS 波群和 T 波难以分辨，类似"正弦曲线"，频率 109 次/分，为缓慢型心室扑动。

第五节　冠状动脉供血不足的心电图表现

引起冠状动脉供血不足的病因有多种，其中冠状动脉粥样硬化占 90％左右。其他病因较少见，约占 10％。如冠状动脉栓塞、肿瘤、夹层动脉瘤、冠状动脉炎，先天性冠状动脉畸形、外伤、较长时间的心脏停搏等。

冠状动脉供血不足有急性与慢性之分。急性冠状动脉供血不足时，临床上多有心绞痛，偶可无症状，心电图可出现一过性缺血性改变或心律失常。慢性冠状动脉供血不足者，平时心电图即可能显示心肌缺血的改变。

一、急性冠状动脉供血不足

(一)心电图改变

急性冠状动脉供血不足发病是突然的，在有症状的患者表现为心绞痛或在运动及心电图负荷试验中诱发急性心肌缺血，伴有或不伴有心绞痛。急性冠状动脉供血不足发作前后的心电图可以是正常或基本正常，也可以在慢性冠状动脉供血不足的基础上发生。

1.损伤型 ST 段改变

急性冠状动脉供血不足时，心电图上出现一过性损伤型 ST 段移位，缺血因素解除以后，心电图迅速恢复原状（图 9-149）。

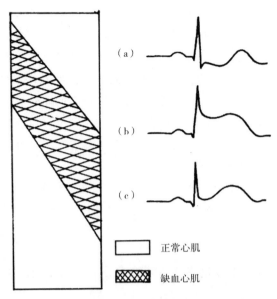

(a)

(b)

(c)

☐ 正常心肌

▨ 缺血心肌

图 9-149 急性心肌缺血程度与 ST 段改变

注 (a)心内膜下心肌缺血，ST 段下降，呈水平型或下斜型。(b)透壁性心肌缺血，ST 段显著抬高。(c)心外膜下心肌缺血，ST 段轻度抬高。

(1)ST 段下降：急性心内膜下心肌缺血或损伤，可引起 ST 段下降。其形态呈水平型、下斜型及低垂型，下降的幅度大于 0.10 mV，持续时间大于 1 分钟，QX/QT≥50％，R-ST 夹角≥90°。原有 ST 段下降者，在原有基础上再下降大于 0.10mV。原有 ST 段抬高者，急性冠状动脉供血不足时，ST 段可暂时回至基线或下降的幅度大于 0.10 mV。ST 段下降可以单独出现，也可以伴有 T、U、QRS 波群改变。根据 ST 段下降的导联，可以推测出心内膜下心肌损伤的部位。ST 段下降至少出现在 2 个或 2 个以上相邻的导联上。因心肌缺血损伤大多发生于左心室前壁、心尖部及下壁心内膜处，故 ST 段下降多见于 $V_4 \sim V_6$ 及 Ⅱ、Ⅲ、aVF 导联。急性前间壁心内膜下心肌损伤，$V_1 \sim V_3$ 导联 ST 段下降多在 0.20 mV 左右。急性前壁内膜下心肌损伤，$V_3 \sim V_5$ 导联 ST 段下降，多数以 V_4 导联下降最显著，可在 0.10～0.50 mV。急性前侧壁心内膜下心肌损伤，$V_4 \sim V_6$ 或 V_5、V_6 导联 ST 段下降多在 0.10～0.30 mV。急性高侧壁心肌损伤，Ⅰ、aVL 导联 ST 段下降多在 0.10～0.20 mV。急性广泛前壁心内膜下心肌损伤，$V_1 \sim V_6$ 或 Ⅰ、aVL 导联 ST 段下降。急性下壁心内膜下心肌损伤，Ⅱ、Ⅲ、aVF 导联 ST 段下降，ST 段下降的幅度为 Ⅲ＞aVF＞Ⅱ，Ⅲ 导联可达 0.30 mV，Ⅱ 导联多在 0.10～0.20 mV。急性后壁心内膜下心肌损伤，$V_7 \sim V_9$ 导联 ST 下降，对应导联 $V_1 \sim V_3$ 的 ST 段轻度抬高。一般将 ST 段下降的幅度＞0.20 mV 者列为心肌缺血的强指征。冠状动脉造影多显示有多支严重的冠状动脉病变。因此，ST 段下降的程度越显著，提示内膜下心肌损伤的程度越重。

Holter 监测结果表明，缺血性 ST 段下降时，核素心肌显像示[201]铊心肌灌注缺损，左心室造影发现缺血区心肌收缩功能减低。由此证明，一过性缺血性 ST 段改变，是反映急性冠状动脉供血不足最可靠的指标之一。Holter 监测是捕捉急性冠状动脉机能的有效、实用、可靠、无创的检查方法。它可以记录到一定时间内心肌缺血的次数,每阵缺血持续的时间,缺血的程度及心肌缺血总负荷(ST 段下降幅度×缺血总时间=心肌缺血总负荷,单位是 mm·min)。心脏负荷试验也是检测急性冠状动脉供血不足最常用的检查方法。活动平板运动试验显示,急性冠状动脉供血不足多发生于运动量接近于极限状态及运动结束 2~10 分钟,历时 3~10 分钟,超过 10 分钟少见。经休息或含服硝酸甘油后,心绞痛症状及缺血性 ST 段改变迅速消失。

(2)ST 段抬高:急性冠状动脉供血不足引起 ST 段抬高的同时有心绞痛发作,见于变异型心绞痛及自发性心绞痛。ST 段抬高的程度在 0.20~1.0 mV,症状缓解以后,ST 段立即回至基线。原有 ST 段抬高者,变异型心绞痛发作时,ST 段可进一步显著抬高;原有 ST 段下降者,可出现伪性改善,即 ST 段暂时回至基线。

ST 段抬高不太多见,它是穿壁心肌损伤的表现,冠状动脉造影显示相关的某一支冠状动脉几乎闭塞或完全闭塞,如闭塞的冠状动脉不能短时间内开放,则可发展成为急性心肌梗死。ST 段抬高的同时常伴有 T 波高耸,QRS 时间延长及振幅增大,室性心律失常和心脏电交替等。

ST 段抬高有时也可伴有 T 波倒置或正负双向,ST 段呈凸面向上,与急性心肌梗死充分发展期的图形相类似。

2.T 波动态改变

急性冠状动脉供血不全引起的缺血性 T 波改变呈一过性,缺血因素缓解以后,T 波恢复原状(图 9-150)。

(1)急性心内膜下心肌缺血:急性心内膜下心肌缺血发作时,缺血部位的导联上 T 波增高、变尖,两肢对称,基底部变窄,可伴有 QT 间期缩短。

(2)急性心外膜下心肌缺血:缺血区的导联 T 波倒置,呈冠状 T 波。原为 T 波倒置者,T 波倒置进一步增深。

(3)急性穿壁性心肌缺血:在缺血部位的导联上 T 波倒置进一步增深,可伴有 QT 间期延长。

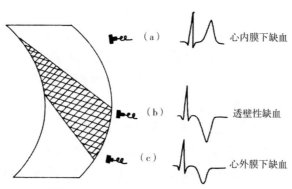

图 9-150 急性心肌缺血程度与 T 波改变

注 (a)心内膜下心肌缺血,T 波直立高尖。(b)透壁性心肌缺血,T 波对称性深倒置。(c)心外膜下心肌缺血,T 波倒置。

3.一过性 U 波改变

急性冠状动脉供血不足可引起 U 波一过性变化。急性冠状动脉供血不足引起的 U 波改变有:①U 波倒置;②U 波直立,振幅增大,时间增宽,有时 U 波振幅大于 T 波。U 波倒置相对多见,既可单独出现,也可与 ST 段和 T 波异常改变伴随出现。部分左心室前壁急性缺血可出现 U 波直立,常伴有心率增快或心动周期缩短。U 波变化与 ST 段和 T 波改变一样,通常为一过性,随着缺血缓解而恢复正常或恢复到缺血发作前状态。关于 U 波的产生机制尚未完全阐明。

4.一过性心肌梗死图形

少数急性冠状动脉供血不足的患者,因心肌遭受到了严重的缺血性损害,可暂时丧失除极能力,出现急性心肌梗死波形,在梗死区的导联上出现异常 q 或 Q 波。但此时处于电静止状态下的心室肌仍处于可逆阶段,反映透壁性缺血后一部分心肌发生顿抑,此时血液中提示心肌坏死的血清心肌标志物并不升高。随着心肌缺血的缓解,异常 Q 波数分钟至数小时后消失,少数患者的异常 Q 波可持续长达数日。急性冠状动脉供血不足形成的异常 Q 波可以为 q、Q 或 QS 形,出现在有 ST 段改变的导联或有 ST 段改变的部分导联。

5.一过性心律失常

急性冠状动脉供血不足导致的心肌缺血性损伤可引起多种心律失常。主要如下。

(1)窦性心律失常:出现一过性窦性心动过速、窦性心动过缓、窦性停搏、窦房传导阻滞。

(2)期前收缩:可有房性期前收缩及室性期前收缩。期前收缩可为单形性、多形性及多源性。

(3)室性心动过速:多数为单形性室性心动过速,心室率多在 150 次/分左右,RR 间期可匀齐,也可明显不规则,多由 3～7 个室性 QRS 波群构成,常由成对室性期前收缩诱发。其他类型的室性心动过速比较少见,如多源性、多形性及扭转型室性心动过速,常由 R-on-T 现象的室性期前收缩诱发。QT 间期缩短时发生的 R-on-T 现象,诱发的室性心动过速频率较快,可达 180～260 次/分。此型室性心动过速因心室率过快,持续 10 毫秒以上者,可引起晕厥,即阿—斯综合征。在 QT 间期延长基础上发生 R-on-T 现象室性期前收缩诱发的室性心动过速,基本心律多为缓慢心律失常及房室传导阻滞,可用起搏法治疗。将起搏频率调至 70 次/分左右时,随着 QT 间期的缩短,心室肌非同步复极化现象趋向一致,从而终止激动折返,室性心动过速也即消失。

(4)房室传导阻滞及束支传导阻滞:一度房室传导阻滞比较常见,表现为暂时性 PR 间期延长。二度房室传导阻滞中以 I 型多见,II 型少见,多见于下壁心肌梗死。由前壁心肌缺血引起的二度 II 型房室传导阻滞,可发展成为高度、几乎完全或完全性房室传导阻滞。三度房室传导阻滞少见,可有一过性左、右束支传导阻滞及其分支传导阻滞。

(5)其他心律失常:常见有房性心动过速、心房扑动、心房颤动等(图 9-151)。

室性快速性心律失常最为常见,急性 ST 段抬高和严重 ST 段下移的心肌缺血均可伴发频发室性期前收缩、短阵性或持续室性心动过速。急性缺血引起的正常心肌、缺血心肌和损伤心肌之间的电流差异以及复极离散程度的不均一性的增加是室性心律失常发生的重要基质和电生理机制。

(二)急性冠状动脉供血不足的向量图改变

1.ST 向量改变

正常情况下,心室除极所形成的 QRS 向量环,一般是闭合的。心肌损伤以后,QRS 环不再闭合,出现 ST 向量。ST 向量投影在某些导联轴负侧,出现 ST 段下降;投影在某些导联轴正侧,则 ST 段抬高。

2.T 向量改变

正常 T 环最大向量方位与 QRS 最大向量的方向保持一致。但心室某一部位缺血时,该部位心室复极程度发生了改变,最大 T 环向量背离缺血区,在缺血区的导联上 T 波倒置。例如,左心室穿壁心肌缺血时,T 向量背离左心前导联,投影在该导联轴的负侧,出现深而倒置的 T 波。如果是心内膜下心肌缺血,复极程度没有发生明显改变,缺血区心肌复极时间延迟,并且不受对侧部位心室复极的影响,可产生一个方向不变而明显增大的 T 波。如左心室前壁内膜下心肌缺血,在横面上,向前的 T 环增大,投影在前壁导联轴正侧,出现高大 T 波。

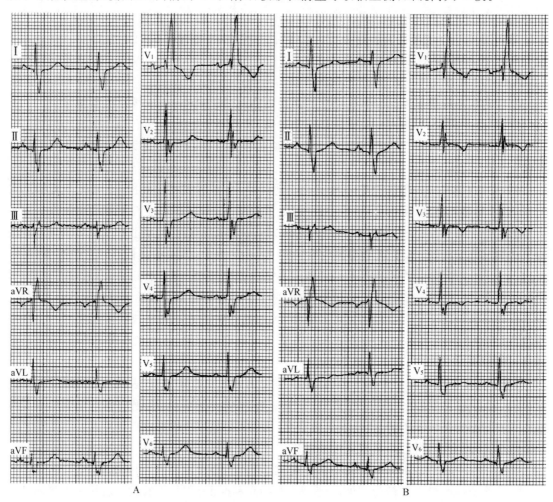

图 9-151　急性冠状动脉供血不足

注　女性,64 岁,冠心病,心房颤动。A.V₄~V₆ 导联 ST 段下降 0.05~0.15 mV,T 波倒置。B.心绞痛发作时,T 波倒置增深。

二、慢性冠状动脉供血不足

慢性冠状动脉供血不足是冠状动脉粥样硬化性心脏病的一个重要病理生理过程。由于冠状动脉粥样硬化病变缓慢稳定的发展,使心脏长期处于慢性缺血过程中,在静息状态下往往不出现临床症状,心电图的改变往往也缺乏特异性和敏感性,因此,仅依靠心电图的异常改变是难以做出慢性冠状动脉供血不足的正确诊断。但如能仔细分析心电图,观察其异常改变的变化特点,尚可得到一些诊断线索和需要做进一步检查的依据。慢性冠状动脉供血不足的心电图特点综合如下。

(一)慢性冠状动脉供血不足的心电图改变

多数慢性冠状动脉供血不足患者,在静息状态下心电图可有某些异常改变。持续存在的慢性心肌缺血,心电图可表现为长期的慢性改变(图 9-152)。

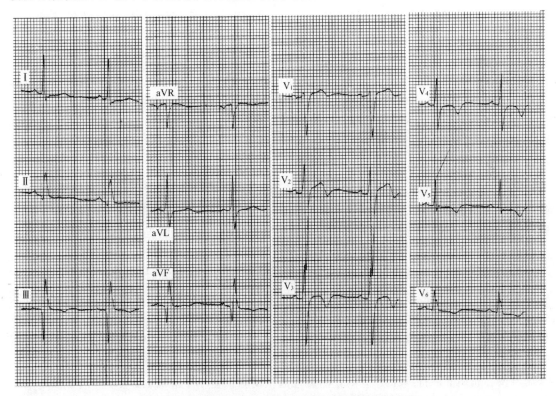

图 9-152 陈旧性下壁心肌梗死,慢性冠状动脉供血不足

注 男性,68 岁,心肌梗死后心绞痛。II、III、aVF 导联仍保留有下壁心肌梗死的 q 及 Q 波,V_2 导联 T 波双向,$V_3 \sim V_6$ 导联 T 波倒置,为前壁及侧壁供血不足。冠状动脉造影显示右冠状动脉闭塞,左冠状动脉前降支狭窄 75%。

1.缺血性 T 波改变

慢性冠状动脉供血不足引起的心肌缺血可表现在任何部位的导联,但临床上以左心前及肢体导联上的 T 波改变为多见。

(1)$T_{V_1} > T_{V_5}$ 或 $T_{V_1} > T_{V_6}$:正常人 V_1 导联中的 T 波可以倒置,也可以直立,但 T 波振幅往往比 V_5、V_6 小。如果 $T_{V_1} > T_{V_5}$ 或 $T_{V_1} > T_{V_6}$ 即被不少学者视为异常,甚至有学者根据这一现象诊断为慢性冠状动脉供血不足。我们观察到 $T_{V_1} > T_{V_5}$ 或 $T_{V_1} > T_{V_6}$ 现象不少见,在冠心病患者,它是冠心状动脉供血不足最早期的心电图表现。多数患者冠状动脉造影显示左冠状动脉前降支有明显狭窄(>75%)或左冠状动脉旋支有明显狭窄。活动平板运动试验也多显示前壁及前侧壁缺血改变,与常规心电图对照分析可以看出 $V_4 \sim V_6$ 导联 T 波有明显的变化,如时而直立、时而低平或平坦等。其他病因引起的 $T_{V_1} > T_{V_5}$ 或 $T_{V_1} > T_{V_6}$ 现象,有高血压病、肥厚型心肌病、心肌炎、电解质紊乱、自主神经功能紊乱及少数正常人。临床上在判定 $T_{V_1} > T_{V_5}$ 或 $T_{V_1} > T_{V_6}$ 的意义时,应密切结合病史、冠状动脉造影、心脏负荷运动试验心电图、超声心动图、核素心肌显像等资料,方能做出正确的结论。且不可仅根据心电图上这一项改变来诊断慢性冠状动脉供血不足。

(2)T 波低平:以 R 波为主的导联上,T 波振幅小于 1/10R 波者,称为 T 波低平。单纯 T 波低平出现于 V_5、V_6 导联的意义较大,但应排除非心血管病变引起的 T 波改变。如果 V_1 导联 T 波是直立的,V_2、V_3 导联 T 波不应低平。Ⅲ、aVF 导联 T 波倒置时,Ⅱ 导联 T 波低平者也属于异常情况。

(3)T 波双向:T 波先直立后倒置者,称为正负双向 T 波。过去认为正负双向 T 波的意义没有负正双向重要,实际上正负双向 T 波的重要性与负正双向一样。急性心肌梗死衍变过程的早期阶段,最显著的心电图改变就是 T 波由直立转为正负双向。双向 T 波仅出现于缺血区的导联。如伴有 ST 段抬高,则抬高的 ST 段呈弓背向上。但在无明确心绞痛而心电图上又无 ST 段下斜或水平型下降者,即使出现正负或负正双向 T 波改变,也不能盲目做出慢性冠状动脉供血不足的心电图诊断。

T 波先负后正者,称为负正双向型 T 波。如伴有 ST 段下降,则下降的 ST 段呈下斜型。负正双向 T 波除见于慢性冠状动脉供血不足外,还可见于洋地黄影响、左心室肥厚、束支传导阻滞、预激综合征等。如为慢性冠状动脉供血不足,多伴有 QT 间期正常或延长。若为洋地黄药物影响,则 ST 段呈鱼钩状,QT 间期缩短。

(4)T 波倒置:典型慢性冠状动脉供血不足的心电图改变是缺血性 T 波倒置,是心外膜下心肌缺血和穿壁性心肌缺血的表现,具有以下特点。①倒置 T 波两肢对称,基底部变窄,波底变尖,呈冠状 T 波。②能定位诊断:如冠状 T 波出现于前壁或下壁导联上,分别代表前壁或下壁心肌缺血。③有动态变化:将患者多次记录的心电图做对照分析,可以看出倒置 T 波时深时浅。若 T 波倒置持续多年而无明显变化者,不一定是慢性冠状动脉供血不足的表现,可见于肥厚型心肌病等。持续性 T 波倒置的慢性冠状动脉供血不足患者,冠状动脉造影多显示相关部位的冠状动脉弥散性或节段性严重狭窄(管径<85%)。而又尚未建立起丰富的侧支循环者,在休息状态下已显示出明显的心肌缺血,活动平板运动试验,往往未达到目标心率,便出现明显的缺血性 ST 段改变,运动核素试验显示心肌缺血改变。

2.ST 段下降

慢性冠状动脉供血不足时,ST 段常呈水平型或下斜型下降 $0.10 \sim 0.30$ mV,但很少超过 0.3 mV。ST 段下降是内膜下心肌损伤的标志,下降的 ST 段可有明显的动态变化,即下降的程度时轻时重。

3.ST 段平直延长

有的慢性冠状动脉供血不足,心电图上不出现缺血性 ST 段移位及 T 波改变,仅表现为 ST 段平直延长,此时的 T 波多低平。

4.QT 间期延长

部分冠状动脉供血不足的患者,可出现复极时间延长,表现为 ST 段延长,T 波增宽,导致

QT 间期明显延长。

5.U 波倒置

U 波倒置见于左心室面导联上,可为慢性冠状动脉供血不足唯一的心电图表现。

6.PtfV$_1$ 的负值增大

PtfV$_1$ 负值≤－0.03(mm·s)。其原因可能与左心房压力增高、传导延缓、心房肌缺血等有关。

7.心律失常

慢性冠状动脉供血不足引起的心律失常有房性期前收缩、室性期前收缩、房性心动过速、心房扑动、心房颤动、房内传导延迟、房室传导阻滞、室内束支及其分支传导阻滞等,但缺乏特异性。

(二)慢性冠状动脉供血不足的心向量图改变

正常 T 环运转方向一般与 QRS 环的运转方向一致,慢性冠状动脉供血不足者,T 环可出现相反方向的运转,尤以横面改变最明显。T 环向前向右的向量增大,投影在 V$_1$、V$_2$ 导联轴正侧,出现增高的 T 波,因最大 T 环几乎垂直于 V$_5$、V$_6$ 导联轴,故 V$_5$、V$_6$ 导联的 T 波可低平、平坦、双向或倒置。如果 QRS 环未能闭合,将出现 ST 向量,引起 ST 段下降。慢性冠状动脉供血不足的心向量图特点如下。

(1)T 环短小,即 T/QRS<1/4。

(2)T 环转向异常(正常 T 环的转向为离心支有慢、快、慢和回心支快的规律,环是展开的),转向异常的诊断意义较大,因而若横面 T 环有转向异常,其价值等于两项阳性。

(3)T 环长宽比例<2.5(3 个面均异常)。

(4)T 环方位异常,即 R-T 夹角增大(额面>40°、横面>60°、右侧面>120°)。

出现上述 4 项中 1 项为"大致正常",2 项为"提示心肌缺血",3 项以上为"心肌缺血"。诊断时应排除继发性 T 向量改变(图 9-153～图 9-155)。

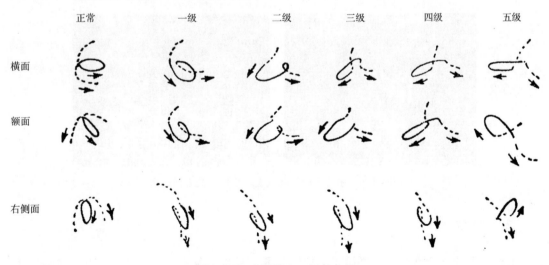

图 9-153　心肌缺血 T 环的分级

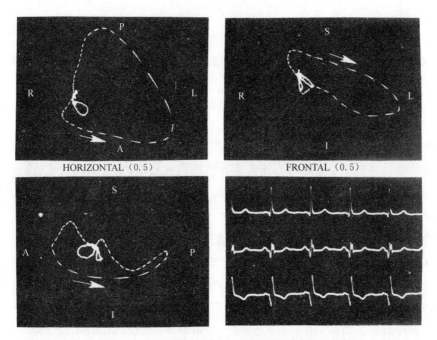

图 9-154　慢性冠状动脉供血不足的心向量图改变

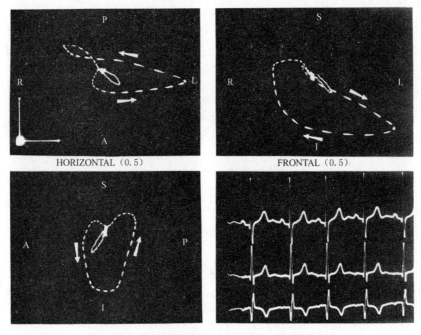

图 9-155　慢性冠状动脉供血不足的心向量图改变

三、心绞痛

心绞痛是由于心肌供氧和需氧不平衡所致的心肌缺血缺氧。在心绞痛病患者中,由冠状动脉粥样硬化引起的占 90%,其他病因有主动脉瓣狭窄和关闭不全、左心室肥厚、心肌病、贫血及甲状腺功能亢进等。正常人冠状动脉有很大的血流储备量,当剧烈运动心率加快时,冠状动脉阻力下降,冠状动脉血流量可增加5～6倍;当心外膜大的冠状动脉狭窄＞50％时,血流量阻力增加,冠状动脉最大血流储备量开始下降。当心脏负荷加重及心肌耗氧量增加超过小动脉的扩张储备能力时,即可诱发相对的心肌缺血,发作心绞痛。冠状动脉严重狭窄达90％左右时,小的冠状动脉血流量不再随阻力的进一步降低而增加,开始影响静息血流量,即使是轻微活动,甚至在安静状态下及卧床休息时也可发生心肌缺血,诱发心绞痛。冠状动脉狭窄部位的血管突然发生痉挛,使狭窄部位的血管管腔突然变细或闭塞,导致心肌缺血,是发生心绞痛的又一重要因素。

典型心绞痛的部位在胸骨后,可放射至上腹部、左上肢、颈部、左肩部等。每次发作的疼痛程度可有轻有重,但疼痛的性质大致相同,表现为紧缩和压迫样感觉,常伴有焦虑或恐惧感。心绞痛常由体力劳动、运动、情绪激动所诱发。疼痛发生于活动时,休息后可很快消失。饱餐、大量饮酒和吸烟、排便等也可诱发心绞痛。在寒冷季节心绞痛发生率较高。卧位型心绞痛发生于卧床休息或睡眠时,坐起后症状缓解。自发型心绞痛多在无任何诱因情况下发生。心绞痛呈阵发性发作,每次持续时间3～5分钟,一般不超过15分钟。变异型心绞痛每次发作持续时间差异很大,短者几十秒者,长者可超过20分钟。经休息或口含硝酸甘油可迅速缓解症状。

(一)劳力型心绞痛

当冠状动脉狭窄超过50％以上时,冠状动脉循环的最大血流储备力开始下降;并随管腔阻塞的不断加重而呈进行性下降,如狭窄程度大于75％,一旦运动、激动等因素所致的心肌耗氧量的增加超过狭窄的冠状动脉代偿供血能力时,可发生心肌缺血和劳力型心绞痛。

1.初发劳力型心绞痛

初发劳力型心绞痛是指心绞痛病程度在1个月以内,半数患者可于休息或睡眠中发病,但多发生于重体力劳动和激动等情况下。患者多较年轻,在发病的1个月内约有10％的患者发生急性心肌梗死,多数经适当治疗后转变为稳定劳力型心绞痛。初发劳力型心绞痛患者冠状动脉造影大多有冠状动脉严重的固定性狭窄,单支病变多见,多累及左冠状动脉前降支,其次为双支血管病变,三支或左冠状动脉主干阻塞性病变的发生率较低。发生心绞痛的原因有:①冠状动脉粥样硬化迅速发展或内皮下滋养血管破裂出血,使原已狭窄的部位进一步加重;②斑块破裂新的血栓形成造成血管不完全性阻塞;③斑块处血管痉挛,导致该处血管不完全性阻塞。初发劳力型心绞痛发作时,常规12导联心电图上显示缺血性ST段下降,T波低平、双向或倒置,有时出现U波倒置(图9-156)。心绞痛症状缓解后,上述改变消失。活动平板运动试验可为阳性。Holter监测可记录到有症状及无症状心肌缺血。缺血损伤的部位多在左心室内膜下,主要表现为ST段下降。一般不出现穿壁性心肌损伤,不出现损伤型ST段抬高。一旦出现损伤型ST段持续性抬高者,可迅速发展成为急性心肌梗死。

2.稳定劳力型心绞痛

稳定劳力型心绞痛临床很常见,心绞痛由劳力或情绪激动诱发,发作持续时间和程度相对固定,可经休息或口含硝酸甘油而迅速缓解,病程稳定在1个月以上。稳定劳力型心绞痛患者冠状动脉造影均有至少一支较大的冠状动脉狭窄＞75％，多支病变比单支病变多见。如冠状动脉血管病变弥散，狭窄程度大于90％，可有良好的侧支循环建立。稳定劳力型心绞痛患者的疼痛阈值常在一定范围内波动，冠状动脉狭窄的程度越重，疼痛阈值的波动幅度越大。心绞痛发作时，ST 段立即呈缺血型下降，伴有或不伴有 T 波低平、双向或倒置（图 9-157）。原有 ST 段下降者，心绞痛发作时又进一步下降，一般心率略偏快，缺血改善后，ST 段又回至原位。Holter 监测结果显示，心肌缺血持续的时间多在 10 分钟左右。活动平板运动试验及核素扫描显示心肌缺血。

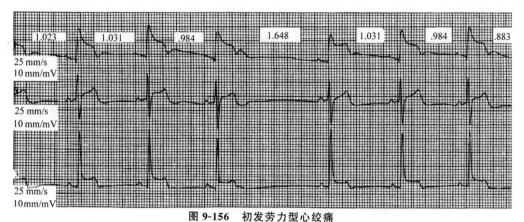

图 9-156　初发劳力型心绞痛

注　心绞痛发作时，ST 段明显抬高，T 波正负双向。

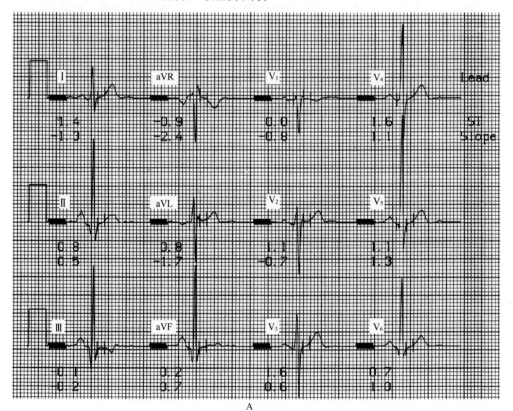

A

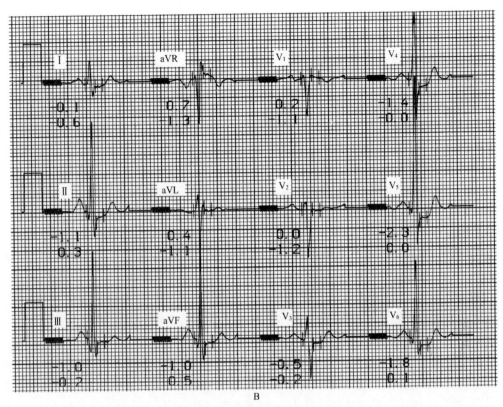

图 9-157　稳定劳力型心绞痛

注　A.无心绞痛发作时心电图大致正常。B.于活动手板运动试验中发作心绞痛,心电图表现为 $V_3 \sim V_6$ 导联 ST 段水平或下斜型下降达 0.05～0.23 mV。

3.恶化劳力型心绞痛

稳定劳力型心绞痛患者短期内发作频繁、程度加重、持续时间延长,心绞痛发作诱发因素也发生明显变化,称为恶化劳力型心绞痛。恶化劳力型心绞痛患者冠状动脉造影多显示有多支或左冠状动脉主干病变,狭窄程度多在 90％以上。心绞痛发作突然加重多由斑块迅速增大使血管狭窄达到几乎闭塞的境地或因斑块下滋养血管破裂或内皮下血管破裂出血压迫管腔或由于斑块处形成了新的血栓使管腔显著变细,也可能是血管参与了收缩而使血管管腔明显变窄。恶化劳力型心绞痛发作时,常出现 ST 段显著下降,症状缓解以后有时可见 T 波双向或倒置。无心肌酶学升高。活动平板运动试验显示强阳性。运动试验结束以后,ST 段下降持续的时间延长或出现延迟的缺血性 ST 段及 T 波改变。此型心绞痛患者有随时发生急性心肌梗死的危险性,应行冠状动脉造影术,行 PTCA、冠状动脉斑块旋磨、旋切或冠状动脉架桥术。

4.卧位型心绞痛

卧位型心绞痛属重症劳力型心绞痛的一种类型。心绞痛发生于卧位,发作时患者往往立即坐起或站立,症状可得到部分缓解。患者多有陈旧性心肌梗死和高血压病史。冠状动脉造影多为多支弥散性病变,一组资料提示冠状动脉造影左主干病变占 23％,三支病变占 96％。主要冠状动脉狭窄的程度在 50％～74％者占 13.9％,75％～88％者占 7.6％,90％～99％者占 41.8％,100％阻塞者占 36.7％。Holter 监测结果显示,卧位型心绞痛发作时平均心率偏快,血压进一步增高,尤以血压升高为显著,ST 段显著下降,多显示前侧壁、心尖部心肌缺血。左心室舒张功能不全是大多数卧位型心绞痛发作的主要诱因,心绞痛发作与心肌耗氧量增加有明确的关系。

(二)自发型和混合型心绞痛

1.自发型心绞痛

自发型心绞痛的发作与心肌耗氧的增加无明显关系,主要是由于一过性冠状动脉痉挛和收缩以及其他动力性阻塞因素造成一过性心肌缺血。自发型心绞痛可在静息时发作,也可在一般活动时发生。自发型心绞痛发作时出现暂时性 ST 段改变。①ST 段呈损伤型抬高,如在某一支冠状动脉发生完全闭塞性痉挛,即可造成穿壁性心肌损伤,心电图上表现为 ST 段弓背向上型抬高。②ST 段下降,多见于心内膜下心肌损伤,往往是由于冠状动脉某支血管发生痉挛,但多为完全性的管腔闭塞。有学者曾报告过 38 次有 ST 段抬高和 26 次有 ST 段下降的痉挛性心绞痛患者的冠状动脉造影资料,在 38 次 ST 段抬高的心绞痛中,29 次呈暂时性完全阻塞(管腔阻塞达 100%),8 次为几乎完全阻塞(血管狭窄 99%),1 次因出现痉挛而引起广泛狭窄 60%～90%。ST 段抬高的程度越严重,冠状动脉狭窄的程度越重。在 26 次心绞痛发作伴 ST 段下降者中,76.9%造影显示有一支冠状动脉主要分支是不完全阻塞性痉挛。在某一支冠状动脉完全阻塞心绞痛发作时 ST 段下降者中,侧支循环是丰富的或阻塞的血管属主支的一个小分支。可见自发型心绞痛和变异型心绞痛主要是损伤程度上的差别。变异型心绞痛是因冠状动脉痉挛致管腔完全或几乎完全闭塞造成穿壁性心肌损伤;自发型绞痛则主要因不完全阻塞性痉挛引起心内膜下心肌损伤。在每次心绞痛发作时,由于冠状动脉痉挛所致狭窄的程度不同,两种心绞痛可以互相转变。Holter 监测表明,除心绞痛发作伴有 ST 段抬高以外,有时也出现 ST 段下降或 ST 段先有下降,以后出现抬高。

2.变异型心绞痛

变异型心绞痛属自发性心绞痛的一种类型。它的发作与心肌耗氧量增加无明显关系,冠状动脉痉挛是引起变异型心绞痛的重要原因,引发冠状动脉痉挛的原因很多而且又复杂。①神经因素:病变部位的血管对刺激的敏感增强,交感神经兴奋性增高释放的去甲肾上腺素可通过兴奋 α 受体而诱发病变部位的冠状动脉痉挛,迷走神经兴奋则可通过毒蕈碱受体的直接作用诱发冠状动脉痉挛。②体液因素的影响:变异型心绞痛多发生于后半夜及清晨,因此时全身的代谢率低,氢离子浓度降低,钙离子更多地进入心脏血管细胞内,增加了冠状动脉的张力,引起冠状动脉痉挛。另外,镁离子缺乏也可诱发冠状动脉痉挛。③动脉粥样硬化的病变部位血管内皮细胞数量减少,前列腺素生成减少,导致局部血管张力增高,因而冠状动脉易发生痉挛或收缩。④冠状动脉粥样硬化部位与血管痉挛密切相关,其血管内皮损伤是冠状动脉痉挛最重要的诱发因素。

变异型心绞痛的临床发作特点如下。①心绞痛多发生于午休、后半夜睡眠及清晨,也可发生在休息及一般日常活动时。②发作常呈周期性,几乎都在每天的同一时辰发生。③清晨易发作,临床观察清晨起床后大便、洗漱时易发作,但在同等活动量的下午则不易诱发。④运动也可诱发变异型心绞痛,过去强调运动不能诱发变异型心绞痛,目前对此已有异议。Waters 曾对 13 例有变异型心绞痛发作而无冠状动脉狭窄者进行心电图负荷试验,结果 7 例发生心绞痛伴 ST 段抬高。⑤每阵变异型心绞痛发作持续时间与管腔缩窄的程度相并行。同一患者中,冠状动脉痉挛引起血管缩窄的程度不同,同一部位的导联上可出现 ST 段下降及抬高两种图形。在冠状动脉有明显病变的患者中,以左冠状动脉前降支痉挛的发生率最高,其次为右冠状动脉、左旋支、对角支和后降支。无明显冠状动脉病变的患者,右冠状动脉痉挛的发生率高于左前降支。单支冠状动脉血管多处发生痉挛较为多见,多支冠状动脉同时痉挛者较少见。痉挛可由血管的某一处转移至另一处,也可由某一支血管转移至另一支血管,小分支血管的痉挛只引起一个或两个导联上发生 ST 段改变。大的主要分支冠状动脉痉挛可引起多个导联上的 ST 段改变。变异型心绞痛发作时的心电图特征性改变差异很大,短者几十秒钟,长者可达 20～30 分钟,半数以上持续时间在 5 分钟左右(图 9-158)。⑥无痛性 ST 段抬高也不少见。⑦口含硝酸甘油可迅速缓解变异型心绞痛。

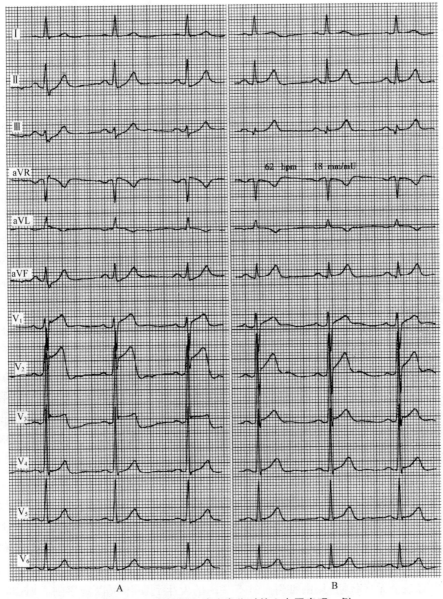

图 9-158　变异型心绞痛发作时的心电图表现一例

注　A.心绞痛发作时;B.心绞痛缓解后。

冠状动脉造影所见，冠状动脉痉挛发生于有狭窄病变的冠状动脉，占变异型心绞痛的70%，冠状动脉造影完全正常的变异型心绞痛占20%。约90%的患者冠状动脉痉挛发生于冠状动脉粥样硬化的部位。冠状动脉痉挛可表现为非闭塞性和闭塞性痉挛，前者造成心内膜下心肌缺血ST段下降，后者造成穿壁性心肌损伤伴损伤型ST段抬高，此为变异型心绞痛的特征性改变。ST段抬高的幅度与冠状动脉痉挛的关系有以下几种。①发作时ST段立即呈损伤型抬高，对应导联ST段下降，疼痛缓解以后ST段迅速回至基线。原有ST段下降者，疼痛发作时ST段可暂时回至基线，出现伪改善；原有ST段抬高者，疼痛发作时可进一步明显抬高。②T波增高、变尖，此种较为常见，较ST段抬高更敏感。③出现急性损伤阻滞图形，即R波振幅增高，QRS时间增宽，室壁激动时间延长。④冠状动脉痉挛性闭塞时间长者，可发生急性心肌梗死。⑤心脏电交替，常见的有QRS、ST、T或QT间期电交替。⑥变异型心绞痛发作时常伴发各种心律失常，前壁缺血损伤时多出现频发单源或多源室性期前收缩、房性期前收缩、短阵室性心动过速、束支传导阻滞等。下壁缺血损伤可出现窦性心动过缓、窦房传导阻滞、窦性停搏、房室传导阻滞、交界性逸搏及交界性逸搏心律等缓慢性心律失常。在冠状动脉痉挛闭塞时发生的闭塞性心律失常来势凶险，如有R-on-T现象，室性期前收缩可引发心室颤动。痉挛解除后冠状动脉再通又出现再灌注性心律失常，以加速的室性逸搏心律最具有特征性，但一般较少引发心室颤动。

四、无症状性心肌缺血

冠状动脉粥样硬化性心脏病的临床类型除常见的心绞痛、心肌梗死、心律失常、心源性休克和猝死等以外，还有近年来才被引起重视的无症状（无痛）性心肌缺血（SMI）。SMI患者通常有以下几种情况，即心电图负荷试验出现缺血性ST-T段改变，而无心绞痛症状；冠状动脉造影证实有一支以上冠状动脉或其较大的分支有明显狭窄，而不伴有各种类型的心绞痛或者有无症状性心肌梗死或虽有心绞痛发作，但同时又有无症状心肌缺血。不少学者主张将SMI分为三型：①Ⅰ型见于完全无症状的人群；②Ⅱ型为心肌梗死伴发SMI；③Ⅲ型有心绞痛又伴有SMI。

在完全无症状的中年人群中，无症状心肌缺血的检出率约为5%。在心肌梗死患者中，SMI的发生率约为25%，但有一组报告173例急性心肌梗死于发病后2周发现心肌缺血者40例（23%），其中96%为SMI。在心绞痛患者中，稳定型心绞痛患者SMI的检出率约占日常生活中心肌缺血的24%～82%，其发生率比有症状心肌缺血高出4～8倍。有报道423例患者共发作2583次心肌缺血中，SMI占72%。在不稳定型心绞痛患者中，SMI的发生率为90%。心肌缺血发作伴有心绞痛，但也确实有部分冠心病患者心肌缺血发作时无任何症状，对此常有许多不同解释。如有的学者认为：①心肌缺血的程度较轻，未能达到疼痛阈值；②痛觉神经受损，不能感受到一定程度的疼痛；③心脏的疼痛阈值改变，即疼痛阈值升高；④心绞痛是在心肌缺血最后才出现的一种临床现象。研究发现，心肌缺血以后最先引起心肌舒张功能异常，继之心肌收缩功能障碍，随后左心室充盈压上升，心电图改变，最后才出现心绞痛。研究发现，心肌缺血过程中有一个无症状期，从供氧到需氧不平衡的发生到临床可以观察到心肌缺血发作需要经过一段时间，称为缺血空隙。不同患者或在同一患者中，缺血空隙有长有短，因此，有的患者缺血可以发生心绞痛，胸痛出现于ST段移位之后；而有的患者心肌缺血时无明显的心绞痛症状。

在 Holter 监测过程中,于 ST 段下降时行[201]铊灌注扫描,心肌显影呈明显缺损,运动核素射血分数测定显示左心室功能异常,正电子断层显像心肌充盈缺损,这些改变都是心肌缺血的有力证据。因此,Holter 监测日常生活当中的心肌缺血,具有无创、可重复、准确、实用等优点,是研究心肌缺血较好的方法之一,尤其能较好地监测到无症状(无痛)性心肌缺血发作的次数和缺血的程度与范围。但并非 Holter 监测时每一次 ST 段的改变都源于心肌缺血,判断时应仔细分析(图 9-159)。①心肌缺血的 Holter 监测诊断标准是 $1 \times 1 \times 1$:即心肌缺血时,ST 段呈水平型或下斜型下降≥1 mm(自 J 点后 80 mm 处算起),持续时间 1 分钟以上,在心肌缺血型 ST 段回至基线 1 分钟以后再次下降,为另一次心肌缺血的发作。②SMI 存在昼夜节奏的变化:若将一日划分四个时段,上午 6～12 时,SMI 发作频率最高,占 24 小时发作总数的 55%;而 0～6 时发作频率最低,仅占 9%;约 75% 的心肌缺血发作是在轻微体力或脑力活动、饱餐、工作和会客时。SMI 发作时心率略偏快,不过夜间发作时心率不一定增快。③SMI 发作频率的变异:Holter 监测结果显示,SMI 在每日、每周和每月之间都有很大变异,说明心肌缺血发作有时频繁,有时则相对缓解。Holter 监测时间越长,心肌缺血可能检出的机会越多。④SMI 发作持续时间:一组 36 例稳定型心绞痛患者,Holter 监测共 415 天,发生心肌缺血 1882 次,其中 75% 为 SMI,24 小时之内发作次数为 0～23(4.5±5.1)次,发作总时间为 0～793 分钟(67±87)分钟。SMI 和有症状心肌缺血平均持续时间分别为 15.1 分钟和 14.3 分钟。目前部分 Holter 仪器还能计算出心肌缺血总负荷,即缺血性 ST 段下降的程度(mm)×缺血总时间(min)。⑤SMI 与运动试验和冠状动脉造影密切相关:SMI 患者行踏车试验和平板运动试验,与 Holter 监测的阳性符合率达 96%,与冠状动脉造影结果比较,Holter 检出冠心病的敏感度为 81%、特异度为 85%、阳性预测值为 91%;多支冠状动脉病变者 SMI 发作频率较高,病变程度与 ST 段下降程度密切相关。

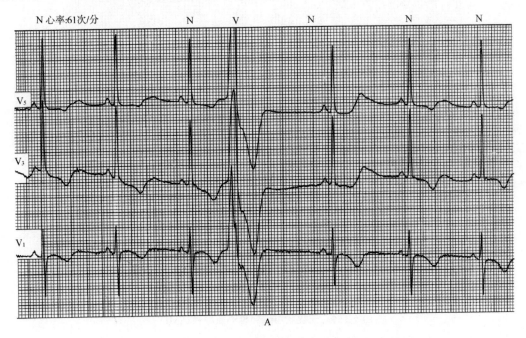

图 9-159

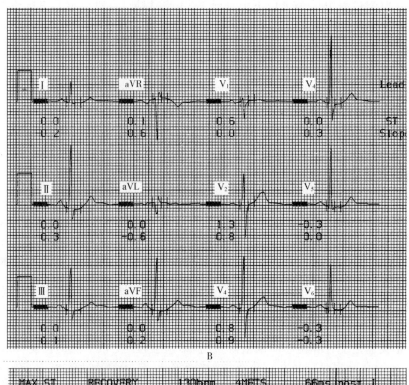

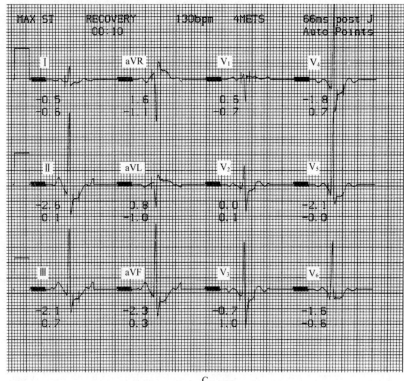

图 9-159　无症状(无痛)性心肌缺血(SMI)

注　A.Hollter 监测中检出一过性心肌缺血,V_3～V_5 导联 ST 段下降伴 T 波倒置。B、C 与 A 为同一患者,活动平板运动试验提示Ⅱ、Ⅲ、aVF、V_5、V_6 导联 ST 段显著下降。

第六节　急性心肌梗死的心电图表现

一、概述

心肌梗死是持久而严重的心肌急性缺血,可引起部分心肌坏死,伴有心功能障碍。

(一)病理变化

心肌梗死大多数是由冠状动脉粥样硬化所致,原因是狭窄的冠状动脉管壁发生血栓或冠状动脉痉挛,堵塞了动脉血流,患者可在几小时至几天内较重,持续时间较长的心绞痛发作,最后显示心绞痛症状和心电图的改变。该处心肌因持续缺血产生坏死,显微镜下 6 小时出现组织病理改变。心肌梗死完全愈合需 5~8 周,瘢痕广泛者可形成室壁瘤。透壁性心肌梗死有时可引起心肌破裂、室间隔穿孔、乳头肌断裂。

(二)好发部位

(1)左冠状动脉前降支的上 1/3 闭塞,这支动脉发生闭塞的机会最多。梗死部位多位于左心室、左右心室交界处以及心尖部位。

(2)右冠状动脉胸肋面段前 1/2 或其后降支闭塞,发生率仅次于前降支,可能损坏房室结引起房室传导阻滞。引起右心室后下壁及心室中隔后部的梗死还可损伤房室结。

(3)左回旋支闭塞较少见。

二、心肌梗死心电图发生原理

急性心肌梗死是由冠状动脉突然闭塞造成的,根据心肌血液供应的受损程度可分为缺血、损伤、坏死 3 种表现,引起心电图相应的改变。

(一)缺血性改变

心肌供血不足时首先表现为心肌缺氧,有氧代谢降低,能量供应减少,细胞内离子的丢失,导致心肌复极时间延长,若心肌缺血发生于心内膜,由于 T 向量背离缺血区,T 波呈对称性直立;若发生于心外膜,复极程序反常,T 波呈对称性倒置。

心电图表现为 QT 间期延长,直立的 T 波转变为倒置的 T 波,QRS 波群无改变,如缺血改善,T 波重新恢复直立,心电图改变的特点是:①缺血损伤仅影响心肌的复极过程;②该损害是暂时性的,可以恢复,病理检查证实,并无组织学上的改变;③除了短暂的缺血以外,轻微损伤或物理、化学性刺激,也能发生这样的改变。

(二)损伤性 ST 段改变

心肌缺血时间逐渐延长、程度逐渐加重,心电图出现 ST-T 段损伤性改变。原因可能是心肌除极大部分呈负电位时,小部分损伤心肌不进行除极,仍为正常电位,产生与受损区同向 ST 向量,表现为 ST 段抬高。

心肌梗死的急性期,在病理性 Q 波出现的导联上显示 ST 段抬高,为损伤型 ST 段抬高,这是急性心肌梗死诊断的重要条件。损伤型 ST 段抬高于心肌损伤后即刻出现且迅速达高峰。异常 Q 波出现之后,抬高的 ST 段逐渐下降,最后恢复基线,演变过程达数日及数周。若抬高的 ST 段 3～6 个月不能回至基线,形成室壁瘤,发病早期(3～12 小时内)适应溶栓或急诊介入治疗,而非 ST 段抬高的心肌梗死不易溶栓。

ST 段抬高与 R 和 T 波融合形成"单向曲线",当心肌重新获得血液供应时,心电图的改变又逐渐按顺序恢复,先是 ST 段缓缓降至基线,然后 T 波经过一个缺血型的倒置过程再恢复到原先的直立状态,心电图又恢复正常,心电图改变有以下特点。①心肌的除极过程仍然没有显著改变,QRS 波形与基础心电图相同。②心肌的缺血损伤虽比上述重,但仍是可以恢复的。

(三)坏死性 Q 波形成(图 9-160)

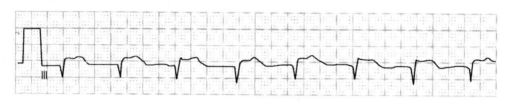

图 9-160　坏死性 Q 波

更进一步的缺血导致细胞变性、坏死。由此引起该部位动作电位的丧失,使其相反方向的向量环相对增大,心电图上表现心肌坏死部位的导联上出现病理性 Q 波。一般 Q 波电压应大于同导联 R/4 波,时间≥0.04 秒。

原有高的 R 波消失而变成 QS 型,这种改变在心电图学中称为坏死型改变,此阶段 ST 段及 T 波仍能恢复正常,但坏死的心肌不能复活。QRS 不能恢复到原来的形态。心电图改变有以下特点。①心肌的除极过程和复极过程都受到影响。②心肌已有组织学上的坏死,即使把损伤刺激除去,心肌也不能恢复到原来状态。③任何产生缺血型、损伤型的刺激,若程度再严重时,便产生心肌组织的坏死,在心电图上便反映为坏死型改变。

实验证明,在急性心肌梗死早期,根据心肌受损害的程度可分为 3 个阶段及区域:①在最中央的区域受损害程度最严重,称为坏死区。②在坏死区周围,心肌细胞缺血较严重,称为损伤区。③在最外面的区域,距离较坏死区较远的心肌损伤较轻,称为缺血区。

三、急性心肌梗死再灌注治疗与心电图改变

心电图的改变对急性心肌梗死的再灌注治疗和评价疗效有着很大的临床意义。急性心肌梗死早期冠状动脉通道可以使梗死范围缩小,心功能改善,病死率降低。一般临床上在急性心肌梗死发生后 6～12 小时进行再灌注治疗,效果好,但以 3 小时内为佳。急性心肌梗死后,患者出现剧烈心前区疼痛,心电图异常,心肌酶的增高。因心肌酶增高需要一定的时间,所以心电图诊断早期急性心肌梗死是最可靠最重要的依据。并且根据心电图的改变,可推测出闭塞血管部位。

实践证实,溶栓治疗适用于 ST 段抬高的急性心肌梗死,而对非 ST 段抬高者(非 Q 波性心肌梗死)不合适,ST 段抬高越明显的患者溶栓效果越好,另外,对大面积心肌梗死较小面积溶栓效果好,降低病死率明显。

急性心肌梗死就诊患者中有 15% 左右的人,心电图没有典型改变,只有剧烈的心前区疼

痛、憋胀、大汗等,这时应高度怀疑有急性心肌梗死的可能,嘱咐患者应做冠状动脉造影、心脏B超、心肌核素等。以尽早诊断,及时治疗。

四、急性心肌梗死的分期及演变过程

急性心肌梗死的心电图的演变过程对临床诊断治疗有着重要的意义。分期目前尚未统一标准,一般分为 4 期(图 9-161)。

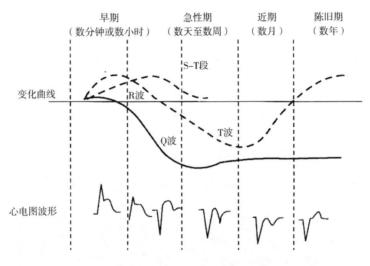

图 9-161　急性心肌梗死的图形演变

(一)超急性期

常见于心肌梗死发生后数分钟或数小时,心电图表现,T 波振幅增高,可能为心内膜下缺血,细胞内的 K^+ 外逸产生的。又因损伤的心外膜提早复极,这时 T 波变的高尖。之后面对梗死部位的导联出现 ST 段抬高,背对梗死部位的导联出现 ST 段压低,该期并无 Q 波发生,若积极给予适当的溶栓治疗效果较好。

(二)急性期

心肌梗死进一步发展为心肌坏死、缺血、损伤,心电图上表现为病理性 Q 波,ST 段抬高呈单向曲线,直至完全恢复到等电位线,缺血型 T 波倒置由浅入深,此期一般持续 3～6 周,是患者危险期(图 9-162)。

(三)恢复期

此期一般出现在梗死后的 6 周至 6 个月,抬高的 ST 段回至等电位线,T 波倒置由深变浅,坏死性 Q 波或 QS 波缩小或持续存在,如抬高的 ST 段,6 个月以上,不回到等电位线,考虑为心室壁瘤可能,应结合临床,尤其是 B 超诊断(图 9-163)。

(四)陈旧期(愈合期)

此期出现在心肌梗死后的 6 个月之后,ST 段和 T 波已完全恢复。少数患者可能因慢性冠状动脉供血不足,有缺血性 T 波改变,Q 波因梗死范围小,瘢痕组织收缩或梗死区域弥散,异常向量相互抵消,Q 波缩小或因梗死病变范围过小,抢救及时,建立了良好的侧支循环,可使Q 波完全消失。

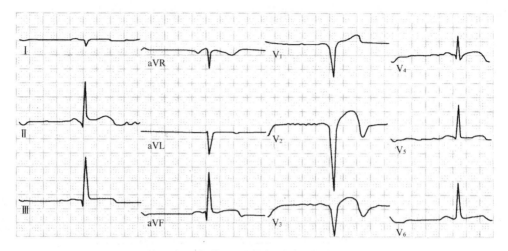

图 9-162　急性心肌梗死心电图（下壁、后壁）

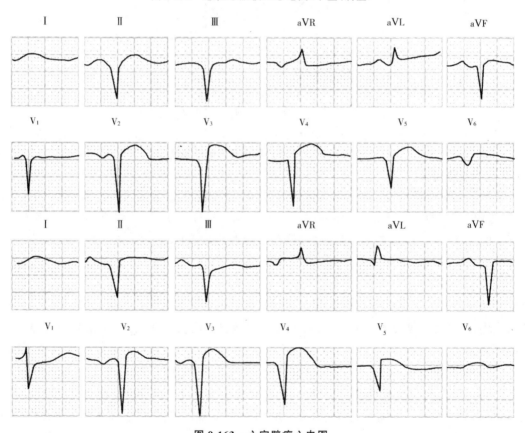

图 9-163　心室壁瘤心电图

五、心肌梗死的定位及心电图诊断

因心肌组织来源于不同冠状动脉的血液供应,因此,临床上心肌梗死的发生部位常有明显的区域性,一般以 Q 波出现的心电图导联为判定依据。

六、特殊心肌梗死的特征

心电图表现只占 20%。因为心肌梗死心电图的改变受诸多因素的影响,如心肌损伤的程度、梗死的分期、病变部位、探查电极的位置、传导障碍以及其他心脏以外的因素,从而引起各种不典型心电图改变。

(一)不典型的坏死型 QRS 改变

(1)原有坏死型 Q 波消失。

(2)有胚胎 r 波,占时约 0.01 秒。

(3)出现 q 波振幅<1/4R,占时<0.04 秒。

(4)R 波逐渐降低。

(5)$V_1 \sim V_3$ 导联 R 波增高,增宽。

(二)心电图仪表现为急性心肌梗死 ST-T 段改变

(1)急性心肌梗死的早期,仅出现 ST 段抬高与 T 波高尖,24 小时内出现梗死的图形。

(2)不出现坏死型 Q 波及 QS 型,仅表现为 ST 段显著压低的心内膜下心肌梗死。

(3)以 R 波为主的室性期前收缩,ST 段成弓背向上抬高,T 波倒置低谷变尖。

(4)机制:①早期血栓堵塞;②冠状动脉严重痉挛;③心肌耗氧量突然显著增加;④侧支循环的建立。

(三)临床延迟出现典型心肌梗死心电图改变

据统计梗死面积>2 cm² 者,85% 以上的患者心电图有改变,面积为 0.5～2 cm² 者仅有 45% 左右的患者,心电图呈梗死改变。

(四)常规心电图显示心肌梗死改变

必须加做附加导联如:后壁 $V_7 \sim V_9$,右室心肌梗死,V_{3R},V_{4R},V_{5R},$V_1 \sim V_6$ 高位肋间,未能显示梗死图形。

(五)始终不出现心肌梗死心电图改变

局灶性或包绕性心内膜下心肌梗死,仅出现 QRS 低电压和间期增宽等表现。

(六)心肌梗死被并发症所掩盖

(1)室颤型。

(2)传导阻滞型。

(3)心脑卒中型。

(4)血栓栓塞型。

年龄在 60 岁以上呈典型心肌梗死发病者逐渐减少。多为不典型发作,常以头痛、腹痛、背痛或咽痛就诊,易被误诊或漏诊。应引起心电工作者及临床医师的注意。

七、非梗死性 Q 波急性心肌梗死的心电图诊断

异常 Q 波并不是心肌梗死的代名词,因此,当心电图的导联上出现异常 Q 波时,应注意与非梗死性疾病相鉴别,若Ⅱ,Ⅲ,aVF 导联中,单独以Ⅲ导联出现 Q 波,一般不诊断,必须结合

Ⅱ,aVF 导联,方可诊断陈旧下壁心肌梗死。但排除预激综合征、肺部疾患。

Ⅰ,aVL,V₅,V₆ 导联出现 Q 波,诊断侧壁心肌梗死时,应注意排除间隔支 Q 波、电轴右偏造成 aVL 导联出现较宽的 Q 波。

V₁,V₂ 导联出现 Q 波或 QS 波,诊断前间壁心肌梗死时,应排除电极安放位置不准确、心脏转位,左、右室肥大,左、右束支传导阻滞,严重肺气肿等,只有 V₁,V₂ 导联出现 q 波时,方可诊断为前间壁心肌梗死。

八、冠心病与心律失常

冠心病患者由于心肌细胞缺血,可发生各种类型的心律失常,如房性心律失常、室性心律失常、房室传导阻滞等。心室颤动是由于心肌梗死后,严重的心肌缺血导致心功能不全所引起。最常见的为室性心律失常,也是导致冠心病患者死亡的主要原因。

(一)急性期、亚急性期和慢性期心肌缺血与室性心律失常的关系

冠状动脉闭塞与室性心动过速及心室颤动有密切的关系。是由于缺血部位心肌动作电位的变化,引起了早期室性心律失常,即室性心动过速、心室颤动。当冠状动脉闭塞后 48 小时内心律失常逐渐减少,称为晚期心律失常。另外,心室颤动发生前,抽取缺血部位心肌回流的静脉血发现血 K⁺ 浓度明显增高,提示 K⁺ 与缺血性室性心律失常也有密切的关系。经电生理证实得到了进一步的认识,当心肌梗死发生后 3～7 天,易诱发出室性心律失常或室性心动过速,这是由于梗死部位残存活的心肌发生折返,称为亚急性期和慢性期。

(二)再灌注心律失常关系

经冠状动脉造影观察到,再灌注室性心律失常的发生率很高,严重程度与冠状动脉缺血的时间有关,缺血时间在 5 分钟内,出现心室颤动的机会很少,占 10% 以下,在 30 分钟达高峰约占 70%,但在 1 小时以上再灌注时,心室颤动的发生率则减少。

第七节 心肌病的心电图表现

一、定义与分类

心肌病是一组异质性心肌疾病,由不同病因(遗传性病因较多见)引起的心肌病变导致心肌机械和(或)心电功能障碍,常表现为心室肥厚或扩张。该病可局限于心脏本身,也可为系统性疾病的部分表现,最终可导致心脏性死亡或进行性心力衰竭。由其他心血管疾病继发的心肌病理性改变不属于心肌病范畴,如心脏瓣膜病、高血压心脏病、先天性心脏病、冠心病等所致的心肌病变。目前心肌病的分类具体如下。

遗传性心肌病:肥厚型心肌病、右心室发育不良心肌病、左心室致密化不全、糖原贮积症、先天性传导阻滞、线粒体肌病、离子通道病(包括长 QT 间期综合征、Brugada 综合征、短 QT 间期综合征、儿茶酚胺敏感室速等)。

混合性心肌病:扩张型心肌病、限制型心肌病。

获得性心肌病:感染性心肌病、心动过速心肌病、心脏气球样变、围生期心肌病。

本文将离子通道病纳入叙述,3种常见的心肌病比较见表9-5。

表9-5 3种常见心肌病比较表

表现	扩张型心肌病	限制型心肌病	肥厚型心肌病
左心室射血分数	症状明显时,<30%	25%～50%	>60%
左心室舒张末期内径≥60 mm	<60 mm	缩小	
心室壁厚度	变薄	正常或增加	明显增厚
左心房	增大	增大,甚至巨大	增大
瓣膜反流	先二尖瓣,后三尖瓣	有,一般不严重	二尖瓣反流
常见首发症状	耐力下降	耐力下降,水肿	耐力下降,可有胸痛
心衰症状	左心衰先于右心衰	右心衰显著	晚期出现左心衰
常见心律失常	室性心动过速,传导阻滞,房颤	传导阻滞和房颤	室性心动过速,房颤

二、扩张型心肌病

(一)基本概念

扩张型心肌病是指由原发性或混合性心肌疾病导致一侧或双侧心腔扩大,继以心室收缩功能减退的原因不明的心肌病,约30%～50%的患者具有家族遗传特点,常伴有骨骼肌和神经肌肉病变。

(二)病理、生理改变

心肌细胞肥大、纤维组织增生,并出现非特异性退行性改变及间质纤维化;病变弥漫,波及全心,但以左心室扩大为主,心室壁肥厚相对不明显甚至变薄;心脏收缩功能减退,心排血量减少引起心力衰竭。当病变累及传导组织时,可引起各种心律失常和传导阻滞。附壁血栓脱落可引起心、脑、肾等重要器官栓塞。

(三)心电图改变

心电图异常改变发生率高,具有复杂性、易变性及缺乏特异性。以QRS波群改变"三联症"最为典型,以异位搏动和异位心律最为常见,其次为传导阻滞和ST-T段改变。

1.QRS波群改变"三联症"

①左胸前导联高电压:$R_{V_5}+S_{V_1}$或(和)$R_{V_6}\geqslant3.5$ mV,V_5或V_6导联中最高R波幅与肢体导联中最高R波幅的比值≥3或V_6导联QRS波群总电压(R+S)>V_5导联总电压。②肢体导联低电压。③胸前导联R波振幅递增不足或逆递增(图9-164、图9-165)。

2.异位搏动和异位心律

90%的患者有复杂的室性心律失常,如多源性和(或)多形性室性期前收缩、成对室性期前收缩、短阵性室性心动过速等;10%～20%的患者出现房性心律失常,如房性期前收缩、短阵性房性心动过速及心房颤动等。有时,一些顽固性、难治性心律失常可能是扩张性心肌病早期诊断的重要线索。

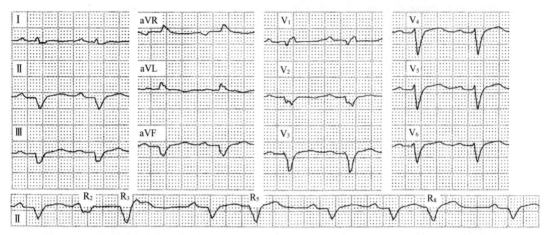

图 9-164　扩张型心肌病患者的心电图改变（出现异常 Q 波、低电压、传导阻滞、室性期前收缩）

注　女性,51 岁,扩张型心肌病。常规心电图显示 PR 间期 0.26 秒,肢体和胸前导联 QRS 波群振幅分别<
0.5 mV、1.0 mV,时间 0.17 秒,Ⅱ、Ⅲ、aVF 导联呈 Qs 型,电轴−80°,aVR 导联呈 R 型,V_1 导联呈 Qr 型,V_2∼
V_6 导联呈 rs、rS 型,r/S<1。长Ⅱ导联显示 R_2、R_3、R_5、R 为室性期前收缩,呈两种形态和两种偶联间期。心
电图诊断:①窦性心律;②一度房室阻滞;③下壁异常 Q 波伴电轴左偏−80°;④全导联 QRS 波群低电压;⑤非
特异性心室内阻滞;⑥胸前导联 r 波振幅递增不良;⑦顺钟向转位,右心室肥大待排;⑧频发双源性室性期前
收缩,时呈成对出现。

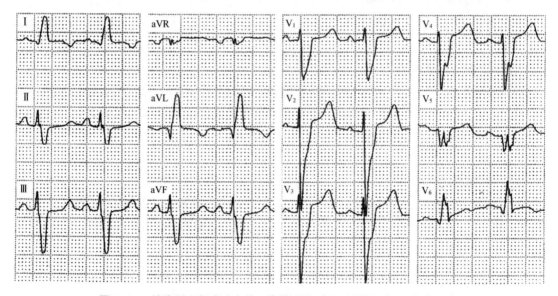

图 9-165　扩张型心肌病患者的心电图改变（出现异常 Q 波、心室内阻滞）

注　女性,60 岁,扩张型心肌病。心电图显示 QRS 时间 0.16 秒,在Ⅰ、aVL 导联呈 qR 型,R_{aVL}>R_1,Ⅱ、
Ⅲ、aVF 导联呈 rS 型,$S_Ⅲ$>$S_Ⅱ$,电轴−35°;V_2∼V_4 导联呈 R(r)S 型,R(r)波振幅逐渐递减,Vs 导联呈 rS 型
或 Qrs 型,V_6 导联呈 QRs 型;Ⅰ、aVL 导联 T 波倒置。心电图诊断:①窦性心律;②高侧壁、侧壁异常 Q 波;
③前壁 R 波振幅逆递增,属等位性 Q 波;④完全性左束支阻滞伴电轴左偏或左前分支阻滞、非特异性心室内
阻滞。

3.传导阻滞

最常见的是房室阻滞,以二度、三度阻滞多见,阻滞部位多在希氏束分叉以下,其次为非特异性心室内阻滞、束支阻滞、双分支或三分支阻滞。传导阻滞的出现与病变累及传导组织及继发于心脏扩大,导致希—浦系统广泛受损有关。

4.异常 Q 波

异常 Q 波约占 11%～20%,常见于左胸前导联及肢体导联,与心肌细胞片状坏死、瘢痕形成(纤维化)有关。出现异常 Q 波,意味着心肌有较严重的病理学改变(图9-166)。

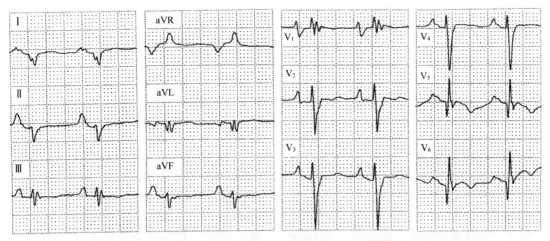

图 9-166　扩张型心肌病患者的心电图改变(出现双心房肥大、异常 Q 波、右心室肥大)

注　男性,30 岁,扩张型心肌病。常规心电图显示 P 波在 I、V_4～V_6 导联增宽,时间 0.12～0.13 秒,两峰距 0.05 秒,II 导联高尖,振幅 0.28～0.30 mV,V_2、V_3 导联高尖,振幅 0.25 mV,$PtfV_1$ 值－0.14 mm・s;QRS 时间 0.12 秒,在 I 导联呈 rS 型或 QS 型,aVL 导联呈 Qrs 型,III 导联呈 rsr′型,电轴＋210°,aVR 导联呈 R 型,V_1 导联呈 rsr′s′型,V_4 导联 r 波振幅＜V_3 导联 r 波振幅,V_3、V_6 导联呈 QRs 型伴 T 波浅倒置。心电图诊断:①窦性心律;②P 波增宽伴切迹、高尖及 $PtfV_1$ 绝对值增大,提示双心房肥大所致;③高侧壁、前侧壁异常 Q 波或 r 波振幅逆递增;④非特异性心室内阻滞;⑤提示右心室肥大;⑥侧壁 T 波改变。

5.QRS 波碎裂(f-QRS)

为不同部位心肌纤维化导致瘢痕形成和冲动传导异常,尤其是病变部位中存活的心肌除极形成 f-QRS。

6.非特异性 ST-T 段改变

非特异性 ST-T 段改变约占 40%～50%,以 R 波为主导联 ST 段呈水平型或下斜型压低,T 波低平、负正双相或倒置。

7.QT 间期延长

QT 间期延长约占 20%,与心室除极、复极时间延长有关。

8.P 波增宽

P 波增宽约占 20%,与左心房负荷过重、扩大及左心房传导延缓有关。

三、肥厚型心肌病

(一)基本概念

肥厚型心肌病是指原因不明的左室心肌不对称、不均匀性进行性肥厚,心室腔进行性缩小，以左心室血液充盈受阻及舒张期顺应性降低为基本病变的心肌病。该病是青年人猝死最常见的原因之一，约 50% 的患者具有家族遗传特点，为常染色体显性遗传的家族遗传性疾病，由基因突变导致肌节功能异常所致。

（二）病理、生理改变

心室肌纤维肥大，排列紊乱，病变主要累及室间隔和左心室，导致室间隔呈显著不对称性肥厚、左心室游离壁部分或全部非对称性或弥散性肥厚，前者出现左心室流出道狭窄而成为梗阻性心肌病。心肌细胞间质纤维化、结缔组织增生，心室僵硬度增高，左心室舒张功能受损导致舒张期顺应性明显降低。因心室腔缩小、舒张期顺应性降低及左心室充盈受阻，故心排血量下降，可引发心肌缺血或心绞痛。若病变累及传导组织，则可引起各种心律失常和传导阻滞，严重者可导致猝死。

（三）分型

根据病理解剖所见，可分为 4 型：室间隔肥厚型、心尖部肥厚型、室间隔后部肥厚型及左心室侧壁肥厚型。

（四）心电图特征

以左心室高电压或左心室肥厚伴持续性 ST-T 段改变最为常见和典型（图 9-167）。

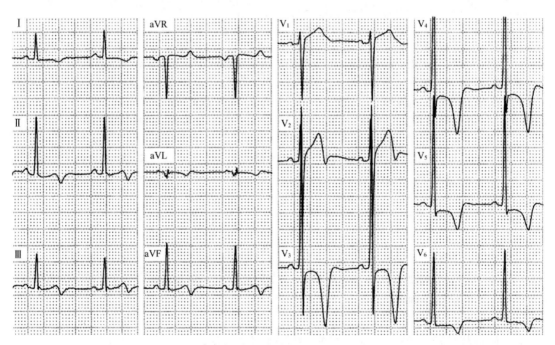

图 9-167　肥厚型梗阻性心肌病患者的心电图改变（出现左心室肥大、ST 段压低、T 波巨倒）

注　男性，59 岁，肥厚型梗阻性心肌病。常规心电图显示 $R_{V_3} = 5.0$ mV，$R_{V_5} = 3.4$ mV，$R_{V_5} + S_{V_1} = 5.1$ mV；$V_3 \sim V_6$ 导联 ST 段呈水平型压低 0.08～0.20 mV；T 波在 I、$V_3 \sim V_6$ 导联倒置或巨倒，II、III、aVF、V_2 导联呈正负双相。心电图诊断：①窦性心律；②左心室高电压，提示左心室肥大；③前壁、侧壁 ST 段改变及广泛导联 T 波改变；④符合肥厚型心肌病的心电图改变。

（1）持续性 ST-T 段改变：最常见且最具特征性。ST 段呈水平型或下斜型压低 0.1～

0.3 mV,T 波常呈对称性倒置,深度≥1.0 mV,酷似冠状 T 波,以胸前导联尤其是 V_3、V_4 导联最为明显,多见于心尖部肥厚型心肌病。

(2)左心室高电压或左心室肥厚:R_{V_5} 及 R_{V_5}＋S_{V_1} 电压均明显增高,有时 V_1 导联 QRS 波群呈 Rs 型,R 波振幅>1.0 mV,这不是右心室肥大的表现,而是异常增厚的室间隔左侧面除极时所产生的向右前向量增大所致。

(3)窄而深的异常 Q 波:具有特征性改变,约占 20％～50％。常见于 Ⅱ、Ⅲ、aVF 导联或 V_5、V_6 导联,同时这些导联 R 波振幅增高,T 波常直立而有别于心肌梗死的异常 Q 波,多见于室间隔肥厚型心肌病。

(4)心电轴左偏。

(5)P 波增宽:P 波时间≥0.11 秒,与左心房肥大、左心房内传导延缓或阻滞有关,因左心室顺应性降低,左心室舒张期末压增高,导致左心房负荷过重,久之将引起左心房肥大和左心房内传导阻滞。

(6)心律失常:可见各种房性心律失常(房性期前收缩、房性心动过速、心房颤动)、传导阻滞(房室阻滞、束支阻滞)及室性心律失常(多源性或多形性室性期前收缩、短阵性室性心动过速),以室性心律失常多见且易引发恶性心律失常而猝死。

(7)部分患者可出现心室预激的图形。

(五)诊断线索

(1)年轻男性患者,无高血压病史,出现左胸前导联 R 波振幅增高伴 ST 段压低、胸前导联 T 波倒置,应高度怀疑心尖部肥厚型心肌病。

(2)年轻男性患者,无高血压病史,出现左胸前导联窄而深的异常 Q 波伴 R 波振幅增高,T 波直立,应高度怀疑室间隔肥厚型心肌病。

四、致心律失常性右室心肌病

(一)基本概念

致心律失常性右室心肌病是指右室心肌被脂肪浸润及纤维组织所替代,导致右心室弥散性扩张、心室壁变薄变形、心肌萎缩、收缩运动进行性减弱,出现以右室心力衰竭、右室源性心律失常及发作性晕厥为特征的原因不明的心肌病。主要见于青少年,约 30％有家族史,为常染色体显性遗传,是年轻人猝死的常见原因之一。

(二)病理、生理改变

右室心肌被脂肪浸润及纤维组织所替代,导致右心室扩张、收缩性减弱及右心力衰竭,出现右心房负荷过重、扩大;病变累及传导组织,出现右心室内传导障碍及室性心律失常。

(三)心电图特征

(1)P 波高尖:为右心房负荷过重、肥大或扩张所致。

(2)局限性 QRS 波群增宽:右室部分心肌除极延迟,导致局限性 V_1～V_3 导联 QRS 时间≥0.11 秒,其特异度为 100％,敏感度为 55％;如(V_1＋V_2＋V_3)QRS 时间/(V_4＋V_5＋V_6)QRS

时间≥1.2,则特异度为100%,敏感度为93%,反映了右室部分心肌除极延迟,同时V_1~V_3导联的 QT 间期相应延长。

(3)右束支阻滞图形:约33%的患者出现不同程度的右束支阻滞图形,但阻滞并非发生在右束支主干,而是发生在右心室壁内。如在右束支阻滞基础上,V_1~V_3导联 QRS 时间比 V_6 导联延长 0.05 秒以上,极具诊断意义。

(4)ε波:V_1、V_2导联 QRS 波群终末部或 ST 段起始处,出现向上小棘波,偶呈凹缺状,约持续 0.02 秒,有时出现在右胸前 V_{3R}、V_{4R} 导联。放大定准电压(20 mm/mV),加快纸速(50 mm/s),可提高检出率或者用双极胸前导联(将右上肢导联用吸球吸在胸骨柄处作为阴极,左上肢导联用吸球吸在剑突处作为阳极,左下肢导联用吸球吸在 V_4 导联位置作为阳极,选择在Ⅰ、Ⅱ、Ⅲ导联进行记录),检出率可提高 2~3 倍。ε波是致心律失常性右室心肌病一个特异性较强的心电图指标,具有诊断价值,是右心室被脂肪组织包绕的岛样有活性心肌细胞延迟除极所致(图 9-168)。

(5)心律失常:主要表现为起源于右心室的室性期前收缩和室性心动过速,其 QRS 波群呈类似左束支阻滞图形,其次为房性心律失常,如房性期前收缩、房性心动过速、心房扑动及颤动等。

(6)胸前导联 T 波倒置:为该心肌病的特征性表现之一,绝大多数发生在 V_1~V_3 导联,偶尔发生在 V_1~V_6 导联。

(7)心室晚电位阳性。

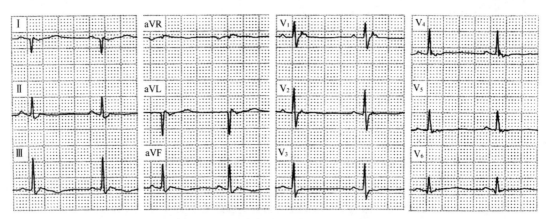

图 9-168　致心律失常性右室心肌病患者的心电图改变(出现 ε 波)

注　女性,27岁,致心律失常性右室心肌病、频发左束支阻滞型室性心动过速。常规心电图显示 QRS 波群在Ⅰ、aVL 导联呈 Qrs 型,V_1 导联呈 Rsr′型,时间 0.18 秒,V_1、V_2 导联 QRS 波群终末部出现 ε 波,V_3、V_6 导联 QRS 波幅<1.0 mV;T 波在下壁导联平坦或浅倒置,在胸前导联均平坦。心电图诊断:①窦性心律;②高侧壁异常 Q 波;③右胸前导联出现 ε 波,符合致心律失常性右室心肌病的心电图特征;④非特异性心室内阻滞;⑤左胸前导联 QRS 波幅低电压;⑥广泛导联轻度 T 波改变。

(四)心电图诊断标准

Fisher 提出致心律失常性右室心肌病的心电图诊断标准为:①V_1~V_3 导联 T 波倒置;②出现在 V_1~V_3 导联局限性 QRS 时间≥0.11 秒;③ε 波;④频发类似左束支阻滞型的室性期

前收缩（＞1000 次/24 小时）；⑤反复出现类似左束支阻滞型的室性心动过速；⑥心室晚电位阳性。

五、离子通道心肌病

（一）先天性长 QT 间期综合征

1.基本概念

先天性长 QT 间期综合征又称为遗传性或特发性长 QT 间期综合征（LQTS），是指心肌离子通道蛋白的基因编码发生突变，导致心肌细胞离子通道和动作电位异常而引发心电图异常改变及发作性晕厥、心源性猝死等临床综合征。

2.基因类型

目前已发现了 13 种先天性长 QT 间期综合征基因类型，分别由 K^+、Na^+、Ca^{2+} 通道及膜连接蛋白编码基因变异所致。常见的类型包括 LQT_1 型（KCNQ1）、LQT_2 型（KCNH2）、LQT_3 型（SCN5A）、LQT_4 型、LQT_5 型，其中前 3 种类型占所有 LQTS 的 92％以上。

3.心电图特征

QT 间期延长或 QTc 延长（男性≥0.47 秒、女性≥0.48 秒）是 LQTS 的最重要特征，但部分患者 QT 间期或 QTc 正常或在临界范围（0.45～0.46 秒）；T 波形态改变与基因类型有关，U 波振幅多增高；部分患者可出现尖端扭转型室性心动过速。若出现 QT 间期长短交替或 T 波、U 波电交替现象，则有诊断意义。

（1）LQT_1 型：QTc 平均值为 0.49 秒，T 波宽大（图 9-169A），为 I_{ks}（缓慢激活的延迟整流钾离子流）外流缓慢所致。

（2）LQT_2 型：QTc 平均值为 0.48 秒，T 波低平或双峰切迹（图 9-169B），为 I_{kr}（快速激活的延迟整流钾离子流）外流缓慢所致。

（3）LQT_3 型：QTc 平均值为 0.52 秒，ST 段水平延长，T 波高尖（图 9-169C），为 I_{Na} 持久缓慢外流所致。

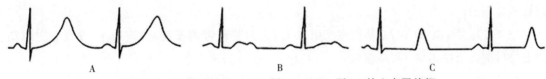

图 9-169　LQT_1 型（A）、LQT_2 型（B）、LQT_3 型（C）的心电图特征

4.临床特征

具有肾上腺素能依赖性临床特征，常于运动、激动、惊恐等交感神经张力增高时诱发尖端扭转型室性心动过速。尖端扭转型室性心动过速是引发晕厥和心源性猝死最常见的诱因，晕厥一般持续 1～2 分钟；也有发生在睡眠或休息时。

LQT_1 型、LQT_5 型约 90％的患者于运动、激动、惊恐时出现晕厥或猝死，LQT_2 型患者于运动、激动、惊恐、熟睡和唤醒之间出现晕厥或猝死，LQT_3 型约 90％的患者在睡眠或休息时出现晕厥或猝死。

5.LQTS 3 种亚型的心电图和临床特征

(1)常染色体显性遗传性 LQTS(罗马诺—沃德综合征):包括 LQT$_1$ 型至 LQT$_6$ 型、LQT$_9$ 型至 LQT$_{13}$ 型,特征是孤立性 QT 间期延长。

(2)常染色体显性遗传性 LQTS 伴有心外表现。①LQT7 型(Andersen-Tawil 综合征):表现为 QT 间期延长伴 U 波增高、多形性或双向性室性心动过速、面部先天性畸形及低钾型周期性瘫痪;②LQT8 型(蒂莫西综合征):表现为 QT 间期延长、并指畸形、心脏畸形等先天畸形。

(3)常染色体隐性遗传性 LQTS(耶韦尔和朗格—尼尔森综合征):表现为 QT 间期延长及先天性耳聋。

6.心电图诊断标准

在排除继发性情况下,多次记录的 12 导联心电图显示 QTc≥0.48 秒,即可作为独立的诊断标准;或者原因不明的晕厥患者 QTc 为 0.46～0.48 秒,也应考虑 LQTS。同时结合 T 波形态改变、U 波增高或 T 波、U 波电交替现象及尖端扭转型室性心动过速,可提高诊断的准确性和可靠性。

(二)特发性短 QT 间期综合征

1.基本概念

特发性短 QT 间期综合征(SQTS)是由单基因突变引发心肌离子通道功能异常而导致的一种常染色体显性遗传性疾病,是近年来发现的又一种可诱发严重心律失常而猝死的原发性心电异常疾病。

2.基因类型

目前已发现 6 种特发性短 QT 间期综合征单基因病变,由 K$^+$、Ca^{2+} 通道基因变异所致。

(1)SQT$_1$ 型:由 KCNH2 基因突变引发 I$_{kr}$ 外流加速,导致动作电位第 2、3 相时程明显缩短。

(2)SQT$_2$ 型:由 KCNQ1 基因突变引发 I$_{ks}$ 外流加速,导致心房肌和心室肌动作电位 2 相时程明显缩短。

(3)SQT$_3$ 型:由 KCNJ2 基因突变引发 I$_{kl}$(内向整流钾离子流)外流加速,导致心室肌动作电位后期复极(3 相末)明显缩短。

(4)SQT$_4$ 型、SQT$_5$ 型、SQT$_6$ 型:分别由 CACNAIC、CACNB2B、CACNA2D1 基因突变引发 L 型 Ca^{2+} 通道功能丧失,导致动作电位时程明显缩短。

上述类型均可引起动作电位时程和不应期不均一性缩短,导致 QT 间期缩短、心室易颤期延长及 M 细胞与其他心肌细胞的复极离散度增加,促使致命性心律失常的发生。

3.心电图表现类型

(1)A 型:ST 段、T 波时间均缩短,同时伴有 T 波高尖,易发生房性和室性心律失常。

(2)B 型:以 T 波高尖和时间缩短为主,ST 段改变不明显,以房性心律失常为主。

(3)C 型:以 ST 段缩短为主,T 波时间缩短不明显,以室性心律失常为主。

4.心电图特征

(1)持续出现短 QT 间期,大多为 216～290 毫秒,为 QT 间期预测值的 52%～78%,QTc 为 248～302 毫秒。

(2)多数表现为非频率依赖性持续性短 QT 间期,少数表现为慢频率依赖性短 QT 间期矛盾性缩短,即心室率较慢时,其 QT 间期缩短,而心室率较快时,其 QT 间期反而恢复正常或延长。

(3)ST 段明显缩短(<50 毫秒)或消失,T 波高尖,近似于对称,尤以胸前导联最为明显(图 9-170)。

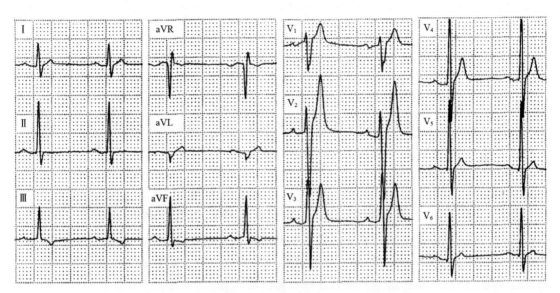

图 9-170　特发性短 QT 间期综合征患者的心电图改变

　　注　男性,53 岁,特发性短 QT 间期综合征。常规导联最心电图显示 ST 段近乎消失,T 波明显变窄,其中 V₁～V₄ 导联两支对称、尖耸,Ⅱ 导联平坦,Ⅲ、aVF 导联浅倒置,V₆ 导联低平,QT 间期 0.25 秒。心电图诊断:①窦性心律;②ST 段近乎消失、T 波改变及 QT 间期缩短,符合短 QT 间期综合征的心电图改变。

(4)可出现心房或心室颤动、一过性心动过缓或二度至三度房室阻滞。

(5)电生理检查时,其心房、心室有效不应期均缩短(<170 毫秒),易诱发心房颤动、室性心动过速、心室颤动。

5.临床特征

(1)具有家族遗传性,多数病例有心悸、头晕等症状且有晕厥、心搏骤停、猝死或猝死家族史。

(2)无心脏结构异常和其他器质性心脏病。

(3)年轻人出现孤立性心房颤动应高度警惕 SQTS。

6.心电图诊断标准

在排除继发性情况下,多次记录的 12 导联心电图显示 QTc≤0.33 秒即可诊断为 SQTS;或者 QTc 介于 0.34～0.36 秒合并下列之一者应考虑 SQTS:①具有 SQTS 的家族史;②<40

岁猝死家族史;③无心脏病史,曾出现不明原因晕厥或记录到室性心动过速或心室颤动(图 9-171)。

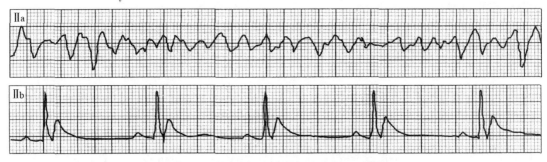

图 9-171　特发性短 QT 间期综合征的心电图改变

　　注　男性,43 岁,反复晕厥半年。Ⅱa 导联为患者晕厥时记录,显示心室颤动。Ⅱb 为电击复律后记录,显示 PP 间期 1.25～1.30 秒,频率 46～48 次/分;PR 间期 0.21～0.24 秒,QRS 时间 0.12 秒,未见明显的 ST 段,T 波上升支陡直,QT 间期 0.28 秒。心电图诊断:①特发性心室颤动;②电击除颤复律后出现窦性心动过缓(46～48 次/分);③一度房室阻滞;④非特异性心室内阻滞;⑤ST 段消失、T 波形态改变及 QT 间期缩短;⑥符合特发性短 QT 间期综合征的心电图改变。

(三)Brugada 综合征

1.概述

Brugada 综合征是属于原发性心电离子通道缺陷的显性遗传疾病,与 *SCN5A*、*CACNIAc* 基因突变有关,可造成 Na^+ 通道功能改变或功能丧失,导致心外膜心肌动作电位出现圆顶状波形,产生 Brugada 波,同时使右室心外膜与心内膜复极离散度明显增大,易产生 2 相折返引起室性期前收缩、室性心动过速或心室颤动。男性患病率是女性的 8～10 倍,与男性瞬间外向 K^+ 流(I_{to})较强及雄性激素水平较高有关。

2.心电图和临床特征

Brugada 综合征心电图表现为 V_1、V_2 导联(常规位置、上一肋或上二肋位置)ST 段呈穹隆型或马鞍型抬高(≥0.1 mV)酷似右束支阻滞图形;易反复发作多形性室性心动过速且常以极短偶联间期的室性期前收缩起始,QRS 波形多变,频率极快(≥260 次/分)。心脏结构无明显异常,有家族性遗传特点,因反复发作极速型多形性室性心动过速、心室颤动而引发晕厥或猝死,通常在夜间睡眠或休息时发生。

3.诱发因素

发热、过度饮酒或饱餐是触发心电图显现Ⅰ型 Brugada 波并诱发室性心动过速或心室颤动的常见因素。

4.心电图改变类型

(1)Ⅰ型:以突出的穹隆型 ST 段抬高为特征,表现为 J 波或抬高的 ST 段顶点≥0.2 mV,其 ST 段随即向下倾斜伴 T 波倒置(图 9-172)。

(2)Ⅱ型:形成马鞍型 ST 段抬高,表现为 J 波抬高(≥0.2 mV),ST 段呈下斜型抬高(在基线上方仍然≥0.1 mV),紧随正相或双相 T 波。

（3）Ⅲ型：呈马鞍型或穹隆型或两者兼有，ST 段抬高＜0.1 mV。

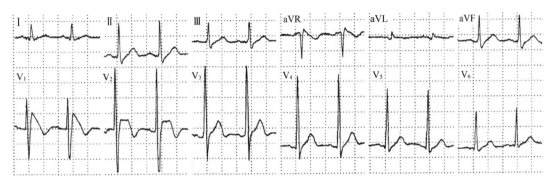

图 9-172　男性，34 岁，体检发现窦性心动过速（109 次/分）、Ⅰ型 Brugada 波

5.诊断条件

上述 3 种 Brugada 波形在同一患者中可呈动态改变。若仅有心电图表现，则称为 Brugada 波。当符合下列条件时，可诊断为 Brugada 综合征。

（1）心电图符合Ⅰ型或Ⅱ型 Brugada 波，以Ⅰ型最具有诊断价值。

（2）伴有下列情况之一：①有记录的心室颤动或多形性室性心动过速或电生理检查中可诱发室性心动过速或心室颤动；②有 SCD 的家族史（＜45 岁）；③家族成员中有穹隆型 ST 段抬高者；④患者反复出现心源性晕厥。

（3）心脏结构无明显异常改变。

（4）须排除下列情况：前间壁 AMI、右束支阻滞、左心室肥大、室壁瘤、右心室梗死、主动脉夹层、急性肺栓塞、中枢神经系统疾患、电解质紊乱（高钙血症、高钾血症）、致心律失常性右室心肌病、维生素 B_1 缺乏、遗传性运动失调等疾病。

（四）特发性异常 J 波

1.基本概念

（1）异常 J 波：是指心电图 J 点从基线明显偏移后，形成一定的幅度（≥0.1 mV）和持续一定的时间（≥20 毫秒），并呈圆顶状或驼峰状特殊形态，也称为 Osborn 波。该波属心室提早发生的复极波，是由于心室肌除极和复极过程同时减慢，但以除极速率减慢明显，使更多心肌除极尚未结束就已复极，导致心室除极和复极的重叠区增宽，从而形成了 J 波（Osborn 波）。有特发性、继发性、缺血性及功能性 J 波之分。

（2）特发性异常 J 波：是指无引起异常 J 波的其他病因存在，常伴有反复发作的原因不明的室性心动过速、心室颤动甚至猝死，平素常有迷走神经张力增高表现，具有慢频率依赖性心室内阻滞等特征。

2.心电图特征

（1）J 波常起始于 QRS 波群的 R 波降支部分，尖峰状 R 波与其特有的圆顶状或驼峰状波形构成了尖峰—圆顶状特殊波形。

（2）J 波形态可呈多样化，以下壁和左胸前导联最为明显。若 J 波在 V_1 导联明显直立呈类似右束支阻滞的 R_7 波，则易误诊为右束支阻滞（图 9-173）。

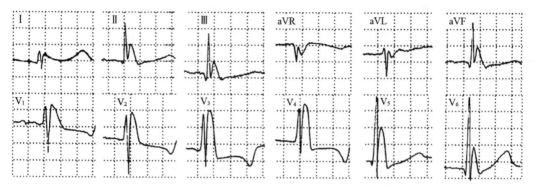

图 9-173　脑外伤患者出现继发性异常 J 波

注　男性,48 岁,车祸致颅底骨折、颅内血肿。常规心电图显示 PR 间期 0.29 秒,各导联均可见明显的 J 波酷似 QRS 波群增宽,V_1 导联酷似右束支阻滞图形;Ⅱ、Ⅲ、aVF、V_5 导联 ST 段呈上斜型压低 0.1 mV,$V_1 \sim V_4$ 导联呈下斜型或近水平型压低 0.1~0.2 mV 伴 T 波倒置,QT 间期 0.68 秒。心电图诊断:①窦性心律;②一度房室传导阻滞;③继发性异常 J 波;④前间壁、前壁 ST-T 段改变;⑤QT 间期延长。

(3)J 波形态和振幅呈频率依赖性改变,即心率减慢时 J 波明显,心率增快时 J 波可消失。

(4)J 波受体温、血液 pH 值及电解质等因素影响,如体温越低、血液 pH 值越低、血钙浓度越高,则 J 波越明显;反之,则 J 波变低或消失。

(5)J 波与恶性室性心律失常有密切关系。

(五)早复极综合征

1.基本概念

(1)心室早复极:是指 12 导联心电图 QRS 时间正常时(≤0.11 秒)出现≥2 个相邻的以 R 波为主的导联(除 $V_1 \sim V_3$ 导联外),其 R 波降支的终末部模糊、切迹或粗钝或 J 点和 ST 段抬高≥0.1 mV,如下壁导联(Ⅱ、Ⅲ、aVF)和(或)侧壁导联(Ⅰ、aVL、V_5、V_6),又称为心室早复极波。多见于运动员、年轻体力劳动者等健壮男性,绝大部分属正常变异(>95%)。为迷走神经张力过高引发心室肌不同步提早复极所致,也与低体温、低钙血症密切相关。一小部分早复极患者(≤5%),若出现明显 J 波,可能属于特发性 J 波的范畴,预示有发生恶性室性心律失常的倾向。

(2)早复极综合征(ERS):具有心室早复极心电图特征及出现不明原因多形性室性心动过速、心室颤动或心源性猝死。

2.早复极心电图特征

(1)以 R 波为主的 2 个或 2 个以上相邻导联 R 波降支的终末部模糊、切迹或粗钝或 J 点抬高≥0.1 mV,ST 段呈凹面向上型抬高≥0.1 mV 或正常,T 波直立高耸(图 9-174)。

(2)运动后抬高的 J 点,ST 段恢复正常或减轻。

(3)QRS 时间≤0.11 秒(在没有切迹或粗钝的导联进行测量)。

3.基因类型

已有报道指出家族性早复极综合征具有不完全外显率的常染色体显性遗传,为 *KCNJ8*、*KCND3* 基因突变及 L 型 Ca^{2+} 通道基因突变所致,其中 *CACNAIC*、*CACNB2B*、

$CACNA2D1$、$SCN5A$ 基因突变与特发性心室颤动、早复极综合征相关。

4.分型

有学者将早复极综合征分为 3 型或 4 型,其中 Ⅰ 型最常见,约占 90% 以上,＞95% 属良性。

5.诊断标准

(1)符合心室早复极心电图特征,不明原因多形性室性心动过速、心室颤动生还者。

(2)心源性猝死患者,尸检心脏结构、大小等无异常发现且无既往药物服用史,生前心电图符合心室早复极特征。

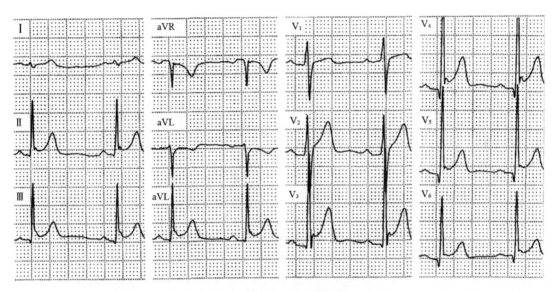

图 9-174　心室早复极的心电图改变

注　男性,29 岁,健康体检。常规心电图显示 Ⅱ、Ⅲ、aVF、$V_3 \sim V_6$ 导联 R 波降支粗钝、切迹,J 点抬高,ST 段呈凹面向上型抬高 0.10～0.25 mV,T 波直立。心电图诊断:①窦性心律;②下壁、前壁、侧壁 J 点和 ST 段抬高,提示心室早复极所致。

(六)儿茶酚胺介导的多形性或双向性室性心动过速

1.概述

儿茶酚胺介导的多形性或双向性室性心动过速(CPVT)是一种较少见而严重的原发性遗传性心律失常,常因交感神经兴奋而诱发多形性或双向性室性心动过速。

2.基因类型

目前认为有 5 种基因(RyR_2、$CA002$、$TRDN$、$CALM1$、$KCNjz$)突变可诱发 CPVT。60% 的患者有 RyR_2 基因突变,1%～2% 的患者有 $CASQ2$ 基因突变。

3.心电图特征

(1)平时心电图无异常表现,包括 QTc,少数患者可有窦性心动过缓。

(2)运动或静脉滴注异丙肾上腺素试验时,将出现下列改变。①随着窦性心律增快,将出现室性期前收缩,并逐渐增多,呈二、三联律。②当窦性心律增快到一定程度时,将出现多形性或双向性室性心动过速。③若继续试验,则将发展为心室颤动而猝死;若停止试验,则室性心律失常减少,最后常自行终止。④部分成年患者可出现房性心律失常,如心房颤动。

4.临床特征

典型表现为运动或情绪激动时诱发晕厥或猝死,多发生在 20 岁以前,常因晕厥时出现抽搐、大小便失禁而易被误诊为"癫痫"。

5.诊断标准

(1)心电图正常的无器质性心脏病者,运动或使用儿茶酚胺类药物而诱发多形性室性心动过速或双向性室性心动过速(图 9-175)。

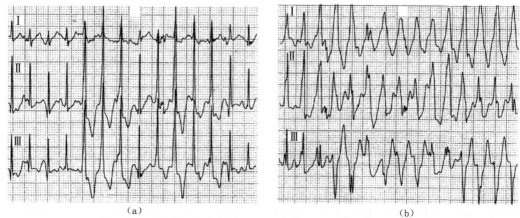

（a）　　　　　　　　　　　　　　　　　　（b）

图 9-175　儿茶酚胺介导的多形性室性心动过速

注　男性,14 岁,常于跑步时晕厥 2 年入院。入院后心脏超声、AEEG、Holter、冠脉 CT、心脏 MRI 等检查均未见异常。平板运动试验至 6 分 10 秒,心率达 195 次/分时,出现短阵性室性心动过速;运动至 6 分 20 秒,心率达 200 次/分时,出现多形性室性心动过速,患者发生晕厥先兆,立即终止运动,室性心动过速自行终止。

(2)先证者的家族成员无器质性心脏病,运动后诱发室性期前收缩、多形性或双向性室性心动过速。

六、心动过速性心肌病

(一)基本概念

各种长期反复发作的心动过速引起心脏进行性扩大、心功能减退,经积极治疗控制心动过速后,扩大的心脏会逐渐缩小,心功能部分或完全恢复正常,这种继发于心动过速的心肌疾病,就称为心动过速性心肌病。

(二)病因

心动过速是引起心肌病的直接原因。心动过速可分为阵发性室上性心动过速、心房扑动或颤动、室性心动过速、起搏器介导性心动过速及不恰当性窦性心动过速等。心动过速持续时间越长,频率越快,则心肌受损越严重,病变越广泛。心动过速性心肌病的形成需要数年或更长时间。

（三）分型

1.单纯型

心动过速是导致心脏扩大、心功能异常的唯一因素,心脏无其他异常改变。

2.混合型

除了心动过速外,尚合并其他导致心功能异常的病因。

（四）病理、生理改变

持续性心动过速或心动过速每日发作总时间超过 $10\%\sim15\%$,将会导致心脏扩大,尤其是心室腔扩大,心室壁变薄,心脏收缩功能、舒张功能均减退,出现心力衰竭;若病变累及传导系统,还可出现各种心律失常和传导阻滞。

（五）心电图改变

在原有心动过速基础上,可出现其他心律失常,如期前收缩、传导阻滞及非特异性 ST-T 段改变等。

（六）诊断

病史和临床表现是目前诊断心动过速性心肌病唯一可靠的手段,有心脏扩大或心力衰竭和持续性心动过速或反复发作心动过速的患者应高度怀疑此病。其诊断要点为:①心动过速发作前心功能正常;②在频繁发作或持续性心动过速后出现心功能进行性损害,并能排除其他因素影响;③心动过速治愈或控制后,扩大的心脏缩小,心功能改善或恢复正常。

七、室性期前收缩性心肌病

（一）基本概念

原本心脏结构、大小和功能均正常的患者因持续出现频发室性期前收缩后,引发了心脏进行性扩大、心功能减退,经积极治疗控制室性期前收缩后,扩大的心脏逐渐缩小,心功能部分或完全恢复正常,这种继发于室性期前收缩的心肌疾病,就称为室性期前收缩性心肌病。

（二）发生机制

(1)室性期前收缩负荷:是指室性期前收缩数占总心率的百分比。当其负荷 $>15\%$ 时,就有可能发生室性期前收缩性心肌病,负荷 $>25\%$ 时,其概率明显增高。

(2)室性期前收缩的偶联间期:偶联间期越短者,越容易发生室性期前收缩性心肌病。

(3)代偿间歇所引发的缓慢性心律失常:短偶联间期室性期前收缩属于无排出量的心搏,较长的代偿间歇将导致心脏舒张期充盈过度,从而引发心脏代偿性扩大、心功能降低。

(4)室性期前收缩引发心室内、心室间及房室 3 个部位收缩不同步现象。

（三）高危因素

下列情况是引发室性期前收缩性心肌病的高危因素,其中前 4 条是较重要的危险因素:①室性期前收缩负荷 $>15\%$;②频发室性期前收缩病史 5 年;③室性期前收缩 QRS 时间 >0.15 秒,呈类似左束支阻滞型伴电轴右偏;④呈二、三联律及短偶联间期,期前收缩提前度(RR′间期/RR 间期) $\leqslant0.60$;⑤多形性、间位型及伴室房逆传的室性期前收缩;⑥起源于左、右心室流出道或心外膜下室性期前收缩;⑦年轻男性,体重指数增加者。

（四）诊断标准

（1）室性期前收缩发生前心脏结构、大小及功能均正常。

（2）持续发生频发室性期前收缩后出现心功能进行性损害，并能排除其他因素影响。

（3）室性期前收缩治愈或控制后，扩大的心脏逐渐缩小，心功能部分或完全恢复正常。

八、左束支阻滞性心肌病

（一）概述

由于左束支的主干较短粗、不应期较短及双重血管供血等因素，通常不会发生传导阻滞，但一旦出现，则意味着心脏受损范围较广、病变较重。绝大多数左束支阻滞由器质性心脏病引起，冠心病、高血压心脏病是其最常见的原因，其次为心肌病、主动脉瓣疾病等。仅10％的患者因无明显的器质性心脏病而诊断为特发性左束支阻滞。

（二）基本概念

左束支阻滞性心肌病是指特发性左束支阻滞引发患者左心室扩大、收缩功能减退，进而发展为心肌病。

（三）发生机制

左束支阻滞患者存在明显的心脏电活动和机械活动异常，在心室水平出现三个不同步现象，引发左心室扩大，尤其是延迟激动区域心室质量增加。

1.左、右心室不同步

原本几乎同步除极的左、右心室，变为右心室领先除极0.05～0.10秒，出现左、右心室电与机械活动的不同步，导致室间隔运动异常。

2.左室游离壁与室间隔不同步

室间隔与右室游离壁同步除极与收缩，而左室游离壁除极与收缩较室间隔显著延迟，引发收缩期室间隔呈矛盾性运动或者不运动，导致左室收缩功能明显下降。

3.左室游离壁各部位的不同步

左心室各节段的电—机械同步耦联效应丧失，导致左室收缩功能降低及二尖瓣后叶脱垂，向左心房反流的血液增加。

（四）高危因素

（1）年龄＞50岁。

（2）左束支阻滞病程＞3年。

（3）QRS时间≥0.15秒。

（4）合并心房颤动。

（五）诊断标准

1.确诊为特发性左束支阻滞

最初诊断为左束支阻滞时，患者无任何器质性心脏病依据，心功能正常。

2.逐渐发生心肌病

诊断左束支阻滞数年后，出现不明原因心功能减退、左心室扩大及心力衰竭。

3.纠正左束支阻滞后能逆转心肌病

经 CRT 治疗后患者能获得超好反应,LVEF 值提高>15%或 LVEF 绝对值>45%。

九、围生期心肌病

(一)基本概念

围生期心肌病是指在妊娠过程中,特别是在妊娠末 3 个月至产后 6 个月内首次发生的以累及心肌为主的一种与妊娠有密切关系的心肌病。多发生在产后,以急性心力衰竭起病。

(二)病理、生理改变

与扩张型心肌病病理、生理改变类似,4 个心腔均有不同程度的扩大,但以左心室扩大最为显著。若病变累及传导系统,可出现各种心律失常和传导阻滞。

(三)心电图改变

与扩张型心肌病心电图改变类似,主要表现为室性和房性心律失常、传导阻滞、非特异性 ST-T 段改变及心房、心室扩大的心电图改变。

(四)诊断

在确定围生期心肌病诊断之前,必须明确心力衰竭的原因,排除其他心脏病。有学者提出 3 条诊断标准:①既往无任何心脏病证据;②妊娠末 3 个月至产后 6 个月内出现心脏病及心力衰竭;③心脏病和心力衰竭不能用其他病因来解释。

十、应激性心肌病

(一)基本概念

应激性心肌病是指由精神刺激所引发的左心室功能不全、影像学与心电图呈一过性改变的一组综合征。表现为发病初期患者出现胸痛,左心室造影及心脏超声心动图均有左心室心尖和前壁下段运动减弱或消失,基底部心肌运动代偿性增强;左心室平均射血分数降低;冠状动脉造影正常。

(二)发病机制

由于体内过高的儿茶酚胺对心肌细胞有直接的毒性作用,从而引发心肌顿抑现象,导致应激性心肌病的发生。

(三)心电图改变

(1)类似急性心肌梗死,一般出现在发病后 4~24 小时。

(2)发病急性期,绝大多数患者胸前导联出现 ST 段抬高 0.2~0.6 mV。

(3)半数患者在急性期和亚急性期(2~18 天)T 波逐渐转为倒置,当 T 波出现深倒置时,是患者处于恢复期的心电图特征性表现。

(4)约 1/3 的患者出现病理性 Q 波,常见于 V_1~V_4 导联。

(5)QT 间期延长出现在发病后 48 小时内,但很快恢复正常。

(6)可出现各种心律失常。

(四)诊断依据

1.发病年龄与性别

多发生于老年绝经期后的女性,女性发病率是男性的 7 倍。

2.病史

发病前有强烈的心理或躯体应激状态。

3.症状

绝大多数患者出现类似急性心肌梗死的胸痛和呼吸困难。

4.辅助检查

①心电图异常。②左心室造影及心脏超声心动图均提示一过性心室壁运动异常,左心室心尖和前壁下段运动减弱或消失,基底部心肌运动代偿性增强。③左心室平均射血分数降低。④冠状动脉造影正常。⑤心肌损伤标志物正常或轻度增高。

5.转归

心功能常在短时间内恢复正常,预后一般良好。

(张晓霞)

参考文献

[1]艾略特,安特曼,高润霖.心血管病治疗学[M].北京:科学出版社,2018.

[2]张文武.急诊内科学[M].3版.北京:人民卫生出版社,2017.

[3]杨志寅,任涛,马骏.内科危重病学[M].北京:人民卫生出版社,2019.

[4]郎尼,布纳德,王炳银.心血管药物应用精要[M].北京:科学出版社,2019.

[5]谭慧琼,刘亚欣.阜外心血管重症手册[M].北京:人民卫生出版社,2019.

[6]韩雅玲.哈里森心血管病学[M].北京:科学出版社,2019.

[7]赵水平.心血管疾病规范化诊疗精要[M].长沙:湖南科学技术出版社,2018.

[8]姚成增.心血管内科常见病诊疗手册[M].北京:人民卫生出版社,2018.

[9]樊朝美.心血管病新药与临床应用[M].北京:科学出版社,2018.

[10]罗心平,施海明,金波.实用心血管内科医师手册[M].2版.上海:上海科学技术出版社,2017.

[11]张铭,郑炜平.心血管内科医生成长手册[M].北京:人民卫生出版社,2017.

[12]李剑,罗心平.实用心律失常诊疗手册[M].上海:上海科学技术出版社,2017.

[13]汤宝鹏,陈明龙,杨新春.实用心律失常介入治疗学[M].北京:科学出版社,2017.

[14]高炜.冠心病规范化防治[M].北京:北京大学医学出版社,2017.

[15]李秀才.冠心病自然疗法[M].郑州:河南科学技术出版社,2017.

[16]杨杰孚.心力衰竭规范化防治[M].北京:北京大学医学出版社,2017.

[17]黄峻.心力衰竭现代教程[M].北京:科学出版社,2016.

[18]沈玉芹,张健.慢性心力衰竭心脏康复[M].北京:人民卫生出版社,2017.

[19]霍勇.心血管内科常见病临床思路精解[M].北京:科学技术文献出版社,2017.

[20]郑文科,田盈.内科门诊常用药速查[M].北京:人民卫生出版社,2017.

[21]苏彦超,许鹏,王丁.心血管内科疾病临床诊疗技术[M].北京:中国医药科技出版社,2016.

[22]李俊.实用心血管病临床手册[M].北京:中国中医药出版社,2016.

[23]胡大一.心血管内科学高级教程[M].北京:中华医学电子音像出版社,2016.

[24]方丕华,张澍.心律失常规范化防治[M].北京:北京大学医学出版社,2016.

[25]吴向东.冠心病自我防治[M].北京:化学工业出版社,2016.

[26]罗伟,吴延庆,姜醒华.冠心病防治常识[M].南昌:江西科学技术出版社,2016.

[27]徐予,朱中玉,刘煜昊.实用心力衰竭学[M].郑州:河南科学技术出版社,2016.

[28]胡大一.老年与心力衰竭[M].北京:北京大学医学出版社,2015.

[29]马根山,张代富.心脏病学概览[M].北京:人民卫生出版社,2015.

[30]王东,张贝,张洁.实用心内科掌中宝[M].北京:化学工业出版社,2015.

[31]王志敬.心内科诊疗精萃[M].上海:复旦大学出版社,2015.

[32]黄祥辉,潘伟彪.冠状动脉 CTA 模拟血流储备分数对于冠心病的诊疗进展[J].现代医院,2022,22(5):803-806.

[33]李再全.冠心病慢性心力衰竭患者并发室性心律失常的临床诊疗分析[J].中国现代药物应用,2021,15(15):141-144.

[34]王玥莹,刘彤.蒽环类药物相关心律失常研究进展[J].实用心电学杂志,2022,31(4):238-242.

[35]李静,李嫚嫚,崔晓,等.肥厚型心肌病患者并发心律失常的风险预测列线图模型构建[J].河南医学研究,2022,31(15):2693-2697.